呼气试验

第 2 版

张厚德　马永健　汪小知　编著

科学出版社

北京

内 容 简 介

呼气试验是指通过直接测定呼气成分或测定摄入特定化合物后呼气中的标志性气体，实现对机体生理、病理状态的非侵入性判断的一类检测。本书是一部比较系统和完整的介绍呼气试验的专著，分为基础篇与临床篇，共18章。基础篇介绍了呼气试验的基本理论、方法学，以及各类呼气试验的基本原理、方法、缺陷与对策；临床篇介绍了获准呼气试验在能量代谢、心脏疾病、呼吸系统疾病、口臭、消化系统疾病、血液等方面的临床应用。

本书既有丰富的基础理论，又有临床实用价值，可供各级医院的临床医生和检验人员、科研人员、医学院校学生，尤其是从事或准备从事呼气试验的人员阅读参考。

图书在版编目 (CIP) 数据

呼气试验 / 张厚德，马永健，汪小知编著 . —2 版 . —北京：科学出版社，2024.6

ISBN 978-7-03-078633-3

Ⅰ . ①呼⋯　Ⅱ . ①张⋯　②马⋯　③汪⋯　Ⅲ . ①呼气—试验　Ⅳ . ① R332-33

中国国家版本馆 CIP 数据核字（2024）第 111682 号

责任编辑：马晓伟　刘天然 / 责任校对：张小霞
责任印制：肖　兴 / 封面设计：黄华斌

科 学 出 版 社 出版

北京东黄城根北街 16 号
邮政编码：100717
http://www.sciencep.com

北京汇瑞嘉合文化发展有限公司印刷
科学出版社发行　各地新华书店经销

*

2024 年 6 月第 一 版　　开本：787×1092　1/16
2024 年 6 月第一次印刷　　印张：26 1/2　彩插：1
字数：615 000

定价：128.00 元
（如有印装质量问题，我社负责调换）

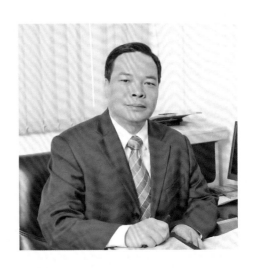

张厚德　博士

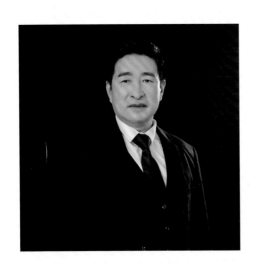

马永健　博士

汪小知　博士

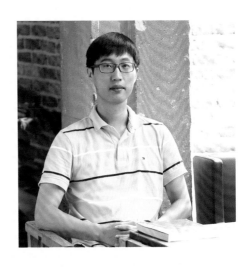

前　言

　　《呼气试验》出版已近二十年，虽非力作，然亦对我国呼气试验事业的发展有所促进。近二十年来，呼气试验又有了长足的进步，如呼气NO测定成为治疗气道炎症不可或缺的监测项目，CO_2无创心输出量测量进入了手术室，空腹呼气CH_4测定被发现是肠道甲烷菌过度生长简单可靠的诊断办法，^{13}C-美沙西丁呼气试验终于获准用于肝储备功能评估，等等。与此同时，近二十年来，呼气试验也遇到了前所未有的难题，如一度被寄予厚望的呼气冷凝液分析长期乏善可陈，当前的热点研究呼气指纹识别查癌无一套报道指纹可供第三方验证等，准确性优良的胃排空呼气试验却因多次采样、耗时太长而难以推广，等等。

　　在这近二十年间，除了流逝的青春和攒得一头白发，我还有幸请老朋友——上海交通大学博士、深圳大学核技术应用联合研究所马永健教授再次出征。马永健教授及其团队基于先贤理论开发出了世界上第一台红细胞寿命呼气测定仪，将原本耗时3个月的检验化繁为简，只需受试者200ml肺泡气样和当天血红蛋白值，短短3分钟即能准确判断溶血情况。可喜，马教授宝刀未老！余生有幸，又结识了新朋友——剑桥大学博士、浙江大学信电学院青年才俊汪小知老师。汪老师专注于新型分析技术，竟随吾意开发出了三能呼气分析仪，使用1份呼出气样，不足4分钟，即可同步完成3种不同呼气试验检查。可贺，汪老师后生可畏！

　　知识需更新，成果宜分享，疑难当深鉴，突破宛在学科交融。既得第1版编辑、科学出版社黄敏老师之鼓励，我们三人决意联手重塑《呼气试验》。再版调整篇幅，突出进展，删减陈旧，聚焦问题，然内容架构维持不变，仍以背景介绍、试验演示和分析讨论之三部曲方式构筑各章节。

　　窃自知矣，绠短汲深。书中疏漏难免，深望读者赐教，以光篇幅，则幸甚矣！

张厚德

深圳南山医院

2023年7月1日于澳大利亚墨尔本

第 1 版前言

记忆中，我第一次接触"呼气试验"一词是在1987年夏。奉已故导师周展骥教授之命，在原广西医学院图书馆外文期刊室翻阅《柳叶刀》时，发现一篇题为"^{13}C-尿素呼气试验非侵入检测幽门弯曲菌"的研究报告。吹气看病，叫人拍案！我立即着手翻译，欲投《国外医学·消化分册》。因实在弄不明白有关"质谱"、"丰度比"之类的概念，加之答辩在即的硕士学位论文又与此毫无关联，只好作罢。

转眼到了1995年秋，适逢全球幽门螺杆菌研究高潮迭起、临床急需简单可靠的诊断技术之际，我邂逅了深圳大学核物理所的马永健博士。两人当即就合作开发适合国情的微剂量^{14}C-尿素呼气试验诊断药盒达成共识。历数载筚路蓝缕，我们终于在新千年春节收到了一份厚礼：国家正式批文。如今，微剂量^{14}C-尿素呼气试验诊断药盒已遍布大江南北。谈到这里，不得不提起消化界名家、河南大学医学院的段芳龄教授和中国微生态学泰斗、大连医学院的康白教授。正当我们的研究报告被各种"大牌"杂志编辑部例行"感谢您的来稿，但……"之时，两位前辈主办的《胃肠病学和肝病学杂志》和《中国微生态学杂志》连续数期在显要位置全文刊载我们的心血。更难忘怀的是，段教授还在1997年的一次全国学术大会上将论文广为散发，加上中山大学附属第一医院的胡品津教授和广州市第一人民医院的李喻元教授在会上的几句褒扬，令两位后生一夜之间变得"小有名气"起来。

尿素呼气试验令人难以置信的准确和简便驱使我和许多同仁一样，踏入了神奇的"呼气看病术"研究领域。我惊奇地发现，"呼气看病术"古已有之，中医"闻诊"更将其发展到了极致，不仅"闻其声而断虚实"，而且"闻其气而辨寒热"。但真正现代科学意义上的呼气试验则始于公元1784年（清·乾隆四十九年）。这一年，现代化学之父、法国化学家拉瓦锡发现人和动物呼吸要消耗氧气并排出二氧化碳。简言之，呼气试验其实就是通过呼气成分的直接测定或测定摄入特定化合物后呼气中的标志性气体，实现对机体生理、病理状态的非侵入性判断。经过200多年的探索，特别是近几十年的发展和尿素呼气试验的成功推动，"呼一口气"现在不仅可以大致判断糖尿病患者是否并发了酮症酸中毒、肝硬化病人是否并发了肝性脑病、哮喘病人是否即将再发、精神分裂症病人是否病情减轻，"呼一口气"还可以十分准确地测出机体的能量代谢率、总体水量、心排血量、肺闭合容积、胃排空速率、肾衰透析效果、红细胞寿命等，"呼一口气"甚至还被用于太空人气体引爆飞船的风险评估、地质灾难中的幸存者搜救等⋯⋯

面对如此精彩纷呈的天地，我决意编一部专著与学界同仁共赏。然而，事情远非想象那么简单。虽素材采集不过是滑动鼠标之力，但浩瀚信息却令人如坠烟海，一时间茫然不知如何分门别类、提要钩玄，以致废纸等身。幸得广州复大肿瘤医院的徐克成教授指点迷津，他的创作风格令我茅塞顿开，遂以背景介绍、试验演示、分析讨论的"三部曲"法将洋洋五十万余言梳理成基础、临床两篇，共21章。为防止出现重大疏谬误导读者，又拜请我的博士生导师、中山大学附属第二医院已步古稀之年的袁世珍教授出面，邀请学界各行权威对书稿批阅润笔，拙作顿时生辉。呜呼，成也！掩稿一气长舒间不禁想起苏东坡的话来："假以十年，何事不成！"我是幸运的，只用了五年！

蒙科学出版社垂爱，《呼气试验》付梓矣。除了期盼同仁抬爱，尚祈读者海涵。我终究是一名消化内科大夫，对呼气试验这一庞大体系的展示，自是无法达到高屋建瓴、百密而无一疏的境界。智者千虑，尚有一失，况愚人乎！我已尽了最大努力。若此书能对我国呼气试验的发展有所促进，则于愿足矣！

张厚德

广东医学院附属南山医院

2006年12月21日于深圳南山荔园秀林新居

目　录

基　础　篇

临 床 篇

基 础 篇

第一章　呼气试验概论

- 呼气试验是指通过直接测定呼气成分或摄入特定化合物后测定呼气中的标志性气体，实现对机体生理、病理状态的非侵入性判断。
- 嗅诊是原始的呼气试验。现代呼气试验始于18世纪法国化学家拉瓦锡（Lavoisier）发现呼吸消耗氧气并排出二氧化碳。英国生理学家戴维（Davy）发明的H_2闭合稀释试验可测量呼气末肺内残留气量和德国生理学家菲克（Fick）提出心输出量测定原理是呼气试验领域在19世纪的两大事件。20世纪是呼气试验全面发展的时期，涉及肺功能检查、核素示踪试验、挥发性有机物分析、H_2呼气试验等诸多方面，^{14}C-尿素呼气试验诊断胃幽门螺杆菌感染的巨大成功推动了近几十年呼气试验研究的广泛开展。
- 呼气试验的方法学大致分为呼气成分直接检测和指示剂呼气试验两大类型，前者包括单指标测定分析和呼气指纹识别，后者包括核素示踪和非核素示踪两种形式。
- 呼气试验的应用主要集中在临床医学，大多数试验的目的以脏器功能评估为主，少数项目用于具体疾病诊断，部分项目的准确性已达到或接近金标准。
- 查明呼气浓度差异来源是呼气痕量气体分析急需解决的问题。黑箱分析是呼气试验最大的固有缺陷，减少黑箱内容和研究限速步骤是应对之策。
- 能用于临床诊治过程的呼气试验项目现在还较为有限，但已能从这些项目的效果看到呼气试验的光明前景。

众所周知，疾病诊断需要综合分析来自病史采集、体格检查、实验室检查和器械检查四大方面的证据才能完成，其中实验室检查和器械检查在现代疾病诊断过程中所扮演的角色越来越重要。血液检验、尿液检验、粪便检验是医生和公众熟悉的三大实验室检查。此外，还有一类被称为呼气试验（breath test）的实验室检查，原本默默无闻，因$^{13/14}$C-尿素呼气试验诊断胃幽门螺杆菌感染的巨大成功而在20世纪80年代后备受关注，研究蜂起，成果丰硕。所谓呼气试验，其实是指通过直接测定呼气成分或摄入特定化合物后测定呼气中的标志性气体，实现对机体生理、病理状态的非侵入性判断。"呼一口气"不仅可以大致判断糖尿病患者是否并发酮症酸中毒、肝硬化患者是否并发肝性脑病、哮喘患者是否即将再发、精神分裂症患者的病情是否减轻，还可以十分准确地测出机体的能量代谢率、总体水量、心输出量、肺闭合容积、胃排空速率、红细胞寿命等。"呼一口气"甚至还可用于飞船在太空中被人呼出气体引爆的风险评估、地质灾难中的幸存者搜救等。这种神奇的"呼气看病术"让许多人颇感陌生和疑惑。本书因此而著，首章讲述其轮廓。

一、呼气试验发展史

"呼气看病术"并非现代发明。四大文明古国均有不少关于据气味而辨病的有趣传说及文献记载。据传，古希腊医生希波克拉底（Hippocrates of Kos）最早描述了口臭（fetor oris）和肝病性口臭（fetor hepaticus），而中医"望、闻、问、切"四诊中的"闻诊"更是将"呼气看病术"发展到了极致，不仅能"闻其声而断虚实"，而且可"闻其气而辨寒热"。

现代科学意义上的呼气试验始于18世纪后叶法国化学家安托万·洛朗·拉瓦锡（Antoine Laurent Lavoisier）的研究[1, 2]。因为发现了氧气（oxygen，O_2）并揭示燃烧的本质是物质的剧烈氧化反应，拉瓦锡被誉为现代化学之父（图1-1，图1-2）。公元1784年，通过呼气分析，拉瓦锡还发现人和动物呼吸的过程竟然和煤燃烧的过程相似，均消耗 O_2 并排出二氧化碳（carbon dioxide，CO_2）。鼠呼吸和煤燃烧时，如果它们所排出的 CO_2 量相等，则二者所释放的热量也几乎相等。食物似乎以某种形式在体内"燃烧"。这一发现不仅揭示了生物呼吸的本质，而且奠定了现代能量研究的基础。现今临床间接能量代谢的测定就是通过测定机体一段时间内的耗氧量和 CO_2 产量，再根据化学定比定律关系换算出单位时间能量消耗[3]。倘若还有"现代呼气试验之父"一说，亦非拉瓦锡莫属。

19世纪呼气试验第一人是英国生理学家、化学家、麻醉药师汉弗莱·戴维（Humphry Davy）（图1-3）[4]。戴维不仅提出了血液运输 O_2 和 CO_2 的著名论断，还在1800年报道了一种呼气末肺内残留气体量的测量方法。在当时，呼出气量准确测量问题已基本解决，向排水量筒吹气即可，但要定量测量呼气末肺内残留的气体却是一道难题。戴维发明的方法如下：定量吸入100%纯 H_2，尽可能长时间屏气让 H_2 在肺内弥散均匀，然后收集全部呼气并测定 H_2 浓度下降幅度，最后按稀释度求出上一次呼气末的肺

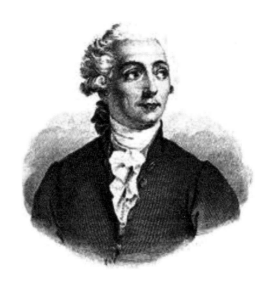

图1-1　安托万·洛朗·拉瓦锡

（1743～1794年）

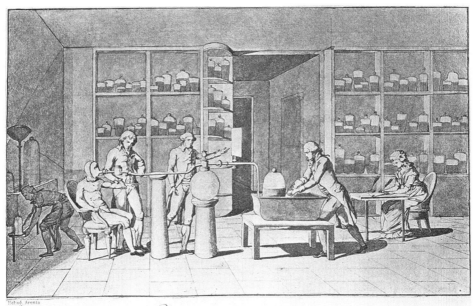

图 1-2　现代呼气试验的诞生[2]

此图展示拉瓦锡（右二）进行呼气试验研究时的场景，由拉瓦锡夫人（右一）绘制

获准引自：Karamanou M，et al. Am J Physiol Lung Cell Mol Physiol，2013，305（9）：L591-L594.

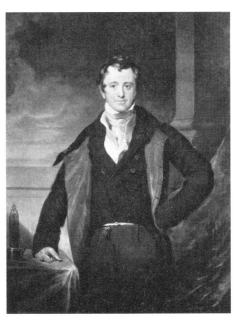

图 1-3　汉弗莱·戴维

（1769～1830 年）

内残气量。戴维自测的用力呼气末肺内残气量是609ml。现今临床肺功能检查中的功能残气量测定、闭合容积测量、无效腔气量测定、气体分布分析，均是直接沿用200多年前戴维所选择的不溶惰性气体稀释原理。

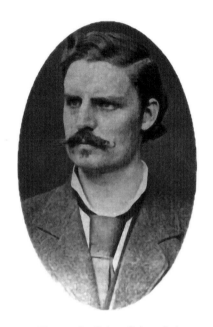

图1-4 阿道夫·尤金·菲克
（1829～1901年）

德国生理学家和发明家阿道夫·尤金·菲克（Adolf Eugen Fick）是19世纪另一位对现代呼气试验做出杰出理论贡献的科学家（图1-4）。这位极具数学与物理学天赋的天才26岁时（1855年）就根据气-液扩散的研究结果总结出了物理学菲克第一扩散定律。1870年，他将气-液扩散理论用于肺泡气与肺泡毛细血管血流之间的气体交换研究，提出了著名的心输出量计算等式：如果肺泡毛细血管静脉端O_2分压等于肺泡O_2分压，机体的耗氧量与动脉-混合静脉血氧含量差的比值将等于有效心输出量，以CO_2计算，结果也是一样的，即有效心输出量等于CO_2产量与混合静脉-动脉血CO_2含量差的比值[5, 6]。根据菲克原理，直接菲克法心输出量测定术与间接菲克法心输出量测定术相继于1886年和1905年问世[7]。直接菲克法通过呼气分析耗氧量或CO_2产量，通过心导管及外周动脉穿刺取样分析血气含量。此项技术已于1940年获得成功并于1956年荣获诺贝尔生理学或医学奖，成为当今心输出量测定的金标准[7]。间接菲克法则完全通过重复呼吸CO_2或外源可溶性气体分析来实现心输出量的无创测定，经过近150年的艰苦探索，终于在新旧世纪交替之际获准进入临床。间接菲克法还分别于1959年和1988年成功用于肺血管外水量和气道黏膜血流量的测定[8, 9]。19世纪载入史册的事件还有1857年捷克Wilhelm（Vil'em）Petters利用原始比色测定技术在糖尿病患者的尿液中检出了丙酮，并据此推测患者的烂苹果芳香气味是呼气含有丙酮所致，而Nebelthau则于1897年直接证实糖尿病患者机体内90%的丙酮经肺呼出[10, 11]。

20世纪是呼气试验全面发展的时期，每隔10～20年都有一些极具深远影响的新发现或新方法诞生。1903年，德国学者Durig在测量肺残气量时，为省略制H_2的麻烦和风险，没有使用戴维介绍的H_2稀释法而是通过直接呼吸医用纯O_2将肺内原有N_2稀释的办法计算[12]。未曾想到，此举揭开了利用内源性N_2测量肺功能的序幕。另一边，也开始了呼气试验法心输出量测量的探索。1905年，Loewy和von Schrotter[13]通过支气管导管采取肺泡气样的办法分析O_2和CO_2。3年后，Plesch[14]将采样改为完全体外呼气，心输出量间接Fick法测量从此实现完全无创。

20世纪第二个10年的呼气试验相关研究是一段佳话。基于Bornstein[15]1910年提出通过吸入中性气体如N_2也可实现菲克肺血流量测定的推理，丹麦诺贝尔奖得主August Krogh[16]于1912年报道了N_2O（氧化亚氮，俗称笑气）呼吸法测量肺血流量（心输出量），由此开启了外源可溶性气体吸收试验的先河。因为试验气体是外源性的，混合静脉血含量为零，这使得菲克流量计算公式中所需的三项参数［流量＝气体吸收量/（动脉血含量－混合静脉血含量）］省略了一项，无须实际测量。1915年，August Krogh的学生、后来的夫人Marie Krogh[17, 18]利用CO与O_2有类似理化性质且血红蛋白结合力远强于O_2的特性，通过CO扩散容量测定，否定了肺泡有分泌供氧能力之说，彻底证实了O_2在肺泡与血液之间的转移过程纯属物理学上的被动扩散。Krogh夫妇绝不会想到，N_2O呼吸法心输出量测定在100多年后获准进入临床，而CO扩散容量测定会在50年后被美国Forster、Ogilvie等[19-21]"重新发现"并用于肺呼吸膜弥散功能评估，直到今天。

20世纪20～30年代的呼气试验是肺功能检查从实验室向临床转化的阶段。1923年，美国的Van Slyke[21]将肺残气量测量方案从沿用了100多年的用力深呼吸法改成了不费力的平静呼吸法，使得仅供正常人测试的生理学项目变成了虚弱患者也能完成的临床肺功能检查。其办法如下：向封闭回路上的肺量筒内大量加注纯O_2，又在呼气通路上填充CO_2吸收剂，这样受检者可以在封闭回路长时间（5～7min）平静地重复呼吸，直到肺量筒中外源指示气体H_2（现在用He）或者肺内原有的N_2在肺内外回路达到稀释平衡，进而求出平静呼气末肺内剩余气量，即后来所谓的功能残气量。功能残气量迄今仍是婴幼儿及无法配合检测的成年患者唯一可以准确和重复检查的肺容量指标。值得一提的是，吹气查酒驾也是20世纪20～30年代开始的，迄今已有约100年历史了[22]。

20世纪40年代的呼气试验是不溶惰性气体闭合稀释转向开放冲洗的年代。首先是美国的Darling[23]在功能残气量测定检查时，利用单向活瓣接口，吸气接入纯O_2、呼气全部收集于肺量筒，如此操作，直到将肺内N_2冲洗干净也不会产生缺氧。多重呼吸开放N_2冲洗法现已成为临床最常采用的功能残气量测量操作方案。1946年，美国的Lilly[24]发明了基于质谱分析的快速反应N_2检测仪，克服了过去呼气N_2浓度需依靠化学测定O_2浓度再换算的缺点。两年后，利用新产快速反应N_2检测仪，美国的Fowler[25]记录了深吸纯O_2后呼气全程的N_2浓度曲线，人类第一次亲眼"看到了"自己的无效腔气、混合气、肺泡气（图1-5）。不溶惰性气体稀释/洗出试验的应用也从测量肺容量发展到了评估肺内气体分布的阶段。20世纪40年代还有一项必须介绍的成就，即发现被视为有毒气体的CO竟然还有内源性。1949年10月1日，瑞典的Sjostrand[26]在《自然》杂志上报道，在十分清洁的空气环境中，正常人肺泡气样也能检出很低浓度的CO，戴着CO吸收面罩呼吸5h，肺泡气样中的CO浓度不降反升，结果只能认定存在内源产生的CO。

20世纪50年代是不溶惰性气体稀释试验辅助可溶性气体吸收试验的时代。吸入一种外源可溶性气体，其在弥散吸收入血的同时还被肺内原有气体稀释，所以其吸收量并不像O_2吸收量或CO_2排放量那样简单地等于吸－呼气浓度差与通气量的乘积，还要扣除肺内残留量。Forster等（1954年）[27]和Cander等（1959年）[8]分别在一口气肺CO扩散容量测定和乙炔吸收试验法心输出量、肺组织容积测量中，于吸入试验气中加入一种只被稀释而不被吸收的不溶惰性气体He，根据He稀释度将可溶性气体CO、乙炔浓度加以校正。至此，可溶性气体吸收量计算结果系统性过大的误差被彻底纠正，心输出量测量、肺组织容积及气道黏膜血流量测定、CO肺扩散容量测定的准确性得到了方

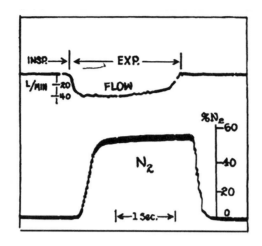

图1-5 最早的一口气N₂洗出试验记录[25]

受试者取坐位，含仪器接口，用力呼气至残气位，然后吸入纯O₂至肺总量位，接着以缓慢匀速呼气至残气位。气路上的肺量计和快速N₂分析仪自动记录整个呼气过程肺容量（上）和N₂浓度（下）的变化过程，生成呼气N₂浓度容积曲线。开始时，完全被O₂取代的无效腔气中N₂浓度为0，随后转为无效腔与下肺区的混合气，N₂浓度急剧上升，最后为长时间上下肺区肺泡同时排气，N₂浓度呈缓升的平台。不用吸氧，将方案改为在深吸气开始时摄入小剂量外源惰性气体（如He）也可录得相似呼气浓度曲线（惰性气体弹丸试验）。肺部疾病时，图形将发生相应改变。INSP. 吸气；EXP. 呼气；FLOW：流速；Sec，秒

获准引自：Fowler WS. Am J Physiol, 1948, 154（3）：405-416.

法学上的保障。回望历史，1800年戴维开创了不溶惰性气体稀释试验，操作方案经历了从闭合重复呼吸到多重呼吸开放冲洗再到一口气洗出的演变，应用领域也从最初的肺容积测量到肺气体分布评估再到用于外源可溶性气体吸收试验中的稀释校正。20世纪50年代也是核素示踪剂呼气试验的萌芽时期。稳定核素¹⁸O标记的C¹⁸O最先被用于肺扩散容量测定。随着¹⁴C等放射性核素标记技术的出现，很快就有一些学者给实验动物或人摄入¹⁴C标记化合物如¹⁴C-葡萄糖、¹⁴C-木糖等，继而通过测定呼气¹⁴CO₂进行体内代谢研究[28, 29]。

20世纪60年代呼气试验的最大进展是美国的Calloway DH[30-32]和Levitt MD[33-35]对呼气H₂来源所做的开创性系列研究。两位先驱证明，哺乳动物细胞代谢不产生H₂，细菌对碳水化合物等的发酵是内源性H₂的唯一来源。因为结肠细菌密度最大而小肠相对无菌，所以呼气内源性H₂最主要来源于结肠细菌对来自小肠碳水化合物的发酵。正是基于两位先驱的发现，才有了20世纪70年代的H₂呼气试验诊断碳水化合物吸收不良症、H₂呼气试验测定小肠传递时间、H₂呼气试验诊断小肠细菌过生长：进食一种可消化性碳水化合物后若出现呼气H₂显著升高，表明受试者对所食碳水化合物吸收不良；进食一种非消化性碳水化合物，从进食到呼气H₂显著升高所需的时间便是小肠传递时间；无论进食一种可消化性或者非消化性碳水化合物后很快就出现呼气H₂显著升高，意味着过度生长的小肠细菌对碳水化合物提前进行酵解。20世纪60年代的呼气试验还有一项成果，即CO呼气试验法测量红细胞寿命。所谓红细胞寿命是指红细胞自骨髓释放至外周血液循环的存活时间，正常人的红细胞寿命平均约为120天，红细胞寿命缩短是溶血的特征性标志。标准测量法是20世纪40～50年代建立的⁵¹Cr红细胞标记法等，

耗时数周甚至数月。1966年，美国的Coburn[36]基于呼气内源性CO主要来源于红细胞破坏后血红蛋白降解过程的释放，全身血红蛋白所能释放的CO总量除以每天释放量便等于推测的红细胞寿命值，通过CO产率测定计算红细胞寿命，结果与金标准测量呈直线关系，且溶血患者的红细胞寿命明显缩短。因为方案涉及复杂的重复呼吸技术和血容量实测，当时并未引起太多注意。直到1992年和2003年，H_2呼气试验研究先驱Levitt及其同事Strocchi等[37,38]先后两次将Coburn的方案改造成简单的开放式一口气法并重新推出，新法仅需呼气末CO浓度和血常规中的血红蛋白浓度两项参数。最近几年有了自动检测仪，吹一口气、输入血红蛋白值，3min便可出具过去需要数周才能得出的检验报告，临床溶血诊断不再有疑难[39]。瑞典的Sjostrand若知道他于20世纪40年代发现的内源性CO日后竟有如此用途，该是多么欣慰。

经过长达近200年的发展，现代呼气试验终于在20世纪70年代迎来了大暴发。这场"井喷"以H_2呼气试验、$^{13/14}$C呼气试验在消化病学领域闪亮登场为先导，挥发性有机物（VOC）分析、呼气冷凝液检测及其他呼气试验等紧跟其后。如今，50多年过去了，该领域的发展仍然高潮迭起，捷报频传。在H_2呼气试验方面，乳糖H_2呼气试验一举取代了血液糖耐量检查，成为乳糖酶缺乏症的首选诊断方法[40]。葡萄糖H_2呼气试验直到现在仍是小肠细菌过生长诊断的首选检查[41]。乳果糖H_2呼气试验既可测定小肠传递时间又可检查小肠细菌过生长，还能诊断糖尿病胃轻瘫[42-44]。镁-H_2呼气试验可用于检查胃酸缺乏症，可避免插管胃液分析[45]。木糖/山梨醇H_2呼气试验可用于筛查乳糜泻，敏感度接近100%[46,47]。淀粉吸收不良、蔗糖吸收不良、果糖吸收不良、海藻糖吸收不良等各种碳水化合物吸收不良均可通过H_2呼气试验检测。苏联更是曾将宇航员呼气H_2/CH_4列入太空食品配制常规检测项目，因为H_2和CH_4都是可燃性气体，在密闭的太空舱内达到一定浓度时有引发爆炸、火灾的危险[48]。

在$^{13/14}$C-呼气试验方面，1973年，瑞士的Lauterburg等[49]发现，大鼠切除半肝后，摄入^{14}C-氨基比林的呼气^{14}CO₂排放速率下降50%，传统血液药物清除率定量肝脏储备功能由此变成了呼气试验检查。受此鼓舞，各种^{14}C-肝功能呼气试验接踵而来：反映各种肝微粒体混合功能氧化酶（CYP）活力的^{14}C-美沙西丁呼气试验（CYP1A2）、^{14}C-红霉素呼气试验（CYP3A4），反映肝线粒体酶活力的^{14}C-酮异己酸呼气试验、^{14}C-蛋氨酸呼气试验，反映肝细胞质酶活力的^{14}C-苯丙氨酸呼气试验、^{14}C-半乳糖呼气试验等数不胜数。1974年，基于胰腺脂肪酶分泌下降时脂肪底物消化吸收氧化减少的原理，Chen等[50]报道了利用^{14}C-三棕榈酸甘油呼气试验评估胰腺外分泌功能，结果试餐后呼气^{14}CO₂如期不升高。各种^{14}C-胰腺外分泌功能呼气试验也相继被研发，它们的敏感性可媲美脂肪吸收不良检查金标准——耗时5天的72h粪脂定量试验，有些更是接近胰腺外分泌功能评估金标准——十二指肠插管采样的胰泌素-胆囊收缩素试验。当非放射性稳定核素^{13}C-标记成熟后，所有试验又都纷纷改成^{13}C-标记底物。如今临床评估肝储备功能的^{13}C-美沙西丁呼气试验和评估胰腺外分泌功能的^{13}C-混合甘油三酯呼气试验就是那时改造成型的[51-54]。1982年，胃幽门螺杆菌（H. pylori，Hp）的发现彻底颠覆了人类对于消化性溃疡、慢性胃炎等慢性胃病病因的传统观念。基于动物细胞不含尿素水解酶而含有高活性尿素酶，又能在高酸胃黏膜环境定植生长的细菌基本只有幽门螺杆菌，1987年5月和6月，美国的Graham[55]和英国的Bell[56]先后报道了^{13}C-尿素呼气试验（^{13}C-urea breath test，^{13}C-UBT）和^{14}C-尿素呼气试验（^{14}C-UBT）（图1-6）。*Hp*阳性患者口服$^{13/14}$C-尿素后呼气中$^{13/14}$CO$_2$急剧升高，*Hp*阴性者1h后才见呼气中$^{13/14}$CO$_2$微幅变化，差异巨大，准确性之高达到几乎令人难以置信的程度。因当时正值幽门螺杆菌研究高潮，检测和根除幽门螺杆菌感染已成为常见胃十二指肠疾病的诊治共识，这种不用胃镜检查取样化验、吃一粒药、30min吹一口气就能查出体内细菌感染的"神奇看病术"以惊人的速度风行全球。今天，几乎每个诊所都可提供这项检查服务。更令人惊叹的是，^{13}C-UBT发明团队重要成员Klein PD还是胃排空呼气试验第一人。1987年4月，也就是在《柳叶刀》刊发^{13}C-UBT前1个月，Klein[57]在一次学术会议上报道了^{13}C-碳酸氢钠呼气试验测定胃排空的初步结果。最终成功的是^{13}C-辛酸呼气试验、^{13}C-乙酸呼气试验及^{13}C-螺旋藻呼气试验[58-60]。$^{13/14}$C-呼气试验的临床应用范围探索远不止肝脏、胰腺、幽门螺杆菌和胃排空，还一度被用于小肠细菌过度生长的^{14}C-甘氨胆酸呼气试验[61, 62]，为首个^{14}C-临床诊断呼气试验；还有检测胰岛素抵抗的^{13}C-葡萄糖呼气试验，为首个人体^{13}C-呼气试验[63]；还有诊断蔗糖酶缺乏症的^{13}C-蔗糖呼气试验，正受到越来越多的关注[64]；等等。$^{13/14}$CO$_2$检测仪器功不可没，如果没有诊室化的^{14}C-液体闪烁计数仪和电离测量仪，没有红外^{13}CO$_2$/^{12}CO$_2$比值分析仪取代了昂贵的气体同位素比值质谱仪，便没有$^{13/14}$C-呼气试验的普及[65, 66]。

在VOC分析方面，1971年，美国诺贝尔化学奖得主Linus Pauling[67]报道，利用气液分配色谱，一份正常人呼气标本或尿液顶气即可检出约250种VOC；1974年，美国的Riely[68]在《科学》杂志发表论文"乙烷的演变：脂质过氧化的新指标"。这两项报道使学者们深感呼气成分之复杂，探索利用VOC分析进行疾病诊断的可能由此被提上日程。于是，呼气试验也就从单指标测定发展到多指标联合诊断阶段。1985年，美国

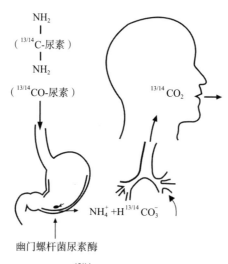

图1-6　$^{13/14}$C-尿素呼气试验原理

哺乳动物（包括人类）细胞不含尿素酶，任何组织尿素酶活性阳性即表明微生物的存在。分泌尿素酶的微生物虽然有多种，但含有高活性尿素酶又能在高酸胃黏膜环境定植生长的细菌基本只有幽门螺杆菌。因此，口服一定剂量的$^{13/14}$C-尿素后出现呼气$^{13/14}$CO$_2$含量明显升高几乎就可证明胃幽门螺杆菌感染

的 Gordon 和 O'Neill 等[69, 70]报道,应用气相色谱-质谱联用(GC-MS)检测,从12例进展期肺癌患者和17例对照的呼气样本比较中筛选出丙酮、丁酮、丙醇3种肺癌特异性较高的VOC,由此所建线性判别函数方程诊断准确率达93%(27/29),仅2例误判。可能是因为清洁空气洗肺采样太过复杂,也可能是所选病例均为晚期的缘故,两位先行者的呼气VOC指纹分析并未引起太多注意。沉默在14年后被打破,美国神经内科医生Phillips[71]于1999年报道,将洗肺后采样换为简单的在直接呼吸环境空气条件下采样,通过VOC肺泡气-空气浓度梯度消除空气污染干扰的方法,所选22种VOC构成的呼气指纹诊断在9例 I 期肺癌患者中全部为阳性,而在48例非癌患者中39例为阴性。这一次,《柳叶刀》杂志的报道引起了轰动,呼气VOC指纹分析的浪潮汹涌澎湃。肺癌、乳腺癌、前列腺癌、食管癌、胃癌、大肠癌、肝癌、胰腺癌、膀胱癌、黑色素瘤,似乎每一种早期癌都有一套独特的呼气VOC指纹;结核、疟疾、流感、真菌肺炎,几乎每种感染性疾病都可以利用呼气VOC指纹进行识别;心脏移植早期排斥反应、精神分裂症、阿尔茨海默病同样可以通过呼气VOC指纹诊断。鉴于动物灵敏的嗅觉和先前有犬对癌症病灶敏感的报道,有学者训练搜救犬嗅人呼气样品诊断肺癌、训练"地雷探测英雄"非洲巨颊囊鼠嗅痰诊断肺结核,据称效果神奇[72, 73]。于是,模拟生物鼻识别模式的电子鼻便很自然地被用来嗅病,报告效果甚佳[74]。2022年4月14日,美国一家公司推出的基于呼气VOC指纹分析的新冠肺炎检测仪获得美国食品药品监督管理局(FDA)紧急批准使用,轰动全球[75]。可惜,新闻过后这一检测仪便销声匿迹了。但至少有一套呼气VOC指纹是经得起历史检验的,那便是口臭指纹。1971年,现代口臭学先驱——加拿大的 Joseph Tonzetich[76, 77]利用色谱分析在口腔气中检出了硫化氢、甲硫醇、二甲硫醚共3种挥发性硫化物,并令人叹服地证实这些挥发性硫化物就是口臭最主要的异味分子,从而证实了20世纪30年代个别医生有关口臭主要来源于口腔腐败过程而不是"胃肠不好"的推测。以色列的 Mel Rosenberg 医生[78]发明的口臭检测仪让全世界在短时间内出现了数千家口臭门诊。经过长期临床实践,日本的临床医生总结出了一套不同类型口臭的指纹特征,而这恰恰又是医生嗅诊无法分辨的:生理性口臭以硫化氢升高为主,病理性口臭3种挥发性硫化物全部升高,而血源性口臭仅见二甲硫醚显著升高[79]。呼气试验领域专业杂志《呼气分析》得以在2007年诞生很大程度上要归功于口臭诊治的成功。

在呼气冷凝液分析方面。20世纪80年代,Sidorenko[80]、Kurik[81]等苏联学者让患者对着盘曲在冰水盆中的塑料管子吹气,很快就收集到可观的呼气冷凝液(exhaled breath condensate,EBC)并从中检到肺泡表面活性物质和脂质过氧化产物。这一报道引起相关领域广泛的兴趣和迅速跟进,因为气道表面液体是最难获取的体液标本,内镜下支气管肺泡灌洗液、高渗盐水雾化诱痰两大传统方法皆因侵入或刺激性操作,只偶尔在临床使用,人们对气道表面液体的病理变化了解十分有限。这种让呼气通过制冷管道获取气道表面液体标本的方法非常简易:呼气中饱和水蒸气遇冷凝聚,气道表面液体弹射而出的气溶胶微粒碰壁被截留。在冷凝液中,电解质、蛋白质、核酸及各种气体表面液体生物分子应有尽有,肺病生物学标志从此可在冷凝液中寻找。

这场呼气试验技术大爆发取得的成就还有很多。1974年,美国的 Wagner[82]报道的多种惰性气体排出技术纠正了前人试验中的不足,成为评估肺通气/血流比值测定的参考标准。1980年，美国的Schoeller[83]报道的重水呼气试验一举成为机体总水量测量的金标准。口服或注射一定剂量的重水（$H_2^{18}O$或者^2H_2O），由于重水与轻水分布一致，当呼气浓度稳定下降、全身稀释达到平衡时，根据稀释倍数便可轻易求出与表观分布容积相等的总体水量。1987年，法国的Guenard[84]报道CO与NO肺扩散容量双测定（DL_{CO}、DL_{NO}）、利用两个Roughton-Forster肺扩散方程（二元一次方程组）分别准确解出呼吸膜阻力和肺血流量，彻底解决了单气肺扩散容量测定阻力与流量混淆的问题。1991年，瑞典的Gustafsson[85]发现呼气内源性NO的存在，证据是吸入NO零污染合成空气动物的呼气NO浓度却大于20ppb（十亿分比浓度），注射NO合成酶抑制剂后呼气NO浓度随之下降，注射精氨酸后又迅速恢复。人体试验结果也一样，在NO浓度约1ppb的空气环境中呼吸，正常人呼气NO浓度却接近10ppb。于1993年和1994年相继发现哮喘患者呼气NO显著升高而原发性纤毛运动不良症患者鼻呼气NO消失[86, 87]。最后证明，体内NO由NO合成酶催化L-精氨酸氧化生成，生物半衰期只有$1 \sim 2s$。鼻腔气和呼气中的NO来自气道上皮和气道炎症细胞代谢，是气道黏膜完整性、气道炎症的可靠生化标志，临床现已常规用于原发性纤毛运动不良症、哮喘等呼吸道疾病的筛查诊断与治疗监测。可以说，在呼气试验发展史上，呼气NO检测是继$^{13/14}$C-尿素呼气试验之后的又一次巨大成功。

21世纪已过去的20年是呼气试验收获的阶段：穿戴式代谢测量仪在人体自由奔跑中实现了250年前拉瓦锡所说的食物在体内燃烧的测量；NICO®无创心输出量监测仪获批进入手术室给出了150年前菲克关于CO_2呼吸法心输出量算法的最佳答案[88]；Innocor™获准进入临床使100年前Krogh推出的外源性NO_2肺血流量测量终于走出了实验室[89]。21世纪已过去的20年也是呼气试验反思的阶段：针对呼气冷凝液将呼出气溶胶微粒被数万倍稀释、检测误差失准的问题，早在1945年Duguid[90]就使用过的呼出气溶胶微粒撞击玻片法采样被改造后重新启用[91]；针对H_2呼气试验小肠和大肠产气定位不准、细菌过生长与吸收不良混淆缺陷，2018年，澳大利亚的Kalantar-Zadeh和Berean[92, 93]推出了无绳胃肠道气体遥测胶囊；针对呼气VOC指纹分析重复性差、来源不明的困扰，2019年，法国的Lange[94]提出了基于核素标记VOC探针的"诱导代谢组学法（induced volatolomics）"。凡此种种，无不预示着21世纪未来80年呼气试验的光明前景。

至于现代呼气试验在我国的发展史，主要是引进国外先进技术，相信随着科学思想的传播、国家实力的增强，未来创新可期。

二、呼气试验的方法学

从呼气试验发展史不难发现，呼气试验的方法学大致上可以分为呼气成分的直接检测（direct measurement）和指示剂呼气试验（indicator breath test）两大类。

（一）直接检测

呼气由气体、水蒸气和悬浮微粒三部分组成，来源于环境空气吸入、体内细胞及微生物代谢释放。直接检测各种呼气成分的含量变化显然可以反映机体的生理和病理改变。

1.高浓度气体分析 N_2、O_2、氩气（Ar）是空气中三大高浓度气体，分别占无水干空气总容积的78.09%、20.95%和0.93%，三者合计99.9%。其余痕量气体的总量不足0.1%，其中以CO_2浓度最高（0.03%）。呼气中的高浓度气体除了N_2、O_2、Ar，还增加了CO_2，后者浓度高达5.0%～5.5%，较空气增加了100多倍。4种高浓度气体的无水容积仍占99.9%。

O_2和CO_2是呼吸交换气体，是生命活动的基础。凡涉及整体O_2利用和CO_2产生的生命过程最终都会反映在呼气O_2减少速率或CO_2增加速率的变化上。因此，呼气O_2和CO_2分析是最基本和最重要的呼气试验。O_2测量过去一般使用电学传感器，现有最新方法为顺磁法，而CO_2分析多采用红外光谱吸收法。

N_2和Ar属于非交换惰性气体，呼吸过程不存在总量变化，前者常被用作肺容积测定的稀释指示剂使用，后者则很少被使用。

2. 痕量气体分析　痕量气体总容积虽不足0.1%，但种类却极为繁杂。应用最新全二维气相色谱–飞行时间质谱检测，单例气样检出的VOC竟然超过2000种。痕量气体分析分为单一成分测量诊断和多指标联合判断，后者也称为呼气VOC指纹分析，是现代呼气试验的重要内容。至于具体分析方式，现行方法有直接采样测试和浓缩采样测试两种。

（1）直接采样测试：当呼气中被检物浓度较高或使用的测定方法灵敏度较高时，可通过直接采样方式检测。因被检气体性质各异，具体测定方法也各不相同，但不外乎电学分析、光学分析、色谱分析、质谱分析或几种方法联合分析。直接采样测试的突出优点是简单易行，是值得大力发展的方向。目前可以通过直接采样测试的成分主要是各种无机气体或部分小分子有机气体，如NH_3、NO、CO、H_2O_2、H_2、甲醇、乙醇、H_2S、丙酮、CH_4、乙烷、异戊二烯等。

（2）浓缩采样测试：当呼气中被检物浓度较低或所采用的测试方法灵敏度尚不能满足直接采样测试时，可通过浓缩采样检测，浓缩采样有溶液浓缩、固体采样和低温冷凝三大类。目前需要浓缩采样测试的痕量气体主要是化学性质不活泼而分子结构复杂的VOC和各种放射性气体，其常用方法为活性炭固体吸附、固相微萃取（solid phase microextraction，SPME）、反应性吸附。

3. 呼气冷凝液分析　呼气冷凝液是指让呼出气经过制冷管道制得的冷凝液。制冷温度一般选择-10～$0℃$，通气10～20min即可收集到1～2ml冷凝液。冷凝液由饱和水蒸气受冷析出的水和从气道表面液体弹射出来被截的气溶胶微粒构成。呼气冷凝液分析主要是检测气溶胶微粒所携带的生物活性分子。

4. 呼气溶胶微粒分析　为了克服呼气冷凝液中的气溶胶冷凝水被稀释数万倍的问题，可采用让呼出气流在体温环境中冲击坡片等物体表面的方法，因呼气水无法凝聚析出，制得密集的呼气溶胶微粒标本。

（二）指示剂呼气试验

摄入标志性化合物，通过测量呼出气标志气体浓度变化判断体内生理病理过程的试验称为指示剂呼气试验。所用指示剂可分为核素示踪剂和非核素标记指示剂两类。

1. 核素示踪剂呼气试验　C、H、O、N是四大生命元素，因此核素示踪研究一般选用这四种元素的同位素标记示踪化合物，其中C核素标记最常用，H、O、N核素标记近年也有使用。

（1）[13/14]C-呼气试验：习称[13/14]CO_2呼气试验，是应用最多的呼气试验。摄入一定剂

量的 $^{13/14}$C-标记化合物，经体内一系列代谢转化生成 $^{13/14}$CO$_2$，后者与体内的 CO$_2$ 混合，最终引起呼气中的 $^{13/14}$CO$_2$ 含量升高。因此，通过测定摄入 $^{13/14}$C-标记化合物后呼气中 $^{13/14}$CO$_2$ 含量变化可以评价体内相应代谢转化状态（见图 1-6）。

气样 ^{13}CO$_2$ 和 ^{14}CO$_2$ 浓度的测定方法各不相同。^{13}C 属于稳定核素，无放射性，通过 ^{13}CO$_2$/^{12}CO$_2$ 丰度比值法进行定量，气体同位素比值质谱仪是传统的测量仪器，近年问世的红外分析仪使检测成本大大下降。^{14}C 属于放射性核素，可释放低能纯 β 射线，半衰期 5694 年，目前正逐步被 ^{13}C-标记取代。^{14}CO$_2$ 的最佳测量方法是液体闪烁计数，该方法先将气样 ^{14}CO$_2$ 吸收浓缩，加闪烁液后测定样品 β 射线的放射性比活度。

（2）^{18}O-标记呼气试验：^{18}O 为稳定核素，需质谱测量。现仅有重氧水（H$_2^{18}$O）呼气试验和 C^{18}O 呼气试验，H$_2^{18}$O 呼气试验用于总体水量测量，而 C^{18}O 呼气试验用于肺扩散容量测量及肺结核诊断。

（3）^{2}H-标记呼气试验：^{2}H 属于稳定核素，需要质谱测量，现有重水呼气试验测量总体水量、^{2}H$_3$-2-丙醇呼气试验测定乙醇脱氢酶活性（测定呼气 ^{2}H$_3$-丙酮）、^{2}H$_5$-乙基-β-D-葡萄糖醛酸呼气试验测定肿瘤 β-葡萄糖醛酸酶活性（测定呼气中的 ^{2}H$_5$-乙醇）。所谓重水是由重氧核素或重氢核素构成的水，研究所用重水主要包括放射性氚水（T$_2$O、^{3}H$_2$O）、氘水（D$_2$O、^{2}H$_2$O）和重氧水（H$_2^{18}$O）三种。重水的体内分布和代谢与普通轻水（^{1}H$_2$O）完全一致，是水代谢的最佳示踪剂。氚水属于长寿命放射核素，只可用于动物实验。人体水代谢示踪需选择氘水或重氧水。

（4）^{15}N-标记呼气试验：^{15}N 属于稳定核素，需质谱测量。^{15}N-异烟肼呼气试验诊断肺结核的原理是结核杆菌可将 ^{15}N-异烟肼代谢释放 ^{15}N$_2$。

2.非核素标记指示剂呼气试验 主要有以下几种类型。

（1）不溶惰性气体冲洗技术：不溶惰性气体包括 H$_2$、严格意义上的惰性气体（如 He）、N$_2$ 及某些有机气体。它们的共同特点是化学性质不活泼，常温常压下在水或血液中的溶解度很低。吸入不溶惰性气体，主要是被肺内气体稀释，而吸收消耗有限。因此，通过吸入纯氧可将肺内原有 N$_2$ 洗出，或者通过呼吸非 N$_2$ 不溶惰性气体，根据稀释度可以判断肺内气体分布状况，还可计算闭合容积、功能残气量和残气量等肺功能参数。至于气样浓度测试，一般需要质谱分析。CH$_4$ 和 SF$_6$ 分别可用红外测量和超声检测。

（2）可溶性气体吸收试验：可溶性气体是指在水和脂类中溶解度较高的气体，常用的可溶性气体有 O$_2$、CO$_2$、CO 和乙炔。吸入一种可溶指示气体，在被肺内原有残余气体稀释的同时，指示气体还向气道黏膜肺组织扩散消耗。根据气-液扩散原理和菲克稀释原理，通过测定可溶指示气体的吸收消耗量可以算出肺（心）血液流量、肺组织容积、呼吸膜弥散功能等心肺功能生理参数。气样可溶指示气体的浓度测定则因指示气体性质而异。

（3）H$_2$ 呼气试验：肠道细菌对碳水化合物的酵解是呼气 H$_2$/CH$_4$ 的唯一来源。因此，口服一种肠道细菌可酵解的试验糖后出现呼气 H$_2$/CH$_4$ 明显升高只有两种可能：一是过度生长的小肠细菌对试验糖的酵解，二是未被吸收的试验糖进入结肠酵解。根据口服试验糖的性质，结合呼气 H$_2$/CH$_4$ 浓度变化时相和幅度推断酵解部位，进而诊断小肠细菌过度生长、碳水化合物吸收不良症和胃肠动力状态（图 1-7）。对于气样 H$_2$ 和 CH$_4$ 的浓度测定，电学传感器或气相色谱法均可。

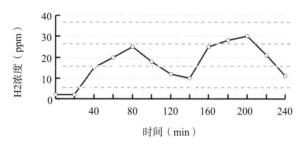

图1-7 乳果糖H₂呼气试验

乳果糖为人工合成双糖，人类小肠不能消化吸收，但可被肠道细菌酵解产生 H₂。正常人口服乳果糖后只能直接排入结肠，出现一次呼气 H₂ 升高。而本例为小肠细菌过度生长患者，因乳果糖在小肠提前分解而出现两次呼气 H₂ 升高，其口－盲肠通过时间是 170min

三、呼气试验的应用

现有呼气试验的应用主要集中在临床医学，范围几乎涉及所有重要器官，目标以机体代谢和脏器功能评估为主，少数试验用于具体疾病诊断。表1-1列举了目前已在临床使用和研究较多的项目，部分项目的准确性已达到或接近金标准。有关内容将在本书临床篇详细介绍。

表1-1 临床常用或研究较多的呼气试验

应用领域	测定内容	测定方法
营养与代谢	机体总体水量测定	重水呼气试验、乙醇呼气试验
	机体能量代谢评估	**间接测热法测定**
	先天性代谢性疾病诊断	a. 苯丙酮尿症：^{13}C-苯丙氨酸呼气试验
		b. 半乳糖血症：^{13}C-半乳糖呼气试验
感染诊断	胃幽门螺杆菌	$^{13/14}C$-尿素呼气试验
	肺结核、COVID-19	呼气VOC指纹分析
	小肠细菌过度生长	**葡萄糖H₂呼气试验、乳果糖H₂呼气试验**
肿瘤诊断	肺癌、胃肠癌、乳腺癌等	呼气VOC指纹分析
心功能评估	心输出量测量	**CO_2无创心输出量测量、NO_2吸收试验**
	肺血管外水量测量	乙炔吸收试验
肺功能检查	通气功能评估	a. 功能残气量测定：**多重呼吸开放N_2洗出试验、闭合通路He稀释平衡试验、SF_6洗入/洗出试验**
		b. 闭合容积测定：**一口气N_2洗出试验、惰性气体弹丸试验**
		c. 气道黏膜血流量测定：**二甲醚（乙炔）气道吸收试验**
	换气功能评估	a. 气体分布评估：**肺清除指数、Ⅲ相斜率与标准化Ⅲ相斜率、闭合容积与滞留气量**
		b. 通气/血流比值测定：**多种惰性气体排出技术**

续表

应用领域	测定内容	测定方法
		c.呼吸膜弥散功能评价：**CO肺扩散容量测定、NO肺扩散容量测定**
	综合肺功能评定	a.**呼气末CO_2监测**
		b.运动负荷试验
	气道炎症监测	**呼气NO测定**、呼气冷凝液分析
口臭诊断	异味分子	**口气挥发性硫化物测定**
胃肠病学	胃排空测定	a.液相胃排空：^{13}C-乙酸呼气试验
		b.固相胃排空：^{13}C-辛酸呼气试验、**^{13}C-螺旋藻呼气试验**
	小肠传递时间测定	**乳果糖H_2呼气试验**、乳糖-^{13}C-酰脲呼气试验
	小肠黏膜完整性评估	木糖或山梨醇H_2呼气试验
	碳水化合物吸收不良症诊断	a.乳糖酶缺乏症：**乳糖H_2呼气试验**
		b.其他碳水化合物吸收不良症：相应的糖H_2呼气试验
肝功能评估	肝微粒体功能	**^{13}C-美沙西丁呼气试验（静脉法，LiMAx）**
	肝脏线粒体功能	$^{13/14}C$-酮异己酸呼气试验、^{13}C-蛋氨酸呼气试验
	肝细胞质功能	$^{13/14}C$-半乳糖呼气试验、$^{13/14}C$-苯丙氨酸呼气试验
膜腺外分泌评估	脂肪消化功能	**^{13}C-混合甘油三酯呼气试验**
	蛋白质消化功能	^{13}C-鸡蛋清呼气试验
	淀粉消化功能	米粉H_2呼气试验
肾功能评估	干体重计算	重水呼气试验
	灌洗吸收综合征诊断	乙醇灌注呼气试验
血液病学应用	红细胞寿命测定	**Levitt CO呼气试验**
急诊医学应用	昏迷诊断	呼气丙酮、**乙醇、CO测定**

注：黑体表示获准临床开展的项目。

呼气试验在基础医学、营养学、运动医学、卫生学、药理学、太空医学、兽医学等领域也有一定应用，并有逐步增多的趋势，因为现有呼气试验项目主要涉及各种机体生理参数的测定，这些参数同属上述领域的必检内容。

呼气试验在非医学领域的应用虽然不多，但不乏成功范例。例如，手提式乙醇呼气测定仪是交通警察检控酒后驾驶的强力取证工具（图1-8），而呼气CO浓度大于10ppm（百万分浓度）则是禁烟者24h内有过吸烟的强力证据。

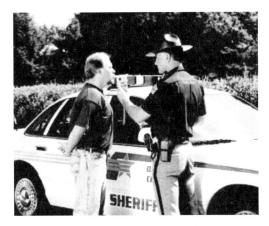

图1-8 驾驶员接受呼气乙醇测试
呼气乙醇浓度常以电学传感器测试。将乙醇传感器与汽车发动机联结还可阻止酒后启动发动机

四、呼气试验的缺陷与对策

任何试验方法都不可能完美无瑕，呼气试验也不例外。对于直接检测类呼气试验，痕量气体差异来源不明是当前最大的缺陷。正常与异常差异的来源是呼气试验诊断的基础，关于呼吸O_2、CO_2、N_2三大气体变化规律的研究已十分透彻，临床应用也相当成熟，它们面临的问题主要是如何更准确、更方便地检测。然而，对于数千种呼气痕量气体，除了CO、NO、丙酮、H_2、CH_4等少数分子，绝大多数正常与异常的差异来源不明、重复性很差。当我们用呼气NH_3代替血氨测定用于肝性脑病患者监测时，发现呼气NH_3主要来源口腔，与血氨无关[95, 96]；当我们将呼气H_2S作为肠道菌群变化标志时，发现血液根本就不存在也不可能存在游离型H_2S[97]；当我们将呼气冷凝液H_2O_2升高视为气道炎症标志时，发现H_2O_2为冷凝水自发生成，与气道表面液体毫无关联[98, 99]；当我们将异戊二烯作为胆固醇代谢指标时，发现先天性异戊二烯缺乏症患者血脂正常、胆固醇合成通路正常[100]……当单指标诊断敏感性有限时，我们便想到多指标联合诊断，然而，除了临床医生总结出来的口臭挥发性硫化物指纹图谱，近半个世纪以来，没有一套实验室构建的呼气VOC指纹是经得起检验的，同一疾病在不同实验室、同一实验室的不同时期，以及同一组数据用不同算法所提取的特征性VOC罕有重复者，完全不符合指纹不变的规律。换言之，就是还没找到所研究疾病的呼气VOC指纹特征，或者所研究疾病有VOC经其他途径排泄而不经呼气排泄，如经皮肤汗液、尿液排泄，又或者所研究疾病根本就没有特征性VOC指纹。当呼气VOC成分指纹诊断长期无果时，我们又转向了电子鼻模式识别，然而，简单廉价的电子鼻并没有带来任何实质性突破，我们对电子鼻的响应成分反而一无所知。

查明差异来源是唯一的解决办法。几十年来，在呼气VOC分析研究中，简单地将呼气浓度高于空气的VOC视为内源性和血源性的唯一标志，继而借助统计学和人工智能算法从中筛选诊断标志性VOC的现象十分普遍。然而，呼气浓度高于空气的VOC仅仅提示内源性，但内源性并不等于血源性，血源性也未必来自机体代谢。另外，算法只是将两个实验样本进行区分而已，其所选变量（标志性VOC）和疾病的特征VOC是两个完全不同的概念。令人欣慰的是，最近几年已有一些学者开始感觉到查明差异来源需要更合理的逻辑思考及相应的实验求证。这是一项艰巨的工程，但别无他法，没有捷径。几项不为人们关注的研究通过"浓度差异三比较"（即比较洗肺前后呼气与空气浓度差、口呼气与鼻呼气浓度差、血液顶空气与空气浓度差），发现绝大多数呼气 VOC 的来源是空气污染，其次是口腔细菌产生的气体。真正来自血液经肺泡弥散排出并能引起呼气浓度高于空气的 VOC 是极少的[101-105]。当然，这并不是否认气道产生的 VOC 就没有应用价值。总之，当初步发现一种呼气浓度大于空气并可能具有诊断意义的 VOC 时，应进一步明确其来源：空气污染或食物摄入、气道释放或血液弥散、细菌产生或机体代谢释放，以及差异的主要决定因素等。唯有此，结果才有望可重复。

对于指示剂呼气试验，黑箱分析法（black box analysis）既是试验的基础，也是其固有缺陷[106]。所谓黑箱分析是指以最后的外显结果推断某一内在环节的改变。这种判断方法的前提条件是假定其他环节处于设定状态之中，任何外显结果都只能解释为目标环节的变化。如果事实与前提条件严重不符，显然便会导致错判。例如，^{13}C-氨基比林呼气试验测定肝储备功能时，从 ^{13}C-氨基比林摄入到 $^{13}CO_2$ 呼出，要经历胃排空、小肠吸收、大量肝脏氧化、少量肠上皮氧化、$^{13}CO_2$ 运输和排放等一系列过程。肝脏氧化的确是这一系列的限速步骤，但其他步骤同样影响着最后的呼气 $^{13}CO_2$ 排出率，如果存在严重的胃排空障碍、小肠吸收障碍或少量肠上皮酶表达上调，按餐后累积 $^{13}CO_2$ 呼出率评估的肝储备功能就会出现明显偏差。又如，糖 H_2/CH_4 呼气试验在没有小肠细菌过度生长时，根据口服试验糖的性质和呼气 H_2/CH_4 升高的时相进行肠内产气定位是非常准确的，而一旦出现小肠细菌过度生长的情形，这种定位往往就不可靠了。再如，测量功能残气量的不溶惰性气体冲洗技术以指示气体的稀释度计算肺内残气。如果某一肺叶支气管不通，该肺叶的残气根本无法与吸入的指示气体交换，所测残气总量必然要小于实际值。又再如，根据指示气体吸收量测定心输出量的可溶性气体吸收试验要求气-液扩散在肺泡毛细血管末端达到平衡。如果由气道不通或弥散障碍等因素造成大量肺泡无法实现扩散平衡（功能性分流），甚至出现明显的解剖分流，试验结果将明显偏小。

研究限速步骤和减少黑箱内容是避免黑箱分析缺陷的两大策略。$^{13/14}C$-UBT 诊断幽门螺杆菌的准确性之所以极高，是因为口服 $^{13/14}C$-尿素后出现呼气 $^{13/14}CO_2$ 几乎仅取决于胃内是否存在高活性的尿素酶这一因素，而 $^{13/14}CO_2$ 的吸收、运输、排出则完全从属于前一步骤。重水呼气试验则接近于将黑箱打开，因为重水和普通水的代谢与分布完全相同，摄入体内的重水无论如何转运，最终血液、尿液、呼气水等任何体液的浓度均相同，即使用任何标本测出的表观分布容积均与总体水量相等。^{13}C-美沙西丁呼气试验评估肝储备功能优于 ^{13}C-氨基比林呼气试验的原因就在于，^{13}C-美沙西丁仅限于肝脏代谢而不像 ^{13}C-氨基比林那样在小肠上皮也有代谢。当 ^{13}C-美沙西丁给药途径从口服改为静脉注射后，胃排空和小肠吸收影响完全消除。假若某个呼气试验从标志物摄入到标志气体呼出过程中的每一个环节都以相同的权重影响标志气体的呼出速率，则这个呼气试验对任何环节的判断均不可靠。典型的例子是 ^{13}C-葡萄糖呼气试验，有人认为其可以发现肠道吸收障碍，有人认为其可以评估肝储备功能，还有人认为其能够诊断胰岛素抵抗。然而，当一位初诊者口服 ^{13}C-葡萄糖后呼气 $^{13}CO_2$ 升高缓慢时，根本无法判断其是小肠疾病、肝脏疾病还是胰岛素抵抗，因为 ^{13}C-葡萄糖的肠吸收、肝脏摄取、机体氧化对最

终 ^{13}CO 生产率的影响程度相同。所以，并非所有能够引起呼气成分变化的体内生理病理过程均适合运用呼气试验加以分析。呼气试验应当针对那些干扰因素少或干扰因素可以控制的限速步骤实施。

五、展望

以非侵入性手段诊断疾病一直是人类努力的方向。虽然目前能用于临床诊治过程的呼气试验项目还为数不多，但已能从这些项目的效果看到呼气试验的光明前景。可以肯定的是，随着众多学者的参与、基础与临床等多学科的联合研究，呼气试验将最终成为临床不可或缺的检验手段。

（校阅：徐满平　纪勇强　周　伟　杨雪平　李　洪）

参 考 文 献

［1］Tan SY，Hu M．Antoine-Laurent Lavoisier（1743-1794）：founder of modern chemistry．Singapore Med J，2004，45（7）：303，304．

［2］Karamanou M，Tsoucalas G，Androutsos G．Hallmarks in the study of respiratory physiology and the crucial role of Antoine-Laurent de Lavoisier（1743-1794）．Am J Physiol Lung Cell Mol Physiol，2013，305（9）：L591-L594．

［3］Mtaweh H，Tuira L，Floh AA，et al．Indirect calorimetry：history，technology，and application．front Pediatr，2018，6：257．

［4］Sprigge JS．Sir Humphry Davy：his researches in respiratory physiology and his debt to Antoine Lavoisier．Anaesthesia，2015，57（4）：357-364．

［5］Fick A．Uber die messung des Blutquantums in den Hertzvent rikeln．Sitzber Physik Med Ges Wurzburg，1870，36：290，291．

［6］Roguin A．Adolf Eugen Fick（1829-1901）-The man behind the cardiac output equation．Am J Cardiol，2020，133：162-165．

［7］Laszlo G．Respiratory measurements of cardiac output：from elegant idea to useful test．J Appl Physiol，2004，96（2）：428-437．

［8］Cander L，Forster RE．Determination of pulmonary parenchymal tissue volume and pulmonary capillary blood flow in man．J Appl Physiol，1959，14（4）：541-551．

［9］Wanner A，Barker JA，Long WM，et al．Measurement of airway mucosal perfusion and water volume with an inert soluble gas．J Appl Physiol，1988，65（1）：264-271．

［10］Amann A，Costello Bde L，Miekisch W，et al．The human volatilome：volatile organic compounds（VOCs）in exhaled breath，skin emanations，urine，feces and saliva．J Breath Res，2014，8（3）：034001．

［11］Hubbard RS．Determination of acetone in expired air．Journal of Biological Chemistry，1920，43（1）：57-65．

［12］Christie RV．The lung volume and its subdivisions：i．methods of measurement．J Clin Invest，1932，11（6）：1099-1118．

［13］Loewy A，von Schrotter H．Untersuchungen uber die Blutcirculation beim Menschen．Zeitschr Exp Path，1905，1：197-311（recited from 7）．

[14] Plesch J. Haemodynamische Studien. Z Exp Path Ther, 1909, 6: 380-618 (recited from 7).

[15] Bornstein A. Eine Methode zur vergleichenden Messung des Herzschlagvolumens beim Menschen. Arch Ges Physiol, 1910, 132: 307-318.

[16] Krogh A, Lindhard J. Measurements of the blood flow through the lungs in man. Scand J Physiol, 1912, 27: 100-125.

[17] Krogh M. The diffusion of gases through the lungs of man. J Physiol, 1915, 49 (4): 271-300.

[18] Hughes JM, Borland CD. The centenary (2015) of the transfer factor for carbon monoxide (T (LCO)): Marie Krogh's legacy. Thorax, 2015, 70 (4): 391-394.

[19] Forster RE, Fowler WS, Bates DV, et al. The absorption of carbon monoxide by the lungs during breath-holding. J Clin Invest, 1954, 33 (8): 1135-1145.

[20] Ogilvie CM, Forster RE, Blakemore WS, et al. A standardized breath-holding technique for the clinical measurement of the diffusing capacity of the lung for carbon monoxide. J Clin Invest, 1957, 36 (1 Part 1): 1-17.

[21] Van Slyke DD, Binger CA. The determination of lung volume without forced breathing. J Exp Med, 1923, 37 (4): 457-470.

[22] Bogen E. The diagnosis of drunkenness-a quantitative study of acute alcoholic intoxication. Cal West Med, 1927, 26 (6): 778-783.

[23] Darling RC, Cournand A, Richards DW. Studies on the intrapulmonary mixture of gases Ⅲ an open circuit method for measuring residual air. J Clin Invest, 1940, 19 (4): 609-618.

[24] Lilly JC. Studies on the mixing of gases within the respiratory system with a new type nitrogen meter. Fed Proc, 1946, 5 (1 Pt 2): 64.

[25] Fowler WS. Lung function studies; the respiratory dead space. Am J Physiol, 1948, 154 (3): 405-416.

[26] Sjostrand T. Endogenous formation of carbon monoxide in man. Nature, 1949, 164 (4170): 580.

[27] Forster RE, Fowler WS, Bates DV, et al. The absorption of carbon monoxide by the lungs during breath-holding. J Clin Invest, 1954, 33 (8): 1135-1145.

[28] Tolbert BM, Kirk M, Baker EM. Continuous $C_{14}O_2$ and CO_2 excretion studies in experimental animals. Am J Physiol, 1956, 185 (2): 269-274.

[29] Segal S, Foley JB. The metabolic fate of C_{14} labeled pentoses in man. J Clin Invest, 1959, 38 (2): 407-413.

[30] Calloway DH, Colasito DJ, Mathews RD. Gases produced by human intestinal microflora. Nature, 1966, 212 (5067): 1238, 1239.

[31] Waslien CI, Calloway DH, Margen S. Human intolerance to bacteria as food. Nature, 1969, 221 (5175): 84, 85.

[32] Calloway DH, Murphy EL, Bauer D. Determination of lactose intolerance by breath analysis. Am J Dig Dis, 1969, 14 (11): 811-815.

[33] Levitt MD, French P, Donaldson RM. Use of hydrogen and methane excretion in the study of the intestinal flora. J Lab Clin Med, 1968, 72: 988, 989.

[34] Levitt MD, Ingelfinger FJ. Hydrogen and methane production in man. Ann N Y Acad Sci, 1968, 150 (1): 75-81.

[35] Levitt MD. Production and excretion of hydrogen gas in man. N Engl J Med, 1969, 281 (3): 122-127.

[36] Coburn RF, Williams WJ, Kahn SB. Endogenous carbon monoxide production in patients with

hemolytic anemia. J Clin Invest, 1966, 45（4）: 460-468.

[37] Strocchi A, Schwartz S, Ellefson M, et al. A simple carbon monoxide breath test to estimate erythrocyte turnover. J Lab Clin Med, 1992, 120（3）: 392-399.

[38] Furne JK, Springfield JR, Ho SB, et al. Simplification of the end-alveolar carbon monoxide technique to assess erythrocyte survival. J Lab Clin Med, 2003, 142（1）: 52-57.

[39] Zhang HD, Ma YJ, Liu QF, et al. Human erythrocyte lifespan measured by Levitt's CO breath test with newly developed automatic instrument. J Breath Res, 2018, 12（3）: 036003.

[40] Newcomer AD, McGill DB, Thomas PJ, et al. Prospective comparison of indirect methods for detecting lactase deficiency. N Engl J Med, 1975, 293（24）: 1232-1236.

[41] Metz G, Gassull MA, Drasar BS, et al. Breath-hydrogen test for small-intestinal bacterial colonization. Lancet, 1976, 1（7961）: 668, 669.

[42] Bond JH Jr, Levitt MD, Prentiss R. Investigation of small bowel transit time in man utilizing pulmonary hydrogen（H$_2$）measurements. J Lab Clin Med, 1975, 85（4）: 546-555.

[43] Rhodes JM, Middleton P, Jewell DP. The lactulose hydrogen breath test as a diagnostic test for small-bowel bacterial overgrowth. Scand J Gastroenterol, 1979, 14（3）: 333-336.

[44] Burge MR, Tuttle MS, Violett JL, et al. Potato-lactulose breath hydrogen testing as a function of gastric motility in diabetes mellitus. Diabetes Technol Ther, 2000, 2（2）: 241-248.

[45] Sack DA, Stephensen CB. Liberation of hydrogen from gastric acid following administration of oral magnesium. Dig Dis Sci, 1985, 30（12）: 1127-1133.

[46] Cook GC. Breath hydrogen after oral xylose in tropical malabsorption. Am J Clin Nutr, 1980, 33（3）: 555-560.

[47] Corazza GR, Strocchi A, Rossi R, et al. Sorbitol malabsorption in normal volunteers and in patients with coeliac disease. Gut, 1988, 29（1）: 44-48.

[48] Vysotskiĭ VG.［Comparative characteristics of poly-and monomeric protein nutrition in relation to space flight］. Kosm Biol Aviakosm Med, 1975, 9（3）: 23-28.

[49] Lauterburg B, Bicher J. Hepatic microsomal drug metabolising capacity measured in vivo by breath analysis. Gastroenterology, 1973, 65（3）: A-32/556.

[50] Chen IW, Azmudeh K, Connell AM, et al. ^{14}C-tripalmitin breath test as a diagnostic aid for fat malabsorption due to pancreatic insufficiency. J Nucl Med, 1974, 15（12）: 1125-1129.

[51] Schneider JF, Schoeller DA, Schreider BD. Use of ^{13}C-phenacetin and ^{13}C-methacetin for the detection of alterations in hepatic drug metabolism//Klein ER, Klein PD. Proceedings of the 3rd International Conference on Stable Isotopes, May 1978. New York: Academic Press, 1979, 507-516.

[52] Krumbiegel P, Günther K, Faust H, et al. Nuclear medicine liver function tests for pregnant women and children. 1. Breath tests with ^{14}C-methacetin and ^{13}C-methacetin. Eur J Nucl Med, 1985, 10（3-4）: 129-133.

[53] Ghoos YF, Vantrappen GR, Rutgeerts PJ, et al. A mixed-triglyceride breath test for intraluminal fat digestive activity. Digestion, 1981, 22（5）: 239-247.

[54] Vantrappen GR, Rutgeerts PJ, Ghoos YF, et al. Mixed triglyceride breath test: a noninvasive test of pancreatic lipase activity in the duodenum. Gastroenterology, 1989, 96（4）: 1126-1134.

[55] Graham DY, Klein PD, Evans DJ Jr, et al. Campylobacter pylori detected non-invasively by the ^{13}C-urea breath test. Lancet, 1987, 1（8543）: 1174-1177.

[56] Bell GD, Weil J, Harrison G, et al. ^{14}C-urea breath analysis, a non-invasive test for Campylobacter pylori in the stomach. Lancet, 1987, 1（8546）: 1367, 1368.

[57] Klein PD, Ghoos YF, Rutgeerts PJ. The ^{13}C-bicarbonate meal breath test: a new noninvasive meas-

urement of gastric emptying of liquid or solid meals. Gastroenterology, 1987, 92（4）: 867-872: A1472.

［58］Ghoos YF, Maes BD, Geypens BJ, et al. Measurement of gastric emptying rate of solids by means of a carbon-labeled octanoic acid breath test. Gastroenterology, 1993, 104（6）: 1640-1647.

［59］Mossi S, Meyer-Wyss B, Beglinger C, et al. Gastric emptying of liquid meals measured non-invasively in humans with［^{13}C］acetate breath test. Dig Dis Sci, 1994, 39（12 Suppl）: 107S-109S.

［60］Lee JS, Camilleri M, Zinsmeister AR, et al. A valid, accurate, office based non-radioactive test for gastric emptying of solids. Gut, 2000, 46（6）: 768-773.

［61］Fromm H, Hofmann AF. Breath test for altered bile-acid metabolism. Lancet, 1971, 2（7725）: 621-625.

［62］Sherr HP, Sasaki Y, Newman A, et al. Detection of bacterial deconjugation of bile salts by a convenient breath-analysis technic. N Engl J Med, 1971, 285（12）: 656-661.

［63］Lacroix M, Mosora F, Pontus M, et al. Glucose naturally labeled with carbon-13: use for metabolic studies in man. Science, 1973, 181（4098）: 445, 446.

［64］Ritchie BK, Brewster DR, Davidson GP, et al. ^{13}C-sucrose breath test: novel use of a noninvasive biomarker of environmental gut health. Pediatrics, 2009, 124（2）: 620-626.

［65］Oztürk E, Yeşilova Z, Ilgan S, et al. A new, practical, low-dose ^{14}C-urea breath test for the diagnosis of Helicobacter pylori infection: clinical validation and comparison with the standard method. Eur J Nucl Med Mol Imaging, 2003, 30（11）: 1457-1462.

［66］Haisch M, Hering P, Fuss W, et al. A sensitive isotope nondispersive infrared spectrometer for $^{13}CO_2$ and $^{12}CO_2$ concentration measurements in breath samples. Isotopenpraxis Environ Health Stud, 1994, 30: 2-3, 247-251.

［67］Pauling L, Robinson AB, Teranishi R, et al. Quantitative analysis of urine vapor and breath by gas-liquid partition chromatography. Proc Natl Acad Sci U S A, 1971, 68（10）: 2374-2376.

［68］Riely CA, Cohen G, Lieberman M. Ethane evolution: a new index of lipid peroxidation. Science, 1974, 183（4121）: 208-210.

［69］Gordon SM, Szidon JP, Krotoszynski BK, et al. Volatile organic compounds in exhaled air from patients with lung cancer. Clin Chem, 1985, 31（8）: 1278-1282.

［70］O'Neill HJ, Gordon SM, O'Neill MH, et al. A computerized classification technique for screening for the presence of breath biomarkers in lung cancer. Clin Chem, 1988, 34（8）: 1613-1618.

［71］Phillips M, Gleeson K, Hughes JM, et al. Volatile organic compounds in breath as markers of lung cancer: a cross-sectional study. Lancet, 1999, 353（9168）: 1930-1933.

［72］Williams H, Pembroke A. Sniffer dogs in the melanoma clinic? Lancet, 1989, 1（8640）: 734.

［73］McCulloch M, Jezierski T, Broffman M, et al. Diagnostic accuracy of canine scent detection in early-and late-stage lung and breast cancers. Integr Cancer Ther, 2006, 5（1）: 30-39.

［74］Di Natale C, Macagnano A, Martinelli E, et al. Lung cancer identification by the analysis of breath by means of an array of non-selective gas sensors. Biosens Bioelectron, 2003, 18（10）: 1209-1218.

［75］U.S. FDA. Coronavirus（COVID-19）Update: FDA Authorizes First COVID-19 Diagnostic Test Using Breath Samples.（2022-04-22）［2023-05-01］. https: //content.govdelivery.com/accounts/USFDA/bulletins/313807e.

［76］Tonzetich J. Direct gas chromatographic analysis of sulphur compounds in mouth air in man. Arch Oral Biol, 1971, 16（6）: 587-597.

［77］Tonzetich J. Production and origin of oral malodor: a review of mechanisms and methods of analysis.

J Periodontol，1977，48（1）：13-20.

[78] Rosenberg M，Septon I，Eli I，et al. Halitosis measurement by an industrial sulphide monitor. J Periodontol，1991，62（8）：487-489.

[79] Murata T，Fujiyama Y，Yamaga T，et al. Breath malodor in an asthmatic patient caused by side-effects of medication：a case report and review of the literature. Oral Dis，2003，9（5）：273-276.

[80] Sidorenko GI，Zborovskii EI，Levina DI.［Surface active properties of the exhaled air condensate（a new method of studying lung function）］. Ter Arkh，1980，52（3）：65-68.

[81] Kurik MV，Rolik LV，Parkhomenko NV，et al.［Physical properties of a condensate of exhaled air in chronic bronchitis patients］. Vrach Delo，1987，7：37-39.

[82] Wagner PD，Saltzman HA，West JB. Measurement of continuous distributions of ventilation-perfusion ratios：theory. J Appl Physiol，1974，36（5）：588-599.

[83] Schoeller DA，van Santen E，Peterson DW，et al. Total body water measurement in humans with ^{18}O and ^{2}H labeled water. Am J Clin Nutr，1980，33（12）：2686-2693.

[84] Guenard H，Varene N，Vaida P. Determination of lung capillary blood volume and membrane diffusing capacity in man by the measurements of NO and CO transfer. Respir Physiol，1987，70（1）：113-120.

[85] Gustafsson LE，Leone AM，Persson MG，et al. Endogenous nitric oxide is present in the exhaled air of rabbits，guinea pigs and humans. Biochem Biophys Res Commun，1991，181（2）：852-857.

[86] Alving K，Weitzberg E，Lundberg JM. Increased amount of nitric oxide in exhaled air of asthmatics. Eur Respir J，1993，6（9）：1368-1370.

[87] Lundberg JO，Weitzberg E，Nordvall SL，et al. Primarily nasal origin of exhaled nitric oxide and absence in Kartagener's syndrome. Eur Respir J，1994，7（8）：1501-1504.

[88] Jaffe MB. Partial CO_2 rebreathing cardiac output—operating principles of the NICO system. J Clin Monit Comput，1999，15（6）：387-401.

[89] Food and Drug Administration. Summary of substantial equivalence for Innocor™.（2006-05-02）［2023-05-17］. https：//www.accessdata.fda.gov/cdrh_docs/pdf5/K051907.pdf.

[90] Duguid JP. The numbers and the sites of origin of the droplets expelled during expiratory activities. Edinb Med J，1945，52（11）：385-401.

[91] Almstrand AC，Ljungström E，Lausmaa J，et al. Airway monitoring by collection and mass spectrometric analysis of exhaled particles. Anal Chem，2009，81（2）：662-668.

[92] Kalantar-Zadeh K，Berean KJ，Ha N，et al. A human pilot trial of ingestible electronic capsules capable of sensing different gases in the gut. Nature Electronics，2018，1（1）：79-87.

[93] Berean KJ，Ha N，Ou JZ，et al. The safety and sensitivity of a telemetric capsule to monitor gastrointestinal hydrogen production in vivo in healthy subjects：a pilot trial comparison to concurrent breath analysis. Aliment Pharmacol Ther，2018，48（6）：646-654.

[94] Lange J，Eddhif B，Tarighi M，et al. Volatile organic compound based probe for induced volatolomics of cancers. Angew Chem Int Ed Engl，2019，58（49）：17563-17566.

[95] Hibbard T，Killard AJ. Breath ammonia levels in a normal human population study as determined by photoacoustic laser spectroscopy. J Breath Res，2011，5（3）：037101.

[96] Schmidt FM，Vaittinen O，Metsälä M，et al. Ammonia in breath and emitted from skin. J Breath Res，2013，7（1）：017109.

[97] Tangerman A. Measurement and biological significance of the volatile sulfur compounds hydrogen sulfide，methanethiol and dimethyl sulfide in various biological matrices. J Chromatogr B Analyt

Technol Biomed Life Sci, 2009, 877 (28): 3366-3377.

[98] Lee JK, Walker KL, Han HS, et al. Spontaneous generation of hydrogen peroxide from aqueous microdroplets. Proc Natl Acad Sci USA, 2019, 116 (39): 19294-19298.

[99] Kakeshpour T, Metaferia B, Zare RN, et al. Quantitative detection of hydrogen peroxide in rain, air, exhaled breath, and biological fluids by NMR spectroscopy. Proc Natl Acad Sci USA, 2022, 119 (8): e2121542119.

[100] Sukul P, Richter A, Schubert JK, et al. Deficiency and absence of endogenous isoprene in adults, disqualified its putative origin. Heliyon, 2021, 7 (1): e05922.

[101] Wang T, Pysanenko A, Dryahina K, et al. Analysis of breath, exhaled via the mouth and nose, and the air in the oral cavity. J Breath Res, 2008, 2 (3): 037013.

[102] Sukul P, Oertel P, Kamysek S, et al. Oral or nasal breathing? Real-time effects of switching sampling route onto exhaled VOC concentrations. J Breath Res, 2017, 11 (2): 027101.

[103] Ross BM, Babgi R. Volatile compounds in blood headspace and nasal breath. J Breath Res, 2017, 11 (4): 046001.

[104] Yokoi A, Maruyama T, Yamanaka R, et al. Relationship between acetaldehyde concentration in mouth air and tongue coating volume. J Appl Oral Sci, 2015, 23 (1): 64-70.

[105] Vadhwana B, Belluomo I, Boshier PR, et al. Impact of oral cleansing strategies on exhaled volatile organic compound levels. Rapid Commun Mass Spectrom, 2020, 34 (9): e8706.

[106] Rating D, Langhans CD. Breath tests: concepts, applications and limitations. Eur J Pediatr, 1997, 156 Suppl 1: S18-S23.

第二章　呼气组成与气样采集

- 呼气由气体、水蒸气和悬浮微粒三部分组成，来源于空气和体内细胞及微生物代谢，经肺泡弥散、气道、食管排放。
- 与吸入空气相比较，呼气成分浓度可呈降低、升高、相同三种情形，将升高视为内源性和血源性的唯一标志是最普遍的错误。
- 当呼气中的被检物浓度较高或使用的测定方法灵敏度较高时，可采用直接采样法检测。
- 当呼气中的被检物浓度较低或所采用的测试方法灵敏度尚未能满足直接采样测试时，可通过浓缩采样法检测，包括溶液浓缩、固体采样和低温冷凝等。
- 动物实验采样原则与人体试验相同，但一般只能取到混合气样。

　　呼气试验是对呼气的测定。测定首先必须采样，而采样方式又必须根据被检成分的理化性质和含量决定。本章概述呼气组成和采样方法。

第一节　呼气组成

一、呼气成分

　　先有吸气，才有呼气。因此，呼气成分来源于空气和机体，后者产生于机体细胞代谢和体内微生物代谢。来源于机体的成分不仅包括随血流经肺泡弥散的各种挥发性物质，还包括气道（口腔、鼻咽、气管、支气管、肺泡等部位）所产生的挥发性和不挥发性物质。此外，胃食管反流和嗳气也是不可忽略的重要来源。

　　和环境空气一样，呼气由各种气体（gas）、水蒸气（water vapor）和悬浮微粒（floating particle）三部分组成，但经过一吸一呼，其成分和浓度均发生了显著的变化。

（一）气体

　　气体是在体温条件下的挥发性成分。在空气中，N_2、O_2、Ar 是三大主要成分，其中 N_2 占总容积的 78.0%、O_2 占 20.95%、Ar 占 0.93%，三者合计占空气总容积的 99.9%。其他痕量气体（trace gas）仅占总容积的 0.1%，包括 CO_2、H_2、He、Kr、Xe、O_3 等，以 CO_2 浓度最高，占空气总容积的 0.03%。大气污染的情况下，各种痕量气体的种类和浓度会发生变化。

　　在呼气中，主要气体成分变成了 4 种，除了 N_2、O_2、Ar 外，还增加了 CO_2，呼气末 CO_2 浓度约 5.0%，较空气增加近 200 倍。呼气末 O_2 浓度小于 15%，明显低于空气的

21%。N_2和Ar则无变化。呼气中痕量气体成分的容积仍不超过总容积的0.1%，但成分和浓度发生了变化。1971年，美国化学家Pauling[1]报道，一份正常人呼气标本用气液-分配色谱分析即可检出约250种挥发性有机物（volatile organic compound，VOC）。此后有人用活性炭吸附采样、气相色谱-质谱检测发现，50名健康人呼气样品累计检出VOC 3481种[2]。采用更强分辨力的综合二维气相色谱-飞行时间质谱检测，在一份正常人呼出气样中检出的VOC就超过2000种[3]。

> **【附】挥发性有机物**
>
> 　　一般是指常温下可以挥发的含碳化合物，沸点介于50～260℃。人类挥发组按化学结构分为含氮类、含硫类、醚类、烃类、醇类、醛类、酸类、酯类、酮类、卤代物、未定类及其他十一大类（第五章）。

（二）水蒸气

鼻腔、气道对空气有加湿作用，即便是在干燥的季节，呼气相对湿度也可达70%～100%，含水量15.7～20.8μl/L，冬季里呼气成雾即是呼气含水量很高的证明。成人24h从呼吸道蒸发的水分约为500ml。

（三）悬浮微粒

悬浮微粒又称气溶胶。呼出气溶胶微粒（particles of exhaled aerosol，PExA）来自气道表面液体，推测其产生机制与肺泡表面液体在肺泡吸气扩张时破裂弹射及呼吸气流"搅动"气道表面液体有关，分别类似于肺部啰音和干啰音的产生机制[4]。呼出气溶胶微粒成分如同体液一样复杂。

> **【附】气溶胶**
>
> 　　固体或液体微粒稳定地悬浮于气体介质中形成的分散体系称为气溶胶，其中的介质是连续相，微粒是分散相，微粒粒径一般为0.001～10μm。液体气溶胶在气象学上通常称为雾。微粒为固体的称为固体气溶胶，常简称为气溶胶。固体微粒按大小被分成三大类：烟（粒径<1μm）、霾（粒径<2.5μm）和粗颗粒（粒径>2.5μm）。粒径<10μm的气溶胶因重量轻能在空气中长时间飘浮而被称为飘尘，还因能被人和动物呼吸系统吸入而被称为可吸入颗粒；粒径>10μm的气溶胶因重力作用可迅速下沉而称为降尘。含有微生物或生物大分子等生物物质的微粒称为生物气溶胶。人或动物打喷嚏、咳嗽、鸣叫等产生的以唾液、黏液等为主要成分的气溶胶称为飞沫，飞沫中的水分蒸发后剩余的黏液蛋白、微生物等称为飞沫核。

二、呼气成分的浓度变化类型

与吸入气相比，某种物质在呼出气中的浓度可能呈现相同、降低、升高三种情形。这种特征对于分析某种成分是否为有机体来源和机体消耗有帮助，但并非绝对。因为呼气浓度高低不仅取决于产生和消耗，还取决于产生部位、排出途径、空气污染等因素。

（一）相同

呼气浓度基本不变常提示机体既不产生也不消耗该成分。例如，Ar、He、Kr、Xe等惰性气体，呼气初、中、末浓度（分压）基本不变，小幅波动可用构成分压改变加以解释。

（二）升高

呼气浓度明显升高往往提示该成分有体内来源。出生时与空气相比无差异而出生后不久升高的成分通常来源于细菌代谢，如H_2、CH_4等；出生时浓度即显著高于空气的成分通常来源于机体细胞代谢，如CO_2；出生时浓度不高而在生长发育过程中逐步升高者，则两种可能都有，需要其他手段判断。

由于内源性成分产生于不同部位，其在呼气过程中的浓度（分压）升高曲线亦不相同。CO_2等主要从血液经肺泡弥散的气体，呈现4相变化：开始与空气相同，随后迅速升高，继而进入平台期，最后达峰值，分别代表无效腔气、混合气、肺泡气和终末肺泡气（图2-1）。仅由气道产生的成分，其浓度高峰取决于产生部位。例如，NO，在鼻腔和鼻窦产量最大，气管和支气管次之，肺泡可能缺如。至于既有肺泡扩散又有气道产生甚至从胃"嗳气"而出的成分，呼气浓度高峰则视具体情形而异。

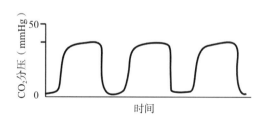

图2-1　呼吸CO_2分压的变化过程

将肺泡气样浓度大于空气的气体作为分析重点是呼气试验研究的普遍做法，但需要特别指出的是，将肺泡气样浓度大于空气的气体视为内源性血液弥散性唯一标志也是呼气试验研究中最常见的错误。因为一般所谓的肺泡气样是经口采集末段呼气的气体，所以会受到沿途气道、口腔气体成分的污染，完全可表现为气道或口腔产气引起的肺泡气-空气梯度升高。例如，"肺泡气样"NH_3浓度高达1000ppb，用酸漱口后再采样或经鼻呼气采样则跌至不足30ppb[5,6]。显然，判断一种气体是内源性还是血源性不仅要看肺泡气-空气梯度，还要参考分析口鼻呼气浓度差异、血液顶空气与呼气浓度差异等多项目参数[7-11]。

（三）降低

呼气浓度明显降低的成分往往提示机体消耗。最早发现和最为熟知的例子是O_2，呼气中的O_2浓度变化过程恰与肺泡弥散成分相反。机体消耗的物质并非意味着机体不生产该物质。例如，吸入气中的NO迅速消失在弥散过程中，而呼气中的NO主要来源于气道上皮。

第二节 气样采集

气样采集（breath sampling）是呼气试验的基础工作，直接关系到试验结果的真实性和可靠性。多数呼气试验的采样技术还很不成熟，基本上是借鉴大气监测的气样采集方法。一般情况下，采样方法的选择取决于被测物质在呼气中的存在状态、浓度和所用分析方法的灵敏度。气样采集方法有直接采样和浓缩采样两类。

一、直接采样

当呼气中的被检物浓度较高或使用的测定方法灵敏度较高时，可采用直接采样法。

（一）采样器材

常用的采样器材有玻璃注射器、试管、采气管、气瓶、塑料袋、电子自动采样装置等，采样过程中可综合运用。对于化学性质活泼的物质，采样后应即刻测定；对于性质不活泼的气体，也最好立即检测。对于确需备检或送检的样品，以低温保存较宜[12]。必须确保容器密封，试管以橡皮塞封口要比螺旋盖封口严密，注射器以针头插入橡皮塞较关闭阀门为好。用金属油或水封涂注射筒末端、气瓶开关等可明显防漏[13]。许多塑料具有透气性且化学性质活泼，必须选择不与被测组分发生化学反应和渗透作用的塑料制品，如聚四氟乙烯、聚乙烯等。

电子自动采样装置可根据流量或示踪气体指示采集任何时段的气样，如果将采样仪与检测仪联机，则可实现采样测试一步完成的在线测量。

（二）采样方法

1.肺泡气采样　Haldane-Priestley采样管是经典的肺泡气采样装置，是带有注射器采样接口的长玻璃管（图2-2）。受检者含住进气端吹气至呼气末，将套在近端的注射器回抽即取得肺泡气样。实践证明，呼气前屏气15s可使血液肺泡扩散平衡，所获得的肺泡气更为可靠[14]。

Haldane-Priestley采样管使用起来很不方便。美国Quintron设备公司设计的改良Haldane-Priestley采样器和剪式阀采样器值得推荐（图2-2）。改良Haldane-Priestley采样器由一只"T"形接口件和两只气袋组成，当第一个气袋充盈后，气体才流向第二个气袋，后充盈气袋显然采集到了肺泡气样。剪式阀采样器则由一只剪式阀连接一只气袋和面罩构成。戴面罩时可以自由呼吸空气。当要采样时，选择在接近一次呼气末迅速夹紧剪式阀的柄，采气袋即旋转到面罩开口，使呼气的其余部分进入采气袋。

将气管插到小试管底部，吹气到呼气末，加橡皮塞封口，也是肺泡气样采集的简单办法（图2-3）[15]。使用此法时要注意被检气体的相对密度，采集CO_2等密度大于空气的成分时，试管口向上；采集NH_3等密度小于空气的成分时，试管口向下。

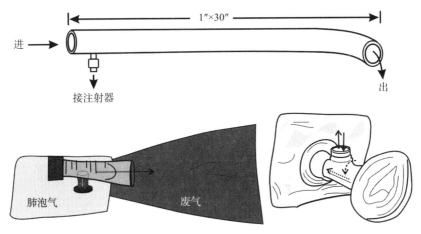

图2-2　肺泡气采样装置

上图：Haldane-Priestley 采样管；下左图：改良 Haldane-Priestley 采样器；下右图：剪式阀

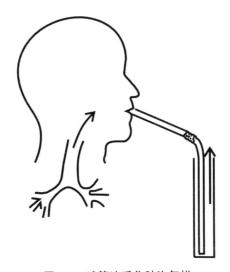

图2-3　试管法采集肺泡气样

新生儿及婴儿的呼吸浅快，加之不易配合，肺泡气采样较为困难。Yeung等[16]设计了一种电子采样器，可通过热传感器探测呼出气体，自动将一部分连续的终末呼气收集于注射器中备检。此法所测肺泡气可占气样的87%，而且重复性好。国内先亚生物科技公司也有类似装置，效果甚佳。婴儿啼哭时，呼出气量明显增大，可用剪式阀采样器。

对于痕量存在的呼气挥发性有机物，肺泡气直接采样必须严防器材污染，可采用的办法有150℃下烘烤、高纯度N_2或He冲洗等（图2-4）[17]。

再次提醒，上述采样法所得肺泡气样会受气道、口腔气的污染。欲获得"纯净的肺泡气样"，可通过气管插管或电子支气管镜引导下插管采样（图2-5）[18, 19]。

2. 口腔气采样　嘱受检者闭嘴、鼻呼吸3min；取10～20ml注射器套上平头长针，往复推拉几次注射器，使管内壁吸附达到饱和；嘱受检者含住针头，抽气至所需刻度，

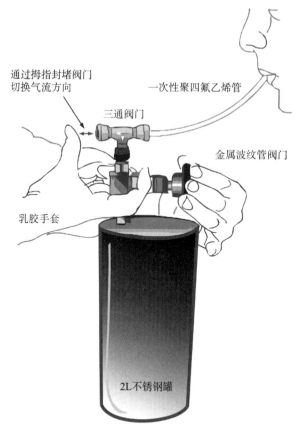

图2-4 Swagelok Nupro 2L 金属波纹管阀不锈钢气罐[17]

罐和阀门组件在150℃下烘烤24h，用超高纯度He冲洗，抽真空至10^{-2} Torr（1 Torr＝$1.333×10^2$Pa），备用。采样前，三通阀门接上直径0.6cm、长度30.5cm的一次性聚四氟乙烯管。受试者鼻吸气、口含导管平缓深呼气，至2s时采样人员一手旋转开金属波纹管阀门，用另一戴有乳胶手套的拇指封堵阀门切换气流方向，让气流进入罐中，快结束时反向旋转关闭阀门。重复三次，至罐满

获准引自：Gorham KA, et al. Biomarkers, 2009, 14（1）: 17-25.

迅速将针头插入橡皮[20, 21]。

3.鼻腔气采样 嘱受检者张口呼吸，注射器针头套上软管，轻轻插入鼻腔深部抽气[22]。

4.混合气采样 将无效腔气和肺泡气混同采集所得的气样即为混合气样。如果用玻璃瓶集气，需要有气体进出联动阀门，这样才能驱走瓶内原来的气体。气袋采样则较为简单，直接将气袋吹满即可。如果要采集大容量气体，需要单向活瓣面罩和气袋，吸气时活瓣开启、空气进入肺，呼气时活瓣关闭、气体流入气袋。气袋大小因试验而异，著名的道格拉斯袋（Douglas bag）充气可达100L（图2-6）。此外，Tadesse等[23]则让受检儿童将头部置于有机玻璃盒内自由呼气，用气泵将呼出气样抽出分析。

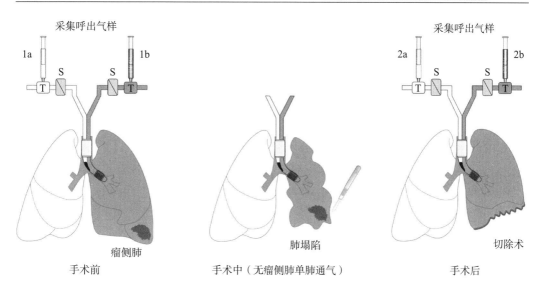

图2-5 气管支气管插管和单侧肺泡气采样[18]

为了比较肿瘤所在肺叶和无瘤肺叶肺泡气 VOC 的差别，以及肿瘤切除前后肺泡 VOC 的差别，通过气管支气管插管进行单侧肺泡气采样。手术前，分别从健侧肺（1a）和瘤侧肺（1b）采集呼出气样；手术中，无瘤侧肺单肺通气，瘤侧肺因气道关闭而塌陷；手术后，分别从健侧肺（2a）和瘤切除侧肺（2b）采样呼出气样。T，带鲁尔锁（Luer Lock）接头的不锈钢 T 形件和气密注射器；S，CO_2 测量仪

获准引自：Kischkel S，et al. Eur Respir J，2012，40（3）：706-713.

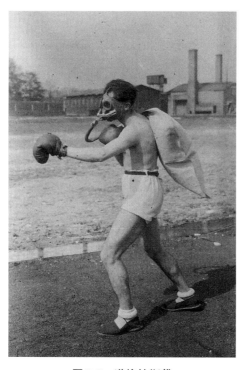

图2-6 道格拉斯袋

道格拉斯袋最早是由英国生理学家 Henry Douglas 于 1907 年发明的，用于间接法能量代谢测定（通过耗氧量和 CO_2 产量计算能量代谢）。本图发表于 1920 年，展示运动能量代谢测定采样。道格拉斯袋现在还有使用

获准引自：PFT Histor，https：//www.pftforum.com/history/gallery/the-douglas-bag/

二、浓缩采样

当呼气中的被检物浓度较低或所采用的测试方法灵敏度尚未能满足直接采样测试时，需将呼气中的被检物质浓缩后才能检出。浓缩气量可以通过气量计、化学指示剂判断，浓缩方法则有溶液浓缩、固体采样、低温冷凝三大类。

（一）溶液浓缩法

1.基本原理 呼气通过吸收液时，在气泡和溶液界面上被检物质分子由于溶解度或化学反应很快进入吸收液中，同时气泡中间的气体分子因本身运动速度极快而迅速扩散到气-液界面，从而很快完成整个气泡中被检分子的吸收过程。

2.基本类型 包括物理溶解和化学反应吸收两类。除了溶解度很大的气体，一般均采用伴有化学反应的吸收法。吸收剂有水、水溶液、有机溶剂等。选取的原则如下：被检物质溶解度大，吸收后有足够的稳定时间，与下一步测定反应紧密衔接，毒性小、价廉、易得。

液体闪烁测量法 $^{14}CO_2$ 呼气试验中的 CO_2 气样采集属于典型的化学吸收法（图2-7）[24]。在液体闪烁测量专用瓶中加入2ml可吸收2mmol CO_2 的氢氧化海胺/甲醇溶液和少量pH指示剂麝香草酚酞；受检者服用 ^{14}C-标记药物后，通过插入瓶底的塑料管吹气直至溶液颜色由蓝色变为无色；加入闪烁液后即通过液体闪烁计数仪测出每1mmol CO_2 中的 ^{14}C 放射性活度。

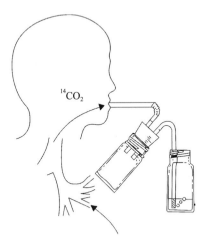

图2-7 反应型溶液浓缩法采集 $^{14}CO_2$
中间的小瓶是为了防止不慎倒吸试液入口

（二）固体采样法

1.基本原理 在玻璃管中或透气支持物上填充或涂布固体吸收剂，呼气经过时，被检组分因被吸附、溶解或反应等而被阻留浓缩，解离洗脱后进行测定。主要用于呼气VOC采样。

2.基本类型

（1）吸附型：硅胶、活性炭、分子筛等多孔颗粒材料对气体有较强的吸附作用，可用于呼气挥发性有机物的浓缩采集。吸附剂分为物理吸附剂和化学吸附剂两类。前者单靠分子间吸引力吸附，吸附力比较弱，但容易解离；后者除了分子间吸引力作用，分子亲和力（原子剩余力价）的化学吸附也发挥作用，对极性组分的吸附能力大为增强，但也不易解离。因此，在选择吸附剂时，不仅要考虑其吸附能力，还要考虑其解离能力。否则，被检组分解离不完全，会给测定带来较大误差。

一般情况下，先定量采集呼气于气袋或气瓶中，再经泵转移到吸附柱浓缩。Phillips[25]设计的单向吸附采样装置可一次性完成呼气VOC吸附浓缩采样（图2-8）。

1989年问世的固相微萃取（solid phase micro-extraction，SPME）使呼气VOC采集更简便、快速[26]。将涂有吸附剂的细针插入气袋片刻便可完成目标VOC的吸附，继而可进入解离分析阶段（图2-9）。

（2）分配型：此法根据气相色谱测定原理设计，根据被检组分的理化性质，选择合适的固体或液体吸收剂（固定相）填充于色谱柱内，呼气（流动相）通过采样管时，被检组分因在固定相的分配系数的差异而分离，流出色谱柱后再选择不同的检测器检测分析。目前尚未见应用实例。

（3）反应型：在适当的支持物（担体）上装载能与被检组分发生化学反应的固体吸收剂，当呼气通过采样装置时，被测组分因与固体表面发生化学反应而被阻留下来。此法采样效率高、速度快、使用很方便，但最后测定的不是被测组分本身，而是化学反应产物，需通过换算才能得出被检组分的实际量。

典型案例是硅片微反应器捕获呼气酮醛类化合物（图2-10）。在硅片微柱表面涂布季铵氨基氧基试剂，气流经过时通过肟化反应选择性捕获羰基化合物（酮醛类化合物），用乙腈洗脱反应物，继而进入高效液相色谱-质谱分析。

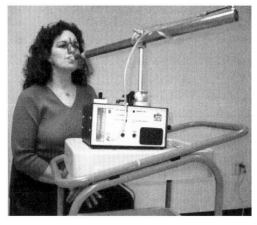

图2-8　单向吸附采样装置[25]

长筒近端带有"T"形单向阀，空气自近端吸入，呼气从长筒远端出，两端各有一支VOC捕集采样管，分别采集空气和肺泡气VOC。透明软管相连接的仪器是流量计，自动控制采样气量。装置使用简单，用鼻夹夹住鼻子，口含一次性接口、平静呼吸即可。肺功能不全者应用此法采样也可顺利完成

获准引自：Phillips M，et al. Chest，2003，123：2115-2123.

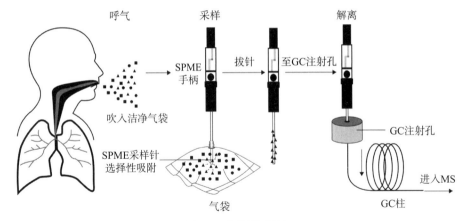

图2-9 固相微萃取

固相微萃取（SPME）系统包括纤维针和表面涂层两部分。纤维针表面通常由聚合物、硅胶、金属等材料制成，纤维的外表面涂有不同的吸附剂，如聚二甲基硅氧烷（PDMS）、聚乙二醇（PEG）等。使用 SPME 进行样品前处理的主要步骤：选择合适的 SPME 纤维和吸附剂，将纤维针插入样品中进行吸附，将针插入气相色谱或高效液相色谱 - 质谱仪（GC-MS、HPLC-MS）进行分析

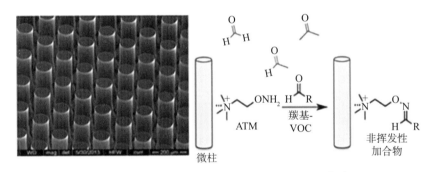

图2-10 硅片微反应器捕获呼气酮醛类化合物[27]

在硬币大的硅晶片上光蚀刻出数千个微柱，微柱表面涂布季铵基氨基氧基试剂 ATM ［2-（氨基氧基）乙基 -N,N,N-三甲基碘化铵］，气流均匀通过微流体通道时，通过肟化反应选择性捕获羰基化合物。通气结束后，用乙腈将 ATM- 羰基加合物从微反应器中洗脱，继而进入高效液相色谱 - 质谱分析

获准引自：Li M，et al. ACS Omega，2018，3（6）：6764-6769.

（三）低温冷凝法

呼气遇冷而凝，因此可将呼气通过低温环绕的管道，从而制得呼气冷凝液（breath condensate，exhaled air condensate）。被检组分沸点越低，要求制冷温度越低。目前的制冷温度一般是-10℃。有关呼气冷凝液的内容将在第七章详细介绍。

三、动物呼气试验采样

动物呼气试验中的气样采集原则与人体试验相同，只是采样方法比较特殊。对于猪、犬等顺从性差的大型动物，一般需要特制的头罩才能取得混合气样。马比较温顺，可将连接大气袋的长橡皮管（带有橡皮垫以堵住鼻孔）直接插入其一侧鼻腔，待呼气时用手捂住另一侧鼻孔即可取得混合气。对于大鼠等小型动物，可将其置于有气体进出口

的玻璃缸内，通过定期抽气可采集到混合气样（图2-11）[28]。对于兔子，最好用密封生物笼，循环泵供O_2，笼底加放CO_2吸收剂，此系统可累积内源性气体[29]。

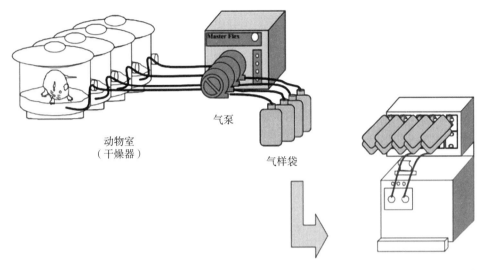

图2-11　大鼠呼气试验采样测试[28]

在玻璃缸干燥器两侧对开两小孔，分别作为进气孔和出气孔。出气孔接导管至气泵，后者连接采样气袋。将小动物置于干燥器中呼吸，定期开启气泵抽气取样备检。因负压作用，新鲜空气在抽气时从进气孔被吸入

获准引自：Uchida M，et al. J Pharmacol Sci，2005，98：388-395.

四、小结

呼气由气体、水蒸气和悬浮微粒三部分组成，来源于空气、机体细胞及体内微生物代谢。呼气试验中的气样采集方法包括直接采样和浓缩采样两种类型，主要根据被检成分在呼气中的浓度、检测方法及其灵敏度而定。采样过程应当注意避免样品污染。

（校阅：赵伟军）

参 考 文 献

［1］Pauling L，Robinson AB，Teranishi R，et al．Quantitative analysis of urine vapor and breath by gas-liquid partition chromatography．Proc Natl Acad Sci USA，1971，68（10）：2374-2376.

［2］Phillips M，Herrera J，Krishnan S，et al．Variation in volatile organic compounds in the breath of normal humans．J Chromatogr B Biomed Sci Appl，1999，729（1-2）：75-88.

［3］Phillips M，Cataneo RN，Chaturvedi A，et al．Detection of an extended human volatome with comprehensive two-dimensional gas chromatography time-of-flight mass spectrometry．PLoS One，2013，8（9）：e75274.

［4］Bake B，Larsson P，Ljungkvist G，et al．Exhaled particles and small airways．Respir Res，2019，

20（1）：8.

［5］ Hibbard T，Killard AJ. Breath ammonia levels in a normal human population study as determined by photoacoustic laser spectroscopy. J Breath Res，2011，5（3）：037101.

［6］ Schmidt FM，Vaittinen O，Metsälä M，et al. Ammonia in breath and emitted from skin. J Breath Res，2013，7（1）：017109.

［7］ Wang T，Pysanenko A，Dryahina K，et al. Analysis of breath，exhaled via the mouth and nose，and the air in the oral cavity. J Breath Res，2008，2（3）：037013.

［8］ Vadhwana B，Belluomo I，Boshier PR，et al. Impact of oral cleansing strategies on exhaled volatile organic compound levels. Rapid Commun Mass Spectrom，2020，34（9）：e8706.

［9］ Yokoi A，Maruyama T，Yamanaka R，et al. Relationship between acetaldehyde concentration in mouth air and tongue coating volume. J Appl Oral Sci，2015，23（1）：64-70.

［10］ Sukul P，Oertel P，Kamysek S，et al. Oral or nasal breathing? Real-time effects of switching sampling route onto exhaled VOC concentrations. J Breath Res，2017，11（2）：027101.

［11］ Ross BM，Babgi R. Volatile compounds in blood headspace and nasal breath. J Breath Res，2017，11（4）：046001.

［12］ Murray RD，Kerzner B，MacLean WC Jr，et al. Efficient storage system for breath hydrogen. J Pediatr Gastroenterol Nutr，1985，4（5）：711-713.

［13］ Ellis CJ，Kneip JM，Levitt MD. Storage of breath samples for H_2 analyses. Gastroenterology，1988，94（3）：822-824.

［14］ Strocchi A，Ellis C，Levitt MD. Reproducibility of measurements of trace gas concentrations in expired air. Gastroenterology，1991，101（1）：175-179.

［15］ Graham DY，Klein PD，Evans DJ Jr，et al. Campylobacter pylori detected noninvasively by the ^{13}C-urea breath test. Lancet，1987，1（8543）：1174-1177.

［16］ Yeung CY，Ma YP，Wong FH，et al. Automatic end-expiratory air sampling device for breath hydrogen test in infants. Lancet，1991，337（8733）：90-93.

［17］ Gorham KA，Sulbaek Andersen MP，Meinardi S，et al. Ethane and n-pentane in exhaled breath are biomarkers of exposure not effect. Biomarkers，2009，14（1）：17-25.

［18］ Kischkel S，Miekisch W，Fuchs P，et al. Breath analysis during one-lung ventilation in cancer patients. Eur Respir J，2012，40（3）：706-713.

［19］ Dweik RA，Laskowski D，Abu-Soud HM，et al. Nitric oxide synthesis in the lung. Regulation by oxygen through a kinetic mechanism. J Clin Invest，1998，101（3）：660-666.

［20］ Dun CDR，Blac M，Cowell DC，et al. Ammonia vapour in the mouth as a diagnostic marker for Helicobacter pylori infection：preliminary 'proof of principle' pharmacological investigations. Br J Biomed Sci，2001，58（2）：66-75.

［21］ Murata T，Rahardjo A，Fujiyama Y，et al. Development of a compact and simple gas chromatography for oral malodor measurement. J Periodontol，2006，77（7）：1142-1147.

［22］ Lundberg JO，Weitzberg E，Nordvall SL，et al. Primarily nasal origin of exhaled nitric oxide and absence in Kartagener's syndrome. Eur Respir J，1994，7（8）：1501-1504.

［23］ Tadesse K，Leung DT，Lau SP. A new method of expired gas collection for the measurement of breath hydrogen（H_2）in infants and small children. Acta Paediatr Scand，1988，77（1）：55-59.

［24］ Bell GD，Weil J，Harrison G，et al. ^{14}C-urea breath analysis，a non-invasive test for Campylobacter pylori in the stomach. Lancet，1987，1（8546）：1367，1368.

［25］ Phillips M，Cataneo RN，Cummin AR，et al. Detection of lung cancer with volatile markers in the breath. Chest，2003，123（6）：2115-2123.

［26］Arthur CL，Pawliszyn J. Solid phase microextraction with thermal desorption using fused silica optical fibers. Anal Chem，1990，62（19）：2145-2148.

［27］Li M，Li Q，Nantz MH，Fu XA. Analysis of carbonyl compounds in ambient air by a microreactor approach. ACS Omega，2018，3（6）：6764-6769.

［28］Uchida M，Endo N，Shimizu K. Simple and noninvasive breath test using ^{13}C-acetic acid to evaluate gastric emptying in conscious rats and its validation by metoclopramide. J Pharmacol Sci，2005，98（4）：388-395.

［29］Ma YJ，Zhang HD，Ji YQ，et al. A modified carbon monoxide breath test for measuring erythrocyte lifespan in small animals. Biomed Res Int，2016，2016：7173156.

第三章　气样分析

- 呼气试验的标本有气体、浓缩固体、浓缩液体三大类，成分复杂多样，其定性分析和定量分析几乎涉及所有现代物质测定技术，如容积法、光学分析、电学分析、色谱分析、质谱分析、放射分析、嗅诊等，冷凝液标本还涉及生物学分析等。
- 气样物质浓度的表达方式和一般理化分析痕量成分相同。气体容积随温度、气压变化而改变，根据理想气体方程和道尔顿分压定律可以实现它们之间的相互换算。
- 测量校正是气样分析的重要内容，但常被一些研究忽略。测量校正包括仪器校正、本底校正、污染校正和状态校正4个方面。

工欲善其事，必先利其器。良好的仪器和可靠的分析方法是开展呼气试验的前提。气样分析的总体要求是敏感、特异、简单、快速和安全，即5S原则（sensitive，specific，simple，speed and safe）。呼气试验的标本有气体、浓缩固体、浓缩液体三大类，成分复杂多样，其定性分析和定量分析几乎涉及所有现代物质测定技术，既非本书能详，亦非本书之重点。本章目的在于让读者对气样分析全貌有一个比较清晰的认识，以利于对各章内容的理解。实际工作中若有需求，应查阅相关技术专著。

第一节　常用分析方法

一、容积法

将待检气样充入有定容刻度玻璃试管并使之与吸收剂接触，气样容积减少的比例即为气样浓度。根据道尔顿（Dalton）分压定律，混合气体总气压等于各气体分压之和，各气体分压占总气压的百分数与各气体容积占总容积的百分数相同。因此，样品容积减少的百分比即为气样百分浓度。这是最古老的气体浓度测量方法，也是各种现代气体浓度测量的金标准（图3-1）。

二、光化学分析法

光化学分析法是基于物质光化学性质而建立起来的物质分析方法，一般是指光谱分析法（spectrometry），即根据物质对特定波长的辐射能（radiant energy）的吸收、发射、散射建立起来的分析方法，因最初仪器利用的辐射能是不同波长的可见光，故名光谱分析。现在，几乎所有已知波长的辐射能均有利用，包括X线、紫外线、可见光、红外线、微波、放射波等。它们均为电磁波的一部分。根据量子力学原理，电磁波具有波和粒子的双重特性，波长越短、频率越高、能量越高。能量级别不同，引起物质变化的形式也不同（图3-2）。

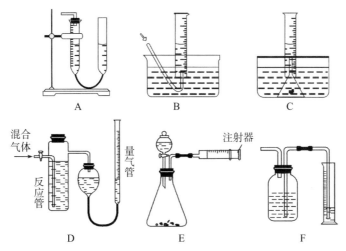

图3-1 各种容积法气体测量装置

直接测量法（A、B、C、D、E）：A装置经导气管注入气体，通过上下移动右管，使左右两管液面相平，读取左管体积。B装置经导管冲入混合气体，读取反应后体积刻度。C装置直接将一种反应物置于倒置的量筒中，另一反应物置于水槽中，二者反应产生的气体可以直接测量。D装置用于测量混合气体中被吸收（或不被吸收）的气体的体积，读数时，上下移动量气管，球形容器和量气管液面相平，量气管内增加的水的体积等于被反应管吸收后剩余气体的体积。E装置直接测量固液反应产生气体的体积，读取注射器中气体的体积

间接测量法（F）：F装置通过测量气体排出的液体体积来确定气体体积

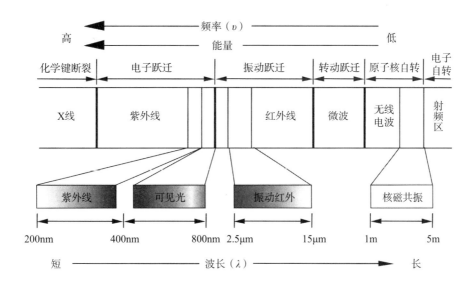

图3-2 光谱区和能量跃迁相关示意图

波长（λ）是相邻波峰的距离，单位是埃（Å，angstrom，$1\text{ Å} = 10^{-8}\text{cm}$）、纳米（nm，nanometer，$1\text{nm} = 10^{-7}\text{cm} = 10\text{ Å}$）、微米（$\mu\text{m}$）、厘米（cm）和米（m）；频率（$v$）是每秒的周期数（波数），单位是赫兹 Hz（Hertz）；能量 $E = hc/\lambda$，h 为普朗克常量（$6.63\times10^{-34}\text{ J} \cdot \text{s}$），$c$ 为光速（$3\times10^{8}\text{ m/s}$）

光化学分析法有能量吸收、能量激发、能量散射三类测量方式。

（一）能量吸收

一束光线（可见光或非可见光）透过液体（气体）时，离开液体（气体）的光强度（intensity，I）要弱于入射光（强度 I_0），如果溶液（气体）不存在颗粒将光线散射，显然是部分光线被吸收的结果（图3-3）。那么，光的吸收强度（absorbance，A）或者光透过率（transmittance，T）取决于哪些因素呢？根据朗伯-比尔（Lambert-Beer）定律，在一定浓度范围内，溶液（气体）的吸光度 A 与溶液（气体）的吸光系数 ε、溶液（气体）的浓度 c 和光径 b 成正比，公式表示为 $A = \varepsilon cb$。吸光系数取决于光的波长，系数随波长变动而不是随浓度和光径变动，每一种化合物对一定波长光的吸收率是固定的，由其化学结构决定。如果入射光波长和光径不变，吸光度或透光度只能随着浓度的变化而改变。能量吸收分析就是根据物质对特定波长发射能量的吸收率或透过率而进行定性和定量的分析方法，常称为吸光光度法。下面介绍可见光、紫外线、红外线吸收测量的特点。

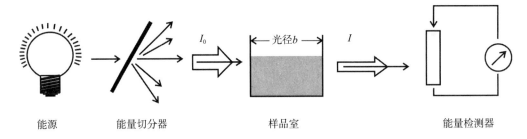

图3-3　能量吸收分析原理

各种能量吸收分析仪器的核心构件由能源（energy source）、能量切分器（energy spreader）、样品室（sample cell）和能量检测器（energy detector）4部分组成。能源的作用为提供发射能，常称为光源（light source），可见光、紫外线、红外线是最常用的发射能源；能量切分器的作用是从能源产生的发射能中选择特定波长的发射能射入样品室，常称为分光器（splitter），由于不同化合物对不同波长的发射能的吸收率并不相同，原则上选择特征性最大吸收波长 λ_{max} 的发射能，在 λ_{max} 处吸光度随浓度变化的幅度最大，所以测定最灵敏；样品室的作用是承载待检样品；能量检测器的作用是感应透过样品室的能量或感应样品室内样品的能量变化；最后通过能量转换、数据处理，得出待检样品浓度。光透过率是透出光强度（I）和入射光强度（I_0）之比，$T = I/I_0$。吸光度（A）是指被吸收光的强度。根据 Lambert-Beer 定律：$A = \varepsilon cb$。式中，A 为吸光度（$A = \log P_0/P$），ε 为吸光系数 [L/（mol·cm）]，c 为浓度（mol/L），b 为光径（cm）。光线透过率 T 和吸光度 A 的函数关系如下：$A = -\log T = -\log (I/I_0)$

1. 可见光　可见光波长 400～800nm，在光谱中仅占很窄的范围。可见光吸收光谱是电子跃迁光谱，即物质分子吸收可见光后发生的物理变化是分子共轭双键上未共用电子对（π 电子及 σ 电子）被激发跃迁至更高的能量轨道。因此，可见光吸收光谱最主要的功能在于显示不饱和双键之间的共轭关系，如碳碳双键、碳碳三键、苯、碳氧双键等，主要用于有色溶液的定量分析，无色样品须经成色反应后方可测量。例如，氨水是无色溶液，加入酚酞后呈红色，根据红色深浅可确定氨的浓度。因为互补色的能量吸收最大，所以溶液颜色呈红、橙、黄、绿、蓝、紫时，应分别选择绿、蓝、紫、红、橙、黄可见光检测。

可见光谱吸收分析仪器的光源可以是自然光，但更多的是各种光电源，它的能量探测器是光电池（photocell），可感应透过样品室的光子（photon）。目测比色计、光电比色计（photoelectric colorimeter）、分光光度计（spectrophotometer）是人们最为熟悉的可见光谱分析仪器。其中，目测比色计、光电比色计通过有色滤光片选择入射光线颜色，波长范围很大，分析粗糙。分光光度计通过分光器和光栅可获得波长范围较窄的光线，分析精确度大为提高。各种以测定颜色深浅为基础的酶标分析仪实质上就是样品室微型化的分光光度计，可用于呼气冷凝液等微量样品的分析。

可见光吸收分析一般不能直接测定气体样品，气样必须首先以液体吸收呈色后才能进行分析。某些特殊设计的仪器可将反应呈色与测量分析联结在一起，极大地方便了呼气试验。光学氨传感器就是其中最为成功的典范（图3-4）。在一张侧面为镜的玻璃片上涂上NH_3敏感变色指示剂，一定波长可见光从一侧射至玻璃片，镜面反射光由另一侧的检测器接收，呼气中NH_3的浓度变化引起指示剂颜色深浅改变，进而引起回传光信号强弱的变化。此法灵敏度约50ppb。

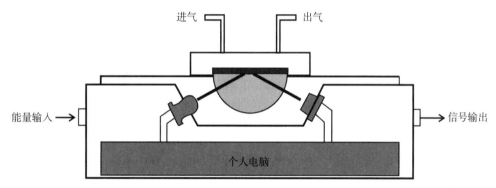

图3-4 光学氨传感器

在一张侧面为镜的玻璃镜片上涂上NH_3敏感变色指示剂，一定波长可见光从一侧射至玻璃片，镜面反射光由另一侧的检测器接收，呼气中NH_3的浓度变化引起指示剂颜色深浅改变，进而引起回传光信号强弱的变化。此法灵敏度约50ppb

2.紫外线 紫外线波长范围200～400nm，能量大于可见光。紫外光吸收光谱和可见光吸收光谱是一样的，也是光子跃迁光谱，同样是激发共轭双键未共用的电子对跃迁至更高的能量轨道。但吸收紫外光化合物的共轭双键的共轭程度小于吸收可见光化合物双键的共轭程度。共轭程度越小，π电子或σ电子跃迁所需的能量越大，反之亦然（图3-5）。因此，紫外光吸收光谱分析可用于分子结构鉴定，而紫外分光测量主要用于含苯

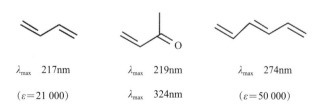

λ_{max}　217nm　　　　λ_{max}　219nm　　　　λ_{max}　274nm

（$\varepsilon=21\,000$）　　　λ_{max}　324nm　　　（$\varepsilon=50\,000$）

图3-5 双键共轭程度与最大吸收波长

环化合物和含一系列双键化合物的无色溶液的定量分析。例如，280nm和260nm紫外光吸收可分别用于液体样品总蛋白质定量和总核酸定量。

紫外分光光度计是人们熟悉的紫外吸收定量分析仪，它的能量探测器仍然是光电池。

紫外光吸收分析一般不能用于气体样品定量分析，但最近有人将气相色谱与紫外吸收联用，成功地进行了呼气丙酮和异戊二烯的定量分析。

3.红外线 红外线吸收所显示的分子结构内容远较可见光和紫外光复杂。所有不对称化合物均显示对红外光谱的选择性吸收（对称分子如O_2、N_2、H_2、Cl_2等，不对称分子如CO、CO_2、NH_3和各种复杂结构化合物）。红外线吸收是当今物质分子结构鉴定、定性和定量分析极其重要的工具。

红外线波长范围是2.5～1000μm，能量小于紫外光和可见光，不足以激发电子对跃迁，但可引起不对称分子振动或转动。分子振动能级比分子转动能级大。能量较小的远红外（far infrared，波长25～500μm）只引起分子转动；能量稍大的中红外（middle infrared，波长2.5～25μm）既可引起分子振动，也可引起分子转动；能量更大的近红外（near infrared，波长0.76～2.5μm）则是—OH和—NH倍频吸收区。一般情况下，连接原子的质量较轻、连接键较短较硬时，所需的能量较大，反之较小。例如，波长较短的红外线主要引起氢原子振动，波长较长的红外线引起三键振动，波长更长的红外线引起双键振动。以一段连续波长红外线扫描，没有两种化合物能出现相同的吸收光谱（以频率为横坐标，以透过率为纵坐标，记录某一化合物随红外波长移动的吸收率变化曲线）。因此，利用红外吸收光谱可对化合物的化学结构进行非破坏性定性分析（图3-6）。虽然每一种化合物均有其独特而复杂的红外吸收光谱，即便是简单的化合物亦如此，但在混合物样品中，由于各种化合物吸收光谱的相互干扰和重叠，很难识别锁定的化合物。因此，红外吸收光谱结构分析首先需要对样品进行高度纯化（光谱纯）。

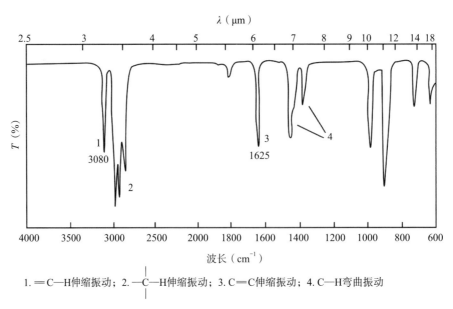

1.=C—H伸缩振动；2.—C—H伸缩振动；3.C=C伸缩振动；4.C—H弯曲振动

图3-6 1-己烯红外吸收光谱图

一旦获得了某种化合物的红外吸收光谱，选择有别于其他化合物最大特征性吸收峰波长作为发射能，便可用于该化合物在混合物中的定性识别和定量测量。例如，CO_2红外吸收光谱有5个吸收峰，波长分别为1.8μm、2.4μm、3.5μm、4.3μm、5.4μm，其中5.4μm是特征性吸收峰，以此波长作为发射能制成的CO_2传感器，能够实时感测环境气体CO_2的浓度变化。许多不对称双原子分子在波长1～15μm范围内均具有特征性的吸收峰，尤其是在气相和低分压（浓度）时更为突出。因此，红外光谱吸收测量非常适合呼气试验，目前可用此法检验的气体有CO_2、CO、NO、NO_2、NH_3、SO_2、CH_4等。

更令人惊奇的是，相同化合物（基团）原子同位素的构成差异也能够在红外吸收光谱上得以显示。例如，$^{13}CO_2$和$^{12}CO_2$中的C仅一个中子之差，红外线最大吸收峰就不尽相同（图3-7），$^{12}CO_2$吸收波长短于$^{13}CO_2$（要引起质量小的基团振动或转动需要较大能量）。

$^{2}H_2O$和$^{1}H_2O$、$H_2^{18}O$和$H_2^{16}O$、$^{15}NH_3$和$^{14}NH_3$等分子对的红外吸收也存在类似特征。利用这一特点，比较两种波长很近的红外线在同一样品吸收率的差异，便可十分容易地得出两种同位素化合物的比值。不需再用昂贵的质谱分析，利用^{13}C、^{15}N、^{2}H、^{18}O等核素示踪气样的分析，通过红外吸收光谱即可完成。$^{13}CO_2$呼气试验在临床得以广泛开展与红外呼气$^{13}CO_2/^{12}CO_2$比值测定仪的成功研发密切相关。

红外光谱吸收定量分析仪的基本架构与可见（紫外线）光谱吸收定量分析仪是相同的，只是发射能获取、样品穿透、能量检测的方式复杂了很多。能量发生器包括色散和干涉两大类，后者又有傅里叶（Fourier）变换和迈克尔逊（Michelson）干涉两类；样品穿透方式也分为穿透和反射两类，后者又有漫反射（diffuse reflection）、衰减全反射（attenuate total reflection）和镜面反射（specular reflection）等类型；能量检测器又分为热辐射式（thermal type）和量子式（quantum type）两大类。如此复杂的类别反映了红

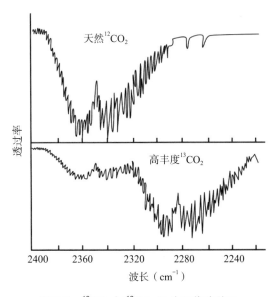

图3-7 $^{12}CO_2$与$^{13}CO_2$红外吸收峰差异

^{12}C被^{13}C取代后，红外吸收峰的位置约右移70cm^{-1}

外线分析应用领域的广阔。将红外分析技术与其他分析技术结合运用，使物质定性定量分析更为精确与简便，如气（液）相色谱-红外联用、声光联用等。

（二）能量激发

某些金属元素和化合物在适当能量激发（excitation）下，电子跃迁至高能轨道，当电子返回原来或更低的能量轨道时（退激），会发射（emission）出一系列不连续波长的能量，形成不连续光谱，通过光谱特征分析可对它们定性，通过特征性波长能量测定可对它们定量。

呼气试验使用的能量激发测定主要是荧光测定（fluorimetry），包括射线致荧光和化学发光测定（chemiluminescence）两类。液体闪烁计数测定呼气 $^{14}CO_2$ 放射性活度是典型的射线致荧光测定 [^{14}C 释放的 β 射线激发 2,5-二苯基噁唑（PPO）等闪烁体发光，发光强度与射线强度成正比]。化学发光测定则是通过发光化学反应的发光强度测定换算底物量，呼气 NO 就是通过化学发光法定量的。

（三）能量散射

能量散射（energy scattering）是指一定波长能量遇到颗粒物质时，部分能量的方向会发生改变的现象。能量散射主要用于混悬液体浊度检测。

三、电学分析法

利用被检物质与介质之间的物理化学作用引起电阻、电流、电压等电学性质变化的测量方法称为电学分析法（electrical methods of analysis）。溶液 pH 计是众所周知的电学分析仪，呼气试验中的电学分析法就是利用各种气敏电学传感器测定呼气成分，这些传感器多数是参照环境空气监测所用的气敏传感器改良而成。气敏电学传感测量的突出优点是仪器构造简单，检测十分方便，对着仪器呼一口气即完成检测，灵敏度在数十 ppb 至 ppm 级不等。目前可用气敏电学传感测量的呼气成分有很多，如 O_2、H_2、CH_4、CO、丙酮、乙醇、H_2S 等。气敏电学传感测量最大的缺点是传感器或多或少地受其他气体干扰，检测并非绝对特异。只有被检气体与干扰气体浓度悬殊时，结果才比较可靠。另一个缺点是水对多数传感器的破坏性很大。如果不对呼气做除水吸附，传感器会很快失效。

根据气敏材料的理化性质，气敏电学传感器可大致分为以下几大类型。

（一）半导体气体传感器

某些半导体材料在接触敏感气体后，电阻、电压或电流会发生明显改变。利用这些特性制成的气电转换元件可用于敏感气体的检测。

1.电阻式半导体气体传感器 某些本来绝缘的金属氧化物陶瓷（如钛酸钡、二氧化钛、二氧化锡和氧化锌等），在掺入微量其他金属氧化物"杂质"后，就变得有导电能力了，电阻介于绝缘体和金属之间，故称为半导体陶瓷。半导体陶瓷的电阻随着环境敏感气体浓度或温度、压力、湿度、光线等的轻微变化而发生明显改变，改变幅度可达数十倍到数百万倍，分别被称为气敏电阻或热敏电阻、压敏电阻、湿敏电阻、光敏电阻。

气体泄漏报警器、驾驶员酒精检测仪、呼吸氧浓度分析仪等许多气体检测仪均是利用气敏电阻制成的。

2.非电阻式半导体气体传感器 有金属-氧化物-半导体（MOS）二极管、结型二极管和场效应管等类型，这类半导体传感器在接触敏感气体时，显著改变的是电流或电压，而不是电阻。呼气试验应用目前仅见于简易口臭仪。

（二）电解质气体传感器

电解质是一种导体。电解质气体传感器的原理就是利用气体流过气敏材料时产生离子、形成电动势和产生电流，最后根据电动势（电流）高低确定气体浓度。换言之，电解质气体传感器其实就是以气体作为原动力的"化学发电厂"。电解质气体传感器有溶液电解质、熔融盐和固体电解质三种类型。呼气试验以固体电解质传感器使用较多，氢燃料电池传感器是其中最典型的代表，以氢燃料电池传感器制成的微量呼气氢测定仪已广泛用于临床（图3-8）。溶液电解质传感器目前仅见于口臭仪Halimeter®。

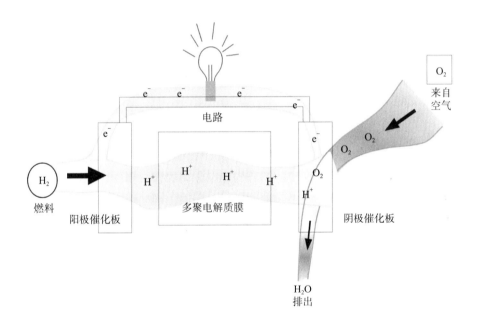

图3-8 氢燃料电池传感器工作原理

氢气送到燃料电池的阳极板（负极），经过催化剂（铂）的作用，氢原子中的一个电子被分离出来，失去电子的氢离子（质子）穿过质子交换膜，到达燃料电池阴极板（正极），而电子是不能通过质子交换膜的，这个电子只能经外部电路到达燃料电池阴极板，从而在外电路中产生电流，电子到达阴极板后，与氢离子和氧原子重新结合为水。由于供应给阴极板的氧可以从空气中获得，因此，只要不断地给阳极板供应氢气并及时把水带走就可以不断地提供电能。电流大小直接取决于呼气中的氢气浓度

（三）接触燃烧式气体传感器

气敏材料在通电状态下，可燃性气体直接氧化燃烧或在催化剂作用下氧化燃烧产热，使电热丝升温、电阻值发生变化，最后根据电阻变化判断气体浓度。例如，在铂

（Pt）丝上涂敷活性催化剂铑（Rh）和钯（Pd）等制成的传感器，用于可燃性气体的监测和报警。呼气中的可燃气体种类虽多，但只有O_2是高浓度气体，所以接触燃烧式气体传感器可用于呼吸氧浓度的测定。

（四）高分子气体传感器

高分子气敏材料，如酞菁聚合物、聚吡咯等，在遇到特定气体时，电阻、介电常数、材料表面声波传播速度和频率、材料重量等物理性能发生显著变化。利用这些特征可制成各种气体传感器。高分子气体传感器具有对气体选择性强、灵敏度高、结构简单、可常温下使用、价格低廉、易与微结构传感器和声表面波器件相结合等优点，可以弥补其他气体传感器的不足，是当今研发的热点。

（五）生物电传感器

在导电支持载体上涂抹一层氧化酶，接触特异性底物时发生氧化反应并产生电能，根据电流大小可确定液体样品中待测底物的浓度。常用的氧化酶有葡糖氧化酶、过氧化氢酶、乙醇脱氢酶、乙醛脱氢酶等，其中后两种氧化酶制成的传感器已被用于饮酒呼气监测。生物电传感器的优点是特异度较高。

（六）电子鼻

电子鼻（electric nose）是模拟动物嗅觉机制、利用气体传感器阵列响应图案识别气味的电子系统。它不是对气体构成逐一识别，而是对气味做出整体指纹判别，成分可单一抑或混合。电子鼻的基本构件由气体进样系统、气体传感器阵列、信号处理（模式识别）系统三大功能器件组成。气体传感器阵列是电子鼻的核心器件，阵列中的每一个传感器因理化性质的差异而对各种气体呈现不同的易感性。因此，当某种气体接触传感器阵列时便呈现阵列中各个传感器响应不一的信号图案，不同气体便有不同的响应图案，或者称为不同的嗅觉指纹（smellprint）。正是基于这种区别，系统能够辨别所检气体的整体信息，如同鼻子闻到样品的总体气味一样。可用于制作传感器阵列的材料很多，根据工作原理大致可以分为：①压电类，如石英晶体微平衡传感器、声表面波传感器；②电化学类，如金属氧化物传感器和Au/Pt纳米颗粒、碳纳米管（CNT）及导电聚合物等纳米材料传感器；③光学类，如比色传感器；④热传感类；⑤其他类。

四、色谱分析法

1906年，俄国植物学家Michael Tswett将溶有叶绿素等混合色素的石油醚（流动相）流过内装填碳酸钙颗粒（固定相）的玻璃管时，各种色素在行进过程中彼此分离，在玻璃管呈现肉眼可见的各色条带，故名色谱（chromatography）。色谱的形成机制是各种色素对流动相石油醚和固相碳酸钙的亲和力存在差异，造成在玻璃管内的行进速度不同而彼此分离。随后，凡利用混合物各组分在互不相溶两相之间的亲和分配差异而将它们分离的技术均称为色谱。色谱种类繁多，常以相的特征命名，以流动相为特征命名的有气相色谱（图3-9）、液相色谱，以固定相为特征命名的有纸色谱（纸层析）、离子交换色谱（离子交换层析），气体和液体分别作流动相和固定相者称为气-液色谱。

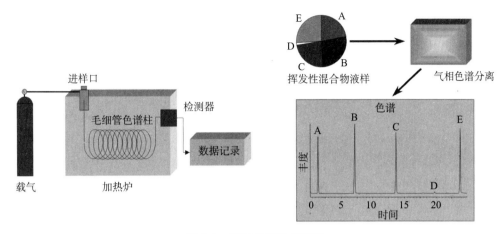

图3-9 气相色谱分析原理

混合气样经进样口注入，在流动相载气驱动下通过漫长弯曲的毛细管色谱柱（层析柱），柱内装有不流动的层析剂（固定相）。由于对载气和层析剂亲和力的差异，混合气中A、B、C、D、E五种气体分子在毛细管层析柱中的行进速度产生差异而彼此分离，先后经过探测器被检测。最后经数据处理分析得出结果

分离后检测是色谱分析的另一核心内容。探测器有电子捕获、电量、电导、红外吸收、紫外吸收等，主要根据被检成分性质选择。

色谱分析的优点是样品需要量极少，气样可少于1ml，液体样品数微升即可；分析灵敏度很高，达ppb级或1μg/L水平；分析速度快，数分钟即可完成检测。

在众多色谱技术中，高效液相色谱（high performance liquid chromatography，HPLC）、二维色谱（two dimension chromatography）、离子迁移谱（ion mobility spectrometry，IMS）是当今分离效能极高的色谱技术，在复杂构成样品的全面成分分析鉴定中起重要作用。此外，将色谱与其他检测技术合用可省略样品纯化环节，提高检测效率，如气相色谱－质谱联用。

五、质谱分析法

将带电气体分子（基团、原子）按质量（mass）大小分离的技术称为质谱（mass spectrometry，MS）。质谱分析就是将被检物质电离成各种不同质量的带电气体，并按质量和电荷大小进行分离，根据不同的质量组合（质谱图）而对物质进行定性和定量。质谱仪的核心是在真空管内依次排列的离子源、质量分析器、离子探测器三大构件，工作原理如下：①离子源首先将被测物质气化（气样则免去此步），并使其转化为带电分子或裂解成不同大小的带电基团，进而加速成离子流；②质量分析器的强大磁场使离子流中的各种离子基团按质荷比大小产生不同程度的方向偏转，彼此分离；③离子探测器分别收集或依次采集不同质荷比离子信号（图3-10）。质谱仪的其他重要构件包括进样系统和数据分析处理系统等。常见的质谱仪有以下几种。

（一）有机质谱仪

有机质谱仪主要用于有机化合物的结构鉴定。基本工作原理如下：气化的有机化合

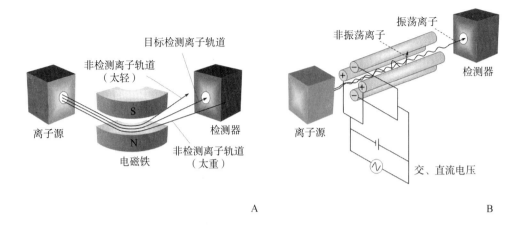

图3-10 扇形磁铁质谱仪（A）与四极滤质器质谱仪（B）的核心构造

扇形磁铁质谱仪与四极滤质器质谱仪的核心构件均由离子源（ion source）、质量分析器（mass analyzer）和检测器（detector）三部分组成。①离子源将样品气化并电离成带电离子流。电离方式主要有电子轰击（electronic impact，EI）和正或负化学电离（chemical ionization，CI）两种方式。a.电子轰击使样品失去电子成为正离子，大分子物质多被击碎成不同质量的正离子基团。例如，图3-11的待检物质被击碎成6种带电化学基团，质量分别为42、55、67、82、109、194；b.正或负化学电离则首先将载气电离成初级离子，再由初级离子与待检物质（X）结合，产生次级离子。例如，以甲烷载气的电离过程是：$CH_4 + e \rightarrow CH_4^+ + 2e + CH_4 \rightarrow CH_5^+ + X \rightarrow X—H^+ + CH_4$。可见电离实际上是使待检物质加上一个质子。化学电离形成离子碎片较少。②质量分析器将离子源送出的总离子流按质荷比的大小分离成许多质量单一的离子束。质量分析器有磁铁质量分析器和四极滤质器两种。a.磁铁质量分析器（A图中部）多由扇形磁铁组成，使离子源射入的正离子发生方向偏转。正离子在扇形磁场内的偏转角度（曲率半径R）与磁场强度（H）、加速电压（V）、离子的质荷比（m/z）的关系是$R = 1/H\sqrt{2V \times m/z}$。如果磁场强度、加速电压不变，正离子偏转角度取决于质荷比。例如，下列3种同位素形式的二氧化碳：$^{12}C^{16}O^{16}O$、$^{13}C^{16}O^{16}O$、$^{12}C^{16}O^{18}O$，它们的质量分别为44、45、46，在磁场中将分成三束离子流。b.四极滤质器（B图中部）由两组斜角对应平行的圆柱电极组成，各加极性相反、幅值相同的射频电压。离子来源的离子流沿长轴进入四柱中间，使特定质量数的离子在射频场中的振幅较小，做稳定振荡运动而到达检测器。其余离子则因振幅不断增加，碰撞电极而被"滤掉"。调整电压幅值或改变电压频率，可使不同质量数的离子通过。例如，对于上述三种离子流，如设定射频场强度不利于质荷比为45的离子做振荡运动，它便顺利到达检测器，而较轻的质荷比为44和46的离子则因振幅不断增加，碰撞电极而被"滤掉"。如果不断地调整电压频率，三种离子便交替通过，逐一被检出。③检测器的作用是检测离子信号，分为质谱扫描和法拉第筒两种方式。a.质谱扫描只利用一个高灵敏度的检测器如电子倍增管或闪烁接收器，通过连续不断调整（扫描）质量分析器中的离子路径，使不同质荷比的离子分别到达检测器。b.法拉第筒接收信号的方式见后述

物在电子轰击或化学电离作用下裂解成不同质量的带电化学基团（碎片离子），离子探测器以连续扫描方式采集离子信号。因为每种有机化合物在特定条件下将裂解成特有的化学基团，所以连续收集的结果是形成特定的质谱图，比照已知有机化合物的质谱图，即可判断待检有机化合物的结构和含量（图3-11）。有机质谱仪可以分为四极滤质器质谱仪、离子阱质谱仪、飞行时间质谱仪和磁质谱仪等。

纯净的样品可以直接进样测量，而混合样品必须事先纯化。否则，质谱图会杂乱无章。为了减少纯化样品的困难或一次完成混合样品多种成分的测定，可以将色谱仪和质谱仪并联使用［气相色谱-质谱联用仪（GS/MS）、高效液相色谱-质谱联用仪（HPLC/MS）］，混合样品从色谱仪进样口加入，经过色谱分离，不同组分依次进入质谱仪离子

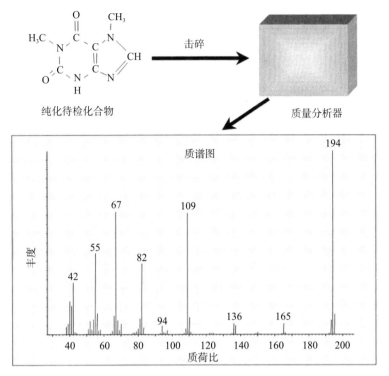

图3-11 有机质谱分析原理

42、55、67、82、109、194分别代表离子源将化合物电离成6种带电化学基团，邻近它们的短线一般是相同的化学基团，只因存在同位素组成上的差异而被质量分析器区分，如 ^{13}C 较 ^{12}C 的质荷比增加了一个单位

源检测，得到代表不同组分的质谱图。

（二）气体同位素比值质谱仪

主要用于各种同位素组成的小分子气体丰度测量，如 H_2、N_2、NH_3、CO、CO_2、CH_3、SO_2、H_2S、H_2O 等。由于构成这些小分子的各个原子存在同位素上的差异，就会出现多种化学性质完全相同而质量不同的气体分子。以 CO_2 分子为例，C元素和O元素分别有4种同位素（ ^{12}C、^{13}C、^{14}C、^{15}C，^{15}O、^{16}O、^{17}O、^{18}O ），如此一来，就会出现数十种不同组合形式的 CO_2，如 $^{12}C^{16}O^{16}O$、$^{13}C^{16}O^{16}O$、$^{12}C^{16}O^{18}O$……它们的质量分别为44、45、46……将 CO_2 送入质谱仪的离子源，便会生成相应质荷比（ m/z ）的离子，经过质量分析器分离和离子检测器信号采集，可将它们一一分离检测（图3-12）。

一般情况下，气体同位素质谱仪只设计安装收集2种或3种质荷比离子的检测器（法拉第筒）。因为只要收集比较自然界丰度最高的核素和另一种同位素的信号，便可以算出该同位素在样品中的丰度。例如，欲测量气体 $^{13}CO_2$ 的丰度，由于自然界中C和O丰度最大的是 ^{12}C 和 ^{16}O，只需测量 $^{13}CO_2/^{12}CO_2$ 丰度比值即可。换言之，自然界 CO_2 以质量为44的形式最多，只要比较增加1个质荷比（45/44）的离子便可确定样品 $^{13}CO_2$ 的丰度。四极滤质器和质谱扫描方式也可用于小分子气体的同位素比值检测，只是敏感性稍差。

气体同位素比值质谱仪非常适合于稳定核素标记测量，如 ^2H、^{13}C、^{15}N、^{18}O 等标

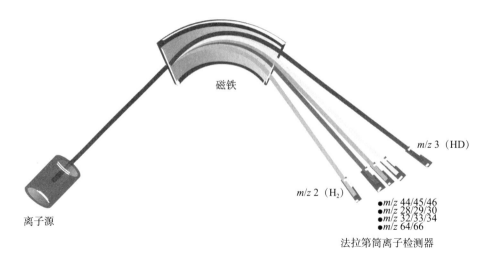

离子源

磁铁

$m/z\ 3$ （HD）

$m/z\ 2$ （H$_2$）
- $m/z\ 44/45/46$
- $m/z\ 28/29/30$
- $m/z\ 32/33/34$
- $m/z\ 64/66$

法拉第筒离子检测器

图3-12　气体同位素比值质谱及法拉第筒离子检测器

离子源送出的混合离子束经过质量分析器后分成各种不同单一质荷比的离子束，每一个法拉第筒固定接收一种质荷比离子束，并将它转化为电流，比较各法拉第筒电流大小即可确定各种质量比值。如果只设置两只法拉第筒，并调整到只分别接收 45 和 44 两种质量的离子束，则可用于 $^{13}CO_2/^{12}CO_2$ 比值测量

记，条件是将不同来源或不同形式的样品转化为小分子气体，分别测量 $^2H/^1H$、$^{13}C/^{12}C$、$^{15}N/^{14}N$、$^{18}O/^{16}O$ 比值。呼气试验的样品本身便是气体，纯化即可测定。纯化装置一般与质谱仪联机，直接进样即可。

生物医学中，气体样品中的 ^2H、^{13}C、^{15}N、^{18}O 等稳定核素的丰度均很低，为了准确测量微小的变化，气体同位素比值质谱测定一般使用双进样双模拟的方式，将已知丰度比例的标准气体（参考气体）与待检气体交替送入离子源测量，比较样品与标准的差异。目前的仪器可以分辨千分之一甚至更小的差异。

（三）选择性离子流管质谱仪

选择性离子流管质谱（selected ion flow tube mass spectrometry，SITF-MS）是近几年问世的一种可以进行多种气体实时在线测量的质谱仪，其构造可形象地看成是由两对离子源-质量分析器串联而成的质谱仪（图3-13）。第一个离子源将离子源气体（水、氩气等）激发生成 H_3O^+ 或 NO^+、O_2^+ 等初级离子（precursor ion），第一个四极滤质器选择一种初级离子送入很长的离子流管（第二个离子源），待检气样进入离子流管与初级离子反应生成次级离子（样品分子加上一个质子），最后进入下一级四极滤质器，通过扫描检测各种质荷比离子。目前 SITF-MS 已能同时测试单口呼气中的 NH_3、H_2O、CO、丙酮等痕量气体，灵敏度达 10ppb。

（四）次级电喷雾电离质谱仪

次级电喷雾电离质谱（secondary electrospray ionization mass spectrometry，SESI-MS）是一种不需要样品预处理、可快速检测挥发性化合物的质谱方法。基本过程如下：在离子源发生器，高电压喷射装置喷出带电云雾（初级离子）直接与未经任何处理的挥发性气样发生质子转移反应，生成次级离子，继而被吸入质量分析器。气样中的任何一种挥发性化合物只要能被电离即可检出，加上电喷雾电离属于软电离，不会破坏待检分子结构，未经处理的混合气样将出现代表各被检组分的质谱图。该技术已被成功用于非法药品及爆炸物的快速检测，令人兴奋的应用研究包括皮肤气味分析、培养基顶空气指纹分析细菌鉴定、呼气指纹分析细菌感染诊断等（图3-14）。

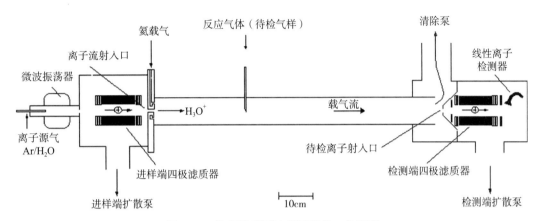

图3-13 选择性离子流管质谱仪工作原理

第一个离子源将离子源气体（水、氩气等）激发生成 H_3O^+ 或 NO^+、O_2^+ 等初级离子，第一个四极滤质器选择一种初级离子送入很长的离子流管（第二个离子源），待检气样进入离子流管与初级离子反应生成次级离子（样品分子加上一个质子），最后进入下一级四极滤质器，通过扫描检测各种质荷比离子

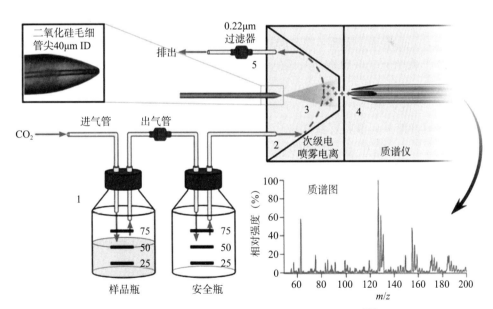

图3-14 次级电喷雾电离质谱分析细菌挥发物[1]

CO_2 气体通入细菌培养瓶（1），驱使培养物顶层气体进入次级电喷雾电离（SESI）反应室（2）。顶层气体中某些挥发性物质在通过电喷射云雾时被电离（3）。挥发性物质一旦被电离即被吸入质谱仪进行分析（4），而未发生电离反应的挥发物及载气则经滤器排出（5）。插图为SESI电喷雾针，是末端削尖的绝缘二氧化硅毛细管（内径40μm）

获准引自：Bean HD, et al. J Vis Exp, 2011，（52）：2664.

六、放射性分析与 $^{14}CO_2$ 测定

放射性核素在其衰变过程中所发出的核射线包括α、β和γ三种。放射性分析的实质就是对样品放射性活度的测定。测定方式有三种：电离电荷测定、荧光测量和半导体电流测定。下面重点介绍呼气 $^{14}CO_2$ 放射性活度的测量。

^{14}C 的原子核由6个质子和8个中子组成，经β$^-$ 衰变后生成 ^{14}N，即其中的一个中子释放β$^-$ 粒子后转化为质子，半衰期为5730年。β$^-$ 粒子的实质是负电子，能量低（0.006 ～ 0.156MeV）、射程短（平均约为28mg/cm^2），在玻璃、水和空气中的最大射程分别为0.104mm、0.32mm和250mm。呼气 $^{14}CO_2$ 放射性活度最有效的测定方式是液体闪烁计数。诊断幽门螺杆菌感染的 ^{14}C-尿素呼气试验还可使用电离测量。

（一）液体闪烁计数

液体闪烁计数（liquid scintillation counting）测定发明于20世纪50年代，它将放射线能量转化成可见光测定（图3-15），是当今探测 ^{14}C、^3H、^{35}S、^{32}P 衰变释放的低能β$^-$ 射线最为有效和比较简便的方法。高级仪器的探测效率可达95%，普通的也在70%左右。呼气 $^{14}CO_2$ 液体闪烁测量的基本原理和方法如下：CO_2 吸收溶液将呼气中的各种同位素形式的 CO_2 吸收；^{14}C 衰变释放的低能β$^-$ 射线激发闪烁液中的有机闪烁体（scintillator）产生光子；光电倍增管（photonmultiplier tube）将光子能量转换为电脉冲；电子学线路根据光子信号强弱换算出放射性强度。常用试剂配方如下。

1.CO_2 吸收溶液　氢氧化海胺/甲醇/麝香草酚蓝溶液，或乙醇胺/甲醇/酚酞溶液，每份按1.6 ～ 2ml分装于7ml闪烁瓶内。其中氢氧化海胺、乙醇胺是 CO_2 吸收剂，按吸收2mmol CO_2 决定用量；甲醇（或乙醇）是稀释剂和闪烁体助溶剂；麝香草酚蓝和酚酞是pH指示剂，呼气 CO_2 吸收饱和呈无色。

2.闪烁液　2,5-二苯基噁唑（PPO）5g，1,4-双-［4'-甲基-5-苯基噁唑］-苯（POPOP）0.5g，溶于环保型有机溶剂500ml。每份用量4 ～ 5ml。在这里，溶剂的基本作用是溶解闪烁剂和放射性样品，吸收射线能并传递给闪烁剂；闪烁剂PPO和POPOP的作用是将辐射能变为闪烁光，其中第一闪烁剂PPO是主要的发光物质，其基本作用是吸收溶剂甲苯的能量致激，退激时发射光子；第二闪烁剂POPOP的作用是吸收第一闪烁剂释放的能量，发射波长较长的光子，即起到波长转移作用，使得发射光子的光谱与光阴极吸收

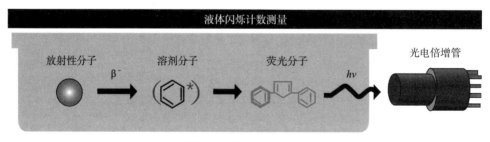

图3-15　液体闪烁计数测量基本原理示意图

在透光瓶中，放射性分子衰变释放的β$^-$ 粒子首先被溶剂分子吸收，后者再将能量转移激发溶质分子（闪烁体）发光，最后由光电倍增管接受光子信号。根据光子信号强弱换算出放射性强度

光谱相匹配。

（二）电离测量

射线可以引起物质电离，生成正负电子对。电离测量就是通过收集和计量正负电子对而完成射线的能量和强度。电离测量仪的核心是盖勒计数器，射线通过透射窗打击玻璃管内的惰性气体，产生电离。

电离测量的探测效率不高，一般是10%～15%。所以电离测量主要用于高能射线的计量。β^-射线为低能射线，穿透力弱，电离测量不是理想的方法。在呼气试验中，电离测量目前仅见在检测幽门螺杆菌感染的^{14}C-尿素呼气试验中有所应用，但准确性明显不及液体闪烁计数。

七、生物学分析

呼气冷凝液成分和体液一样多样而复杂，成分分析涉及生化分析、免疫学分析、基因检测、微生物学分析等（详见第六章）。

八、嗅诊

嗅觉在气体性质判断中有一定作用，肝衰竭患者呼气中的硫醇性肝病性口臭和糖尿病酮症酸中毒患者呼气中的烂苹果味是现代临床医师最为熟悉的例子，某些动物如犬的嗅觉更灵敏，经常在缉毒、搜救、探雷方面发挥作用，它们在闻味查癌方面也有惊人的表现（详见第六章）。

第二节 气样物质浓度表示方法及换算

一、气样物质浓度表示方法

呼气由气体、水、气溶胶组成，其浓度的表示方法主要根据物质的理化性质、含量、分析目的和检测习惯而异。以下是一些气体浓度和冷凝液浓度的常用表示方法。

（一）气体浓度

1.容积比浓度 混合气体各组分容积在总容积所占比例称为容积比浓度（volume/volume，V/V）。容积比浓度不受温度及压力的影响。N_2、O_2、CO_2、Ar这4种高浓度气体使用百分比容积表示，如5%CO_2是指100ml混合气中有5ml CO_2；痕量气体物质使用百分比容积表达很不方便，改用百万分比容积（parts per million，ppm）或十亿分比容积（parts per billion，ppb）表示，如0.000 002%的呼气中H_2是2ppm，而0.000 000 15%的呼气中NH_3是0.15ppm或150ppb。

2.丰度比、丰度比千分差 丰度比（abundance ratio）专用于表示稳定同位素气体的浓度。同一元素中每一种核素在核素总量中的百分比称为该种核素的原子丰度（atomic abundance）。例如，天然^{12}C和^{13}C的丰度分别是98.89%和1.11%，它表示C元素中98.89%是同位素^{12}C、1.11%是同位素^{13}C。相应地，在描述稳定核素标记化合物时，核素标记分子数在总分子中的百分比称为该标记化合物的分子丰度（molecule abundance）。

丰度比就是指两种不同质量同位素的丰度比值。对于标记分子而言，丰度比就是指标记分子与非标记分子的数量比值，一般以天然丰度最高的同位素作为分母。例如，天然 ^{13}C 的丰度比 $R = {}^{13}C/{}^{12}C = 0.111/0.9889 = 0.011\,224$，相应地，天然丰度比 $R = {}^{13}CO_2/{}^{12}CO_2$ 的数值相同。^{2}H、^{18}O、^{15}N 等低丰度核素则分别表示为 $^{2}H/{}^{1}H$、$^{18}O/{}^{16}O$、$^{15}N/{}^{14}N$。

丰度比千分差（δ）是指待检气样丰度比与标准气体丰度比相差千分之几。以大气 $^{13}CO_2$ 测定为例，一般用 PDB 石灰石（pee dee belemnite limestone）中提取的 CO_2 作为标准参照气体，它的 $^{13}CO_2/{}^{12}CO_2$ 丰度比值 $R = 0.011\,237$。按此标准计算，上述大气 $\delta^{13}C_{PDB}$ [‰] $= -1.15$，即大气 ^{13}C 丰度较标准 PDB 气体低 1.15‰。

必须指出的是，在 $^{13}CO_2$ 呼气试验中，测量结果常以 DOB（delta over base）表示，它并不是气样 $^{13}CO_2$ 的浓度，而是给予 ^{13}C-标记药物后不同时点气样 δ 值减去本底（0 时）气样的 δ 值，表示该时点 $^{13}CO_2$ 丰度变化值（$\Delta\delta^{13}C$）（参见第十一章）。

3.放射性比活度　单位质量放射物质的放射性活度即放射性比活度，简称比活度。例如，$^{14}CO_2$ 呼气试验以每毫摩尔呼气总二氧化碳所含的放射性活度表达（dpm/mmolCO$_2$）。

必须注意 cpm 和 dpm 的区别，cpm 是每分钟放射性计数（counting per min），dpm 则是每分钟衰变数（disintegration per min）。cpm 经猝灭校正得到 dpm。

（二）呼气冷凝液浓度

呼气冷凝液成分的浓度表达方式与一般体液检验的表达方式相同。例如，蛋白质含量 3mg/L、K^+ 浓度 4.0mmol/L、淀粉酶活力 20IU/L。鉴于呼气冷凝液成分被高度稀释且稀释倍数差异，一部分学者尝试相对比例表达，如亚硝酸盐与硝酸盐比率（NO_2^-/NO_3^-）、还原型谷胱甘肽与氧化型谷胱甘肽比率（GSH/GSSG）、癌胚抗原与总蛋白比率等（参见第七章）。

二、气体容积、分压、温度的换算

气体容积比是气体分析最常用的浓度表示方法，不受气体分压、温度的影响。但气体容积取决于气体分压和温度，相同容积的气体并不意味着相等质量或相同的分子数。呼气试验研究中常犯的基本错误便是忽略它们之间的关系，造成错误的结果。必须掌握气体力学理想气体方程和 Dalton 气体分压定律，实现它们之间的正确换算。

（一）理想气体方程

理想气体方程是根据 Boyle 定律和 Charles 定律得出的。Boyle 定律是指如果温度 T 不变，气体的容积 V 与它的气压 R 成反比；Charles 定律是指如果气压不变，气体容积与绝对温度成正比；综合两定律得出的理想气体方程如下：

$$PV = nRT \tag{3.1}$$

式中，n 为特定气样的摩尔数；R 为通用气体常数，具体数值与气体 P、V、T 相关，有用的办法是记下标准气体状态（standard temperature，pressure and dry，STPD）的 R 值。标准状态是指 0℃（273K）和一个大气压（760mmHg 或 760Torr）。由于 1mol 气体的分子数是 6.02×10^{23}，标准态下的容积是 22.414L，所以 $R = 0.082$（L·atom）/（K·mol）。

（二）Dalton 气体分压定律

Dalton 气体分压定律是指，在混合气体中，总气压等于各气体分压之和，各气体分压占总气压的百分数与各气体容积占总容积的百分数相同。例如，由 N_2、O_2、CO_2 三种成分组成的混合气体，如果 N_2 占总容积（浓度）的 79%，其分压也占总压力的 79%。

【附】应用实例

例 1. 1g 水蒸气在 37℃ 和 1 个大气压时占多少容积？

解：已知 H_2O 的分子量为 18，所以 1mol H_2O 质量为 18g，所以 1g H_2O 的摩尔数 $n = 1/18 = 0.0556$mol。根据通用气体方程 $PV = nRT$

$$V = nRT/P$$
$$= 0.0556（0.082）（273 + 37）/1$$
$$= 1.41222L$$

例 2. 某呼气 37℃ 时的 O_2、CO_2、N_2 浓度分别是 15.7%、3.6%、74.5%。求 H_2O 的浓度和分压。

解：①求 H_2O 的浓度。因为呼气基本上由 O_2、CO_2、N_2 和 H_2O 组成，所以

$$H_2O\% = 100\% - （15.7\% + 3.6\% + 74.5\%）$$
$$= 6.2\%$$

②求 H_2O 的分压。已知，1 个大气压为 760mmHg。根据 Dalton 气体分压定律，

$$P_{H_2O} = 760 \times 6.2\%$$
$$= 47mmHg$$

例 3. 实验室气温 25℃、水蒸气气压 24mmHg，测出呼气 CO_2 浓度为 4%。求 37℃ 环境大气压水蒸气饱和状态值（body temperature and pressure，saturated，BTPS 值）。

解：因为 37℃ 与 25℃ 无水气体分压的比值 =（760-47）/（760-24）≈ 0.9，所以，

$$BTPS 值 = 4\% \times 0.9$$
$$= 3.6\%$$

例 4. 气体稀释试验测得 37℃ 肺泡容积为 100ml。求标准状态（STPD）肺泡容积。

解：因为 0℃ 与 37℃ 容积比值 = [（760-47）×273]/[760×（273+37）] = 0.83，所以

$$STPD 值 = 100 \times 0.83$$
$$= 83ml$$

第三节　测量校正

一、仪器校正

测量仪器处于最佳工作状态是准确测量的前提，仪器校正是物质分析测量技术中的基本常识，呼气试验也不例外。特殊之处在于气样物质浓度常比一般样品更低，更强调测量仪器的校正。校正的办法是用已知浓度的标准品对仪器定标。对于含量极低的样品，如稳定同位素标记测量，最妥当的办法是比照测试，即每次同时进行标准品测量比较，以标准品结果换算检测样品结果，如上述呼气 ^{13}CO 丰度测量。其他测试则根据仪器性能，进行每日校正或定期校正。

二、本底校正

设立本底对照，将样品实测值减去本底值作为样品实际值是物质定量分析试验的基本原则。呼气试验同样要遵守这一原则。呼气试验的本底有两种：环境空气本底和呼气本底。

（一）空气本底校正

空气本底校正是用于呼气成分直接测量的校正。在采集受检者气样的同时，采集试验环境空气样品作为本底，以本底浓度为基准，确定呼气实际浓度。对于半衰期极短的呼气成分的测量，无须进行空气本底校正，只要求用标准品校正仪器。例如，NO 的生物半衰期仅 $1 \sim 2s$，吸入空气的 NO 迅速消失，呼气 NO 基本源于气道本身，进行空气 NO 本底校正将严重低估内源性 NO。

（二）呼气本底校正

用于干预性呼气试验基础水平的校正，即采集测试空腹气样测定，给予干预药品后，再采集测试气样测定，得出服药后的增幅。

少数物质在人群呼气本底和空气本底是相同和恒定的。对于这一类物质的测量，如果可以在一段时期内测量个别受试者的呼气本底，在日常检测中常规扣除统一的本底即可，从而简化试验。例如，^{14}C-尿素呼气试验，有的无幽门螺杆菌感染者在口服 ^{14}C-尿素后呼气 $^{14}CO_2$ 几乎无重叠，而同地区人群呼气 $^{14}CO_2$ 本底水平基本相同，统一的本底校正即可保证试验的可靠性。

三、污染校正

在气样采集过程中，标本混入其他非目标成分的情形称为样品污染（sample contamination）。将目标成分含量换算为纯净样品中的含量，这一过程称为污染校正（concretion of contamination）或标准化（normalization）。大多数呼气试验工作者并未意识到这一问题，这也成为呼气试验结果偏差的又一重要原因。目前仅有 H_2 呼气试验和 CO 法红细胞寿命测定时十分强调进行污染校正，更确切地说是肺泡气稀释校正。

肺泡气污染是指在肺泡气样的直接采集过程中，混入气道气或空气，结果是从血液弥散的成分被稀释。肺泡气稀释校正标志现有CO_2和O_2两种，其中以肺泡气CO_2校正应用普遍，理由：一是室内空气仅存在痕量CO_2（0.03%），呼气中的高浓度CO_2只能源于肺泡；二是为了恒定内环境，呼吸生理调节机制将肺泡CO_2分压调节恒定在40mmHg。因此，根据试验所在环境的大气压，可以计算出相应的肺泡气CO_2浓度，根据气样实测CO_2浓度可以计算出肺泡气样被稀释的程度，并得出校正系数（肺泡CO_2浓度/样本CO_2浓度），最后将气样实测痕量气体浓度校正为纯肺泡气中的浓度。为了简化工作，一般临床应用通常统一设定肺泡气CO_2为5.0%或5.5%，并将其作为肺泡气的标准，气样低于该值时作校正[2-4]。

正常人呼气末O_2大多低于14%，有人将15%作为肺泡气校正标准，气样高于此值时作校正[5]。

【附】肺泡气CO_2正举例

例1. 在海平面地区测得某患者呼气H_2为10ppm，同时测出呼气CO_2为4.7%。由于海平面为1个大气压（760mmHg），肺泡气CO_2浓度应为5.26%（40/760），说明该患者肺泡气标已被稀释，标本校正系数为1.119（5.26%/4.7%），校正后呼气H_2应为11.19ppm。

例2. 另一患者的实测结果与例1相同，但试验是在625mmHg大气压环境下（如西藏）完成，则肺泡气CO_2浓度应为6.4%（40/625），该患者标本校正系数为1.362（6.4%/4.7%），校正后呼气H_2应为13.62ppm。可见，标本污染程度重于例1。

四、状态校正

气体容积随温度、压力变化而变化，因此必须将试验状态所测结果校正为所需状态值，如标准气体状态（STPD）、实际状态值（ABTPS）、统一实际状态值（BTPS）。方法见本章第二节。

五、小结

呼气试验的气样分析标本有气体和冷凝液两类，其定性和定量分析几乎涉及所有现代物质测定技术。总体要求是敏感、特异、简单、快速和安全，即5S原则。对于气体成分的分析，特别要注意气体容积与温度、分压之间的关系，进行正确的测量换算。所有分析测定均必须高度重视各种测量校正。

（校阅：赵伟军）

参 考 文 献

[1] Bean HD, Zhu J, Hill JE. Characterizing bacterial volatiles using secondary electrospray ionization mass spectrometry（SESI-MS）. J Vis Exp, 2011,（52）: 2664.

［2］ Niu HC，Schoeller DA，Klein PD. Improved gas chromatographic quantitation of breath hydrogen by normalization to respiratory carbon dioxide. J Lab Clin Med，1979，94（5）：755-763.

［3］ Zhang HD，Ma YJ，Liu QF，et al. Human erythrocyte lifespan measured by Levitt's CO breath test with newly developed automatic instrument. J Breath Res，2018，12（3）：036003.

［4］ Tansel A，Levinthal DJ. Understanding our tests：Hydrogen-methane breath testing to diagnose small intestinal bacterial overgrowth. Clin Transl Gastroenterol，2023，14（4）：e00567.

［5］ Lee SM，Falconer IHE，Madden T，et al. Characteristics of oxygen concentration and the role of correction factor in real-time GI breath test. BMJ Open Gastroenterol，2021，8（1）：e000640.

第四章 氧和二氧化碳

- 呼吸的本质是从大气吸入O_2和排出CO_2，通过肺呼吸、血液气体运输和组织呼吸三个相互衔接的环节来完成。
- 呼吸气样O_2测量以氧顺磁仪和电化学传感器常用，CO_2测量以红外吸收分析为主。
- 呼吸O_2和CO_2测量可用于肺呼吸功能测定、能量代谢测定、心输出量测定、睡眠呼吸监测、肝储备功能评估等。

法国化学家拉瓦锡在研究物质燃烧本质的过程中发现了氧气（oxygen，O_2），证明物质燃烧的本质是剧烈的氧化反应。1784年，拉瓦锡还发现人和动物在呼吸过程中从大气吸取氧气，排出二氧化碳（carbon dioxide，CO_2），食物以某种特殊的形式在体内"燃烧"，即如今的生物氧化，生物呼吸的本质由此被揭示，现代科学意义上的呼气试验也从此开始[1, 2]。鉴于各种生物医学书籍对呼吸均有详尽的介绍，本章主要从呼气试验的角度对呼吸O_2和CO_2进行必要的阐述。

（一）理化特性

O_2是一种无色无味的气体，分子量32，密度1.429g/L，较空气重，大气O_2浓度约为21.%，主要参与氧化反应。

CO_2也是一种无色无味的气体，分子量44，密度也较空气重，大气CO_2浓度约为0.03%，而平均呼气CO_2浓度可达3.6%，肺泡气浓度更是大于5.0%，较大气增加100多倍（表4-1）。CO_2是植物生长的主要碳源。

表4-1 海平面各气体的容积百分比（ml%）和分压（mmHg）

	大气		吸入气		呼出气		肺泡气	
	容积百分比	分压	容积百分比	分压	容积百分比	分压	容积百分比	分压
O_2	20.84	159.0	19.67	149.3	15.7	120.0	13.6	104.0
CO_2	0.04	0.3	0.04	0.3	3.6	27.0	5.3	40.0
N_2^*	78.62	597.0	74.09	563.4	74.5	566.0	74.9	569.0
H_2O	0.50	3.7	6.20	47.0	6.2	47.0	6.2	47.0
合计	100	760	100	760	100	760	100	760

*N_2在呼吸过程中并无增减，只是因O_2和CO_2百分比的改变，使N_2的百分比发生相对改变。

（二）呼吸生理

呼吸是机体与外界环境之间的气体交换过程[3]。通过呼吸，机体从大气吸取新陈代谢所需要的O_2并排出代谢产生的CO_2。一旦呼吸停止，生命也将结束。

高等动物呼吸由肺呼吸、血液气体运输、组织呼吸三个相互衔接的环节来完成：肺呼吸包括肺通气和肺换气，前者实现外界空气与肺之间的气体交换，后者则完成肺泡与肺毛细血管之间的气体交换；气体在血液中的运输主要通过血液红细胞中的血红蛋白完成；组织呼吸是指血液与组织、细胞之间的气体交换过程，同时也包括细胞内的氧化过程。可见，呼吸过程不仅需要依靠呼吸系统来完成，还需要血液循环系统的配合，这种协调配合，以及它们与机体代谢水平的相适应，又都受神经和体液因素的调节（图4-1）。

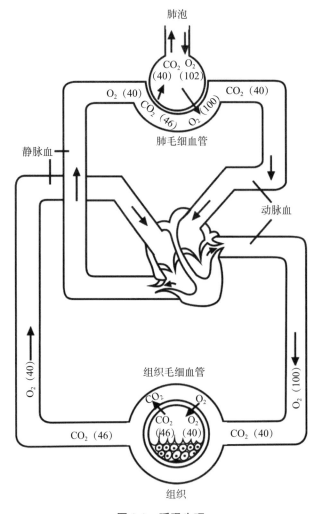

图4-1 呼吸生理

图中括号内的数字表示气体分压，单位为 mmHg（1mmHg = 0.133kPa）

（三）呼吸氧气测定

1. O_2浓度（分压）测定　历史上先后出现过三种氧浓度测量方法，依次介绍如下。

（1）容积法：这是古老的方法，现已不用，但相关概念并未改变，特予简介如下。采集气样于气袋中，充入有定容刻度的玻璃试管，使之与试管中的O_2吸收剂接触，样品容积减少比例即为气样O_2浓度（F_{O_2}）。根据道尔顿（Dalton）分压定律，混合气体总气压等于各气体分压之和，各气体分压占总气压的百分数与各气体容积占总容积的百分数相同。因此，所测氧容积百分浓度即为氧分压百分数。例如，海平面测得呼出气样的O_2浓度是13.6%，氧分压（PO_2）则等于103.36mmHg（760×13.6%）。通常将测量值换算为37℃环境大气压下水蒸气饱和状态值（BTPS值），以符合绝大多数生理状态。该气样BTPS值是97mmHg［（760-47）×13.6%］。

（2）电化学法：这是现在最常用的氧浓度测量方法，其中又以镧锶锰-二氧化锆氧传感器常用，它利用固体电解质在高温下的氧离子导电特性，将电极两侧的氧气分压差转换成电势差输出。气体测量传感器需定期更换。

（3）磁场法：这是最先进的氧浓度测量方法。氧分子有顺磁性，通过磁场时向磁力强区聚集，而非磁性气体如N_2则聚向弱磁区，顺磁性氧浓度计即按此原理设计。顺磁仪可永久使用。

2. 耗氧量测量　单位时间内机体氧的消耗量称为耗氧量。常用测定方法有三种。

（1）闭合回路容积法：受检者在闭合回路中呼吸，呼出CO_2由回路中的碱石灰吸收，根据呼吸肺量计显示的容积减少量或通过维持肺量计值所需的氧流量值得出氧耗（图4-2）。此法很准确，一般在呼吸机或麻醉机上配置测定附件，现已较少用。

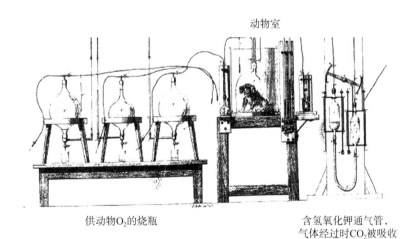

动物室

供动物O_2的烧瓶　　　　　　　含氢氧化钾通气管，气体经过时CO_2被吸收

图4-2　呼吸法能量代谢测量之Regnault和Reiset装置（1849）[4]

将实验犬置于封闭容器中，O_2从左侧管道排出，CO_2从右侧管道排出。左侧通过恒压系统按需供氧，当室内压力下降时即补充至原压力，根据氧气瓶消耗量得出耗氧量。右侧管道装填了CO_2吸收剂氢氧化钾，流过气体CO_2被吸收后重返密室，称量吸收剂的重量变化，可得出CO_2产量。另外，再返回容器时气量减少，左侧氧气瓶自动按消耗输入

获准引自：Mtaweh H, et al. Front Pediatr, 2018, 6：257.

（2）呼吸氧容量差值法：测定吸入气氧浓度（FiO₂）和混合呼气氧浓度（F_EO_2），结合通气量（V_E），按式（4.1）计算。

$$VO_2 = FiO_2 \times \frac{F_EN_2 - F_EO_2}{FiN_2} \times V_E \qquad (4.1)$$

呼吸氧容量差值法适合各种条件，是现在最常用的方法。实践证明，只要FiO₂不超过0.6，此法误差小于5.0%。式中，N₂浓度是为了校正肺内原有气体对吸入气稀释度而加入的校正因子（假设N₂无弥散消耗），可以直接测试，但更多的是间接换算，其中吸入N₂浓度以N₂和O₂之和为100%换算，呼气N₂浓度则以H₂O、CO₂、O₂、N₂之和为100%换算。

（3）菲克（Fick）稀释法：此法仅于心导管检查测量心输出量时使用。根据菲克原理，心输出量等于耗氧量与动脉-混合静脉血氧含量差之商，耗氧量可按式（4.2）计算。

$$VO_2 = Q \times (CaO_2 - CvO_2) \qquad (4.2)$$

式中，Q代表心输出量，$CaO_2 - CvO_2$代表动脉与混合静脉血氧含量差。心输出量可用热稀释法（或染料法）测出。动脉与混合静脉血氧含量之差分别取动脉血和右心房血标本测定。此法误差较大，主要原因是热稀释法值波动范围较大，可达10%甚至更大。

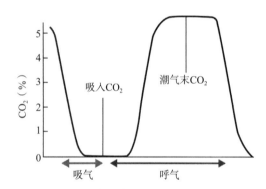

图4-3　红外光谱法实时监测呼吸CO₂

（四）呼吸二氧化碳测定

1. CO₂浓度（分压）测定　有多种方法，如化学吸收法、热导法、质谱法、菲克稀释法等，因红外光谱测量法的出现，这些方法现已很少使用。基于CO₂对4.26μm红外线具有特征吸收峰，利用红外吸收测量气体CO₂浓度是最简单而又可靠的方法，既可采集混合气样测定，也可在呼吸通路上安置探头在线监测（图4-3）。气样CO₂分压测定的换算方法与O₂测定相同。

2. CO₂产量测定　单位时间内机体排出的CO₂量被称为CO₂产量（V_{CO_2}）。CO₂产量测定主要通过测定混合呼气样CO₂浓度（F_ECO_2）和通气量计算完成，公式如下：

$$V_{CO_2} = F_ECO_2 \times V_E \qquad (4.3)$$

如果CO₂浓度是采用在线实时监测方式测定的，呼气平均CO₂浓度可通过积分法计算曲线下面积的方式求出。

（五）临床应用

1. 肺功能测定　肺最主要的功能是呼吸，吸入O₂、呼出CO₂，肺功能的生理和病理变化最终都将反映在呼气O₂、CO₂浓度（分压）的动态变化上，所以呼气O₂、CO₂直接测量理应是肺呼吸功能检查最重要的指标。由于认识的局限和测量技术的限制，过去肺呼吸功能检查主要通过血气分析、肺通气功能测定和肺换气功能测定综合完成。

随着呼气CO_2动态测量的成功，肺呼吸功能测定进入了一个新时代，CO_2动态测量即时显示呼气频率、节律、幅度，同时反映呼吸中枢的呼吸调节功能、肺通气和肺换气功能、心脏功能，配合原有的肺功能测定手段和血气分析等，使肺呼吸功能测定、麻醉、复苏和其他危重疾病监测更加完善。

2.能量代谢测定　伴随机体物质代谢过程的能量产生、转移、释放、利用称为能量代谢。机体物质代谢过程是消耗O_2、产生CO_2和能量。拉瓦锡发现，等量物质在体外燃烧所消耗的O_2量、CO_2产生量及所释放的热量与在体内氧化代谢完全相等。这一发现不仅从生物代谢的角度证明物质不灭定律和能量转变与守恒定律，而且也为通过呼气O_2消耗量和CO_2产生量测定间接计算机体能量代谢提供了坚实的理论依据。随着气体测定技术和计算机技术的进步，整合呼气O_2、CO_2测定和热量计算功能的可移动代谢测定仪（代谢车）已进入临床常规检查，患者只需套上呼吸面罩呼吸30min，仪器即完成能量代谢测定（参见第十三章）。

3.心输出量测定　心输出量是指心脏每次或每分钟将血液射入循环的量。根据菲克原理，如果一种可溶性气体的肺泡张力（分压）等于末端毛细血管动脉血张力，就可以根据这种可溶性气体的消耗量与动静脉血含量差的比值计算出有效肺血流量（心输出量指数）。O_2和CO_2均为弥散性很强的可溶性气体，肺泡毛细血管动脉端O_2分压和静脉端CO_2分压恰恰与肺泡分压相等，采取适当的呼吸模式可通过呼气末气体浓度测出具体数值，进而计算出心输出量。可见，通过测定心输出量，可以计算出耗氧量和CO_2产量，而通过测定耗氧量和CO_2产量也可算出心输出量（参见第十四章）。

4.睡眠呼吸监测　睡眠呼吸障碍包括阻塞性睡眠呼吸障碍、中枢性睡眠呼吸障碍和混合性睡眠呼吸障碍三类，诊断睡眠呼吸障碍的金标准为多导睡眠图（polysomnography，PSG），该仪器同步监测脑电图、肌电图、眼动图、心电图、口鼻气流、胸腹运动、呼气CO_2分压测定、血氧饱和度等各种与睡眠呼吸相关的参数，其中呼气CO_2分压测定是不可缺少的重要内容。

5.肝储备功能评估　主要是评估肝脏的动员能力。静脉注射胰高血糖素，肝脏糖原分解加强，此时的全身耗氧量增加基本由肝脏糖原动员加强引起。因此，比较注射胰高血糖素耗氧量变化是反映肝脏储备动员能力的有用指标。

（六）讨论

对于呼吸，对于O_2和CO_2，我们早已司空见惯，但对于呼气试验，我们似乎又备感陌生。事实上，呼气试验就是从呼吸O_2和CO_2的测定分析开始的。一切涉及呼吸气体交换的理论和实践均适用于其他呼吸气体的测试。因此，全面深刻理解并掌握呼吸生理学和气体物理学有关基础知识，无疑将对呼气试验的学习和研究起到积极的作用。

（七）小结

O_2和CO_2是最主要的呼吸交换气体。呼吸的本质是从大气吸入O_2和排出CO_2；呼吸O_2和CO_2分析是具有现代科学意义的呼气试验的开端。呼吸气样O_2测定以电化学传感器氧顺磁仪较常用，CO_2 测定以红外光谱法为主。呼吸 O_2 和 CO_2 测定在临床用于肺呼吸功能测定、能量代谢测定、心输出量测定、睡眠呼吸监测及肝储备功能评估等。

（校阅：赵伟军）

参 考 文 献

［1］Tan SY, Hu M. Antoine-Laurent Lavoisier（1743-1794）: founder of modern chemistry. Singapore Med J, 2004，45（7）：303-304.

［2］Karamanou M，Tsoucalas G，Androutsos G. Hallmarks in the study of respiratory physiology and the crucial role of Antoine-Laurent de Lavoisier（1743-1794）. Am J Physiol Lung Cell Mol Physiol, 2013，305（9）：L591-L594.

［3］沈霖霖. 呼吸系统//王庭槐. 生理学. 9版. 北京：人民卫生出版社，2018.

［4］Mtaweh H，Tuira L，Floh AA，et al. Indirect calorimetry: History，technology，and application. Front Pediatr，2018，6：257.

第五章　挥发性有机物

- 痕量气体占无水呼气总容积的不足 0.1%，但已检出成分超过 3000 种，绝大多数属于挥发性有机物（VOC），2021 版正常人类呼气挥发组共计收录 1488 种 VOC，按化学结构分为含氮类、含硫类、醚类、烃类、醇类、醛类、酸类、酯类、酮类、卤代物类、未定类及其他十一大类。
- 机体 VOC 包含外源性和内源性两大部分，内源性 VOC 来自机体细胞、体内微生物的代谢释放。呼气 VOC 主要来自刚吸入空气 VOC 的再呼出，其次来自口腔和气道的挥发，只有少数 VOC 来自血液肺泡弥散排放，其中几种简单气体分子因来源和呼气排放机制被查明而获得实际应用，包括 NO、CO、H_2、H_2S、丙酮、乙醇、乙烷、戊烷等。
- 将呼气浓度高于空气浓度的 VOC 简单地视为内源性及血源性是呼气 VOC 分析研究中最普遍和最严重的错误，只有综合各方实验证据才能明确每一种 VOC 的具体来源和排放机制，其中，比较洗肺前后的空气与呼气浓度差变化、比较口呼气与鼻呼气浓度变化、比较呼气与血液顶空气浓度差是较为有效的方法。

无水呼气中，N_2、O_2、CO_2、Ar 这 4 种气体占其容积的 99.9% 以上，其余不足 0.1% 为痕量气体。虽然痕量气体的容积几乎可以忽略不计，但种类却多得令人难以置信，包括大量的挥发性有机物（VOC）和少数几种简单的挥发性无机分子（volatile non-organic molecule），为叙述方便，本章统称为 VOC。1971 年，美国化学家 Pauling[1] 报道，一份正常人呼气标本用气液分配色谱分析即可检出约 250 种 VOC。此后有人用活性炭吸附采样、气相色谱-质谱检测发现，50 名健康人呼气样品累计检出的 VOC 是 3481 种[2]。采用更强分辨力的全二维气相色谱-飞行时间质谱分析，一份正常人呼气样检出的 VOC 超过 2000 种[3]。虽然真正查明来源和呼气排放机制的 VOC 还很少，但已能从呼气 NO 测量诊断哮喘、呼气 CO 试验计算红细胞寿命、空气丙酮探测搜索被困人员等几项成功应用的实践看到呼气 VOC 组学的巨大前景。本章在简单介绍人类挥发组的基础上，重点介绍十一类呼气 VOC 来源及其呼气排放机制的研究现状、存在的问题和应对策略。

第一节　人类挥发组

2014 年，Ratcliffe 团队[4, 5] 构建了第一个人类挥发组（the human volatilome）开放数据库（http://stacks.iop.org/JBR/8/014001/mmedia）。该数据库共收录来自正常人的挥发性分子 1840 种（另一说法是 1765 种[5]），绝大多数属于 VOC，分别来自呼气（872 种）、唾液（359 种）、血液（154 种）、乳汁（256 种）、汗液（532 种）、尿液（279 种）

和粪便（381种）。呼气VOC被该数据库收录的数目远远小于3000多种的预期，而且所录也只有199种获得质谱和色谱滞留时间双识别认定。据研究者解释，造成这一局面的主要原因是很多发现都是重复的。在化学性质构成特征方面，共分十五类，呼气VOC以羟类占比最大，接近50%，明显高于身体其他部位释放的VOC，其次是含氮类和醚类（图5-1）。

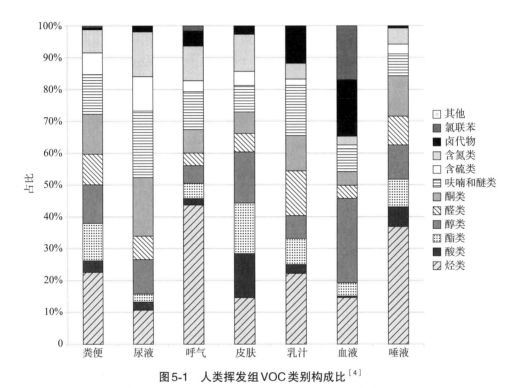

图5-1 人类挥发组VOC类别构成比[4]

获准引自：de Lacy Costello B，et al. J Breath Res，2014，8（1）：014001.

2021年，该数据库进行了更新（http：//stacks.iop.org/JBR/15/034001/mmedia）[6]。VOC收录总数增加了900种，呼气（1488种）、唾液（549种）、血液（379种）、乳汁（290种）、汗液（623种）、尿液（444种）、粪便（443种）的收录数目均有显著增加。此外，该数据库还增设了精液顶空气VOC数据，共收录196种。在编排方面，维持原来的1张总表和11张按化学结构及功能划分的类表，内容包括每种化合物的CAS注册号、名称、化学式、部位（报告文献）4项信息（图5-2）。和旧版一样，更新版所录VOC的化学性质仅少数获得标准验证，绝大多数还只是2级推定分配（level 2-putative assignment）。在呼气挥发组方面，VOC收录数目从旧版的872种大幅增加到1488种，分十一类，包括含氮类211种（14.2%）、含硫类49种（3.3%）、醚类97种（6.5%）、烃类700种（47.0%）、醇类86种（5.7%）、醛类93种（6.3%）、酸类87种（5.8%）、酯类104种（7.0%）、酮类111种（7.5%）、卤代物63种（4.2%）、未定类及其他15种（1.0%）。

纵览整个数据库，涉及文献423篇，逐篇提取信息，工程巨大，虽只纳入正常人数据，且还有编排重复、统计失准等不足，但仍不失为重要的人类VOC基础数据平台。

Table 1. The human volatilome: the list of the VOCs identified from the apparently healthy human body. This represents only 100 compounds, please see the supplementary section for all of the compounds.

No.	CAS-number	Compound name	Formula	Feaces	Urine	Breath	Skin	Milk	Blood	Saliva	Semen
1	83-32-9	Acenaphthene	C12H10			[61, 285]					
2	208-96-8	Acenaphthylene	C12H8			[61, 285]					
3	75-07-0	Acetaldehyde/ethanal	C2H4O	[9, 216, 222, 223, 247, 248]	[194, 252, 256, 258]	[6, 134, 268, 273, 275, 278, 284, 288, 293, 301, 308, 310, 317, 322, 324, 330, 345, 370, 372, 381, 385, 393, 394, 404–406]	[410, 412]	[155]	[122, 123, 134, 141]	[110, 115, 421–423]	
4	19031-77-7	Acetaldehyde, 2-propenylhydrazone	C5H10N2								[241]
5	60-35-5	Acetamide	C2H5NO	[9]		[6, 322, 354]			[125]		
6	107-91-5	Acetamide, 2-cyano-	C3H4N2O								[241]
7	64-19-7	Acetic acid/ethanoic acid	C2H4O2	[9, 216, 217, 222, 223, 247, 248]	[193, 196, 197, 202, 250, 252, 256, 258]	[6, 57, 134, 260, 268, 275, 279, 307, 309, 321, 324, 329, 336, 338, 347, 348, 369, 370, 375, 377, 378, 380, 394, 407]	[183, 186, 190, 191, 411, 412]	[155, 156, 162–164]	[134]	[111, 114, 115, 117, 421, 422]	[241]
8	105-87-3	Acetic acid, (E)-3, 7-dimethyl-2, 6-octadien-1-ol ester/geranyl acetate	C12H20O2				[182]			[420]	
9	141-12-8	Acetic acid, (Z)-3, 7-dimethyl-2, 6-octadien-1-ol ester/neryl acetate/nerol acetate	C12H20O2			[57]	[182]				
10	108-65-6	Acetic acid, 1-methoxy-2-propyl ester/1-methoxy-2-propyl acetate	C6H12O3			[377, 408]					
11	626-38-0	Acetic acid, 1-methylbutyl ester/1-methylbutyl acetate	C7H14O2			[408]					
12	5921-82-4	Acetic acid, 1-methylhexyl ester/1-methylhexyl acetate	C9H18O2				[176]				

(Continued.)

图 5-2 人类挥发组开放数据库总表 [6]

表格内容依次为序号（No.），CAS 注册号（CAS-number），化合物名称（Compoumd name），化学式（Formula），部位（报告文献）即粪（Feaces），尿（Urine），呼气（Breath），皮肤（Skin），乳汁（Milk），血液（Blood），唾液（Saliva），精液（Semen）

获准引自：Drabińska N, et al. J Breath Res, 2021, 15（3）.

第二节　来源与呼气排放机制

环境暴露、机体细胞代谢和体内微生物代谢是体内VOC的三大来源，而它们的呼气排放则有血液肺泡弥散、气道挥发、口腔挥发（嗳气）三大机制。同一气体可有多种来源和多种呼气排放机制。此外，肺泡、气道、口腔不只扮演血气弥散界面和表面液体蒸发排放的角色，同时还是多种VOC的生产场所，甚至是主要场所。呼气分析的基本任务就是在阐明每一种VOC的来源和呼气排放机制基础上加以应用，NO、CO、H_2、H_2S、丙酮、乙醇等少数几种已在临床实践应用的VOC便是如此。然而，呼气挥发组收录的1000多种VOC绝大多数来源不明、呼气排放机制不清。现按十一类介绍如下。

一、含氮类

正常人类呼气挥发组共收录含氮类化合物211种，占14.2%（人类挥发组数据库表2a～c）[6]。频繁报道的仅有10余种，其中证实以内源性为主的有氨气、一氧化氮、三甲胺、三乙胺、氢氰酸、吲哚等，证实以外源性为主的有乙腈、丙烯腈、苯甲腈、N,N-二甲基甲酰胺、吡咯、吡啶和1,3-苯并噻唑等。下文针对氨气和一氧化氮详细介绍。

（一）氨气

氨气（ammonia，分子式NH_3）是一种有特殊性刺激气味的无色气体，极易溶于水，和水分子的氢离子迅速结合生成氨离子（NH_4^+）。溶液中NH_3与NH_4^+的相对量取决于溶液的pH，在酸性溶液中H^+可将全部NH_3转化成NH_4^+，而将溶液碱化则NH_4^+失去H^+又转化为NH_3；溶液pH＝9.3时，NH_3与NH_4^+的相对量各半（图5-3）。NH_3可经生物膜自由弥散，NH_4^+则无法透过生物膜。血氨升高是肝性脑病的重要发病机制之一，临床使用乳果糖治疗肝性脑病的原理就是通过乳果糖肠道发酵产酸而排氨。

以血氨为中心叙述，它的最大来源是结肠细菌对尿素的水解释放，产氨量高达4g/d。结肠细菌对未消化吸收蛋白质的分解也是血氨的重要来源，所以肝性脑病的治疗不仅要

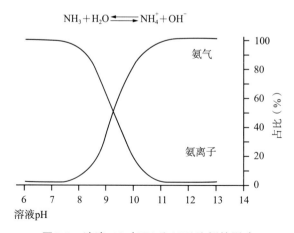

图5-3　溶液pH对NH_3和NH_4^+比例的影响

酸化肠道，还要限制蛋白质摄入量。身体其他部位尿素酶阳性细菌、蛋白质分解对血氨的贡献可能有限，如著名的胃幽门螺杆菌感染。血氨的第二大来源是机体细胞代谢，其中以氨基酸的脱氨反应为主，其他方式还有肝细胞的胺氧化脱氨和嘧啶分解产氨、肾小管上皮的谷氨酰胺水解成氨和谷氨酸氧化脱氨等。外源性氨方面，日常食物含氨有限，除非服用氨制剂。血氨的去路有多条，其中80%～90%经肝细胞鸟氨酸循环合成尿素后排泄。肾脏是最主要的排泄器官。肠道尿素来自胆汁排泄和血液弥散，其中少量直接随粪便排出，大部分被细菌分解成氨再排或重吸收形成肠肝循环。血氨的第二大去路是合成谷氨酰胺。谷氨酰胺合成酶分布于脑、肝脏、肌肉等组织，催化氨与谷氨酸合成谷氨酰胺，后者大部分经血液运输至肾小管再水解排氨。值得一提的是，上述肾小管产氨主要是为了排出，重吸收量少，且酸性尿利于排氨。血氨的其他去路有合成其他含氨化合物，如氨基酸、参与核酸中的碱基合成、直接排出等。

谈及呼气氨分析，最早的报道可能是1975年苏联学者Vysotskiǐ[7]在太空食品研究中将呼气氨测量列入评估指标。因为血氨的来源和去路分别与肝脏的尿素合成、肾脏的尿素排出密不可分，所以呼气氨检测的研究方向就很自然地集中在肝功能评估和肾脏替代治疗（血液透析）评估两大方面。不少报道称呼气氨可以反映血氨水平，有望替代血氨测定用于肝性脑病的监测；呼气氨随血液透析进行而下降并与血肌酐、尿素下降呈显著正相关，提示呼气氨实时监测是简单有效的血液透析剂量评估指标，每次透析可以根据实时监测结果决定何时终止。然而，所有这些正面报道均无法解释以下发现：健康成人空腹呼气氨浓度是血液上层气氨浓度的9倍之多；口呼气氨的浓度远超鼻呼气，清水漱口后仍超近20倍，而一旦使用酸水漱口即刻跌至鼻呼气水平（20～30ppb）[8-10]。毫无疑问，呼气氨的最主要来源是口腔细菌对尿素的水解释放。至于口腔酸化后所剩无几的呼气氨有多少来自血氨肺泡弥散尚待阐明。

（二）一氧化氮

一氧化氮（nitric oxide，分子式NO）是一种无色无味气体，脂溶性很高，能通过生物膜弥散。其化学性质活泼，属于自由基。

NO是1935年Humphrey在研究N_2O毒性过程中发现的，长期被视为有毒气体。直到1986年才发现还有内源性NO。这一年，生化学家Furchgott发现了一种由血管内皮产生的血管舒张因子，同年药学家Ignarro证实该因子本质上就是NO。后来，另一位药学家Murad证明了硝酸甘油治疗冠心病的机制就在于释放NO。三位科学巨匠因此而共享了1998年的诺贝尔生理学或医学奖。现已阐明，体内NO在一氧化氮合酶（nitric oxide synthase，NOS）催化L-精氨酸氧化生成瓜氨酸的过程中释放。NOS有三种同工酶，分别为内皮型一氧化氮合酶（eNOS）、神经型一氧化氮合酶（nNOS）和诱导型一氧化氮合酶（iNOS），广泛分布于全身内皮细胞、神经细胞、巨噬细胞及神经吞噬细胞。NO极高的脂溶性和活泼的自由基特性赋予它自由通过生物膜和迅速反应消失的能力，生物半衰期仅1～2s。作为神经递质和信息分子，NO广泛参与血管紧张度、炎症、免疫、细胞毒等多种生理病理调节过程。

呼气内源性NO研究开始于1991年Gustafsson等[11]的报道。他们应用化学发光重氮质谱实时测量发现，予麻醉兔、豚鼠吸入NO零污染合成空气，其呼气NO浓度大于20ppb。降低吸入氧浓度造成缺氧、注射NOS抑制剂可见呼气NO随之下降，特别是注射NOS抑制剂时，其降幅超过一半，然而注射精氨酸后又迅速恢复。人体试验结果也一样，在NO浓度约1ppb的空气环境中呼吸，正常人呼气NO浓度却接近10ppb。动物和人的实验结果均清楚地表明，呼气中有内源性NO。此后不久就有医生报道哮喘患者呼气NO较正常人升高2～3倍，提出呼气NO可能是很有前途的气道炎症生化标志[12]。关于呼气NO与肺部疾病关系的研究从此便轰轰烈烈地开展。

在生成机制研究方面，首先是临床实践发现类固醇治疗能降低呼气NO而抗生素治疗则无此效果，排除了内源性NO主要由气道细菌产生的可能。其次是实验观测将健康志愿者的吸入气NO浓度设为0ppb、20ppb、40ppb、80ppb、150ppb，结果呼出气NO仅从约10ppb上升到约15ppb，短时多次重复试验也未见累积性呼出升高现象发生[13]。显然，吸入的NO几乎全部迅速反应消失而无法再呼出。如此，呼气NO的主要来源也就不太可能是血液经肺泡弥散排出，而只能是肺脏及呼吸道本身的生产释放。

更强有力的证据来自纤维支气管镜引导下的肺内实时在线采样测量（图5-4）[14]。第一，鼻呼吸时肺内气道NO峰值是口呼气的3倍，而且在鼻呼吸时NO浓度变化曲线是吸气上升、呼气下降，结合此前早就发现鼻腔气含高浓度NO[12, 15]，呼气NO似乎不过是鼻气所产倒吸后再呼出而已。但是，口呼吸的NO峰值虽然不及鼻呼吸的1/3，但它的浓度变化曲线却恰好相反，表现为呼气上升、吸气下降。那么，合理的解释应该是下呼吸道即气管以远也有NO产生，只是产量不及鼻腔而已。第二，口呼吸模式时肺段支气管采样测量，无论是潮式呼吸还是深吸屏气后再呼气，所测呼气末NO均接近于0，说明呼气内源性NO即便含有血液弥散来源或肺泡生产，也是微乎其微的。第三，口呼吸模式下由浅而深插镜采样测量，口腔、气管上段、气管下段、主支气管、肺叶支气管、

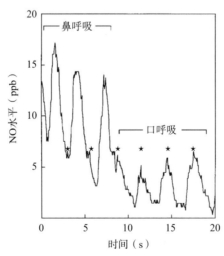

图5-4　肺段气道NO动态测量[14]

健康受试者低NO污染环境潮式呼吸，纤维支气管镜引导下肺段支气管实时在线采样测量。在鼻呼吸期间，NO水平峰值出现在吸气相，这可能与吸入鼻旁窦中产生的NO有关。当改用口呼吸时，NO水平达峰则发生在呼气相。另外，在鼻呼吸期间，可以看到呼气NO峰值（★）埋藏在吸气阶段。因此，通过口呼吸可以有效排除鼻腔NO对下呼吸道NO的干扰

获准引自：Dweik RA, et al. J Clin Invest, 1998, 101（3）：660-666.

肺段支气管各段气样NO峰浓度相同，表明临床口呼气测量完全可以准确代表下气道NO水平。第四，正、反相互印证的组织细胞学及分子生物学证据，正常人上、下呼吸道的柱状上皮细胞同时可见eNOS、iNOS、nNOS这3种NOS同工酶的高表达，而肺泡上皮细胞只见nNOS一种同工酶的微弱表达[15-17]。相反，原发性纤毛运动不良症患者的鼻腔气NO、呼气NO缺乏，上、下气道上皮的各型NOS的表达也十分微弱[18]。至此可明确，呼气NO几乎全部来自气道黏膜柱状上皮的生产释放，其中鼻呼气部分NO（nasal notrixic oxide fraction，FnNO，nNO）可代表上呼吸道（鼻腔、鼻窦），口呼气部分NO（exhaled notrixic oxide fraction，FeNO，eNO）可代表下呼吸道。因为反复证实NO水平与气道炎症、气道高反应性密切相关，呼气NO检测也就很快从研究进入临床推广普及，为支气管哮喘、慢性咳嗽、慢性阻塞性肺疾病、鼻窦等气道疾病甚至少见气道疾病的诊断和治疗提供了重要参考（第十五章第六节）。从1991年发现呼气内源性NO的存在到1997年第一份临床指南的推出仅用了短短6年时间，堪称奇迹[19]。不得不说，呼气NO测量在呼气试验发展史上是继$^{13/14}$C-尿素呼气试验之后的又一次巨大成功。

二、含硫类

含硫挥发性有机物（sulphur-containing volatile organic compound）亦称挥发性硫化合物（volatile sulphur compound，VSC），多有令人不快的臭味，自然环境含量很低，正常人呼气挥发组收录49种，占3.3%（人类挥发组数据库表3）[6]。现已查明，硫化氢、甲硫醇和二甲硫（二甲硫醚）是3种最重要的内源性口臭分子，烯丙基甲基硫醚和甲基丙基硫醚则分别是进食大蒜和洋葱后的主要口臭分子。报道较多但对升高来源认识有限的还有SO_2、CS_2、硫化羰、丙硫醚、二甲二硫、二甲三硫等。以下重点介绍3种内源性口臭分子。

硫化氢（hydrogen sulphide，分子式H_2S）、甲硫醇（methyl mercaptan，结构式$CH_3—SH$）和二甲硫（dimethylsulfide，结构式$CH_3—S—CH_3$）分别呈臭鸡蛋味、烂包菜味、霉甜味，三者的人类感知阈值分别为95ppb、12ppb和24ppb[20]。

在哺乳动物组织细胞，H_2S的内源性生成途径有L-半胱氨酸脱硫释放和L-蛋氨酸转硫生成，前者有胱硫醚β-合成酶和胱硫醚γ-裂解酶参与，后者则以L-半胱氨酸作为转硫中间产物[21]。甲硫醇的内源性生成通路也有两条：一是L-蛋氨酸经γ-裂解酶催化或与3-甲基硫代丙酸转氨反应生成，二是H_2S在巯基S-甲基转移酶作用下获得甲基而成[22]。二甲硫也是L-蛋氨酸转氨反应的产物[21]。除了L-蛋氨酸、L-半胱氨酸，动物细胞特别是肝细胞还能利用其他多种含硫化合物代谢转化释放VSC。例如，戒酒药双硫仑代谢释放CS_2，止喘药甲磺司特、止吐药半胱胺盐酸盐、降颅内压注射剂二甲基亚砜则代谢释放二甲硫[22]。在体内，VSC生产菌也有很多，单从口腔舌下就能分离出80余种，合成底物及通路或独有或与细胞相同（图5-5）[23, 24]。

关于呼气VSC来源的科学分析，可追溯至古希腊希波克拉底描述的"肝病性口臭（fetor hepaticus）"，一种从晚期肝脏病患者口中发出的难闻霉甜味[25]。20世纪20年代，基于对含硫化合物理化性质的认识，一些学者开始推测肝病性口臭来源于硫醇、二甲硫的异常排出[26]。但直到1970年，Chen等[27]应用配有超敏火焰检测器的气相色谱技术才直接证实了肝硬化患者呼气中甲硫醇、乙硫醇和二甲硫浓度显著升高，同时还发现服

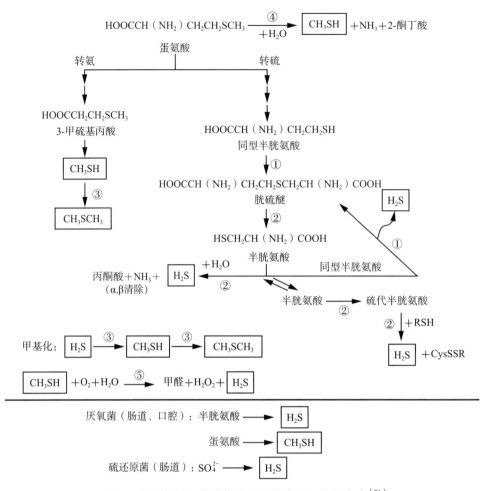

图5-5 以蛋氨酸和半胱氨酸为原料的VSC生物合成[21]

横线上、下方分别代表哺乳动物组织细胞和细菌的VSC生物合成通路。酶代号：①胱硫醚β-合成酶；②胱硫醚γ-裂解酶；③巯基S-甲基转移酶；④L-蛋氨酸裂解酶；⑤甲硫醇氧化酶

获准引自：Tangerman A，et al. J Chromatogr B Analyt Technol Biomed Life Sci，2009，877（28）：3366-3377.

食蛋氨酸后可进一步增加二甲硫的排出。另外，对于人群流行率超过20%的普通口臭，早在20世纪30年代就有医生如Prinz等[28-30]明确提出90%以上是口腔原因引起的，而不是普遍认为的因"胃肠不好"特别是便秘引起的。Grapp医生[30, 31]更是高度怀疑舌苔乃口臭之源。但直到真相大白的今天，除非"舔腕自闻"，大多数人无论患者或医生还是不太相信口臭源于口之说，理由是大数口臭者的口腔卫生状态是很好的。1971年，同样是利用超敏气相色谱技术，微生物学家、现代口臭学先驱Tonzetich教授[32]报道，在15名志愿者的口腔气样中检出了H_2S、甲硫醇、二甲硫3种物质，其中H_2S占总量的90%以上，甲硫醇次之，二甲硫甚微。更为重要的是，清水漱口后1min再测，3种VSC含量直线下降，随后间隔采样测量又见它们逐步回升，至60min时完全恢复到原来的水平。唾液孵育上层气也可检出3种VSC，浓度随孵育时间延长而上升，至60min时3种VSC的浓度及比例与同一个体的口腔气样相同。结合此前发现，即氨基酸唾液孵育顶空气臭味识别以含硫的L-半胱氨酸、还原型谷胱甘肽最重要，3种VSC产于口腔细菌分解的结论才令人信服。此后的研究又发现，口腔菌群以舌苔的密度最大、种类最多，堪比结肠，各种口腔清除物臭味以舌苔刮取物持续时间最长，半胱氨酸诱发口臭以滴加至舌面时程度最重，口腔清洁除臭以刮舌苔效果最明显[30]。大多数口臭源于舌苔之说由此得到了证实，口臭临床诊治也从此走上了正确的道路。

随着口气VSC检测的普及，一些细心的日本医生发现不同类型的口臭有其特征性VSC指纹（图5-6）。1992年，Yaegaki[33]报道发现口腔卫生状况良好、无牙周病的口臭，即所谓的"生理性口臭"，只见H_2S升高，相反，病理性口臭则三种VSC均见异常升高。Murata等[34]于2002年报道了一例初检3种VSC升高明显但口腔清洁处置却无效的病例，重检口气VSC发现H_2S、二甲硫已近于消失而二甲硫仍维持在高位，重新追问病史，怀疑患者口臭可能与近期服用含硫止喘药甲磺司特有关。果不其然，患者停药后二甲硫含量回落、口臭消失。如此可以肯定，本例口臭是从血液而来的二甲硫所致。5年之后，Tangerman等[20]报道了连续收集口臭病例进行口腔气和鼻腔气同步VSC分析比较的结果：90%的口臭病例鼻腔气样3种VSC全部缺如，其余10%的病例仅见二甲硫，浓度与口腔气十分接近，而且与血液二甲硫水平的相关性几乎呈一条直线（$r = 0.943$）。继续研究发现，在血尿标本中只有化学性质呈中性稳定的二甲硫可以检出游离型的存在，而化学性质活泼不稳定的H_2S和甲硫醇只有结合型，根本检测不到游离型的存在[21]。据此不难得出结论，口腔气道局部释放是呼气H_2S、甲硫醇的唯一来源，胃肠道等组织器官所产生者即便进入血液也将迅速反应消失，只有中性稳定的二甲硫可在血源性口臭中扮演角色。古希腊希波克拉底描述的"肝病性口臭"的真正元凶是二甲硫而非其他。

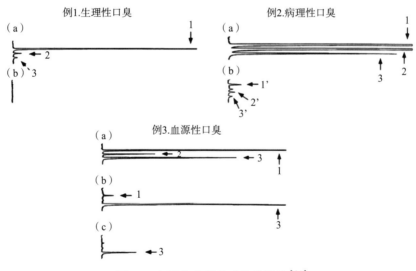

图5-6　口腔气挥发性硫化物指纹[34]

1,1' = H_2S；2,2' = CH_3SH；3,3' =（CH_3）$_2S$；（a）口腔清洁前；（b）口腔清洁后；（c）停用血源致口臭药。

如果同时进行口腔气和鼻腔气分析，将会得到口腔、臭源、血源、不同混合多种口臭VSC图谱

三、烃类

烃类（hydrocarbon）是仅由碳和氢两种元素构成的化合物，又名碳氢化合物。正常

人呼气挥发组共收录烃类700种，占47.0%（人类挥发组数据库表8a～d）[6]。完全确认的内源性烃仅4种，即甲烷、乙烷、戊烷和异戊二烯。所有呼气VOC指纹分析筛选出来的烃类候选标志物目前均缺少内源性升高的确切证据。

（一）甲烷

甲烷（methane），分子式CH_4，是最简单的烃，空腹呼气浓度可达ppm级别。包括人类在内的哺乳动物细胞代谢不产生CH_4，呼气中的内源性CH_4来自体内产甲烷菌催化的H_2对CO_2的氧化反应（$4H_2 + CO_2 \longrightarrow CH_4 + 2H_2O$）。细胞代谢也无$H_2$的产生，$H_2$主要来源于肠道细菌对碳水化合物的发酵。有关呼气$CH_4$和$H_2$的内容将在$H_2$呼气试验章节详细介绍（详见第十章）。

（二）乙烷、戊烷

乙烷（ethane）和戊烷（pentane）的分子式分别为C_2H_6和C_5H_{12}。1966年，苏联学者Aulik[35]率先报道了呼气烃类变化与机体脂质过氧化有关，但影响不大。直到1974年，Riely[36]的论文"乙烷的演变：脂质过氧化的新指标"在著名杂志《科学》发表后，呼气中烃类、自由基、氧化应激等与人类疾病的关系才开始受到广泛关注。现已基本查明，呼气中的内源性乙烷、戊烷主要来自ω-3和ω-6多价不饱和脂肪酸的过氧化释放，两者是反映机体氧化应激和脂质过氧化状态的指标。

新生儿和动物新生兔呼气中的乙烷和戊烷浓度特别高，其中新生儿呼气中乙烷和戊烷的产率分别是成人的11倍和12倍[37]。因为新生动物的肠道菌群尚未建立，所以高浓度乙烷和戊烷只能源于机体细胞代谢[36, 37]。予新生儿或动物新生兔静脉输入脂质后，不仅呼气戊烷急增70倍之多，而且血液和组织反映脂质过氧化状态的硫代巴比妥酸反应物（thiobarbituric acid reactant，TAR）也明显增加[37]。运动员在剧烈运动（缺氧）时可见呼气乙烷急剧上升[38]。这些现象均提示内源性乙烷和戊烷可来自脂质过氧化。

已知不饱和脂肪酸的双键是很容易被氧化破坏的。体外试验证实，乙烷和戊烷可分别由ω-3和ω-6多价不饱和脂肪酸过氧化生成[39]。其实，根据不饱和脂肪酸分子的双键位置便可推测出不饱和脂肪酸过氧化时产生的烷类。例如，软脂酸又名棕榈油酸（palmitoleic acid，十六碳烯酸，C16：1Δ9）产生己烷；油酸（oleic acid，十八碳烯酸，C18：1Δ9）产生癸烷；亚油酸（linoleic acid，十八碳二烯酸，C18：2Δ9，12）产生乙烷、戊烷；亚麻酸（linolenic acid，十八碳三烯酸，C18：3Δ9，12，15）产生乙烷；花生四烯酸（arachidonic acid，二十碳四烯酸，C20：4Δ5，8，11，14）产生乙烷、戊烷。

生理条件下，肝脏是烃类的主要生产场所，85%的戊烷来自肝脏细胞色素P450酶代谢，脑和红细胞等处的代谢释放亦不可忽略[40, 41]。体内乙烷和戊烷除了呼气排出，还有肝脏进一步彻底氧化生成CO_2等去路。病理生理状态下如缺血，受累器官的脂质过氧化便成了乙烷、戊烷等烃类的重要来源。在食物中大剂量加入亚油酸和亚麻酸，并未发现餐后呼气乙烷、戊烷排出有显著改变，提示即便存在肠道细菌代谢释放来源，对机体总量的影响也十分有限[41, 42]。

呼气乙烷和戊烷测定报道涉及病种或来源极为广泛，如各种急慢性肺部炎症、肺癌、吸烟、急慢性肾功能损伤、急慢性肝病、炎症性肠病、糖尿病、急慢性心力衰竭、心绞痛、心脏移植排斥、先兆子痫、早产儿、新生儿、饮食、抗氧化剂、短时体力或脑力应激、高压氧暴露等。有趣的是，睡眠障碍、抑郁、焦虑、精神分裂症、老年性痴呆（如阿尔茨海默病）等心理精神疾病患者呼气中的乙烷和戊烷也见明显升高。可能因为脂质过氧化广泛发生于各类疾病，特异性不强，迄今未见呼气乙烷、戊烷测量进入临床。

（三）异戊二烯

异戊二烯（isoprene），分子式C_5H_8，呼气浓度很高，正常成人呼气浓度通常在100～300ppb[43]。一直以来的研究都认为呼气内源性异戊二烯来自胆固醇生物合成代谢的甲羟戊酸通路（mevalonate pathway），呼气异戊二烯是机体胆固醇代谢状态的反映。然而，2015年偶然发现的遗传性呼气异戊二烯缺乏症使得人们需要重新审视这种联系[44]。

1981年，Gelmont等[45]报道，健康受试者用洁净空气洗肺10min后仍可在呼气样本中检出远超空气水平的高浓度异戊二烯，确切表明内源性异戊二烯的存在。从年龄上可看到，学龄前儿童呼气样本中的异戊二烯浓度最低，此后随发育前、青春期、成人依次升至高峰，老年人又下降[43]。骨骼肌可能是异戊二烯存储的重要器官，因为呼气浓度与肌肉总量呈正相关。起初，大家对个体呼气异戊二烯浓度的巨大波动深感疑惑，提出种种可能。2001年，Karl等[46]设计的运动在线测量和二室模型计算证实，机体异戊二烯产率实际上是恒定的，只是疏水性和挥发性特征使其呼气排出率完全受控于肺泡通气量和肺血流量，瞬间心率变化（如唤醒、起床时等）即刻导致呼气浓度改变（图5-7）。1984年，Deneris等[47, 48]报道，在大鼠肝细胞质制备物中加入胆固醇合成前体甲羟戊酸（mevalonate）孵育，可检测到异戊二烯的释放，故推断呼气内源性异戊二烯来自机体细胞胆固醇合成代谢过程，具体反应步骤可能是由异戊焦磷酸（isopentyl-pp）或二甲烯丙烯二磷酸（dimethylallyl-pp，DMAPP）经非酶促反应生成。还有体外试验发现，胆固醇前体鲨烯1-6位碳过氧化也可产生异戊二烯，这或许又是体内异戊二烯的来源之一[49]。有关呼气异戊二烯测量应用研究的报道已超百篇，涉及基础临床的方方面面，如肺癌、心肌梗死等各种心肺疾病的诊断生物标志物、血脂水平监测、肝病功能评估、氧化应激等，效果评价不一，但结果分析基本围绕着机体胆固醇代谢展开[43]。

转折始于2015年Sukul等[44]的偶然发现。在一次例行呼气测量分析过程中，他们发现一名健康已婚女性的呼气样本奇怪地未能检出异戊二烯信号，重复采样检测结果依旧。随后，在先证者直系亲属中又发现了4名呼气样本中异戊二烯仅有数ppb至约20ppb的低水平者，包括其父母、胞妹、女儿，呈隐性遗传特点。先证者丈夫的呼气异戊二烯水平正常，为（111.46±15）ppb。所有呼气异戊二烯缺乏成员不仅身体健康、血脂检查正常，而且甲羟戊酸、胆固醇生物合成通路酶基因表达比较中未发现和对照存在关联性的差异。Sukul等[50]最近又在连续2000例测试中发现了5例健康成人呼气异戊二烯缺乏者，血胆固醇水平同样正常。全外显子测序结果显示，这些个体均为IDI2停止增益突变纯合子（欧洲流行率＜1%）。IDI2在人类仅表达于骨骼肌细胞过氧化物酶体。IDI2停止增益突变使得异戊烯二磷酸无法转化为可释放异戊二烯的二甲烯丙烯二磷酸（图5-8）。简言之，异戊二烯的产生的确利用了胆固醇合成通路，但主要发生在骨骼肌过氧

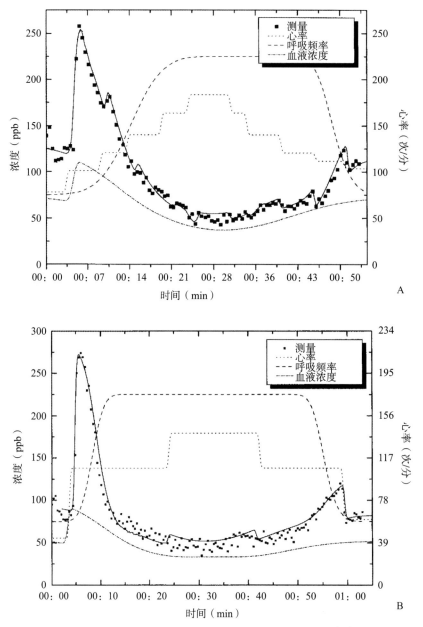

图5-7 成年男性运动状态呼吸、血液异戊二烯测试[46]

两名成年男性受试者于踏车运动过程中在线实时测量心率、呼吸、呼气及动脉血中的异戊二烯浓度变化。A. 5 档方案：每隔约 5min 心率加快 20 次 / 分时将踏车速度提高 1 档，共 5 档，至心率 175 次 / 分时维持 7min，再依次分档减速。踏车开始 90s 后呼气异戊二烯浓度从 120ppb 急升至峰值 250ppb，旋即迅速下降；踏车 20min 后心率达最快，呼气异戊二烯也降至最低点 50ppb；踏车减速后，随着心率减慢又出现浓度上升。动脉血中异戊二烯浓度变化趋势和呼气相似。B. 2 档方案：结果和 5 档方案完全一致

获准引自：Karl T，et al. J Appl Physiol（1985），2001，91（2）：762-770.

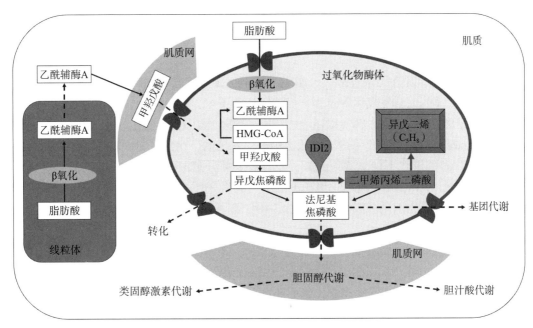

图5-8　人骨骼肌细胞IDI2异戊二烯生产通路[50]

在肌肉骨骼肌过氧化物酶体（peroxisome），异戊焦磷酸（isopentyl-pp）经IDI2催化不可逆地转化为二甲烯丙烯二磷酸（dimethylallyl-pp，DMAPP），后者自发释放异戊二烯（isoprene）

获准引自：Sukul P，et al. Commun Bio，2023，6（1）：999.

化物酶体的一条支路，肌肉活动期间呼气中异戊二烯即时升高极有可能来自肌肉脂肪代谢。

（四）其他

在呼气VOC指纹分析中，特别是以活性炭吸附采集分析的研究中，某些烃类因高于对照而被列为候选诊断标记。以肺癌呼气指纹分析为例，常见报道的烃类除了上述戊烷、异戊二烯，还有庚烷（heptane）、环己烷（cyclohexane）、甲苯（toluene）、乙苯（ethylbenzene）、苯乙烯（styrene）、1-甲基乙烯基苯（1-methylethenylb-enzene）等。虽然体外癌细胞株培养上层气分析确实也检出它们的存在，但很难凭此认定它们就是肺癌患者呼气浓度升高的主要来源。

四、醛类

醛类（aldehyde）是指分子中含有醛基（—CHO）的化合物，化学通式为RCHO。呼气挥发组共收录醛类93种，占6.3%（人类挥发组数据库表7）[6]。频繁报道的醛类是脂肪醛或称直链醛（甲醛、乙醛、癸醛）、丙烯醛及苯甲醛等10余种，常用于乙醇代谢能力评估、癌症呼气VOC指纹分析等。

醛无处不在，从环境光化学反应到生物代谢均有醛的代谢释放。有关人体醛类的来源，O'Brien[51]做了很好的综述。燃烧排放与化工等人类活动是最主要的环境醛类污染源，其中壬醛还是主要的污染空气臭味分子。食物、饮水、药物也是人体醛类的重要来源。事实上，水果和蔬菜的特征性香味就是由挥发性醛、酮及醇等气味分子构成的。香蕉富含己烯醛，橘皮富含癸二烯醛和壬二醛，而苯甲醛则是樱桃、杏仁的主要气味分子。

人体内源性挥发醛类来自醇类、脂类、糖类（碳水化合物）、胺类等生物分子的酶促氧化反应、非酶促自发氧化等过程，简要分述如下。

（1）醇类氧化：人体80%以上的甲醇、乙醇是在细胞质乙醇脱氢酶（alcohol dehydrogenase，ADH）催化下脱氢氧化成甲醛、乙醛的，少部分是在肝微粒体细胞色素P450（CYP2E1）催化下加氧脱羧成醛，尚有极少部分被过氧化物酶体的过氧化氢酶氧化成醛。ADH、CYP2E1、过氧化氢酶的底物特异性并不高，可催化多种醇类脱氧化成醛（继续脱氢则成酮）。例如，乙二醇、1,2-丙二醇可分别被CYP2E1催化加氧脱羧生成甲醛、乙醛。

（2）脂质过氧化：脂类分子在活性氧类物质（ROS）等自由基攻击下发生非酶促氧化降解的过程称为脂质过氧化。多不饱和脂肪酸双键是最容易被自由基攻击断裂的部位，脂质过氧化产物（LPO）有烷、醛、酮等多种。脂质过氧化损伤在缺血再灌注、炎症、肿瘤、动脉硬化等疾病的发生和发展过程中发挥重要作用，受到广泛重视。体液中的丙二醛（MDA）、4-羟基壬烯醛（4-HNE）是常用的反映脂质过氧化程度的检测指标。有趣的是，最近发现来自人类皮脂腺分泌的皮脂氧化降解释放的癸醛（及正己醇）是吸引嗜人血蚊的特异气味分子[52]。

（3）糖类自氧化及酶促代谢：例如，葡萄糖可经自氧化产生乙二醛，而葡萄糖糖酵解中间体甘油醛-3-磷酸和二羟丙酮磷酸则可经酶促转化生成甲基乙二醛。

（4）胺类的加氧代谢：例如，精胺加氧可生成氨基丙醛，继而自发生成丙烯醛。丙烯醛也是抗癌药环磷酰胺的氧化代谢产物之一。事实上，胞质、线粒体、过氧化物酶体等部位有多种胺氧化酶，如单胺氧化酶、多胺氧化酶、血清胺氧化酶、二胺氧化酶等。

（5）其他：髓过氧化物酶类代谢也是醛的重要来源，如中性粒细胞的髓过氧化物酶可将丝氨酸和苏氨酸分别转化生成乙醇醛和丙烯醛。此外，抗坏血酸自氧化可和葡萄糖自氧化一样产生乙二醛。关于体液醛的代谢去路，如其来源般多样复杂，有氧化、还原、结合等。例如，甲醛和乙醛可在乙醛脱氢酶（aldehyde dehydrogenase，ALDH）催化下分别生成甲酸和乙酸，并最终彻底氧化成CO_2和H_2O。至于体液醛的排泄，涉及粪、尿、皮肤、肺等途径，具体情形随产物分子性质而异。

呼气醛类分析始于1926年Briggs[53, 54]报道的血液乙醛水平的呼气测量估计研究。从那时起，通过酒后呼气分析预测血液乙醛水平、评估肝脏乙醇代谢能力、划分ALDH亚型的研究就一直延续至今。另外，以肺癌为代表的呼气VOC指纹诊断研究在20世纪80年代兴起之后，很多挥发醛特别是脂肪醛密集获选特征性标志物（图5-9）[55]。因为研究病种并不局限于肺而是全身各器官，气样采集又基本取自空腹呼气末段"肺泡气"，研究很自然就推测这些醛类候选标志物来源于血液肺泡弥散，或者说呼气醛浓度可反映血液醛水平。

然而，几篇不为人们关注的研究却强烈提示空腹呼气末"肺泡气"醛并不能反映相应的血液醛水平。第一，口腔产醛。口腔物理清洁如清水漱口或刮舌苔可以显著降低

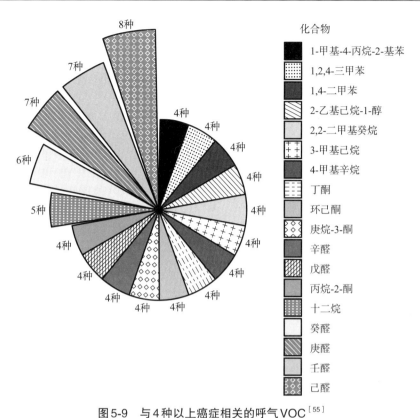

图5-9　与4种以上癌症相关的呼气VOC[55]

获准引自：Janfaza S，et al. Biol Methods Protoc，2019，4（1）：bpz014.

一些醛的呼气浓度，而用营养液、化学混合剂漱口则可显著提升某些醛的呼气浓度，提示口腔不仅有醛产生，而且其产量足以影响对血醛预测的准确性[56, 57]。事实上，通过分析人类挥发组数据库就能发现口腔产醛的证据。数据库收录的唾液顶空气醛的种类数（43种）约是血液顶空气醛的2倍（22种），而且所有血液顶空气醛均可在唾液顶空气中检出[6]。第二，气道产醛。避开口腔污染，同时测量鼻呼气醛和血液顶空气醛发现，二者不仅无相关性，而且鼻呼气气醛远高于或等于血液顶空气醛（表5-1），结果强烈提示气道产醛的可能而不存在血液向肺泡净扩散的可能[8]。第三，肺泡气低醛。避开口腔、鼻咽，通过肺癌手术患者气管插管、单侧支气管采样测量发现，几种密集候选肺癌标记脂肪醛的浓度很低，病侧患侧、术前术后也无变化[58]。可见，呼气醛源于血液肺泡弥散的占比有限。事实上，酒后这类超高血液乙醛水平的呼气分析预测迄今也未获推荐，因为误差实在太大，还不及尿检相关性好[54]。而且，很早就有人发现呼气醛测量结果总是高于参照血液预期，提示决定呼气乙醛水平的因素除血液与肺泡气之间弥散平衡外，还存在其他未知重要因素[59]。还有人发现，酒后无效腔气（呼气初）乙醛浓度总是略高于肺泡气（呼气末），怀疑口腔或气道可能有细菌产醇[54, 60]。综上所述可见：一般空腹状态下内源性呼气醛主要来自口腔和气道而非血液肺泡弥散；呼气醛分析测量的意义需要重新审视。

表5-1 30名健康成人鼻呼气与血液顶空气VOC同步测量[8]

| 化合物 | 顶空 | | 气袋 | | $F_{1,3}$ | 呼血相关系数 | 呼血比率 | Henry系数 [mol/(L·atm)] |
	水	血	空气	鼻呼气				
丙酮	22.3±3.9	583.1±223.2[a]	20.9±6.0	570.8±279.16[b]	96.6[d]	0.680**	0.98	$2.5×10^1$
异戊二烯	1.3±0.7	124.3±40.2[a]	1.6±0.6	130.1±69.3[b]	98.6[d]	0.628**	1.05	$1.7×10^{-1}$
氨气	3.9±2.1	9.7±7.9[a]	3.1±1.1	86.1±7.8[b, c]	1517.8[d]	-0.096	8.88	$5.6×10^1$
H_2S	0.8±0.3	1.0±0.5	0.8±0.4	1.1±1.8	0.7			$8.7×10^{-2}$
甲醇	4.1±5.0	30.8±6.0[a]	4.1±2.8	134.4±44.5[b, c]	225.2[d]	0.228	4.36	$2.0×10^2$
丙醇	1.9±0.9	8.3±10.2[a]	1.7±0.6	10.8±7.6[b]	15.5[d]	-0.255	1.30	$1.3×10^2$
乙酸	1.1±0.5	12.7±11.4[a]	1.2±0.4	60.7±26.2[b, c]	118.3[d]	0.029	4.78	$6.3×10^3$
甲醛	3.5±0.9	3.2±1.1	3.2±2.0	10.6±4.4[b, c]	63.2[d]			$4.1×10^3$
乙醛	2.5±1.7	8.8±13.0	1.8±1.3	8.4±16.4	2.3			$1.3×10^1$
丙醛	1.5±0.4	1.7±0.9	1.3±0.5	3.3±2.4[b, c]	14.4[d]			$0.9×10^1$
丁醛	1.1±0.4	1.3±0.4	1.2±0.3	3.3±1.6[b, c]	44.8[d]			$7.9×10^0$
戊醛	1.1±0.4	3.5±1.7[a]	1.3±0.6	3.9±2.7[b]	23.7[d]	-0.177	1.11	$5.9×10^0$
己醛	4.0±1.5	4.3±1.4	2.9±0.7	7.4±3.8[b, c]	23.3			$3.8×10^0$
庚醛	1.7±1.3	2.3±2.6	1.7±0.5	1.9±1.8	0.8			$3.1×10^0$
辛醛	1.4±2.0	1.2±0.9	1.4±0.5	1.6±1.1	0.5			$2.0×10^0$
壬醛	1.3±0.3	1.3±0.8	1.3±0.3	1.5±1.4	0.4			$1.0×10^0$
癸醛	1.6±0.6	1.4±1.1	1.8±0.6	1.7±0.7	1.4			$6.1×10^{-1}$
丙二醛	1.2±0.7	3.6±1.8[a]	1.5±0.3	8.4±3.1[b, c]	98.8[d]	0.396*	2.33	缺

a血液顶空气 vs 水顶空气。

b空气 vs 呼气。

c血液顶空气 vs 呼气（$P<0.001$）。

d $P<0.001$。

*$P<0.05$。

**$P<0.01$。

【附】脂肪醛

脂肪醛（aliphatic aldehyde，fatty aldehyde）是醛基与脂肪烃基（或氢原子）连接的醛类化合物，通式为RCHO。常温下甲醛为气体，乙醛为低沸点液体，$C_3 \sim C_{11}$醛为液体，高碳醛为固体，溶于有机溶剂。在水中的溶解度随碳原子数增加而减小，C_5醛以上均难溶于水，低级脂肪醛有刺激性气味，C_8以上脂肪醛有令人愉快的气味。性质活泼，可进行R＝C基加成反应、α氢原子反应、氧化反应等。一般由醇氧化、烯烃氢甲酰化、醇醛缩合等方法制取。

五、酮类

酮类（ketone）是羰基与两个烃基相连的化合物，通式为RCOR。呼气挥发组收录了111种酮，占人类挥发组数据库（表10a，b）的7.5%[6]。以下10余种经常被报道：丙酮、2-丁酮、2-戊酮、2-己酮、2-庚酮、3-丁烯-2-酮、2,3-丁二酮、4-甲基-2-戊酮、6-甲基-5-庚烯-2-酮、苯乙基酮、3-羟基-2-丁酮、环己酮、p-薄荷酮。下文选择呼气来源研究较为清楚的5种进行介绍。

（一）丙酮

丙酮（acetone）是最简单的饱和酮，分子式C_3H_6O，结构式CH_3COCH_3，是一种无色透明液体，易挥发，有烂苹果味，易溶于水。

丙酮是浓度最高的内源性VOC。环境空气和食物对机体丙酮的影响有限，一过性高浓度暴露也因挥发性高而迅速清除。城市室内空气丙酮一般平均为100ppb（0.1ppm），而呼气丙酮含量一般在1～2ppm，饥饿时可超过6ppm。

内源性丙酮几乎全部来自肝脏生酮代谢。肝细胞线粒体通过雷宁循环（Lynen cycle）先将2分子乙酰辅酶A缩合生成乙酰乙酸，后者大部分经酶催化脱氢还原生成β-羟丁酸，少量自发脱羧生成丙酮（图5-10）。丙酮、乙酰乙酸、β-羟丁酸合称酮体（ketone body）。机体葡萄糖供应不足或葡萄糖氧化障碍时，脂肪动员加强，肝脏将从血液摄取的脂肪酸经β氧化生成大量的乙酰辅酶A，进一步生成酮体。3种酮体水溶性均极高，生成后迅速透过肝线粒体膜和细胞膜进入血液，转运至肝外组织氧化供能。肝外组织细胞主要利用乙酰乙酸、β-羟丁酸。丙酮在代谢上不占重要地位，常被视为生酮代

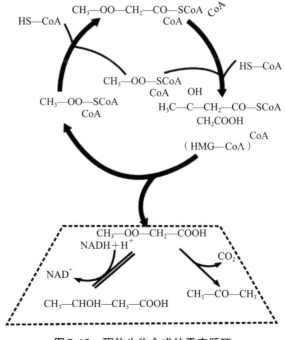

图5-10 酮体生物合成的雷宁循环

谢过程的副产品，主要从肺呼出，部分随尿排泄。异丙醇氧化生成也是内源性丙酮的来源之一，但十分有限[61]。食草动物瘤的胃细菌发酵过程有丙酮的释放，人类肠道微生物代谢也有丙酮产生，但对丙酮总量的影响微不足道[61]。总之，脂肪分解速度是血液酮体、尿酮体、呼气丙酮水平的决定因素[61, 62]。

据转引文献介绍，捷克的 Wilhelm Petters 于1857年不仅在糖尿病患者尿液中检出了丙酮，而且还指出糖尿病患者呼气呈烂苹果味即由丙酮引起[5]。Nebelthau 于1897年进行糖尿病患者呼气丙酮定量检测，发现机体丙酮的90%经肺呼出，经尿排泄不足10%，饥饿时丙酮排出率显著增加[63]。虽然100多年前人们就准确地断定了呼气丙酮来源于血液肺泡弥散，但真正完美展示口鼻相同、血液来源高于呼气来源且二者关联呈直线乃近年之事[8, 64, 65]。随着测量仪研发的进展，通过呼气丙酮评估脂肪分解相关状态的应用研究日益增多，如生酮饮食监测、糖尿病监测、慢性心力衰竭辅助诊断、癌症呼气指纹分析、灾害被困人员搜救等[66, 67]。但除了生命探测仪，呼气丙酮测试目前还远不如尿酮体检测试纸更为简单实用（注：临床尿酮检测目标为β-羟丁酸而非丙酮）。

（二）2-丁酮

2-丁酮（2-butanone），分子式C_4H_8O，结构式$CH_3COCH_2CH_3$，理化性质与丙酮相近。

环境空气和食物等外源性2-丁酮能对呼气水平产生多大影响？一篇关于28名正常人清晨空腹呼气VOC水平检测的结果显示，环境空气的2-丁酮平均浓度为6.2ppb（0.35～27ppb），近3倍于空腹呼气的2-丁酮平均浓度2.2ppb（0.5～5ppb）[68]。结果表明，此时若有内源性2-丁酮生成，也被自外向内的气体净弥散掩盖。

然而，有确切证据表明内源性2-丁醇的存在，而且乙醇脱氢酶（ADH）和肝微粒体细胞色素P450（CYP450）特别是CYP2E1在2-丁醇的生成和去路上均扮演重要角色。健康志愿者口服2-丁醇胶囊40mg，呼气中2-丁酮于5min内飙升数百ppb，这显然是胃黏膜、肝脏ADH和肝细胞微粒体CYP2E1代谢的结果（图5-11）[61]。如前介绍，ADH及CYP2E1对底物的特异性并不高，可催化多种醇脱氢成醛，醛再继续脱氢便成酮。接下来的问题是，底物丁醇及丁醛从何而来？食物和肠道细菌代谢供给显而易见，肠道细菌本身也能合成2-丁酮[69, 70]。不过，空腹状态下胃肠道所产生的2-丁酮对于空腹呼气2-丁酮的贡献度有多大尚不得而知。脂质过氧化产物戊烷可能是重要的前体底物，因为戊烷等烷烃可由肝微粒体CYP450羟化成相应的醇，后者既能脱氢成醛（戊醛），也可加氧脱羧成醛（丁醛）。静脉输注葡萄糖、脂肪乳均可引起呼气2-丁酮显著上升的机制或许就是脂质过氧化[71]。肺癌细胞株体外培养上层气也可检出较高浓度的2-丁酮，表明癌细胞还保留2-丁酮的生物合成能力[72]。在2-丁酮的代谢转化去路方面，ADH及肝微粒体CYP450的作用可能较来源影响更大。肝硬化失代偿期、急性肝衰竭患者呼气中2-丁酮及2-戊酮均见显著升高，成功肝移植后即可复常[73-76]。实验大鼠腹腔注射CYP450抑制剂，呼气丙酮、2-丁酮和2-戊酮水平可在数小时内飙升5～33倍[77, 78]。肾功能对2-丁酮排泄的影响可能不大，因为多项慢性肾病终末期呼气VOC分析未见其升高。总之，内源性2-丁酮的生成受多种因素的影响，但代谢转化消除可能主要由肝功能决定。

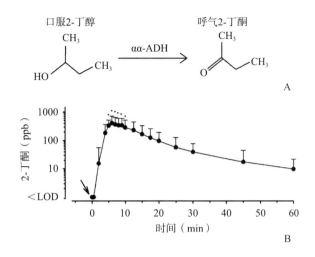

图5-11　口服2-丁醇后呼气中2-丁酮的变化[61]

LOD. 检测下限

获准引自：Morey TE，et al. AIDS Behav，2013，17（1）：298-306.

关于2-丁酮的呼气排放机制，根据上述证据推断，应该是血液肺泡弥散，口腔、气道能否产生重大影响有待查证。最后需说明的是，在肺癌、胃肠癌、乳腺癌、肝癌等患者的呼气或尿液VOC指纹分析中，2-丁酮常被选中作为特征性标志之一，但具体原因不明。

（三）2-戊酮

2-戊酮（2-pentanone），分子式$C_5H_{10}O$，结构式$CH_3CO（CH_2）_2CH_3$，理化性质和丙酮、丁酮相似，但挥发性已减弱。

动植物及微生物皆有2-戊酮的生物合成[79]。外源性2-戊酮和2-丁酮一样，既有空气污染来源也有食物摄入来源，但侧重不同。空气污染对内源性2-戊酮的影响不大，上述28名正常人清晨空腹呼气VOC检测中的2-戊酮平均浓度是0.62ppb（0.1～2.1ppb），6倍于环境空气的0.09ppb（0.06～0.34ppb）。相反，食物对呼气2-戊酮的影响却十分突出。例如，发现进食一根香蕉即可引起呼气2-戊酮浓度显著上升。原来，2-戊酮是果蔬主要香味分子之一，香蕉、草莓、胡萝卜等的2-戊酮含量尤其高，其中香蕉的2-戊酮含量高达4.8～6.0mg/kg。真菌发酵食品如豆豉、奶酪、啤酒、西式香肠等也富含2-戊酮；食草动物脂肪中的2-戊酮含量也很高，这与食草动物体内富含己酸有关。己酸又名羊油酸，是引起草食动物膻味的主要分子，由肠道微生物代谢产生。

内源性2-戊酮兼备丙酮和2-丁酮生物合成物的特征。如上所述，肝细胞ADH、肝微粒体CYP450、肠道微生物既产2-丁酮也产2-戊酮。然而，真正对空腹呼气2-戊酮浓度贡献度最大的很有可能是另一条通路——过氧化物酶体脂肪酸β氧化（图5-12）[80]。理由如下：第一，呼气中2-戊酮浓度几乎实时随着血液游离脂肪酸浓度升降而一起升降，饥饿、酮症、生酮饮食、脂肪乳输注等脂肪组织动员时呼出增加，而进食、注射葡萄糖、胰岛素等使脂肪酸氧化受到抑制时呼出下降[71, 81]；第二，线粒体和过氧化物酶体均有长链脂肪酸β氧化，但前者氧化彻底，后者则为不完全氧化，

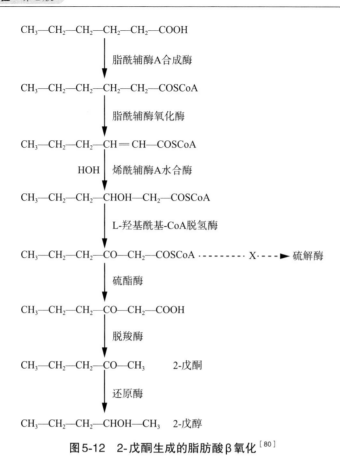

图 5-12 2- 戊酮生成的脂肪酸 β 氧化[80]

获准引自：Walker V，Mills GA. Scientific World Journal，2014，2014：215783.

止步于 6 碳脂肪酸即己酸，继而可脱羧生成 2- 戊酮。另外，饥饿酮症时常伴有中链二羧酸排泄增加，其中以己二酸最高，而中链二羧酸只见于过氧化物酶体脂肪酸 β 氧化过程[81, 82]。

　　同样地，2- 戊酮的呼气排放机制亦应如 2- 丁酮，属于血液肺泡弥散，口腔、气道能否产生重大影响也有待查证。总之，空腹呼气 2- 戊酮可能主要反映机体脂肪分解状态。2- 戊酮入选肺癌等的呼气 VOC 指纹分析特征标志的机制可能与恶性肿瘤患者机体脂肪分解加速有关。

（四）3- 羟基 -2- 丁酮

　　3- 羟基 -2- 丁酮（3-hydroxy-2-butanone），分子式为 $C_4H_8O_2$，习称乙偶姻（acetoin），取两分子乙醛偶合而成之意，具有强烈的奶香气味，是常用的食品添加剂。

　　从微生物到哺乳动物，其体内皆有乙偶姻的生物合成，只是效率不同而已[83]。人们很早就发现，在血液、尿液、汗液、唾液等体液中均可检出痕量乙偶姻。细菌高产乙偶姻，著名的细菌分类鉴定生化反应伏－波试验（Voges-Proskauer test）就是检测乙偶姻。真菌、植物、动物的乙偶姻产能依次明显减弱。到高等动物特别是哺乳动物，乙偶姻酶促合成能力几近消失，但在醛堆积时显示以非酶促为主的转化。有报道称，癌细胞株培养上层液检出高浓度的乙偶姻，腹腔荷瘤模型鼠腹水伏-波试验阳性，但结果无人能重复，高度怀疑为微生物污染所致。在乙偶姻排泄方面，有报道称，急慢性肾衰竭患者呼气中乙偶姻浓度显著升高，一次透析可将浓度降至仪器检测下限以下，既说明肾脏是血液乙偶姻主要排泄器官，也说明血液乙偶姻可经肺弥散呼出。还有报道称，肺癌、肝癌患者呼气中乙偶姻较正常人显著升高，提示呼气查癌的前景。然而，这些报道均无法很好地重复，根本原因在于这些研究未注意到口腔细菌强大的乙偶姻生产能力对呼气浓度具有决定性影响。

2013年，Ghimenti[84]在呼气分析替代血液法葡萄糖耐量试验的研究中，高度怀疑口服葡萄糖试餐后的呼气乙偶姻升高是口腔细菌代谢所为，因为单纯含漱葡萄糖液也能引起呼气浓度明显升高。笔者团队的实验发现[85]，严格空腹12h，无论口呼气样本还是鼻呼气样本，乙偶姻水平仅有数ppb；用葡萄糖液含漱后，口呼气样本中乙偶姻即刻飙升至近100ppb，鼻呼气样则否；用其他糖类试液含漱，结果相同，但含漱蛋白、氨基酸、脂肪则未见反应；80%以上的正常人以淀粉为主食餐后1h呼气乙偶姻回落到20ppb以下，但近100%的干燥综合征、吞咽障碍患者仍高于此值，需数小时后方可复常；40%的肺癌患者餐后1h高于此值，恰好与近半数肺癌患者口腔卫生状况不良的既往研究报道吻合。结果清楚地表明，呼气乙偶姻主要来自口腔细菌的糖代谢过程，可反映口腔的自清洁能力。

（五）环己酮

环己酮（cyclohexanone），分子式为$C_6H_{10}O$，挥发性明显低于丙酮，微溶于水，是重要的化工原料和有机溶剂。环己酮常在呼气VOC分析中检出，但大多数研究认为纯属外源暴露的结果。个别将环己酮列入肺癌候选标志物的报道很可能是鉴于住院患者和社区正常人比较的结果。根据医院采样结果，住院患者、陪护家属、社区正常人呼气环己酮水平依次递减，生动说明医院是环己酮高污染环境。

六、醇类

醇类（alcohol）是指烃类饱和碳原子上的氢原子被羟基（—OH）取代而成的化合物，分子结构通式为R—OH。正常人呼气挥发组收录醇类86种，占6.7%（人类挥发组数据库表4）[6]。被频繁报道的是几种低碳原子脂肪醇，如甲醇、乙醇、丙醇、异丙醇、正丁醇、正戊醇等，其中以乙醇的研究最为透彻。此外，异辛醇和苯酚也常在呼气VOC分析中被检出，二者分别是常用的化工溶剂和食品防腐剂。

关于醇类的来源，简单比较一下人类挥发组数据库呼气（86种）、血液（31种）、唾液（70种）的收录数目就会发现，呼气醇污染不重。事实已证明，饮食之外的呼气醇基本来自口腔、胃肠道微生物对碳水化合物的发酵过程，部分来自人体细胞代谢过程的释放。成人空腹呼气甲醇水平可达0.4ppm（图5-13），进食水果后即刻飙升，2h可达2ppm，此乃口腔及胃肠细菌相继降解果胶（甲醇酯化物）释放甲醇的结果[86, 87]。空腹呼气乙醇浓度达到ppm级别的个体也很普遍，这与胃肠道普遍存在乙醇生产菌定植有关。罕见地，自动酿酒综合征（auto-brewery syndrome）患者，由于肠道乙醇高产菌过度生长，淀粉餐后即醉倒，需抗菌治疗方可控制[88]。丙醇、异丙醇、丁醇、戊醇、异戊醇、辛醇等的空腹呼气水平很低，仅以ppb级痕量存在。利用HPLC-MS等灵敏检测技术，笔者团队发现碳水化合物餐后不仅乙醇显著升高，几种痕量挥发醇也同步明显上升，表明它们也有消化道微生物产醇发酵机制来源。笔者团队还发现，进食小肠无法完全消化吸收的粗粮试餐，可测到两相呼气醇升高峰，分别是餐后0～30min单纯的口呼气醇升高及餐后3～4h的口、鼻呼气醇同时升高。但进食小肠可以完全消化吸收的精米试餐后，仅在餐后0～30min测到一次口呼气醇升高。显然，该现象表明呼气醇有口腔细菌发酵和大肠细菌发酵两大来源。更有趣的是，不同类型的碳水化合物、不同个体、同一个体的口腔与肠在产醇的类型和量上呈现显著的差异。多数人在抗性淀粉餐后醇的产量大、种类多，而在燕麦餐后往往表现为某些个体生产某些醇，在魔芋胶、果聚菊粉、麦麸餐后则几乎不见产醇者。甲醇、乙醇、丙醇大多在口腔、结肠同时有产，而丁醇、戊醇常仅限于结肠。综上所述，个体消化道菌群结构特征和底物性质共同决定着挥发醇的类型及产率（待发表资料）。

细胞代谢产醇已知的途径至少有三种：肝微粒体P450酶的烃类氧化、酯类水解和一碳单位代谢。肝微粒体P450酶的烃类氧化成醇基本上属于细胞解毒或肝脏Ⅰ相生物氧化的范畴，任何挥发烃理论上均可氧化成挥发醇[89]。酯类水解成醇的范例莫过于脂肪酶将甘油三酯（中性脂肪）水解成脂肪酸和甘油（丙三醇）。不过，甘油吸水性强、挥发性不高。阿斯巴甜（L-天冬氨酰-L-苯丙氨酸甲酯）是一种普遍使用的人工合成甜味剂，摄入后呼气中甲醇浓度即刻上升，这是小肠酯酶将其水解释放甲醇的结果[90]。乙酸丁酯是一种常用水果香精，其酯酶水解产物是乙酸和丁醇。氨基酸一碳单位代谢也是组织细胞合成甲醇的途径之一（图5-13）[91]。1963年，Eriksen等[92]首次提出正常人呼气甲醇有细胞内源性存在的观点。两年后，Axelrod等[93]利用[14]C核素示踪技术证实了垂体细胞可通过水解S-腺苷蛋氨酸生成甲醇。后来发现，持续静脉滴注乙醇能使血液甲醇浓度从0.4～0.8 mg/L升至1.2～3.4 mg/L，机制或许是乙醇竞争性抑制甲醇分解，又或是一碳单位代谢加强[94]。最近又有研究发现，摄入无丙醇酒精饮料后血液中甲醇和丙醇的浓度同时显著升高[95]。应当看到，受底物供给的限制，在大多数情况下，细胞代谢产醇量远远不如消化道细菌对碳水化合物的发酵。

至于挥发醇的代谢去路，所研究的结果认为基本上来自乙醇。饮酒时，仅少量乙醇在口腔吸收，10%～20%在胃吸收，75%～80%在小肠吸收。乙醇吸收十分迅速，通过黏膜直接弥散完成。约90%的乙醇在肝脏代谢，其次是在最先吸收的胃黏膜代谢，其余在肾脏、肌肉等组织器官代谢，2%～5%通过呼吸、汗液、尿液等途径以原形排出体外。乙醇的生化代谢去路主要是氧化成乙醛，通路有三：①80%以上是在细胞质ADH催化下脱氢氧化成醛；②少部分是在肝微粒体细胞色素P450（CYP2E1）催化下加氧成醛；③还有极少部分被过氧化物酶体的过氧化氢酶催化氧化成醛。产物乙醛可由线粒体ALDH催化脱氢氧化，生成乙酸。最后，乙酸可经乙酰辅酶A转化进入三羧酸循环彻底氧化，生成CO_2和H_2O并释放能量生成ATP。ALDH基因多态性是乙醇代谢个体差异的重要决定因素。关于甲醇的代谢，因时有误服中毒的病例，研究也较为清晰，基本与乙醇相同，但ADH与甲醇的亲和力远弱于乙醇，所以甲醇中毒抢救有饮酒竞争抑制一策。至于丙醇、丁醇等多碳原子挥发醇的体内代谢研究很少，估计也和乙醇代谢基本相同，因为ADH对底物的特异性不高，能可逆催化多种小分子脂肪醇脱氢形成醛或酮。

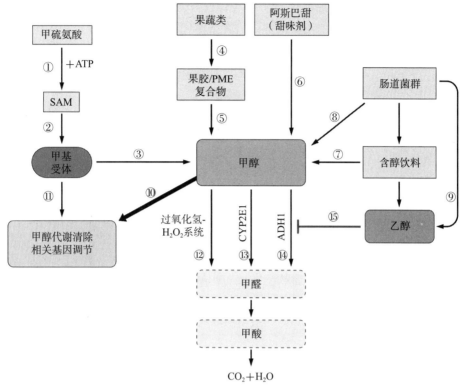

图5-13　甲醇的生物合成与代谢[91]

甲基供体 *S*-腺苷甲硫氨酸（SAM）通过甲硫氨酸腺苷转移酶将 ATP 的腺苷转移到甲硫氨酸而生成（步骤①）。SAM 将甲基转移到甲基受体（步骤②）后形成 *S*-腺苷同型半胱氨酸；甲基受体有 DNA 等，因此，甲醇参与基因调控（步骤⑪）。羧酸甲酯等甲酯化学性质不稳定，在中性、碱性条件下水解生成甲醇，或通过甲基酯酶水解生成甲醇（步骤③）。甲醇的其他来源包括人类饮食，如各类果蔬中的果胶/PME 复合物分解（步骤④和⑤），甜味剂阿斯巴甜（步骤⑥）和含醇饮料（步骤⑦）的代谢。人体肠道微生物群是假定的甲醇来源（步骤⑧），并参与人体内源性乙醇的生成（步骤⑨）。内源性和饮食中的甲醇可能参与调节与甲醇代谢清除有关的基因（步骤⑩）。甲醇氧化代谢的第一阶段由过氧化氢酶-H_2O_2 系统（步骤⑫）、细胞色素 P450（CYP2E1）介导的氧化（步骤⑬）和主要的乙醇脱氢酶1（ADH1）类酶（步骤⑭）执行。甲醇的氧化代谢产物是甲醛，后者继续氧化为甲酸，最终彻底氧化为 CO_2 和 H_2O。虽然 ADH1 将甲醇转化为有毒甲醛，但生理水平的乙醇可完全阻断人体内源性和膳食甲醇向甲醛转化（步骤⑮）

获准引自：Dorokhov YL, et al. Physiol Rev, 2015, 95（2）：603-644.

有趣的是，大鼠和犬试验发现，丁醇与 ADH 的亲和力强于乙醇[96]。

关于醇的呼气排放机制，从100年前开始的"吹气查酒驾"到当前的呼气痕量 VOC 指纹分析诊断癌症，呼气醇分析都是先假设通过呼气醇测量可以估算相应醇的血液浓度，或者设定呼气醇完全来自血液醇经肺泡弥散排放[97, 98]。呼气乙醇浓度与血液浓度实测结果表明它们之间确呈相关性，呼气测量初步判断大剂量乙醇暴露是完全可行的。然而，呼气乙醇浓度与血液浓度的相关程度并不是很高，通过呼气乙醇浓度预测血液浓度将有很大的偏差。呼气查酒驾又验血核实就是这个道理。原来，兼具脂溶性和水溶性的血液乙醇既有经肺泡弥散的排放，也有通过气道表面液体挥发的排放。换言之，呼气乙醇是肺泡气血平衡扩散与气道气血平衡扩散的双重结果[98]。加上暖气、胃食管反流，情况将变得更为复杂。正是因为有了这些新认识，增加了多项校正因子后的新一代呼气乙醇检测变得更加可靠[98]。痕量VOC指纹分析兴起后又发现，空腹状态下乙醇、异丙醇等各类挥发醇的主要来源是口腔细菌代谢而非血液，证据是这些醇呼气的浓度既高于空气也高于血液顶空气[8]，口呼气高于鼻呼气[64, 65]，而清洁口腔后又几乎消失[56, 99]。因此，即便空腹呼气醇分析有助于癌症等疾病的诊断，也可反映口腔微生态，但并不能反映血液醇谱的变化[99]。

甲醇是个例外。空腹口呼气样和鼻呼气样甲醇浓度无差异但又都明显高于口腔气和空气，口腔清洁后呼气浓度无变化，提示呼气甲醇不是口腔源性，而是内源性，来自肺泡血液弥散或气道[56, 64]；进一步比较鼻呼气和血液顶空气发现，鼻呼气甲醇浓度竟然将近是血液顶空气的4倍（134.0ppb、34.0ppb），强烈提示气道有大量甲醇产生[8]。这个意外发现有待未来严格的重复验证，或许气道确实存在旺盛的一碳单位产醇代谢。但目前至少已发现，小气道上皮细胞株、肺上皮样癌细胞株A546在高氧刺激下，一碳单位代谢通路上蛋氨酸腺苷转移酶2A高表达、S-腺苷蛋氨酸更新加速[100]。此外，来源于气道表面液体的呼气冷凝液代谢组学分析还发现，慢性阻塞性肺疾病（COPD）患者呼气冷凝液中的甲醇浓度是哮喘患者或正常人的2倍以上[101, 102]。

总之，呼气醇是肺泡弥散、气道表面挥发、口腔细菌产醇挥发及胃食管反流的综合结果，主要贡献者视来源状态而异，一般空腹状态下主要来自口腔微生物的代谢释放。

七、酸类

羧酸（carboxylic acid）是指分子中具有羧基（—COOH）的有机化合物，通式为R—COOH，呼气挥发组收录了87种，占5.8%（人类挥发组数据库表5）[6]。反复报道的主要是甲酸及各种短链脂肪酸，如乙酸、丙酸、丁酸、戊酸等。报道较多的还有异丁酸、异戊酸、新戊酸、苯甲酸等。本节选择短链脂肪酸重点介绍。

血液短链脂肪酸有胃肠道吸收和体细胞代谢两大来源。从胃肠道吸收的短链脂肪酸，除了少量从食物摄入，更多的是来自大肠细菌对膳食纤维等小肠未消化吸收碳水化合物的发酵。产于大肠的短链脂肪酸首先是为肠上皮提供能量和发挥肠道微生态调节作用，吸收入血的短链脂肪酸一部分作为能量物质被心肌及骨骼肌大量消耗利用，另一部分作为信息分子发挥调节机体生理功能的作用[103, 104]。体细胞代谢来源方面，目前发现肝细胞可利用葡萄糖、乳酸等原料大量合成并释放乙酸[105]。而来自细胞其他代谢途径的短链脂肪酸可能有限，如醛的脱氢氧化等。

近几年，一些报道尝试通过测量呼气短链脂肪酸分析肠道微生态、诊断胃肠癌和炎症性肠病等，另一些则将呼气短链脂肪酸测量用于肺癌等肺部疾病的诊断。前者显然假设了呼气短链脂肪酸来自血液，而且可反映肠道短链脂肪酸的情况，后者则假设了呼气短链脂肪酸来自气道。然而，除了肯定空腹呼气短链脂肪酸浓度显著高于空气外，目前我们还不清楚呼气中的短链脂肪酸究竟是来自血液肺泡弥散、气道表面液体挥发，还是口腔细菌所为。零星资料提供的线索相互冲突。关于乙酸，有报道发现正常人空腹鼻呼气中的乙酸浓度是血液顶空气中乙酸浓度的5倍［（60.7±26.2）ppb *vs*（12.7±11.4）ppb］，两者无相关性（$r = 0.029$，$P > 0.05$），提示呼气中的乙酸为气道表面液体挥发或口腔细菌所为而非血源性[8]。另有报道发现口腔清洁后呼气乙酸无显著降低，提示呼气乙酸为非口腔源性[56]。关于丙酸，一篇报道发现口吸口呼气样中的丙酸浓度高于鼻吸鼻呼气样，鼻吸口呼气样中的丙酸浓度又高于口吸鼻呼气样，提示呼气丙酸为口腔源性[65]。但另一篇报道称口腔清洁后呼气浓度无明显变化，不支持呼气丙酸为口腔源性[56]。关于丁酸，其既是摄入可发酵纤维后4～8h唯一检出呼气浓度升高的短链脂肪酸，又是口腔清洁后唯一显著降低的短链脂肪酸（图5-14），似乎既有血源性又有口腔源性[56, 106]。人类挥发组所录唾液顶空气包含全部短链脂肪酸，说明确实存在口腔源性[6]。

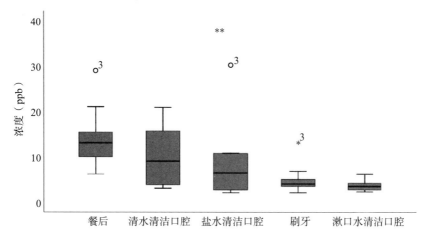

图5-14 呼气丁酸浓度在餐后及口腔清洁后的变化

10名健康人清晨空腹大于6h，食用甜甜圈后立即采呼出气样1次，之后每10min完成一种口腔清洁操作并采样，测量5种短链脂肪酸（乙酸、丙酸、丁酸、戊酸、己酸）浓度，结果仅见丁酸在口腔清洁后显著下降[56]
○，代表温和异常值；*，代表极端异常值；3，代表引文中样本编号

基于逻辑分析，既然短链脂肪酸主要来自细菌对碳水化合物的发酵，那么口腔和气道菌群也应有合成。既然口腔和气道菌群有合成而机体又大量消耗利用，那么短链脂肪酸的血液-肺泡浓度梯度就应该很小或者是负值，难以形成血液向肺泡的净扩散。血液短链脂肪酸要出现在呼气中，只能是首先按照组织液生成机制以弥散方式进入气道表面液体，然后再通过挥发和气溶胶方式出现在呼气中。总之，结合零星资料和逻辑分析，呼气短链脂肪酸以气道、口腔为主要来源的可能性大。详情待验证。

八、酯类

酯类（ester）是酸和醇的失水产物，分子通式为R—COO—R′。酯类均难溶于水，低级酯具有芳香气味，可透过黏膜吸收。呼气挥发组收录104种，占7.0%（人类挥发组数据库表9）[6]。报道较多的有甲酸甲酯、乙酸甲酯、乙酸乙酯、丁酸乙酯、丁酸内酯、碳酸二甲酯、甲基丙烯酸甲酯、苯乙酸酯和邻苯二甲酸二乙酯。

呼气酯类分析研究集中在环境暴露条件下，个别酯类的肺吸收和排出动力学研究得很精细。关于内源性酯的研究目前仅有零星报道，如有报道称在细菌、病毒、细胞株等体外生物培养物顶空气VOC分析中发现了标志性酯，还有学者在乳腺癌、结直肠癌患者呼气VOC指纹分析中也发现了酯类候选标志物。有两篇报道值得一提，其中一篇称10例口腔念珠菌感染患者呼气中9种异常升高的VOC经抗真菌治疗后以乙酸甲酯

（methyl acetate）的变化最突出，表现为8例消失、1例不变、1例增加，提示乙酸甲酯可作为念珠菌病的标志物[107]。另一篇报道则模拟飞行员5min实验性低氧，发现呼气丁酸内酯（butyrolactone）等7种VOC即刻下降，供氧恢复后又见即刻回升，提示丁酸内酯可作为缺氧标志物[108]。

九、醚类

醚类（ether）是醇或酚羟基中的氢被烃基取代的产物，通式为R—O—R′。绝大多数挥发醚不溶于水，能透过脂质膜迅速弥散。呼气挥发组收录97种，占6.5%（人类挥发组数据库表6a，b）[6]。报道最多的是呋喃及其衍生物2-甲基呋喃、3-甲基呋喃、2-乙烯基呋喃、2,5-二甲基呋喃、2-正戊基呋喃（2-pentylfuran，2-PF），以及糠醛、二甲醚、甲基叔丁基醚、环氧乙烷、茴香脑、桉叶素等。

一般认为，环境暴露是呼气醚类的最大来源，其中甲基叔丁基醚是汽油防爆剂，乙醚和环氧乙烷分别是医院常用吸入麻醉剂和透包器械消毒剂。呋喃及其衍生物连同乙腈（acetonitrile，含氮类）则多被视为吸烟的特异标志物，但缺乏强力验证。有关呼气中内源性醚类的研究很少，个别报道称在副结核杆菌、霉菌、人体细胞株培养顶空气VOC分析中发现了一些标志性呋喃衍生物，但均无法在呼气检测中获得稳定的重复。2-PF诊断肺曲霉病曾一度引起关注[109]。10例健康人呼气2-PF全部阴性，10例近期化疗患者中性粒细胞减少有1例阳性，而32例支气管扩张、囊性纤维化等肺部疾病患者有16例阳性，部分患者的痰标本中可分离出曲霉，2例确诊肺曲霉病患者经有效抗真菌治疗后2-PF转阴。假阳性可能来自食物及柠檬酸的降解释放。

十、卤代物

卤代物可视为有机化合物中的一个或多个官能团被卤基取代形成的新化合物。正常人呼气挥发组收录的卤代物共63种，占4.2%（人类挥发组数据库表11）[6]。

尚无证据提示所收录的呼气挥发性卤代物为内源性生成，更多证据指向来自环境暴露，通过食物、饮水及污染空气等途径进入人体。例如，七氟醚是吸入麻醉剂，二溴甲烷则是仍在使用的谷物、水果和蔬菜储存熏蒸消毒剂。氯乙烯由聚氯乙烯（PVC）释放，也可产生于自来水厂氯化法消毒过程。三氯乙烯主要用作溶剂，但也可用于生产香料、织物洗涤剂等。甲基碘、乙基碘、氯碘甲烷等挥发性碘化合物可能来自海产食品。三氯甲烷即氯仿不仅是重要的化工原料、有机溶剂，还是工业乙醇常用的稳定剂。氟利昂（freon）虽已被禁止用作制冷剂，但其前体原料氟利昂113仍被广泛用于清洗剂、干洗剂、发泡剂、灭火剂和溶剂等。

十一、未定类及其他

CO、CO_2、H_2、H_2O_2及二甲基硒等19种化合物被人类挥发组按未定分类化合物单列，其中呼气挥发组有15种，占呼气挥发组的1.0%（人类挥发组数据库表12）[6]。呼气中的内源性CO主要来自红细胞破坏后血红蛋白的降解代谢过程，CO_2来自众所周知的细胞呼吸过程，H_2主要来自胃肠道细菌对碳水化合物的酵解过程（详见第十章），H_2O_2则来自呼吸道黏膜炎症细胞的释放，二甲基硒等其他11种化合物的来源不明。选择CO介绍如下。

CO是在人类煤炭燃烧中毒机制研究中发现的，其一直被视为可致命的有毒气体。CO在水中的溶解度很低，但易溶于氨水，脂溶性也很高，可通过生物膜迅速弥散。在空气环境中，CO经由肺泡弥散进入血液，在红细胞内立即与血红蛋白生成碳氧血红蛋白（carboxyhemoglobin，COHb）。CO与血红蛋白的结合力是O_2的160倍，高浓度暴露于CO将引起肺呼吸氧合障碍，发生缺氧中毒。脱离高浓度CO环境后，CO又可从COHb解离释放，经血液肺泡弥散最终呼出。COHb的解离速度很慢，半衰期长达5～6h，因此，脱离中毒现场并不能使中毒立即缓解，呼气中的CO也不会立即降至正常水平。传统呼气CO测量主要用于CO中毒和吸烟的辅助诊断。呼气CO与COHb有很好的相关性，呼气CO浓度为10ppm、20ppm、30ppm、40ppm时，血液COHb浓度分别大致是1%、2%、3%、4%。另外，呼气CO大于5ppm是推测过去24h内曾吸烟的重要参考。

1949年10月1日，瑞典学者Torgny Sjostrand[110]在《自然》杂志上的报道开启了人类探索呼气内源性CO的新时代。在基于肺泡气CO测量预测血液COHb的研究中，Sjostrand发现在十分清洁的空气环境中，正常人肺泡气样也能检出很低浓度的CO，具体数据为1.3～1.7ppm。更换检测方法发现结果不变，排除了检测误差的可能。那么，这些肺泡气中的CO从何而来？只有两种可能：先前空气吸入尚未排净或者由体内生成。让受试者戴着CO吸收面罩呼吸5h，肺泡气CO浓度不降反升，结果只能认定存在内源性CO。后来发现，不用CO吸收面罩，直接采样测量就能证明呼气CO浓度高于所吸空气[111]。在高度特异和灵敏的CO红外测量技术出现后，Coburn等[112]于1963年通过重复呼吸法从另一个角度观测，更强力地印证了内源性CO的存在。让受试者口含接口器，在一个可供O_2和CO_2吸收又能隔绝外界空气的闭合环路装置中呼吸2～5h，血液中的COHb不断升高。

接下来的问题是内源性CO从何而来？溶血患者呼气CO产率显著增加提示来自血红蛋白分解代谢的可能。予实验犬静脉注射^{14}C-甘氨酸（血红素合成原料）孵育后的网织红细胞（含^{14}C-标记血红蛋白、^{14}C-标记血红素），分别在尿和呼气中检出^{14}C-胆红素排泄和^{14}CO排放，进一步支持这种推测[113, 114]。后来的实验证明，血红素分解代谢的第一步就是在血红素加氧酶（heme oxygenase，HO）的催化下氧化，生成胆绿素并释放CO和Fe^{2+}，继而还原成胆红素[115]。

既然呼气中的内源性CO来自血红蛋白降解，那么根据呼气内源性CO产率就应该能够计算出红细胞寿命天数，它等于全身血红蛋白降解所能产生的CO总量除以实际每天血红蛋白的降解排出量[116]。1966年Coburn[116]报道的重复呼吸法测量结果确实如此，它和费时数周甚至数月的金标准^{51}Cr-标记红细胞回输测量法的结果相关性呈一条直线，只是计算值较^{51}Cr-标记法小，要扣除30%的内源性CO后才能相等（图5-15）。那么，"多余的" 30% CO从何处而来？后来的研究发现，血红素并非红细胞血红蛋白所特有，内源性CO还有非血红素生成通路，只是所占比例不大而已。除了血红蛋白，含有血红素辅基的蛋白质分子还有肌红蛋白、细胞色素c氧化酶、过氧化氢酶等。内源性CO还有非血红素代谢来源，如机体脂质过氧化、体内寄生虫及细菌代谢等。这些非血红蛋白、非血红素所产CO约占总量的30%[115, 117]。1992年，长期从事呼气试验研究

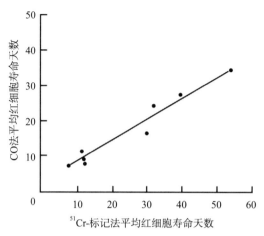

图5-15 CO产率法与金标准⁵¹Cr-标记法红细胞寿命测量结果的相关性[116]

获准引自：Coburn RF，et al. J Clin Invest，1966，45（4）：460-468.

的 Levitt 和 Strocchi[118, 119]基于呼气与环境空气CO之差的70%可代表红细胞破坏释放、每分钟肺泡通气量和血液量大致相同的原理，废弃烦琐的重复呼吸法而设计了开放呼气采样测量计算法，使红细胞寿命测量变得简单起来。如今，吹一口气、输入血液血红蛋白值，不到3min便能准确测出过去耗时30天以上才能完成的红细胞寿命测量（详见第十八章）[120]。

第三节　问题与对策

查明来源及升高机制是应用的前提，这是一个浅显的道理。然而，在呼气VOC分析研究中存在的最大问题却是绝大多数感兴趣气体的来源不明、升高机制不清。纵览全局不难发现，技术限制固然是一个因素，但重视不足、方法单一才是根本原因。发现差异的报道论文不计其数，但几乎无人继续深究差异产生的机制。典型的研究方法是选择某种病例和正常对照两组研究对象，同时采集空腹末段呼出气样（所谓的肺泡气）和环境空气进行VOC测量，筛掉呼气-空气梯度为0或负值的VOC，保留正值的VOC进行两组比较，将病例组显著高于正常组的几种VOC作为疾病标志，构建诊断模型并计算诊断效果。在这里，末段呼气样浓度高于空气的VOC通常被视为内源性气体，并且是通过血液肺泡弥散的方式向外排放的。换言之，研究者事先就假设了所测VOC的呼气浓度与该VOC在目标人体组织中的浓度呈相关关系[8]。

然而，呼气浓度高于空气并不意味着内源性。为了解决空气污染，早期研究采用的办法是洗肺，即呼吸数分钟特制清洁空气后再采样（图5-16）[121]。但是，稍加思考就会发现，若未作洗肺前后采样比较，数分钟的洗肺根本解决不了空气污染、食物摄入的影响，而且操作复杂也不易普及。呼气-空气梯度大于0的确是提示存在内源性可能的重要标志，长期被视为毒气的CO就是因为发现呼气浓度略高于清洁环境空气而最终揭示内源性CO的存在。但可能毕竟不是等同，梯度等于0或为负值也未必就没有内源性，更多的情形是内外源性CO同时存在，只是内源为主或外源为主有差异而已。另外，外

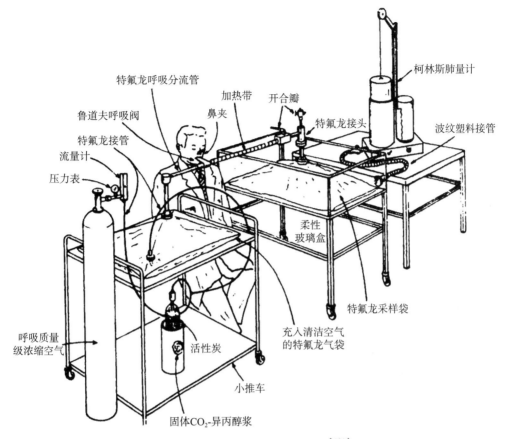

图5-16　用清洁空气洗肺后采样[121]

获准引自：Gordon SM，et al. Clin Chem，1985，31（8）：1278-1282.

源性VOC并非脱离暴露、空腹采样就能即刻清除。一次高浓度CO暴露需6h才能基本清除，一次酒类畅饮24h还能闻到酒味，而体内积累的柠檬烯在肝移植后才能复常[77]。我们发现，在多项呼气VOC分析研究中被选为癌症标志物的环己酮其实是外源污染的结果，即便有内源，其对呼气浓度的贡献也很微弱，证据是任何住院患者的"呼气-空气环己酮"是正值，经常外出的陪护人员则较低，仅来院采样的人员则更低，三者梯度依次递减。按此重新审视癌症呼气VOC分析，不禁怀疑多数现有的候选标志物是住院采样、空气污染的结果，特别是烃、醚这类可经肺泡弥散的脂溶性气体。应重新考虑洗肺采样在区别内外源性VOC方面的重要作用，但必须比较洗肺前后梯度变化才有意义。

　　至于内源性气体的来源，现在已清楚有体细胞代谢和体内微生物代谢释放两条途径，而且同一种气体分子常常是细胞和细菌均有产生，只是对总体贡献度不同而已。如何查明内源性VOC的具体生产机制是一项艰苦复杂的工程，超出了本节的讨论范畴，但有一个现象需要在此特别指出和纠正，那就是在呼气VOC指纹分析研究中，相当多的研究者将异常升高简单归因于氧化应激、脂质过氧化，尽管毫无实验证据可言。这一现象可能和20世纪70～80年代兴起的自由基脂质过氧化研究有关。最先是1972年《科学》杂志报道了呼气乙烷来自机体脂质过氧化，紧随其后的是发现体液丙二醛等醛类是氧化应激、脂质过氧化的重要标志性产物。而那时的呼气VOC分析以活性炭吸附采样、热解离色谱质谱分析为主，恰好烃类和醛类是其主要可检测对象。

呼气高于空气不等于内源性，而内源性也不等于血源性。体内VOC的呼气排放除了血液肺泡弥散，还有口腔和气道的生产及挥发。人们很早就注意到口腔对呼气VOC的影响，而且还普遍通过弃前段无效腔气、采末段肺泡气的办法加以避免。然而，细思便会发觉，现行采样几乎均是经口呼气法，肺泡气是要经过口腔呼出的，除非用气管插管采样或改为鼻呼气采样，经口采集末段样气在增加肺泡气VOC浓度的同时也带来了原产于口腔的VOC。几项未引起太多关注的研究发现，不少酮、醛、酸、醇等VOC在简单的口腔物理清洁或改为鼻呼气采样后即急剧下降甚至消失，这清楚地表明它们来自口腔细菌的代谢释放[56, 57, 64, 65]。呼气中的NH_3长期被认为是血氨水平的反映，可替代血氨测定用于肝性脑病的辅助诊断，也可替代血液尿素氮及肌酐测量用于肾病血液透析效果实时评估。然而，用稀盐酸稍漱口或改为鼻呼气测量即使超1000ppb的呼气NH_3瞬间跌至20ppb[9, 10, 64]。例如，呼气氢氰酸（HCN）于20世纪40年代就被作为木薯等氰化物暴露的标志物进行探讨，近几年又作为肺铜绿假单胞菌感染的标志VOC进行研究，而且铜绿假单胞菌培养基顶空气也检测出了HCN。然而，最近改为鼻呼气测量后，发现HCN完全消失（图5-17）。更让人感到意外的是，其实早在1988年就有人证实了呼气HCN是唾液过氧化物酶催化硫氰酸氧化的结果，可惜此研究并未引起关注[122]。又如，口腔气或呼气中的H_2S、甲硫醇、二甲硫三种挥发性硫化物分子升高是临床口臭诊断的客观标志物，无论是口腔性还是血源性。碳水化合物试餐后呼气中升高的H_2S还被作为小肠细菌过度生长的标志VOC进行研究。然而，改为鼻呼气采样测量后，从气样中仅可检出二甲硫。现已证明，三种挥发性硫化物中只有化学性质稳定的二甲硫能够以游离型存在于体液并通过血液肺泡弥散，而化学性质活泼的H_2S和甲硫醇则不行。其实，通过人类挥发组数据库对呼气（1488例）、唾液（549例）、血液（379例）所录的VOC数

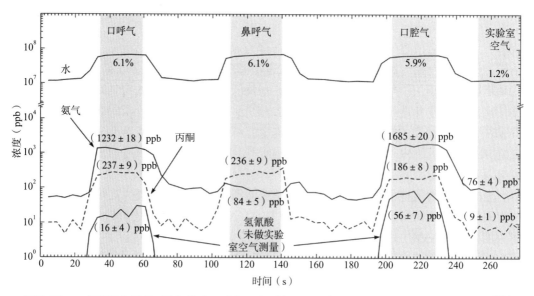

图5-17 一名健康志愿者4种气体（口呼气、鼻呼气、口腔气、实验空气）的实时在线测量[64]

获准引自：Wang T, et al. J Breath Res, 2008, 2（3）: 037013.

目进行比较，就会发现呼气中的血源性VOC应该是十分有限的。继空气污染之后，口腔才是最重要的污染来源[6]。在此呼吁，对于初步发现所谓的"血源性VOC"，均应常规进行口腔清洁前后比较，以及口呼气和鼻腔气比较。

呼吸道产气同样不可忽略。口呼气和鼻呼气比较测量可以发现口腔产气，但并不能很好地区分肺泡弥散和呼吸道产气，需要结合更多的分析方法才能加以明确。以图5-17为例[63]，H_2O、NH_3、HCN和丙酮4种气体的口呼气浓度均高于实验室空气，提示内源性或血源性的可能。改为鼻呼气后，HCN消失，表明其完全来自口腔；NH_3巨幅下跌，提示其以口腔产生为主但不排除还有肺泡弥散和气道挥发的可能；H_2O和丙酮维持不变，提示由气道挥发或血液肺泡弥散而来。因为H_2O不可能透过脂质肺泡膜，所以血源性气体只剩下具有脂溶性的丙酮1种。又如，对于NO，口呼气改为鼻呼气后浓度不降反升，提示气道产气或者血液肺泡弥散。但根据NO于呼气开始迅速上升达峰后转而下降至呼气末段近于0而推断仅有气道生产，口腔、血液弥散或者肺泡产生即便有也微乎其微。此外，结合分子理化性质，比较分析血液顶空气和鼻呼气浓度比及其相关性是否符合气液扩散规律也是确定是否为血源性的重要方法[8]。例如，与水混溶的丙酮和非水溶性的异戊二烯，二者的鼻呼气浓度与血液顶空气浓度均呈高度正相关，相关系数分别高达0.68和0.63，而且二者的呼气/血液浓度比均接近1.0，可判断为典型的血源性气体。而水溶性气体乙酸和丙醇不仅鼻呼气浓度与血液浓度无相关性（相关系数分别为0.029和−0.255），而且二者的呼气/血液浓度比分别高达4.78和1.30，呼气远超血液，不可能存在血液向肺的净弥散，属于典型的口腔或气道来源。再如，丙二醛的鼻呼气浓度与血液浓度呈显著正相关，相关系数为0.396，但呼气/血液浓度比高达2.33，所以即使有血源也不如气道所产，进而可以认为呼气丙二醛也不具备反映机体脂质过氧化状态的能力。总之，不能仅凭一次试验发现呼气浓度高于空气浓度这一项特征就简单地认为所测气体为血源性，而是要通过肺清洗、口鼻呼气比较、血液顶空气与空气等多种测试才能最终确定其升高来自血源肺泡弥散、口腔挥发、气道挥发或联合渠道中的哪种途径。

第四节 小 结

痕量气体占无水呼气总容积不足0.1%，但已检出的VOC超过3000多种，其中被2021版正常人类呼气挥发组收录的有1488种，绝大多数来源不明、升高机制不清。总体而言，呼气VOC有两大来源：外源性空气及食物等环境暴露、内源性的机体细胞及体内微生物代谢释放。而呼气VOC排放比例以刚吸入空气VOC再呼出为主，其次是口腔和气道VOC挥发，最后是少数VOC来自血液肺泡弥散。那些呼气浓度高于空气浓度的VOC是应用分析研究的重点，但不可误认为呼气浓度高于空气浓度的VOC均属于内源性及血源性，需要综合各方实验证据才能明确其具体来源和排放机制，比较洗肺前后的空气与呼气浓度差变化、比较口呼气与鼻呼气浓度变化、比较呼气与血液顶空气浓度差是其中较为有效的方法。

（校阅：吴创鸿 李就鸿 周 伟）

参 考 文 献

［1］Pauling L，Robinson AB，Teranishi R，et al．Quantitative analysis of urine vapor and breath by gas-liquid partition chromatography．Proc Natl Acad Sci USA，1971，68（10）：2374-2376．

［2］Phillips M，Herrera J，Krishnan S，et al．Variation in volatile organic compounds in the breath of normal humans．J Chromatogr B Biomed Sci Appl，1999，729（1-2）：75-88．

［3］Phillips M，Cataneo RN，Chaturvedi A，et al．Detection of an extended human volatome with comprehensive two-dimensional gas chromatography time-of-flight mass spectrometry．PLoS One，2013，8（9）：e75274．

［4］de Lacy Costello B，Amann A，Al-Kateb H，et al．A review of the volatiles from the healthy human body．J Breath Res，2014，8（1）：014001．

［5］Amann A，Costello Bde L，Miekisch W，et al．The human volatilome：volatile organic compounds（VOCSs）in exhaled breath，skin emanations，urine，feces and saliva．J Breath Res，2014，8（3）：034001．

［6］Drabińska N，Flynn C，Ratcliffe N，et al．A literature survey of all volatiles from healthy human breath and bodily fluids：the human volatilome．J Breath Res，2021，15（3）．

［7］Vysotskiǐ VG．Comparative characteristics of poly-and monomeric protein nutrition in relation to space flight．Kosm Biol Aviakosm Med，1975，9（3）：23-28．

［8］Ross BM，Babgi R．Volatile compounds in blood headspace and nasal breath．J Breath Res，2017，11（4）：046001．

［9］Hibbard T，Killard AJ．Breath ammonia levels in a normal human population study as determined by photoacoustic laser spectroscopy．J Breath Res，2011，5（3）：037101．

［10］Schmidt FM，Vaittinen O，Metsälä M，et al．Ammonia in breath and emitted from skin．J Breath Res，2013，7（1）：017109．

［11］Gustafsson LE，Leone AM，Persson MG，et al．Endogenous nitric oxide is present in the exhaled air of rabbits，guinea pigs and humans．Biochem Biophys Res Commun，1991，181（2）：852-857．

［12］Alving K，Weitzberg E，Lundberg JM．Increased amount of nitric oxide in exhaled air of asthmatics．Eur Respir J，1993，6（9）：1368-1370．

［13］Therminarias A，Flore P，Favre-Juvin A，et al．Air contamination with nitric oxide：effect on exhaled nitric oxide response．Am J Respir Crit Care Med，1998，157（3 Pt 1）：791-795．

［14］Dweik RA，Laskowski D，Abu-Soud HM，et al．Nitric oxide synthesis in the lung．Regulation by oxygen through a kinetic mechanism．J Clin Invest，1998，101（3）：660-666．

［15］Lundberg JO，Farkas-Szallasi T，Weitzberg E，et al．High nitric oxide production in human paranasal sinuses．Nat Med，1995，1（4）：370-373．

［16］Watkins DN，Peroni DJ，Basclain KA，et al．Expression and activity of nitric oxide synthases in human airway epithelium．Am J Respir Cell Mol Biol，1997，16（6）：629-639．

［17］Sherman TS，Chen Z，Yuhanna IS，et al．Nitric oxide synthase isoform expression in the developing lung epithelium．Am J Physiol，1999，276（2）：L383-L390．

［18］Lundberg JO，Weitzberg E，Nordvall SL，et al．Primarily nasal origin of exhaled nitric oxide and absence in Kartagener's syndrome．Eur Respir J，1994，7（8）：1501-1504．

［19］Kharitonov S，Alving K，Barnes PJ．Exhaled and nasal nitric oxide measurements：recommendations．The European Respiratory Society Task Force．Eur Respir J，1997，10（7）：1683-1693．

［20］Tangerman A，Winkel EG. Intra-and extra-oral halitosis：finding of a new form of extra-oral blood-borne halitosis caused by dimethyl sulphide. J Clin Periodontol，2007，34（9）：748-755.

［21］Tangerman A. Measurement and biological significance of the volatile sulfur compounds hydrogen sulfide，methanethiol and dimethyl sulfide in various biological matrices. J Chromatogr B Analyt Technol Biomed Life Sci，2009，877（28）：3366-3377.

［22］Harvey-Woodworth CN. Dimethylsulphidemia：the significance of dimethyl sulphide in extra-oral，blood borne halitosis. Br Dent J，2013，214（7）：E20.

［23］Kadota H，Ishida Y. Production of volatile sulfur compounds by microorganisms. Annu Rev Microbiol，1972，26：127-138.

［24］Persson S，Edlund MB，Claesson R，et al. The formation of hydrogen sulfide and methyl mercaptan by oral bacteria. Oral Microbiol Immunol，1990，5（4）：195-201.

［25］Murgia A，Ahmed Y，Sweeney K，et al. Breath-taking perspectives and preliminary data toward early detection of chronic liver diseases. Biomedicines，2021，9（11）：1563.

［26］Sehnert SS，Jiang L，Burdick JF，et al. Breath biomarkers for detection of human liver diseases：preliminary study. Biomarkers，2002，7（2）：174-187.

［27］Chen S，Zieve L，Mahadevan V. Mercaptans and dimethyl sulfide in the breath of patients with cirrhosis of the liver. Effect of feeding methionine. J Lab Clin Med，1970，75（4）：628-635.

［28］Prinz H. Offensive breath，its causes and prevention. Dent Cosmos，1930，72：700（recited from 30）.

［29］Lancet T. Offensive breath. The Lancet，1932，219（5653）：36.

［30］Tonzetich J. Production and origin of oral malodor：a review of mechanisms and methods of analysis. J Periodontol，1977，48（1）：13-20.

［31］Grapp GL. Fetor oris（Halitosis）. Northwest Med，1933，32：375（recited from 30）.

［32］Tonzetich J. Direct gas chromatographic analysis of sulphur compounds in mouth air in man. Arch Oral Biol，1971，16（6）：587-597.

［33］Yaegaki K，Sanada K. Volatile sulfur compounds in mouth air from clinically healthy subjects and patients with periodontal disease. J Periodontal Res，1992，27（4 Pt 1）：233-238.

［34］Murata T，Fujiyama Y，Yamaga T，et al. Breath malodor in an asthmatic patient caused by side-effects of medication：a case report and review of the literature. Oral Dis，2003，9（5）：273-276.

［35］Aulik IV. Gas chromatographic analysis of exhaled air and acetylene mixture. Biull Eksp Biol Med，1966，62（9）：115-117.

［36］Riely CA，Cohen G，Lieberman M. Ethane evolution：a new index of lipid peroxidation. Science，1974，183（4121）：208-210.

［37］Wispe JR，Bell EF，Roberts RJ. Assessment of lipid peroxidation in newborn infants and rabbits by measurements of expired ethane and pentane：influence of parenteral lipid infusion. Pediatr Res，1985，19（4）：374-379.

［38］Wyse C，Cathcart A，Sutherland R，et al. Effect of maximal dynamic exercise on exhaled ethane and carbon monoxide levels in human，equine，and canine athletes. Comp Biochem Physiol A Mol Integr Physiol，2005，141（2）：239-246.

［39］Kneepkens CM，Lepage G，Roy CC. The potential of the hydrocarbon breath test as a measure of lipid peroxidation. Free Radic Biol Med，1994，17（2）：127-160.

［40］Müller A，Sies H. Assay of ethane and pentane from isolated organs and cells. Methods Enzymol，1984，105：311-319.

［41］Allerheiligen SR，Ludden TM，Burk RF. The pharmacokinetics of pentane，a by-product of lipid peroxidation. Drug Metab Dispos, 1987, 15（6）: 794-800.

［42］Ross BM, Glen I. Breath ethane concentrations in healthy volunteers correlate with a systemic marker of lipid peroxidation but not with omega-3 Fatty Acid availability. Metabolites, 2014, 4（3）: 572-579.

［43］Mochalski P, King J, Mayhew CA, et al. A review on isoprene in human breath. J Breath Res, 2023, 17（3）.

［44］Sukul P, Richter A, Schubert JK, et al. Deficiency and absence of endogenous isoprene in adults, disqualified its putative origin. Heliyon, 2021, 7（1）: e05922.

［45］Gelmont D, Stein RA, Mead JF. Isoprene-the main hydrocarbon in human breath. Biochem Biophys Res Commun, 1981, 99（4）: 1456-1460.

［46］Karl T, Prazeller P, Mayr D, et al. Human breath isoprene and its relation to blood cholesterol levels: new measurements and modeling. J Appl Physiol（1985）, 2001, 91（2）: 762-770.

［47］Deneris ES, Stein RA, Mead JF. In vitro biosynthesis of isoprene from mevalonate utilizing a rat liver cytosolic fraction. Biochem Biophys Res Commun, 1984, 123（2）: 691-696.

［48］Deneris ES, Stein RA, Mead JF. Acid-catalyzed formation of isoprene from a mevalonate-derived product using a rat liver cytosolic fraction. J Biol Chem, 1985, 260（3）: 1382-1385.

［49］Stein RA, Mead JF. Small hydrocarbons formed by the peroxidation of squalene. Chem Phys Lipids, 1988, 46（2）: 117-120.

［50］Sukul P, Richter A, Junghanss C, et al. Origin of breath isoprene in humans is revealed via multi-omic investigations. Commun Bio, 2023, 6（1）: 999.

［51］O'Brien PJ, Siraki AG, Shangari N. Aldehyde sources, metabolism, molecular toxicity mechanisms, and possible effects on human health. Crit Rev Toxicol, 2005, 35（7）: 609-662.

［52］Zhao Z, Zung JL, Hinze A, et al. Mosquito brains encode unique features of human odour to drive host seeking. Nature, 2022, 605（7911）: 706-712.

［53］Briggs AP. Some observations bearing on the rôle of acetaldehyde in animal metabolism. Journal of Biological Chemistry, 1926, 71（1）: 67-73.

［54］Jones AW. Measuring and reporting the concentration of acetaldehyde in human breath. Alcohol Alcohol, 1995, 30（3）: 271-285.

［55］Janfaza S, Khorsand B, Nikkhah M, et al. Digging deeper into volatile organic compounds associated with cancer. Biol Methods Protoc, 2019, 4（1）: bpz014.

［56］Vadhwana B, Belluomo I, Boshier PR, et al. Impact of oral cleansing strategies on exhaled volatile organic compound levels. Rapid Commun Mass Spectrom, 2020, 34（9）: e8706.

［57］Yokoi A, Maruyama T, Yamanaka R, et al. Relationship between acetaldehyde concentration in mouth air and tongue coating volume. J Appl Oral Sci, 2015, 23（1）: 64-70.

［58］Kischkel S, Miekisch W, Fuchs P, et al. Breath analysis during one-lung ventilation in cancer patients. Eur Respir J, 2012, 40（3）: 706-713.

［59］Stowell A, Johnsen J, Aune H, et al. A reinvestigation of the usefulness of breath analysis in the determination of blood acetaldehyde concentrations. Alcohol Clin Exp Res, 1984, 8（5）: 442-447.

［60］Pikkarainen PH, Baraona E, Jauhonen P, et al. Contribution of oropharynx microflora and of lung microsomes to acetaldehyde in expired air after alcohol ingestion. J Lab Clin Med, 1981, 97（5）: 631-636.

［61］Morey TE, Booth M, Wasdo S, et al. Oral adherence monitoring using a breath test to supplement highly active antiretroviral therapy. AIDS Behav, 2013, 17（1）: 298-306.

［62］Mochalski P, King J, Klieber M, et al. Blood and breath levels of selected volatile organic compounds in healthy volunteers. Analyst, 2013, 138（7）: 2134-2145.

［63］Hubbard RS. Determination of acetone in expired air. Journal of Biological Chemistry, 1920, 43（1）: 57-65.

［64］Wang T, Pysanenko A, Dryahina K, et al. Analysis of breath, exhaled via the mouth and nose, and the air in the oral cavity. J Breath Res, 2008, 2（3）: 037013.

［65］Sukul P, Oertel P, Kamysek S, et al. Oral or nasal breathing? Real-time effects of switching sampling route onto exhaled VOCS concentrations. J Breath Res, 2017, 11（2）: 027101.

［66］Anderson JC. Measuring breath acetone for monitoring fat loss: review. Obesity（Silver Spring）, 2015, 23（12）: 2327-2334.

［67］Ruzsányi V, Péter Kalapos M. Breath acetone as a potential marker in clinical practice. J Breath Res, 2017, 11（2）: 024002.

［68］Mochalski P, King J, Klieber M, et al. Blood and breath levels of selected volatile organic compounds in healthy volunteers. Analyst, 2013, 138（7）: 2134-2145.

［69］Vitali B, Ndagijimana M, Cruciani F, et al. Impact of a synbiotic food on the gut microbial ecology and metabolic profiles. BMC Microbiol, 2010, 10: 4.

［70］Patel RN, Hou CT, Laskin AI, et al. Microbial oxidation of gaseous hydrocarbons: production of methylketones from corresponding n-alkanes by methane-utilizing bacteria. Appl Environ Microbiol, 1980, 39（4）: 727-733.

［71］Minh TDC, Oliver SR, Flores RL, et al. Noninvasive measurement of plasma triglycerides and free fatty acids from exhaled breath. J Diabetes Sci Technol, 2012, 6（1）: 86-101.

［72］Li Z, Shu J, Zhang P, Sun W, et al. Real-time ultrasensitive VUV-PIMS detection of representative endogenous volatile markers in cancers. Cancer Biomark, 2016, 16（3）: 477-487.

［73］Wlodzimirow KA, Abu-Hanna A, Schultz MJ, et al. Exhaled breath analysis with electronic nose technology for detection of acute liver failure in rats. Biosens Bioelectron, 2014, 53: 129-134.

［74］Van den Velde S, Nevens F, Van Hee P, et al. GC-MS analysis of breath odor compounds in liver patients. J Chromatogr B Analyt Technol Biomed Life Sci, 2008, 875（2）: 344-348.

［75］Morisco F, Aprea E, Lembo V, et al. Rapid "breath-print" of liver cirrhosis by proton transfer reaction time-of-flight mass spectrometry. A pilot study. PLoS One, 2013, 8（4）: e59658.

［76］Fernández Del Río R, O'Hara ME, Holt A, et al. Volatile biomarkers in breath associated with liver cirrhosis-comparisons of pre-and post-liver transplant breath samples. EBioMedicine, 2015, 2（9）: 1243-1250.

［77］Mathews JM, Raymer JH, Velez GR, et al. The influence of cytochrome P450 enzyme activity on the composition and quantity of volatile organics in expired breath. Biomarkers, 1996, 1（3）: 196-201.

［78］Mathews JM, Raymer JH, Etheridge AS, et al. Do endogenous volatile organic chemicals measured in breath reflect and maintain CYP2E1 levels in vivo? Toxicol Appl Pharmacol, 1997, 146（2）: 255-260.

［79］Pettersson J, Karlsson PC, Göransson U, et al. The flavouring phytochemical 2-pentanone reduces prostaglandin production and COX-2 expression in colon cancer cells. Biol Pharm Bull, 2008, 31（3）: 534-537.

［80］Walker V, Mills GA. 2-Pentanone production from hexanoic acid by Penicillium roqueforti from blue cheese: is this the pathway used in humans? Scientific World Journal, 2014, 2014: 215783.

［81］Ruzsányi V, Péter Kalapos M, Schmidl C, et al. Breath profiles of children on ketogenic therapy. J Breath Res, 2018, 12（3）: 036021.

[82] 石如玲，姜玲玲. 过氧化物酶体脂肪酸β氧化. 中国生物化学与分子生物学报，2009，25（1）：12-16.

[83] Xiao Z, Lu JR. Generation of acetoin and its derivatives in foods. J Agric Food Chem, 2014, 62（28）：6487-6497.

[84] Ghimenti S, Tabucchi S, Lomonaco T, et al. Monitoring breath during oral glucose tolerance tests. J Breath Res, 2013, 7（1）：017115.

[85] Sani SN, Zhou W, Ismail BB, et al. LC-MS/MS based volatile organic compound biomarkers analysis for early detection of lung cancer. Cancers（Basel）, 2023, 15（4）：1186.

[86] Lindinger W, Taucher J, Jordan A, et al. Endogenous production of methanol after the consumption of fruit. Alcohol Clin Exp Res, 1997, 21（5）：939-943.

[87] Malik F, Wickremesinghe P, Saverimuttu J. Case report and literature review of auto-brewery syndrome: probably an underdiagnosed medical condition. BMJ Open Gastroenterol, 2019, 6（1）：e000325.

[88] Jones DT, Woods DR. Acetone-butanol fermentation revisited. Microbiol Rev, 1986, 50（4）：484-524.

[89] Ortiz de Montellano PR. Hydrocarbon hydroxylation by cytochrome P450 enzymes. Chem Rev, 2010, 110（2）：932-948.

[90] Španěl P, Dryahina K, Vicherková P, et al. Increase of methanol in exhaled breath quantified by SIFT-MS following aspartame ingestion. J Breath Res, 2015, 9（4）：047104.

[91] Dorokhov YL, Shindyapina AV, Sheshukova EV, et al. Metabolic methanol: molecular pathways and physiological roles. Physiol Rev, 2015, 95（2）：603-644.

[92] Eriksen SP, Kulkarni AB. Methanol in normal human breath. Science, 1963, 141（3581）：639-640.

[93] Axelrod J, Daly J. Pituitary gland: enzymic formation of methanol from S-adenosylmethionine. Science, 1965, 150（3698）：892-893.

[94] Jones AW, Skagerberg S, Yonekura T, et al. Metabolic interaction between endogenous methanol and exogenous ethanol studied in human volunteers by analysis of breath. Pharmacol Toxicol, 1990, 66（1）：62-65.

[95] Wunder C, Weber C, Paulke A, et al. Endogenous formation of 1-propanol and methanol after consumption of alcoholic beverages. Forensic Sci Int, 2021, 325：110905.

[96] DiVincenzo GD, Hamilton ML. Fate of n-butanol in rats after oral administration and its uptake by dogs after inhalation or skin application. Toxicol Appl Pharmacol, 1979, 48（2）：317-325.

[97] Taucher J, Lagg A, Hansel A, et al. Methanol in human breath. Alcohol Clin Exp Res, 1995, 19（5）：1147-1150.

[98] Hlastala MP, Anderson JC. Alcohol breath test: gas exchange issues. J Appl Physiol（1985）, 2016, 121（2）：367-375.

[99] Ge D, Zhou J, Chu Y, et al. Distinguish oral-source VOCSs and control their potential impact on breath biomarkers. Anal Bioanal Chem, 2022, 414（6）：2275-2284.

[100] Panayiotidis MI, Stabler SP, Ahmad A, et al. Activation of a novel isoform of methionine adenosyl transferase 2A and increased S-adenosylmethionine turnover in lung epithelial cells exposed to hyperoxia. Free Radic Biol Med, 2006, 40（2）：348-358.

[101] Maniscalco M, Paris D, Melck DJ, et al. Differential diagnosis between newly diagnosed asthma and COPD using exhaled breath condensate metabolomics: a pilot study. Eur Respir J, 2018, 51（3）：1701825.

［102］Maniscalco M, Paris D, Cuomo P, et al. Metabolomics of COPD pulmonary rehabilitation outcomes via exhaled breath condensate. Cells, 2022, 11（3）: 344.

［103］Pomare EW, Branch WJ, Cummings JH. Carbohydrate fermentation in the human colon and its relation to acetate concentrations in venous blood. J Clin Invest, 1985, 75（5）: 1448-1454.

［104］Cummings JH, Pomare EW, Branch WJ, et al. Short chain fatty acids in human large intestine, portal, hepatic and venous blood. Gut, 1987, 28（10）: 1221-1227.

［105］Liu X, Cooper DE, Cluntun AA, et al. Acetate production from glucose and coupling to mitochondrial metabolism in mammals. Cell, 2018, 175（2）: 502-513. e13.

［106］Neyrinck AM, Rodriguez J, Zhang Z, et al. Noninvasive monitoring of fiber fermentation in healthy volunteers by analyzing breath volatile metabolites: lessons from the FiberTAG intervention study. Gut Microbes, 2021, 13（1）: 1-16.

［107］Hertel M, Schuette E, Kastner I, et al. Volatile organic compounds in the breath of oral candidiasis patients: a pilot study. Clin Oral Investig, 2018, 22（2）: 721-731.

［108］Harshman SW, Geier BA, Fan M, et al. The identification of hypoxia biomarkers from exhaled breath under normobaric conditions. J Breath Res, 2015, 9（4）: 047103.

［109］Chambers ST, Bhandari S, Scott-Thomas A, et al. Novel diagnostics: progress toward a breath test for invasive *Aspergillus fumigatus*. Med Mycol, 2011, 49 Suppl 1: S54-S61.

［110］Sjostrand T. Endogenous formation of carbon monoxide in man. Nature, 1949, 164（4170）: 580.

［111］Sjostrand T. Endogenous formation of carbon monoxide; the CO concentration in the inspired and expired air of hospital patients. Acta Physiol Scand, 1951, 22（2-3）: 137-141.

［112］Coburn RF, Blakemore WS, Forster RE. Endogenous carbon monoxide production in man. J Clin Invest, 1963, 42（7）: 1172-1178.

［113］Wise C, Drabkin D. Enzymatic degradation of hemoglobin and hemin to biliverdin and carbon monoxide. Federation Proceedings, 1965, 24: 222.

［114］Coburn RF, Williams WJ, White P, et al. The production of carbon monoxide from hemoglobin *in vivo*. J Clin Invest, 1967, 46（3）: 346-356.

［115］Vreman HJ, Wong RJ, Stevenson DK. Carbon monoxide in breath, blood, and other tissues// Penney DG（ed）: Carbon Monoxide Toxicity, chapter 2. Boca Raton, FL: CRC Press, 2000: 19-60.

［116］Coburn RF, Williams WJ, Kahn SB. Endogenous carbon monoxide production in patients with hemolytic anemia. J Clin Invest, 1966, 45（4）: 460-468.

［117］Berk PD, Blaschke TF, Scharschmidt BF, et al. A new approach to quantitation of the various sources of bilrubin in man. J Lab Clin Med, 1976, 87（5）: 767-780.

［118］Strocchi A, Schwartz S, Ellefson M, et al. A simple carbon monoxide breath test to estimate erythrocyte turnover. J Lab Clin Med, 1992, 120（3）: 392-399.

［119］Furne JK, Springfield JR, Ho SB, et al. Simplification of the end-alveolar carbon monoxide technique to assess erythrocyte survival. J Lab Clin Med, 2003, 142（1）: 52-57.

［120］Zhang HD, Ma YJ, Liu QF, et al. Human erythrocyte lifespan measured by Levitt's CO breath test with newly developed automatic instrument. J Breath Res, 2018, 12（3）: 036003.

［121］Gordon SM, Szidon JP, Krotoszynski BK, et al. Volatile organic compounds in exhaled air from patients with lung cancer. Clin Chem, 1985, 31（8）: 1278-1282.

［122］Lundquist P, Rosling H, Sörbo B. The origin of hydrogen cyanide in breath. Arch Toxicol, 1988, 61（4）: 270-274.

第六章 呼气指纹识别

- 呼气指纹识别是指通过比较分析找到能够反映目标疾病的呼气挥发性有机物（VOC）所构成的特征即指纹，并以此作为标准来诊断新呼气样本的来源及属性。
- 成分指纹识别是先将呼气VOC逐一分离或直接鉴定，继而通过比较分析找到能反映疾病的特征VOC构成谱，并据此建立疾病判别函数模型。
- 嗅觉指纹识别又名电子鼻探测，它模拟生物鼻对气味的识别机制、利用气体传感器阵列的响应模式来识别气味。
- 研究热点聚焦在肺癌等肿瘤的筛查，范围也涉及感染诊断、代谢性疾病分析等多方面，成分指纹、电子鼻、人与动物嗅诊均有大量正面研究报道。
- 报道筛选出来的呼气指纹重复性很差，同一种疾病即使在不同实验室、同一实验室不同时期甚至同一组数据不同算法下，候选特征VOC或响应模式也很少能重复，不符合指纹不变的特性，查明候选呼气标志物的差异来源是唯一的解决办法。

　　呼气含有大量挥发性有机物（VOC），浓度很低、来源多样、种类繁杂。呼气指纹识别（exhaled breath fingerprint identification）是指通过比较分析找到能够反映目标疾病的呼气VOC所构成的特征即指纹，并以此作为标准来诊断新呼气样本性质的识别诊断方法。现有研究主要包括成分指纹分析和嗅觉指纹分析（或称电子鼻识别）两大类型，少数研究直接训练动物嗅诊，特别是犬类嗅诊。1971年，诺贝尔奖得主美国化学家Pauling[1]报道，应用气液分配色谱分析在人呼气和尿液顶空气中可检出大量VOC，提出利用VOC分析诊断疾病的可能。1985年，美国伊利诺伊理工大学研究所化学系的Gordon[2]和O'Neill等[3]率先报道，应用气相色谱-质谱联用（GC-MS）检测，从12例进展期肺癌患者和17例对照的呼气样本比较中筛选出丙酮、丁酮、丙醇3种肺癌特异性较高的VOC，所建立线性判别函数方程诊断准确率达到93%（27/29），肺癌组和对照组各有1例误判。2003年，意大利的Di Natale[4]首次将电子鼻用于肺癌呼气诊断，由8只石英微天平传感器组成传感阵列和偏最小二乘判别分析法构建的电子鼻直接插入呼出气袋感应，结果35例肺癌全部响应，而18例对照仅1例误判为阳性。鉴于犬类灵敏的嗅觉和先前犬对癌症病灶敏感的报道，有学者开始尝试训练犬进行呼气样本嗅癌，结果55例肺癌和31例乳腺癌仅各有1例未嗅出，而83例对照发生10例误判阳性，总体敏感度和特异度分别为98%和88%[5-7]。

　　如此惊人的结果，引得众学者们纷纷投身这一研究领域，研究热度迄今有增无减。然而，三十多年来频传的"捷报"中，除了在临床实践中总结出来的挥发性硫化物口臭类型指纹图谱，没有一项研究推出的呼气指纹分析能真正用于临床，它们的重复性太差。2022年4月14日，基于呼气指纹分析的新冠肺炎检测仪获得美国食品药品监督管理局（FDA）紧急批准使用，一时轰动全球[8]，但新闻过后这一检测仪便销声匿迹了。相关研究突破需要新思路。

第一节　指纹与嗅觉

一、指纹

指纹（finger print）是人类手指腹面皮肤凸起的纹线，又名摩擦嵴（friction ridges），由真皮乳头和乳头间的表皮钉网牵拉而成。指纹的主要生理功能是参与精细感觉和物件把持。手指在物体表面滑动时产生的摩擦感会因为摩擦嵴的振动而被显著放大，而用手把持物件时则会因为摩擦嵴增加了摩擦力使把持稳固。手指皮肤脱落后感觉迟钝和持物易滑的机制即在于此。

人类指纹形成于胚胎时期并维持终身不变，即便是同卵双生子，指纹也不是完全相同的。这种唯一性和终身不变性，加上提取方便，使得指纹很自然地成了人类个体最主要的身份识别标志。指纹识别就是判断两枚指纹是否源于同一个体。由于角度和用力的差别，同一手指每一次留下的指纹是不尽相同的，但其特征不会改变。指纹识别就是通过比对指纹特征完成的。指纹特征分为总体特征和局部特征两类：总体特征是指很容易区分的基本纹路图案如斗（whorl）、弓（arch）、箕（loop）等；局部特征则是那些需要仔细观察才能分辨的细节特征点（minutiae），如指纹线的起点、终点、结合点和分叉点等。指纹识别过程包括获取指纹图像、提取指纹特征和比对三大基本步骤（图6-1）。

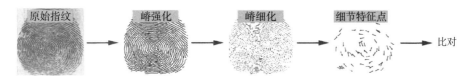

原始指纹　→　嵴强化　→　嵴细化　→　细节特征点　→　比对

图6-1　指纹识别流程

二、嗅觉

嗅觉（olfactory）是由气体分子刺激动物嗅觉感受器引起的感觉。嗅觉系统主要由嗅上皮、嗅球和嗅觉中枢三部分构成（图6-2）。

在高级动物，嗅觉感受器位于鼻腔最上端的嗅上皮区内，人类的嗅觉感受器约$5cm^2$。嗅上皮包括嗅细胞、支持细胞和基底细胞等。嗅细胞属于双极神经元，向外周突出的一极为树突，树突末端呈圆形膨大，称为嗅小胞，嗅小胞向嗅上皮表面的黏液中伸出许多接受刺激的嗅纤毛。嗅细胞的另一极为轴突，向上穿过筛板，进入嗅球，与嗅球二级神经元发生联系。二级神经元则向上和嗅觉中枢联系。人类嗅细胞总数约为500万个，而犬类则高达2000多万个，嗅觉上皮细胞总面积是人类的40倍。

嗅觉神经通路虽早已明晰，但为何鼻子能感知不同的气味或者说嗅觉机制却直到1991年后才逐步被阐明。这一年，哥伦比亚大学的Buck及其导师Axel[9]共同发现了

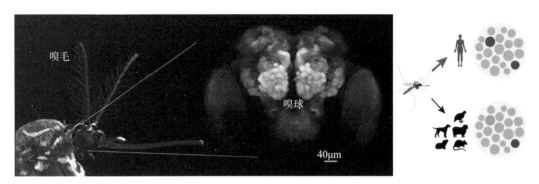

图6-2 雌蚊的嗅觉系统

蚊子的嗅觉很敏锐，它长长的触角上有超过2000个嗅觉感受器。当蚊子闻到气味时，它的嗅觉感受器会被相应的化学分子激活，然后把信号传递到大脑，先抵达嗅小球组成的初级嗅觉脑区，从此处再传达到更高级的中枢。嗅小球是蚊子嗅觉的基本功能单位，不同嗅小球探测不同化学分子，它们传递的是相对独立的信息。蚊子大脑嗅小球约60个，也就是说有60条不同信号通道。蚊子在接触人体气味和动物气味时被激活的嗅小球明显不同（图右）。现已查明，对于专一叮人的蚊子而言，人类有别于其他动物的特征性气味分子主要是来自人类皮脂腺分泌的皮脂氧化降解释放的葵醛及正己醇[10]

人类体内一个约占基因总数的3%、包含约1000种不同基因的基因大家族，编码着相同数目的气味受体。这些受体随后被证实为G蛋白偶联受体（G-protein coupled receptor，GPCR）。每一种嗅细胞只能表达一种类型的气味受体，而每一种受体又能探测到有限数量的气味物质。当气味分子吸附于其受体时便激发相应敏感嗅细胞产生神经冲动，感受器细胞就会将信息传给充当鼻-脑中转站的嗅球，再由嗅球向大脑其他部分传送信息。不同的气味感受器细胞所得到的信息在大脑进行整合，形成每种气味所具有的特征性的模式。尽管气味受体只有约1000种，但它们可以产生大量组合，从而形成大量的气味识别模式，使我们能觉察到的气味总数大得惊人。扩展研究发现，鱼的嗅觉受体比人类少，约为100个；而小鼠嗅觉受体数目则略高于人类，为1194个；犬类嗅觉受体数目尚未探明，但应远超人类。

第二节 成分指纹识别

一、基本原理

假定不同生理病理状态下的呼气VOC构成及浓度存在差异，呼气成分指纹识别就是将呼气VOC逐一分离鉴定，继而通过比较分析找到能反映疾病的特征VOC构成谱，并据此建立疾病判别函数模型，最后以此模型作为未知气样检测时的比对判别标准，过程如同指纹识别过程中指纹特征的提取和比对。

二、基本方法

（一）病例入选

根据研究目的确定相应的病例和对照。研究样本量、病例入选标准、排出标准、伦理审核等与一般研究相同。例如，肺癌的呼气试验筛查研究，病例显然必须是病理确诊的肺癌患者且以早期病例为主，而对照不能只有健康志愿者，还应至少包括良性肺结节、COPD等不同肺部生理变化情形。

（二）气样采集与测量

呼气VOC的采样测量方式有多种，研究报道以肺泡气采样、浓缩吸附预处理、GS-MS分析为主（详见第二章及第五章）。

必须强调，所有受试者的采样和测试条件应尽最大可能保持一致，从而更好地显示可能存在的病例与对照之间的原始呼气VOC差异。

（三）提取特征性成分

通过病例与对照呼气VOC逐一比对筛选出候选标志物特征种类或特征浓度。理论上，病例标志VOC差异有两种可能：第一种可能是病例独有而对照缺失，或者病例较对照有更高检出率的VOC；第二种可能是病例与对照浓度呈显著性差异的VOC。实际上，除了外源暴露，迄今为止报道的候选特征成分均为病例与对照浓度呈统计学显著性差异而已，而且很少有单一VOC的差异能大到足以将两组有效地区分。

（四）建立分类判别函数模型

当所选某单一特征性成分足以将病例和对照有效区分时，无须进入此步骤，直接采用简单的数学统计确定判别阈值、验证应用即可，如均数±标准差法、受试者工作特征曲线（ROC）等。呼气NO判别II型气道炎症、CO筛查溶血、H_2S诊断口臭、丙酮探测生命搜救等即属此类。

当所有候选特征成分单项指标均无法有效区分两组时，采用多候选特征成分联合诊断则有可能实现有效分类，这便是呼气指纹分析。多指标（变量）联合诊断的数学统计较为复杂，基本过程是建立分类判别函数模型，模型选择有多种，如主成分分析、因子分析、聚类分析、逐步判别回归、偏最小二乘法、模糊逻辑、蒙特卡罗模拟、人工神经网络、随机森林等。这些模型各有优劣，同一组数据可以同时选择多种数学模型比较，最终使用最优者。注意，切不可迷信算法，关键是数据本身有无差异，算法只是将差异更好地显示而已，由于呼气代谢指标的正交特征信息维度主要为代谢小分子种类和浓度，以及其关联模式，相比于医学图像，其特征要少得多，在算法有效区分后，完全可以利用识别算法的可解释性规则，追溯建立病例与对照有效区分的特征差异，建立更为底层的精准识别机制。

实际操作过程中，一般将原始数据集（data set）分成独立的三部分：训练集（training set）、验证集（validation set）和测试集（test set）[也称预测集（predictive set）]。其中，训练集用于建立模型，验证集用于优化模型，而测试集则用于检验已经训练好模型的分类判别能力。典型的划分是训练集占总样本的50%，而验证集和测试集各占25%，这三部分都是从样本中随机抽取。样本少的时候一般只分训练集和测试集两部分，最后通过交叉验证（cross-validation）的办法评估模型能力。注意，测试集的设置并不能保证判别模型的正确性，只是说相似的数据用此模型将会得出相似的结果。

（五）应用与优化

一旦数学模型建立，便可投入使用。条件是待检者气样采样与测试方法必须与建模病例相同。由于建模时样本往往不是很大，可将实际应用过程中增加的病例合并，重新训练并迭代模型，从而提高模型的判断能力。

【附】示范案例：呼气VOC加权数字分析法诊断肺癌

呼气VOC加权数字分析法（weighted digital analysis，WDA）案例来自Phillips等[11] 2008年的报道。

一、受试对象

总样本为404例，包括193例最终病理证实的治疗前肺癌和211例胸部螺旋CT阴性的对照。

二、气样采集与测量

利用单向吸附采集装置，2min平静呼吸状态捕集1.0L肺泡气和1.0L空气中的VOC（详见第二章，图2-8）。活性炭浓缩吸附气样经自动热脱附、GS-MS检测VOC，结果以呼气与空气丰度之差即肺泡梯度（alveolus gradient）表达，升高者记为（＋）、降低者记为（－）。结果，此法在每例受试者一般可检出150～200种VOC，全部受试者累计检出数千种VOC（图6-3）。

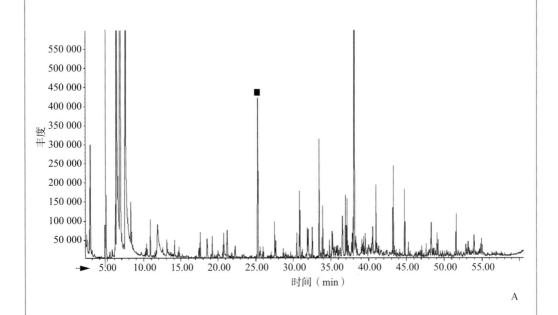

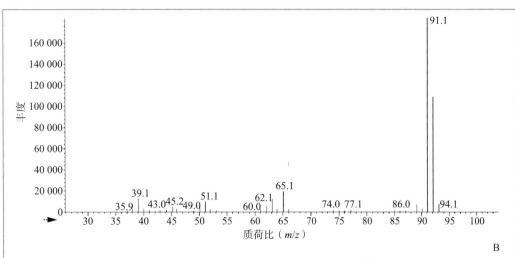

图6-3 呼气VOC的气相色谱-质谱分析[12]

活性炭浓缩吸附气样经自动热脱附后，混合VOC经过气相色谱后将彼此分离（A），依次注入质量敏感检测器、
轰击成不同质荷比的碎片组并被检出，每种VOC分子有其特征性的质量离子构成谱（B）。图A ■ 为甲苯所
处的色谱峰，图B则是其典型的质量离子构成谱

获准引自：Phillips M，et al. PLoS One，2015，10（12）：e0142484.

三、特征性成分提取

1.单变量判别能力计算 ①首先计算肺癌和对照正确分组条件下每一种VOC
的判别能力，即将所有测出的数千种VOC（变量，variable）的肺泡气梯度（标识，
sign）逐一进行ROC分析，得出每个变量的AUC，即每一种VOC对肺癌组与对照
组的区别能力（图6-4）；②继而计算在随机分组条件下每一种VOC的判别能力，即

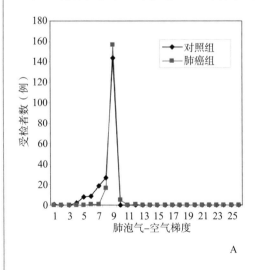
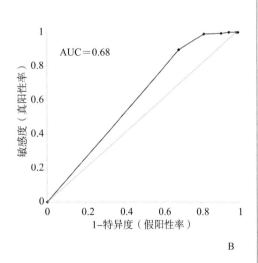

图6-4 单个VOC（异丙醇）对肺癌诊断的准确性分析[11]

A.肺癌及对照的（异丙醇）肺泡气-空气梯度（alveolar gradients）分布。两组梯度均明显集中在9左右，肺
癌组梯度直观上较对照组有增高的趋势。B.受试者工作特征曲线（ROC）计算自低向高不同梯度阈值对肺癌诊
断的敏感度和特异度。ROC曲线下面积（AUC）为0.68，提示异丙醇单指标诊断肺癌的准确性为中度

获准引自：Phillips M，et al. Clin Chim Acta，2008，393（2）：76-84.

将训练集病例随机划入肺癌组或对照组，再次进行每个变量的ROC分析及AUC计算。

2.肺癌特征性VOC标志物筛选提取 ①比较每个变量在正确分组和随机分组条件下的AUC，将那些正确分组AUC大于随机分组最高AUC的变量初步纳入候选标志物（阈值，本案取≥0.6），结果共有69个符合条件（图6-5）；②计算69个初选标志物的权重［权重＝Abs（AUC-0.5）＋0.5-0.55］，将权重≥0.6的30个确定为最终纳入模型的肺癌特征性标志物（表6-1）。

注意，这些候选标志物的来源只是被作者推测与过氧化有关，并无后续严格考查。其他呼气指标分析报道也大抵如此。

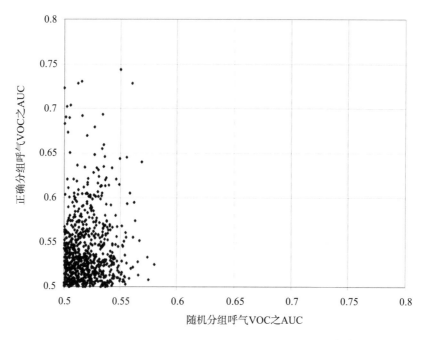

图6-5 随机指定诊断分组的VOC预测准确性效应[11]

所有检测到的呼气 VOC 均按图 6-1 所示方法逐个进行肺癌诊断评价。纵轴代表将肺癌和对照正确分组前提下计算每种 VOC ROC 的 AUC，而横轴则代表将受检者随机划入肺癌组或对照组情况下相应的 VOC 计算结果。两种分组 AUC 分布呈现明显差异：当诊断为随机指定时，没有一种 VOC 的 ROC 曲线的 AUC ≥0.6；而诊断分组正确时，共有 69 种 VOC 的 ROC 曲线的 AUC ≥0.6，故将它们纳入候选肺癌标志物

获准引自：Phillips M，et al. Clin Chim Acta，2008，393（2）：76-84.

四、建立肺癌加权数字函数判别模型

1.计算判别函数得分（discriminatory function score） 将每例受试者的30种模型VOC标志加权求和，公式如下：

$$df_i = \sum_c y_{ic} \text{ with } y_{ic} = \begin{cases} Weight_c & \text{if } X_{ic}*Sign_c > Cutoff_c*Sign_c \\ 0 & \text{otherwise} \end{cases}$$

肺癌组和对照组WDA得分分别是（2.36±0.47）分和（1.30±0.64）分，$P < 0.0001$（图6-6）。

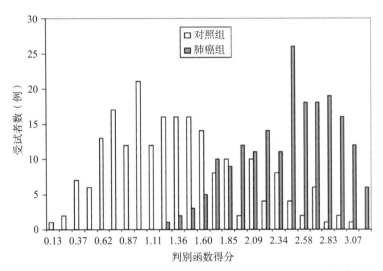

图6-6 肺癌组与对照组VOC加权数字分析判别函数得分[11]

由图可见肺癌组高分例数明显多于对照组

获准引自：Phillips M，et al. Clin Chim Acta，2008，393（2）：76-84.

2. 确定判别阈值 ROC分析得AUC = 0.900、判别阈值2.0（注：原文献未标示阈值，据图6-5目测推断），完成模型建立。

404例受试者30种VOC数字加权分析诊断的敏感度为84.5%、特异度为81.0%。

五、模型稳健性分析

1. 交叉验证 按训练集和测试集2：1的比例对404例总样本随机抽样20次，计算30种VOC数字加权分析AUC。结果20次抽样平均AUC为0.87，接近上述总体AUC（0.90）。

2. 标志物可剔数 计算30种肺癌VOC标志物随机逐一剔除后的AUC变化，结果剔除1/3的VOC标志物后AUC的变化比例仍小于10%，VOC标志物降至10种以下才引起AUC急剧下跌。

六、应用优化

后续报道见作者不断更换标志物和算法。

第三节 嗅觉指纹识别——电子鼻

一、基本原理

电子鼻（electric nose）是模拟动物嗅觉机制，利用气体传感器阵列响应模式识别气味的电子系统，它不是逐一识别气体组分，而是对气味做出整体判断，无论组分是单一还是混合的。1982年，英国华威大学的Persaud和Dodd[13]首开电子鼻先河，利用3个SnO_2气体传感器构建的组合成功地区分了戊基酸酯、乙醇、乙醚、戊酸、柠檬油、异茉莉酮等8种有机气体。电子鼻由气体进样系统、气体传感器阵列和信号处理系统（模式识别系统）三大功能器件组成（图6-7）。

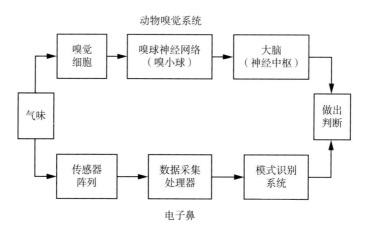

图6-7 动物嗅觉系统与电子鼻构成比较

（一）气体进样系统

进样系统（sampling system）的作用是将待检气样送入检测室。进样系统设计各异，采样后测试或直接检测。

（二）气体传感器阵列

气体传感器阵列（gas sensors array）是电子鼻的核心器件，阵列中的每一个传感器的理化性质不同，进而对各种气体的敏感性也不同，当某种气体接触传感器阵列时便呈现各传感器响应不一的信号图案，不同的气体有不同的响应图案，或者说出现不同的嗅觉指纹（smell print）（图6-8）。正是基于这种区别，系统能够辨别所检气体的整体信息，如同鼻子闻到样品的总体气味一样。

根据不同原理制造的电子鼻单元气体传感器有很多种类，根据工作原理可以分为①物理类：如石英微天平传感器、声表面波传感器、微悬臂梁传感器；②电化学类；③固态晶体管类：如金属氧化物传感器或化学场效应管传感器；④光学类，如比色传感器、光纤传感器；⑤热传感类；⑥其他类。

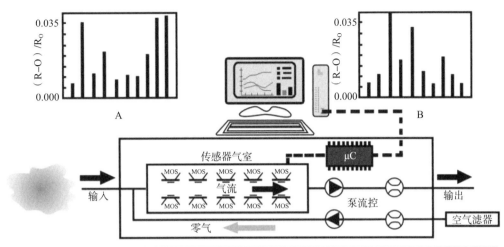

阵列序号	传感器名称	敏感成分	阵列序号	传感器名称	敏感成分
1	W1C	芳香类	6	W1S	甲烷
2	W5S	氰氧化合物	7	W1W	硫化物
3	W3C	氨水、芳香类	8	W2S	乙醇
4	W6S	氢气	9	W2W	芳香类
5	W5C	烷烃类、芳香类	10	W3S	烷烃类

图6-8 金属氧化物传感器阵列

这是一个由 10 只金属氧化物（metal oxide semiconductor，MOS）传感器组成的传感器阵列，每只传感器的敏感气体各不相同。气体流过传感器气室时，传感器与气体接触反应而导致传感器电阻发生可逆性改变，因每只传感器的敏感气体各不相同，所以电阻变化幅度（R-O）/R_O 并不一样，这样便形成该气体特有的响应图案，即所谓的"嗅觉指纹"。更换一种未知气体，如果响应图案相同，则表明属同一类气体，反之则为另一种气体，A、B 显然是两种不同气体的响应图案

不同工作原理的传感器往往会需要不同的化学气体敏感材料，常见的敏感材料包括半导体材料（如 SnO）、聚合物材料、选择性蛋白酶、催化金属材料（如 Pt/Pd 等）、纳米材料（如经掺杂的碳纳米管、石墨烯）等。

（三）信号处理系统

信号处理系统的功能是将传感器的信号进行噪声消除、信号放大、特征提取等适当的预处理，最后通过模式识别做出气味属性判断。预处理的核心是信号特征提取，方法有相对法、差分法、对数法和归一法等。模式识别的本质和成分指纹识别一样，属于多指标（变量）联合诊断，是统计学中的分类判别，选择也是主成分分析、因子分析、聚类分析、逐步判别回归、偏最小二乘法、模糊逻辑、蒙特卡罗模拟（Monte Carlo）、人工神经网络、随机森林等。

二、基本方法

硬件装配完毕、算法确定的电子鼻经过学习训练就能应用了。换言之，如同成分谱指纹识别必须首先获得目标检测气体的指纹图案一样，电子鼻首先进行已知类别（如癌与非癌）气样的对比检测，建立目标（如癌）气体识别模式并作记忆存储，这样才能对待检气体响应图案进行比对判断。

第四节　临床应用研究概况

一、恶性肿瘤诊断

1977年，Haines等[14]报道大肠癌患者呼气中甲烷浓度明显升高，提出呼气甲烷测试可能有助于大肠癌高危人群筛查，这可能是呼气查癌最早的文献报道。20世纪80年代，Gordon[2]和O'Neill等[3]报道肺癌患者呼气VOC分析的文章无疑是呼气指纹识别癌症的开山之作。可能是因为清洁空气洗肺采样太过复杂（详见第五章第三节，图5-16），又或是因为所选病例均为晚期，未见他人跟进，尽管其"丙酮、丁酮、丙醇三联指纹"的诊断准确率高达93%（27/29）。沉默在14年后被打破，神经内科医生、呼气指纹识别的先驱Phillips[15]于1999年报道将洗肺换为在直接呼吸环境空气条件下采样，通过VOC肺泡气-空气浓度梯度的方法消除空气污染干扰，所选22种VOC构成的呼气指纹在9例Ⅰ期肺癌患者全部为阳性，而在48例非癌症患者中39例为阴性，诊断的敏感度和特异度分别为100%和81%。交叉验证组合对肺癌和非癌症的正确预测率分别为71.7%和66.7%。这一次，《柳叶刀》杂志的报道引起了轰动，呼气指纹查癌的潮流从此开始。最初的研究疾病对象集中在肺癌，报告结果基本上都是正面的，敏感度为52%～95%，特异度为70%～100%，早期肺癌诊断效果并无显著降低[16,17]。Phillips[11,12,15,18-20]医生本人也一直进行相关研究，公开发表的肺癌呼气VOC指纹至少就有5套（表6-1）。近年来，呼气成分指纹查癌研究从肺癌逐渐扩大到其他癌症，如食管癌、胃癌、大肠癌、乳腺癌、膀胱癌、前列腺癌、黑色素瘤等，报道效果与肺癌相近或更优[21]。

嗅诊查癌的确切文献记载始于1989年，Williams等[5]在《柳叶刀》杂志上报道了一个奇特病例，一位女士因家里小狗近期老爱闻她腿上的一颗黑痣，甚至想咬掉黑痣而求诊，最终病理检查证实为黑色素瘤。类似情形在2001年又见于一例皮肤基底细胞癌患者[6]。随着皮肤病灶切除，这两例患者的狗也失去了闻主人病灶部位的兴趣。受此启发，以McCulloch[7]为代表的一些医生尝试训练犬类进行肿瘤嗅诊，方式与缉毒犬、搜救犬的奖励性培训相似，所用标本有血、尿、粪、切除组织及呼气等，甚至直接闻身体，效果均十分惊人。个别报道的敏感度和特异度接近100%，远远超过现有气体成分指纹识别或电子鼻诊断的水平[16,22,23]。犬嗅诊的卓越表现说明，肿瘤等疾病的确存在人类嗅觉难以觉察的特殊气味，利用犬嗅诊固有可取之处，但其更大的意义在于促进气体诊断仪器的研发。

2003年，Di Natale等[4]报道电子鼻诊断肺癌的效果不亚于成分指纹分析。由于电子鼻分析简便易行，嗅觉指纹分析查癌随之兴起。研究方向最初也集中在肺癌诊断，然后逐渐扩展至其他肿瘤，如胃癌、结肠癌、乳腺癌、头颈恶性肿瘤、胸膜间皮瘤等，报道敏感度为70%～100%，特异度为72%～100%[22,24]。至于电子鼻传感器阵列的设计，有些根据GC-MS分析结果选择，有些则直接使用现有的商品化电子鼻产品。

呼气指纹查癌存在的最大问题是重复性太差。虽然一路高歌、捷报频传，但几乎所有原创论文都是介绍某种癌症的呼气VOC指纹模型建立及同批样本的验证结果，罕见有人报道采用自己的或他人用同一套VOC指纹模型进行的新的大标本重复验证结果，最终没有一项能真正落实到临床，既不能起到初筛高危人群的作用，更无法扮演肺结节等辅助鉴别诊断的角色。候选特征性VOC的重复性也不高。以肺癌为例，30多年来临床研究原创论文近200篇，报告的候选特征性VOC也已接近300种，独立重复2次的不足50种，重复4次就算得上是高频重复的标志物了[25-28]。这种低重复性不仅表现在不同实验室、不同方法、不同年代难以重复，还表现在不同实验室相同或相似方法难以重复，甚至同一批测量数据仅因算法不同而致获选VOC大相径庭，完全不符合"指纹不变"的预期（表6-1）。罕见的例外见于美国路易斯维尔大学Fu、Bousamra团队[29-33]的研究，在报道发现呼气4种酮醛化合物升高对肺癌有诊断价值后，他们又继续使用相同标志物进行数次扩大样本的重复验证和手术前后比较验证，结果同样优异。4种标志物VOC分别是2-丁酮、2-羟基乙醛、3-羟基-2-丁酮（乙偶姻）和4-羟基己烯醛。不过，该团队并未对4种VOC的来源进行深入探讨。令人失望的是，检测试剂盒送梅奥诊所（Mayo Clinic）验证却迟迟未见结果公布，据传原因是"污染严重"。对此4种VOC，笔者团队的验证研究发现，仅有乙偶姻获得稳定的、可解释的和可预期的重复，它来自口腔肠杆菌科细菌对碳水化合物的分解，与口腔自清洁能力高度相关（详见本章第五节）。

表6-1　Phillips实验室报道的5套肺癌特征性候选VOC（活性炭吸附/GC-MS）

年份	肺癌特征性候选VOC（样本量，算法）
1999[15]	22种：Styrene（ethenylbenzene）（苯乙烯）；Heptane，2,2,4,6,6-pentamethyl（2,2,4,6,6-五甲基庚烷）；Heptane，2-methyl（2-甲基庚烷）；Decane（癸烷）；Benzene，propyl（正丙苯）；Undecane（十一烷）；Cyclopentane, methyl（甲基环戊烷）；Cyclopropane, 1-methyl-2-pentyl（1-甲基-2-戊基环丙烷）；Methane, trichlorofluoro（三氯氟甲烷）；Benzene（苯）；Benzene，1,2,4-trimethyl（1,2,4-三甲基苯）；1,3-butadiene，2-methyl-（isoprene）（异戊二烯）；Octane，3-methyl（3-甲基辛烷）；1-hexene（1-己烯）；Nonane，3-methyl-（3-甲基壬烷）；1-heptene（1-庚烯）；Benzene，1,4-dimethyl（对二甲苯）；Heptane，2,4-dimethyl（2,4-二甲基庚烷）；Hexanal（己醛）；Cyclohexane（环己烷）；Benzene，1-methylethenyl-（1-甲基乙烯基苯）；Heptanal（庚醛） （肺癌60例、对照48例，正向逐步判别分析）
2003[18]	9种：Butane（丁烷）；Tridecane，3-methyl（3-甲基十三烷）；Tridecane，7-methyl（7-甲基十三烷）；Octane, 4-methyl（4-甲基辛烷）；Hexane, 3-methyl（3-甲基己烷）；Heptane（庚烷）；Hexane, 2-methyl（2-甲基己烷）；Pentane（戊烷）；Decane，5-methyl（5-甲基癸烷）（仅分析烷烃及甲基化烷烃） （肺癌178例、对照41例，正向逐步判别分析）
2007[19]	16种：1,5,9-Cyclododecatriene，1,5,9-trimethyl-（三甲基-1,5,9-环十二烷三烯）；Pentan-1,3-dioldiisobutyrate，2,2,4-trimethyl（2,2,4-三甲基-1,3-戊二醇双异丁酸酯）；Benzoic acid，4-ethoxy-，ethyl ester（对乙氧基苯酸乙酯）；Propanoic acid，2-methyl-，1-（1,1-dimethylethyl）-2-methyl-1,3-propanediyl ester{1,1'-[1-(1,1-二甲基乙基)-2-甲基-1,3-丙二基]-2-甲基-丙酸酯}；10,11-dihydro-5H-dibenz-（B,F）-azepine（亚氨基二苄）；2,5-Cyclohexadiene-1,4-dione，2,6-bis（1,1-dimethylethyl）-（2,6-二叔丁基苯醌）；Benzene，1,1-oxybis-（二苯醚）；Furan，2,5-dimethyl-（2,5-二甲基呋喃）；1,1-Biphenyl，2,2-diethyl-（2,2-二乙基-1,1-联苯）；3-Pentanone，2,4-dimethyl-（2,4-二甲基-3-戊酮）；trans-Caryophyllene（反式石竹烯）；1H-Indene, 2,3-dihydro-1,1,3-trimethyl-3-phenyl-（1,3,3-三甲基-1-苯基茚满）；1-Propanol（1-丙醇）；Decane, 4-methyl-（4-甲基癸烷）；1,2-Benzenedicarboxylic acid, diethyl ester（邻苯二甲酸二乙酯）；2,4-Hexadiene，2,5-dimethyl-（2,5-二甲基-2,4-己二烯） （肺癌193例、对照211例，多线性回归+模糊逻辑）

年份	肺癌特征性候选VOC（样本量，算法）
2008[11]	30种：Isopropyl alcohol（异丙醇）；4-Penten-2-ol（4-戊烯-2-醇）；Ethane, 1,1,2-trichloro-1,2,2-trifluoro-（1,1,2-三氯-1,2,2-三氟乙烷）；Propane, 2-methoxy-2-methyl-（甲基叔丁基醚）；1-Propene, 1-（methylthio）-,（E）-［1-丙烯, 1-（甲硫基）-,（E）-］；2,3-Hexanedione（2,3-己二酮）；5,5-Dimethyl-1,3-hexadiene（5,5-二甲基-1,3-己二烯）；3-Hexanone, 2-methyl-（2-甲基-3-己酮）；1H-Indene, 2,3-dihydro-4-methyl-（4-甲基茚满）；Camphor（樟脑）；Bicyclo［2.2.1］heptan-2-one, 1,7,7-trimethyl-,（1S）-（左旋樟脑）；3-Cyclohexene-1-methanol, α, α, 4-trimethyl-（α, α, 4-三甲基-3-环己烯-1-甲醇）；p-menth-1-en-8-ol（α-萜品醇）；5-Isopropenyl-2-methyl-7-oxabicyclo［4.1.0］heptan-2-ol（5-异丙烯基-2-甲基-7-氧杂双环［4.1.0］庚烷-2-醇）；Isomethyl ionone（异甲基紫罗兰酮）；2,2,7,7-Tetramethyltricyclo［6.2.1.0（1,6）］undec-4-en-3-one（2,2,7,7-四甲基三环［6.2.1.0（1,6）］十一碳-4-烯-3-酮）；2,2,4-Trimethyl-1,3-pentanediol diisobutyrate（2,2,4-三甲基-1,3-戊二醇二异丁酸酯）；Benzoic acid, 4-ethoxy-, ethyl ester（对乙氧基苯甲酸乙酯）；Bicyclo［3.2.2］nonane-1,5-dicarboxylic acid, 5-ethyl ester（双环［3.2.2］壬烷-1,5-二羧酸-5-乙基酯）；Pentanoic acid, 2,2,4-trimethyl-3-carboxyisopropyl, isobutyl ester（2,2,4-三甲基-3-羧基异丙基-异丁基戊酸酯）；Propanoic acid, 2-methyl-, 1-（1,1-dimethylethyl）-2-methyl-1,3-propanediyl ester［2-甲基-, 1-（1,1-二甲基乙基）-2-甲基-1,3-丙二醇异丙酸酯］；1,2,4,5-Tetroxane, 3,3,6,6-tetraphenyl-（3,3,6,6-四苯基-1,2,4,5-四氧杂环庚烷）；Benzophenone（苯并酮）；2,5-Cyclohexadien-1-one, 2,6-bis（1,1-dimethylethyl）-4-ethylidene-［2,6-二（1,1-二甲基乙基）-4-亚乙基-2,5-环己二烯-1-酮］；Furan, 2-［（2-ethoxy-3,4-dimethyl-2-cyclohexen-1-ylidene）methyl］-｛2-［（2-乙氧基-3,4-二甲基-2-环己烯-1-基）甲基］呋喃｝；Benzene, 1,1-（1,2-cyclobutanediyl）bis-, cis-［1,1-（1,2-环丁二基）双基二苯苯］；Benzene, 1,1-［1-（ethylthio）propylidene］bis-｛1,1-［1-（乙硫基）丙基亚烯］双基苯｝；Anthracene, 1,2,3,4-tetrahydro-9-propyl-（1,2,3,4-四氢-9-丙基-蒽）；9,10-Anthracenediol, 2-ethyl-（2-乙基-9,10-蒽二酚）；Benzene, 1,1-ethylidenebis［4-ethyl-（1,1-乙烯基双-4-乙基-苯） （2007年同一批研究对象，仅算法改为加权数字分析而已）
2019[20]	8种：1,4-Butanediol（1,4-丁二醇）；2-Pentanamine, 4-methyl-（1,3-二甲基丁胺）；2-Propanamine（2-丙胺）；3-Butenamide（3-丁烯酰胺）；4-Penten-2-ol（4-戊烯-2-醇）；Acetamide, 2-Cyanoalanine（2-氰代丙氨酸乙酰胺）；n-Methylglycine（肌氨酸）；Octodrine（1,5-二甲基己胺） （462例肺螺旋CT检查者，蒙特卡罗分析）

二、感染性疾病诊断

据传，在古希腊和中国古代均有医生通过火烧痰液闻烟味诊断肺结核，也许这是感染性疾病最早的呼气检验，但是否为东西方医学交流的结果则不得而知[34]。现代医学证明，许多细菌代谢产气，产气反应是细菌分类鉴定的重要内容。经验丰富的微生物检验师甚至凭培养皿发出的气味即可确定细菌性质，有些还明确了气味分子性质，如米氏链球菌的特征焦糖味分子为双乙酰[35]。医生和护士在临床实践中总结出来的气味诊断感染的案例更为丰富，如急性腹泻患者粪便散发浓烈的粪臭味提示艰难梭菌，尿液标本散发强烈氨味提示感染性膀胱炎，鱼腥味白带提示细菌性阴道病，伤口散发水果味则提示铜绿假单胞菌感染，外伤肢体恶臭则强烈提示气性坏疽的发生。根据呼出气味诊断感染的例子有小儿发热伴呼气甜汗味提示白喉、伴口臭提示传染性单核细胞增多症等[34, 35]。

许多动物的嗅觉较人类灵敏。138名护士对腹泻粪便标本嗅诊艰难梭菌肠炎的敏感度和特异度分别为55.0%和83.0%[36]，而一只驯后小猎犬的成绩如下：对100份腹泻粪便标本（50份阳性、50份阴性）嗅诊准确度为100%，对两家医院300间病房（30间阳性、270间阴性）的嗅诊敏感度为83.0%，特异度为94.0%[37]。后来有研究者的重复研究结果也同样优秀。犬对艰难梭菌培养液涂抹物品的嗅诊能力也很强，是潜在的院感防控好帮手。需指出的是，尽管每只犬的嗅诊重复性很高，但犬之间的一致性只达到中等（$n=2$，Cohen $\alpha=0.52$），还有"罢工"行为[34, 35]。在医疗条件匮乏的非洲，"地雷探测英雄"巨颊囊鼠（图6-9）接受了新任务——嗅痰查结核，那里结核发病率目前仍高达10%～40%。巨颊囊鼠们表现出色，荟萃7篇文献24 600例患者共53 181份痰标本的嗅诊敏感度和特异度分别为86.7%和88.4%[38]。巨颊囊鼠们的工作效率也十分惊人，每只巨颊囊鼠嗅诊100份标本所需时间平均不超过20min，而检验师每天只能完成40份痰涂片标本的抗酸染色显微镜菌观察。和犬嗅诊重复性相似的是，每只大鼠的重复性都很高（$n=22$只，Yule Q值$=0.9$），但大鼠间的一致性则很低（Krippendorff's $\alpha=$ 0.15～0.45）[34, 35]。被发现具备嗅诊人类感染性疾病潜能的动物还有蜜蜂和蚊子，分别擅长诊断肺结核痰液和疟疾患者[34, 35]。

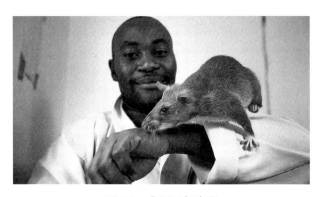

图6-9 非洲巨颊囊鼠

非洲巨颊囊鼠（African giant pouched rat）有"地雷探测英雄"之称，还被尝试训练嗅痰诊结核。本图展示坦桑尼亚莫罗戈罗APOPO（比利时非营利组织）结核病实验室培训师 Ezekiel Mwakyonde 正和一只名为 Julius 的巨颊囊鼠一起玩耍
获准引自：APOPO 基金，https://apopo.org/

　　基于成分指纹识别和电子鼻的仪器诊断在人类呼吸道感染性疾病等中的应用是位列癌症之后的第二大临床研究，涉及病原体包括病毒、细菌、真菌、原虫等[34-36]。2022年4月14日，美国一家公司推出的新冠肺炎呼气诊断仪获得美国FDA紧急批准使用，一时轰动全球[8]。据厂家介绍，所检标志物为呼气中的酮醛类分子，原理显然属于成分指纹识别。遗憾的是，新闻过后便消息不再。流感病毒感染在新冠疫情暴发之前便有了此方面的研究。有必要在此指出，病毒不具备独立生存能力而需依靠宿主细胞代谢系统生存，病毒感染后的呼气成分变化只能来自机体代谢的改变而非病毒本身。在细菌感染方面，研究最多的是肺结核，其次是铜绿假单胞菌、金黄色葡萄球菌、肺炎链球菌、鲍曼不动杆菌等引起的肺部感染，还有呼吸机相关肺炎和急性阑尾炎等。$^{13/14}$C-尿素呼气诊断胃幽门螺杆菌感染的准确性本已媲美金标准，但有学者为了节省稳定核素^{13}C的昂贵成本、避免放射性核素^{14}C的伤害，尝试了呼气指纹识别。在真菌感染方面，报道研究见于口腔念珠菌病和侵袭性曲霉病。在原虫感染方面，除了疟疾，相关研究报道还有皮肤利什曼病和包虫病等。总体而言，无论成分指纹分析还是电子鼻检测，报道的这

些感染性疾病的呼气指纹识别的敏感度和特异度多数在85%以上，若和动物比较则又往往更优或相当，很有吸引力。然而，很容易判断它们距临床应用还为时尚早，因为少有重复验证或验证失败，更重要的是如上述癌症诊断一样，候选特征性标志物的重复性很低。以研究最多的肺结核诊断为例，荟萃6篇文献，电子鼻检测的准确度高达93.0%，统计4篇文献的小样本成分指纹识别，准确度也都在85.0%左右[39-43]。然而，几套指纹特征性候选VOC罕有重复者，与结核杆菌培养物顶空气VOC也相差甚远（表6-2）。总之，尚未找到肺结核特征性呼气VOC。

表6-2 不同实验报道的肺结核呼气特征性候选VOC

作者，年份	肺结核特征性候选VOC（样本量，采样测量，算法）
Phillips M[40]，2007	10种：Naphthalene，1-methyl-（1-甲基萘）；3-Heptanone（3-庚酮）；Methylcyclododecane（甲基环十二烷）；Heptane，2,2,4,6,6-pentamethyl-（2,2,4,6,6-五甲基庚烷）；Benzene，1-methyl-4-（1-methylethyl）-（4-异丙基甲苯）；Cyclohexane，1,4-dimethyl-（1,4-二甲基环己烷）；3,5-dimethylamphetamine（3,5-二甲基苯丙胺）；Butanal，3-methyl-（异戊醛）；2-Hexene（2-己烯）；Trans-anti-1-methyldecahydronaphthalene（反式，1-甲基十氢化萘）（肺结核42例、对照59例，活性炭吸附/GC-MS，模式识别分析+模糊逻辑分析）
Phillips M[41]，2010	10种：Oxetane，3-（1-methylethyl）-（3-异丙基氧杂环丁烷）；Dodecane，4-methyl-（4-甲基十二烷）；Cyclohexane，hexyl-（己基环己烷）；Bis-（3,5,5-trimethylhexyl）phthalate（邻苯二甲酸二异壬酯）；Benzene，1,3,5-trimethyl-（1,3,5-三甲苯）；Decane，3,7-dimethyl-（3,7-二甲基癸烷）；Tridecane（正十三烷）；1-Nonene，4,6,8-trimethyl-（4,6,8-三甲基-1-壬酮）；Heptane，5-ethyl-2-methyl-（5-乙基-2-甲基庚烷）；1-Hexene，4-methyl-（4-甲基-1-己烯）（226例结核高危患者，活性炭吸附/GC-MS，蒙特卡罗分析）
Kolk AH[42]，2012	13种：Dodecane（十二烷）；3-Heptafluorobutyroxypentadecane（3-七氟丁酰氧基十五烷）；5-Hexenoic acid（5-己烯酸）；1-Hexanol，2-ethyl-（2-乙基-1-己醇）；Tetradecanoic acid（肉豆蔻酸）；Octanal（辛醛）；Unknown（未知）；Pentadecane，5-methyl-（5-甲基十五烷）；Nonane（壬烷）；1,3-Octanediol（1,3-辛二醇）；Acetamide，2-fluoro-（2-氟代乙酰胺）；Unknown（未知）；Hexane，3,4-diphenyl-（3,4-二苯基己烷）（肺结核21例、对照50例，活性炭吸附/GC-MS，支持向量机） 10种：2-Propanamine（2-丙胺）；Isobutyronitrile（异丁腈）；Ethane，isocyanato-（异氰酸乙酯）；Dodecane（十二烷）；Cyclohexanone（环己酮）；3-Penten-2-one（3-戊烯-2-酮）；Methanethioamide，N,N-dimethyl-（硫代甲酰胺）；Cyclohexanone，2-（dimethylamino）-[2-（二甲氨基）环己烷-1-酮]；Ethanamine,N-methyl-（N-乙基甲基胺）；Unknown（未知）（结核分枝杆菌液体培养基顶空气主要VOC）
Bobak CA[43]，2021	4种：Decane（癸烷）；4-Methyloctane（4-甲基辛烷）；Analyte A（分析物A）；Analyte B（分析物B）（确诊肺结核31例、疑诊11例、阴性11例，TDT吸附/GC-MS Boruta特征选择算法）
Mellors TR[44]，2018	37种：2,3,6-Trimethylnapthalene（2,3,6-三甲基萘）；4-Methyl-1-decene（4-甲基-1-癸烯）；4-Ethyl-2,2,6,6-tetramethylheptane（4-乙基-2,2,6,6-四甲基庚烷）；2,2,3-Trimethylhexane（2,2,3-三甲基己烷）；2-Ethylhexyl isobutyl sulfite（2-乙基己基异丁基亚硫酸酯）；3-Hydroxy-3-methylbutanoic acid（3-羟基-3-甲基丁酸）；6-Phenyl-4-（1-Phenylethoxy）-1-Hexene[6-苯基-4-（1-苯乙氧基）-1-己烯]……等37种（此处所列为感染猕猴呼气检出频率最高的7种）（结核分枝杆菌培养基顶空气，感染及非感染猕猴9只，活性炭吸附/GC-MS，随机森林法）

例外来自无意间。微生物学家、现代口臭学先驱Tonzetich教授[45]50年前证实口臭气味分子为H_2S、甲硫醇和二甲硫3种呼气挥发性硫化物，在后来几十年的临床实践中逐步总结出一套完整的口臭成分指纹图谱，该图谱可重复、可解释。最初的研究表明，以上3种挥发性硫化物是最重要的口臭气味分子，来自舌苔口腔细菌对含硫化合物的分解，挥发性硫化物检测由此成为口臭临床诊断的客观指标。随着临床检测的普及，一些细心的医生发现生理性口臭仅见H_2S升高，而因牙周病等引起的病理性口臭则3种成分均显著升高。2003年，日本医生Murata[46]遇到一例口臭患者，口腔清洁除菌处理未如预期见效，复检口腔气发现H_2S和甲硫醇已消失而二甲硫仍维持高位不变，追查病史怀疑口臭与患者近期服用含硫止喘药甲磺司特有关，遂停药观察。果不其然，口臭消失、口腔气中二甲硫消失，属于血源性口臭。至此，当今唯一一份临床实用呼气VOC成分指纹图谱绘制完成（详见第十六章）。

三、其他疾病诊断

除了癌症与感染，呼气指纹识别临床应用研究还涉及多种其他疾病，开始也集中在哮喘、COPD等肺部疾病，然后逐渐扩展到肺外全身，从糖尿病到心肺移植，从睡眠障碍到阿尔茨海默病，不胜枚举。每种病似乎都有自己独特的呼气VOC指纹，呼气VOC指纹不仅能清晰区分哮喘与COPD，还能明确鉴别急性加重期与稳定期、吸烟与否、有无皮质激素疗效。心脏移植排斥反应呼气VOC改变要早于血液生化指标，精神分裂症脑电图波形要逊于呼气VOC指纹特征，前者迄今为止仅发现一些非特异性改变。

质疑并非没有，如癌症和感染，对于同一种疾病，各家实验室报道的指纹变化无常，少见相似点，更无第三方验证者。一篇难得的阴性结果信稿论文值得介绍[47]，其作者选择呼声最高的哮喘进行研究，将113名成人稳定期哮喘患者根据病情、嗜酸性粒细胞情况、是否吸烟划分为轻中度嗜酸性粒细胞与非嗜酸性粒细胞性哮喘、重度嗜酸性粒细胞与非嗜酸性粒细胞性哮喘、吸烟性哮喘5组，呼吸活性炭过滤空气、Tenax TA吸附采样、GC-MS测定，85%以上的受试者均可检出的VOC共有114种。多方位分析这114种VOC的主要结果如下：①呼气丰度最高的VOC是丙酮和异戊二烯，室内空气则以清洁消毒剂相关VOC为主，如1-丙醇、2-丙醇和乙醇，结果与大量既往报道相同；②吸烟者乙腈、苯和环己二烯显著增高，此点也和过往报道一致；③单变量分析中发现9种VOC在重度和轻中度哮喘患者之间存在显著性差异，仅1种VOC在高和正常血液嗜酸性粒细胞患者之间存在显著性差异。但在多变量校正后，没有一种VOC与病情轻重、气道炎症标志物（嗜酸性粒细胞、呼气NO），甚至吸烟能达到统计学意义上的显著相关。发现VOC差异未再继续校正恰恰就是过往阳性报道的共同特征。

第五节　问题与对策

呼气指纹识别本质上属于多指标联合诊断，初步结果的确令人兴奋。但比较各家研究报道后会吃惊地发现，它们之间的重复性很差。理论上，同一种或者同一类疾病应有相同或相似的VOC指纹，而实际上，不同实验室之间甚至同一实验室不同时期筛选出来的候选 VOC 标志物的重复性极差，很难支持进一步的大规模验证。问题与出路何在？

对象选择、样本大小、采样标准、污染防范、气样储存、精准测量、算法优化，凡此种种都是未来研究需要注意的技术问题。但更重要的是应先行科学意义上的逻辑分析与验证反思，这才是呼气指纹分析当前问题的核心所在。

几十年来的报道显示，大多数研究者的工作目的是希望通过更好的技术实现 VOC 指纹识别的梦想，他们的逻辑前提显然是这种梦想在现实中存在。然而，近年来，已有个别研究者从失败中开始强烈质疑这种逻辑前提假设的正确性，特别是对于早期癌症的诊断。呼气指纹分析能诊断疾病吗？能诊断癌症吗，特别是能诊断早期癌症吗？

已知的是糖尿病酮症酸中毒患者呼气中有来自丙酮的烂苹果味，肝性脑病患者呼气中有来自二甲硫的霉甜味，尿毒症患者呼气中有来自氨气的尿味，但多数疾病包括早期糖尿病、肝硬化、慢性肾病早期，患者呼气中并无明显异味；哮喘患者呼气没有异味而呼气中 NO 异常升高，溶血患者呼气没有异味而呼气中 CO 显著升高。可以设想，由更多 VOC 构成的呼气指纹逻辑上应比单一 VOC 更好地区分疾病。近 30 项参数构成的自动血常规化验是可借鉴的例子，单项血常规指标的诊断能力有限，多项各式组合（指纹）能识别更多更深层更细致的病况，单以红细胞系统参数为例，其不仅能诊断有无贫血，还能提示贫血来源是生成障碍还是丢失太多，更进一步区分小细胞低色素性贫血是缺铁性还是血红蛋白病，甚至精确到血红蛋白病是地中海贫血还是镰刀状贫血。但毕竟绝大多数病患的血常规完全正常或仅有轻微的非特异性改变，期望通过血常规解决一切诊断不切实际。同样地，虽然通过临床实践总结了口臭挥发性硫化物类型图谱，但不能幻想所有疾病均有相应的体液 VOC 指纹，或者均有呼气 VOC 指纹，甚至是特异性很高的指纹。人类吸引嗜人血蚊的气味分子癸醛及正己醇来自皮肤释放而非呼气排出便是生动的说明。

在呼气指纹诊断癌症的研究中，肺癌一直是选择最多的研究对象，各家研究公开的选题理由无一不是肺癌多发且危害大，真实考虑似乎更多是 VOC 直接来自肺，找到呼气指纹的胜算可能性大。然而，无论是患者与健康人的呼气比较，还是体外癌细胞株与正常细胞株的培养上层气比较，甚至是同一患者的病侧肺气和健侧肺气比较（详见第二章，图 2-5），从未见肺癌独有的 VOC 分子。众所周知，病理是肿瘤诊断的金标准，其中组织结构异型性的诊断价值最高，细胞异型性次之，分子病理又次之；在分子病理诊断中，基因序列改变或称基因突变必定存在，但在蛋白质组学层面上则多为表达与否或表达高低之分，一级结构改变者并不常见。因此，很难想象在最终的代谢组学层面癌细胞释放独有的 VOC 分子。但是，某些晚期癌症患者确实有异味，训练犬也的确表现出惊人的辨别癌症气味的能力。那么，如何解释各家研究报道的癌与非癌的 VOC 差异？查明候选标志物的差异来源机制是唯一的解。遗憾的是，这样的验证研究少之又少。所谓的癌症患者氧化应激和肝微粒体代谢释放机制被大量引述了近 50 年，其实不过是早期学者提出的推测而已，从未有人认真研究过。即便是晚期癌症患者的异味来源是肺呼出还是皮肤释放或是来自其他部位，现有研究对此也没有很好的阐明。几项不为人们关注的研究通过简单的"浓度差异三比较"，即比较洗肺前后呼气与空气浓度差、比较口呼气与鼻呼气浓度差、比较血液顶空气与空气浓度差，发现绝大多数呼气 VOC 的来源是空气污染，其次是口腔细菌产生的气体。真正来自血液经肺泡弥散排出并能引起呼气浓度高于空气的内源性VOC极少，内源性VOC又可分为细菌释放和细胞代谢两类（详见第五章）。

历时3年，笔者团队对25种报道2次以上的肺癌候选酮醛类化合物标志物进行查源（Tg1～Tg25）[48]。首先假设癌症患者呼气指纹是由三类来源VOC成分构成的：一是来源于易患癌体质的机体代谢，二是来源于癌灶本身的代谢释放，三是来源于因癌症引起的机体代谢改变。通过空气-呼气及口呼气-鼻呼气比较、不同环境采样及不同食物比较、不同疾病比较、口腔菌群分析、细胞株体外培养及动物模型的比较等多方位比较试验，最终仅有Tg4（乙偶姻）、Tg8（戊酮）、Tg10（乙醛）这3种VOC的呼气浓度升高被完全证实主要来自体内释放，外源污染次之。Tg4来自口腔细菌对碳水化合物的分解代谢，因为鼻呼气样本检测缺如，含糖呼气即飙升、灭菌漱口即消失。空腹呼气Tg4浓度高低与口腔自清洁能力呈高度负相关，以餐后60min呼气10ppt为阈值，正常人和Ⅰa期肺癌患者阳性率分别为20%和60%，差异显著。但是，COPD阳性率也达50%，干燥综合征和脑卒中吞咽障碍患者阳性率达100%。已知COPD和干燥综合征患者的口腔自清洁能力下降，是肺癌的易患风险因子。显然，Tg4可以作为肺癌的易患VOC标志物。Tg8主要来自机体生酮代谢过程，饥饿和生酮饮食能诱导呼气丙酮及Tg8排放呈数倍增加。Tg8还有食物来源，一根香蕉或一小杯某品牌白酒即可让其呼气浓度骤升数倍。晚期癌症患者分解代谢亢进、酮体升高，早期肺癌患者呼气Tg8也升高的原因究竟是未发现肺结节前就已存在，还是发现肺结节后因为担心、恐惧而引起的分解代谢亢进，尚需明确。但这无疑都是继发于癌的机体代谢释放。酒后和平时呼气中的Tg10分别主要来自肝细胞乙醇代谢和口腔细菌糖代谢释放，与肺癌发生发展的关系待确定。至于癌灶本身的代谢释放，体外癌细胞株与非癌细胞株培养上层气比较未发现显著性差异。最后，联合诊断Tg4与Tg8，针对可手术肺癌的敏感度和针对健康对照的特异度分别为70%和65%，若将其他肺病纳入考核，其价值仅类似于吸烟、高龄对肺癌风险预测的水平。我们相信，随着更多VOC差异来源的查明，呼气指纹分析在疾病诊断中的地位和作用会自然显现。

基于标记VOC探针的"诱导代谢组学法"是最新的解题策略，即利用核素示踪高度特异性的优势，靶标癌症高代谢途径，检测投入探针后的呼气标记VOC，也就是经典的标记呼气试验，如同[13]C-尿素呼气试验检测胃幽门螺杆菌感染、[13]C-美沙西丁呼气试验检测肝微粒体CYP2E1活力评估肝功能。首创范例是2019年法国学者Lange[49]报道的氘标乙酰葡萄糖胺呼气试验，利用已知肿瘤病灶具有高浓度葡萄糖苷酶聚集的特征，予荷瘤小鼠注射氘标乙酰葡萄糖胺，水解后释放出高丰度可呼出氘标乙醇。对比企盼进一步报道。

第六节 小 结

通过比较分析找到能够反映目标疾病的呼气VOC构成特征即指纹，并以此作为标准来诊断新呼气样本的性质称为呼气指纹识别，包括将呼气VOC分子分离鉴定的成分指纹识别和利用气体传感器阵列的响应模式来识别气味的电子鼻识别两大类。研究热点聚焦于肺癌等肿瘤的筛查，范围也涉及感染诊断、代谢性疾病分析等多方面，但除了临床实践总结出来的挥发性硫化物口臭类型指纹，所有报道的指纹识别重复性均很差，查明候选标志物的来源是未来呼气指纹分析研究的关键。

（校阅：周 伟 赵伟军）

参 考 文 献

［1］Pauling L，Robinson AB，Teranishi R，et al. Quantitative analysis of urine vapor and breath by gas-liquid partition chromatography. Proc Natl Acad Sci USA，1971，68（10）：2374-2376.

［2］Gordon SM，Szidon JP，Krotoszynski BK，et al. Volatile organic compounds in exhaled air from patients with lung cancer. Clin Chem，1985，31（8）：1278-1282.

［3］O'Neill HJ，Gordon SM，O'Neill MH，et al. A computerized classification technique for screening for the presence of breath biomarkers in lung cancer. Clin Chem，1988，34（8）：1613-1618.

［4］Di Natale C，Macagnano A，Martinelli E，et al. Lung cancer identification by the analysis of breath by means of an array of non-selective gas sensors. Biosens Bioelectron，2003，18（10）：1209-1218.

［5］Williams H，Pembroke A. Sniffer dogs in the melanoma clinic? Lancet，1989，1（8640）：734.

［6］Church J，Williams H. Another sniffer dog for the clinic? Lancet，2001，358（9285）：930.

［7］McCulloch M，Jezierski T，Broffman M，et al. Diagnostic accuracy of canine scent detection in early-and late-stage lung and breast cancers. Integr Cancer Ther，2006，5（1）：30-39.

［8］U.S. FDA. Coronavirus（COVID-19）Update：FDA Authorizes First COVID-19 Diagnostic Test Using Breath Samples.（2022-04-22）［2023-05-01］. https://content.govdelivery.com/accounts/USFDA/bulletins/313807e.

［9］Buck L，Axel R. A novel multigene family may encode odorant receptors：a molecular basis for odor recognition. Cell，1991，65（1）：175-187.

［10］Zhao Z，Zung JL，Hinze A，et al. Mosquito brains encode unique features of human odour to drive host seeking. Nature，2022，605（7911）：706-712.

［11］Phillips M，Altorki N，Austin JH，et al. Detection of lung cancer using weighted digital analysis of breath biomarkers. Clin Chim Acta，2008，393（2）：76-84.

［12］Phillips M，Bauer TL，Cataneo RN，et al. Blinded validation of breath biomarkers of lung cancer, a Potential ancillary to chest CT screening. PLoS One，2015，10（12）：e0142484.

［13］Persaud K，Dodd G. Analysis of discrimination mechanisms in the mammalian olfactory system using a model nose. Nature，1982，299（5881）：352-355.

［14］Haines A，Metz G，Dilawari J，et al. Breath-methane in patients with cancer of the large bowel. Lancet，1977，2（8036）：481-483.

［15］Phillips M，Gleeson K，Hughes JM，et al. Volatile organic compounds in breath as markers of lung cancer：a cross-sectional study. Lancet，1999，353（9168）：1930-1933.

［16］Dent AG，Sutedja TG，Zimmerman PV. Exhaled breath analysis for lung cancer. J Thorac Dis，2013，5 Suppl 5（Suppl 5）：S540-S550.

［17］Ratiu IA，Ligor T，Bocos-Bintintan V，et al. Volatile organic compounds in exhaled breath as fingerprints of lung cancer，asthma and COPD. J Clin Med，2020，10（1）：32.

［18］Phillips M，Cataneo RN，Cummin AR，et al. Detection of lung cancer with volatile markers in the breath. Chest，2003，123（6）：2115-2123.

［19］Phillips M，Altorki N，Austin JH，et al. Prediction of lung cancer using volatile biomarkers in breath. Cancer Biomark，2007，3（2）：95-109.

［20］Phillips M，Bauer TL，Pass HI. A volatile biomarker in breath predicts lung cancer and pulmonary nodules. J Breath Res，2019，13（3）：036013.

［21］Hanna GB，Boshier PR，Markar SR，et al. Accuracy and methodologic challenges of volatile organic compound-based exhaled breath tests for cancer diagnosis：a systematic review and meta-analysis. JAMA Oncol，2019，5（1）：1-11.

［22］Ratiu IA，Ligor T，Bocos-Bintintan V，et al. Volatile organic compounds in exhaled breath as fingerprints of lung cancer，asthma and COPD. J Clin Med，2020，10（1）：32.

［23］Muppidi SS，Katragadda R，Lega J，et al. A review of the efficacy of a low-cost cancer screening test using cancer sniffing canines. J Breath Res，2021，15（2）.

［24］van der Sar IG，Wijbenga N，Nakshbandi G，et al. The smell of lung disease：a review of the current status of electronic nose technology. Respir Res，2021，22（1）：246.

［25］Hakim M，Broza YY，Barash O，et al. Volatile organic compounds of lung cancer and possible biochemical pathways. Chem Rev，2012，112（11）：5949-5966.

［26］Jia Z，Patra A，Kutty VK，et al. Critical review of volatile organic compound analysis in breath and in vitro cell culture for detection of lung cancer. Metabolites，2019，9（3）：52.

［27］Janfaza S，Khorsand B，Nikkhah M，et al. Digging deeper into volatile organic compounds associated with cancer. Biol Methods Protoc，2019，4（1）：bpz014.

［28］Sutaria SR，Gori SS，Morris JD，et al. Lipid peroxidation produces a diverse mixture of saturated and unsaturated aldehydes in exhaled breath that can serve as biomarkers of lung cancer-A review. Metabolites，2022，12（6）：561.

［29］Fu XA，Li M，Knipp RJ，et al. Noninvasive detection of lung cancer using exhaled breath. Cancer Med，2014，3（1）：174-181.

［30］Bousamra M 2nd，Schumer E，Li M，et al. Quantitative analysis of exhaled carbonyl compounds distinguishes benign from malignant pulmonary disease. J Thorac Cardiovasc Surg，2014，148（3）：1074-1080，discussion 1080-1081.

［31］Li M，Yang D，Brock G，et al. Breath carbonyl compounds as biomarkers of lung cancer. Lung Cancer，2015，90（1）：92-97.

［32］Schumer EM，Trivedi JR，van Berkel V，et al. High sensitivity for lung cancer detection using analysis of exhaled carbonyl compounds. J Thorac Cardiovasc Surg，2015，150（6）：1517-1522，discussion 1522-1524.

［33］Schumer EM，Black MC，Bousamra M 2nd，et al. Normalization of exhaled carbonyl compounds after lung cancer resection. Ann Thorac Surg，2016，102（4）：1095-1100.

［34］Bijland LR，Bomers MK，Smulders YM. Smelling the diagnosis：a review on the use of scent in diagnosing disease. Neth J Med，2013，71（6）：300-307.

［35］Cambau E，Poljak M. Sniffing animals as a diagnostic tool in infectious diseases. Clin Microbiol Infect，2020，26（4）：431-435.

［36］Burdette SD，Bernstein JM. Does the nose know? The odiferous diagnosis of Clostridium difficile-associated diarrhea. Clin Infect Dis，2007，44（8）：1142.

［37］Bomers MK，van Agtmael MA，Luik H，et al. Using a dog's superior olfactory sensitivity to identify Clostridium difficile in stools and patients：proof of principle study. BMJ，2012，345：e7396.

［38］Kanaan R，Farkas N，Hegyi P，et al．Rats sniff out pulmonary tuberculosis from sputum：a diagnostic accuracy meta-analysis．Sci Rep，2021，11（1）：1877．

［39］Saktiawati AMI，Putera DD，Setyawan A，et al．Diagnosis of tuberculosis through breath test：A systematic review．EBioMedicine，2019，46：202-214．

［40］Phillips M，Cataneo RN，Condos R，et al．Volatile biomarkers of pulmonary tuberculosis in the breath．Tuberculosis（Edinb），2007，87（1）：44-52．

［41］Phillips M，Basa-Dalay V，Bothamley G，et al．Breath biomarkers of active pulmonary tuberculosis．Tuberculosis（Edinb），2010，90（2）：145-151．

［42］Kolk AH，van Berkel JJ，Claassens MM，et al．Breath analysis as a potential diagnostic tool for tuberculosis．Int J Tuberc Lung Dis，2012，16（6）：777-782．

［43］Bobak CA，Kang L，Workman L，et al．Breath can discriminate tuberculosis from other lower respiratory illness in children．Sci Rep，2021，11（1）：2704．

［44］Mellors TR，Nasir M，Franchina FA，．Identification of Mycobacterium tuberculosis using volatile biomarkers in culture and exhaled breath．J Breath Res，2018，13（1）：016004．

［45］Tonzetich J．Direct gas chromatographic analysis of sulphur compounds in mouth air in man．Arch Oral Biol，1971，16（6）：587-597．

［46］Murata T，Fujiyama Y，Yamaga T，et al．Breath malodor in an asthmatic patient caused by side-effects of medication：a case report and review of the literature．Oral Dis，2003，9（5）：273-276．

［47］Holz O，Waschki B，Watz H，et al．Breath volatile organic compounds and inflammatory markers in adult asthma patients：negative results from the ALLIANCE cohort．Eur Respir J，2021，57（2）：2002127．

［48］Sani SN，Zhou W，Ismail BB，et al．LC-MS/MS based volatile organic compound biomarkers analysis for early detection of lung cancer．Cancers（Basel），2023，15（4）：1186．

［49］Lange J，Eddhif B，Tarighi M，et al．Volatile organic compound based probe for induced volatolomics of cancers．Angew Chem Int Ed Engl，2019，58（49）：17563-17566．

第七章　呼气冷凝液分析

- 呼出气体通过制冷管路或者接触低温界面生成的液体即为呼气冷凝液（EBC），是非侵入性获取气道表面液体标本的简单办法。
- EBC构成有三大来源：一是饱和水蒸气遇冷凝聚而成的水，它几乎占据了EBC容积的全部；二是水溶性挥发性分子遇水而溶；三是从气道表面液体弹射出来的气溶胶微粒碰壁截留于冷凝水中，其所含生物分子是应用检测分析的主要对象。1ml EBC所含气溶胶微粒仅约0.1μl，相当于气道表面液体被稀释了10 000倍以上。EBC采集和分析尚无统一方法和标准。
- EBC检测研究以慢性呼吸系统疾病为主，特别是支气管哮喘、慢性阻塞性肺疾病、囊性纤维化、肺癌等，全身疾病亦有所涉及。热点研究：气道炎症生物标志、早期肺癌诊断、病原微生物基因检测。但无一获准常规用于临床，以肺癌为代表的气道上皮细胞源基因检测似乎有前景。
- 检测结果变异性大、重复性差的问题致使EBC分析迄今尚未进入临床。气溶胶被高度稀释、采样分析缺乏标准化是重要原因，但最根本的原因是呼出气溶胶数目不可控。选择合适的检测项目、合适的浓度表达方式，甚至更换气溶胶微粒采集方式是可能的出路。

气道表面液体（airway lining fluid，ALF）是最难获取的体液标本，内镜下支气管肺泡灌洗液、高渗盐水雾化诱痰两大传统方法皆因侵入或刺激性操作而只在临床偶尔使用，罕见用于健康评估，所以人们对气道表面液体的病理变化了解十分有限，对其生理状态更是知之甚少。20世纪80年代，苏联的一些学者让患者对着盘曲在冰水盆中的塑料管子吹气，很快就收集到可观的呼气冷凝液（exhaled breath condensate，EBC）并从中检出肺表面活性物质和脂质过氧化产物[1, 2]。此报道引起广泛关注，气道表面液体标本竟然可以如此轻易地获取，研究热潮迅速掀起，大家无不期望EBC检测在呼吸系统疾病诊断、肺功能评估中大放异彩。然而，现实很快令人失望，从气道表面液体弹射出来的气溶胶微粒被冷凝水极度稀释，1ml EBC所含气道表面液体仅约0.1μl，稀释度可达10 000倍以上，多数检测分析不易精确定性定量、重复性太差[3-6]。但研究还在继续，毕竟这是非侵入性获取气道表面液体标本的简单方式，且已发现以肺癌为代表的气道上皮细胞源基因检测等可能具有独特优势。

第一节　成分来源与生成机制

毫无疑问，从肺泡表面到鼻腔和口腔表面的整个呼吸系统是EBC成分的主要来源

（图7-1）；另外，由于胃的贲门并非严实密封，胃酸等消化系统成分可反流到口腔，最终也可能出现在EBC中。

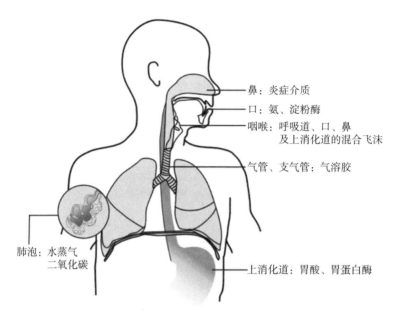

鼻：炎症介质

口：氨、淀粉酶

咽喉：呼吸道、口、鼻及上消化道的混合飞沫

气管、支气管：气溶胶

肺泡：水蒸气 二氧化碳

上消化道：胃酸、胃蛋白酶

图7-1 EBC的成分来源

除了水，EBC还含有各种成分，关于它们的生成机制，最初的直观理解就是呼气中的水蒸气遇冷而凝，溶于水中的各种分子也随之滞留。不过，这是常识性错误，如同海水蒸发不能带走所溶解的盐一样，呼吸道水分的蒸发也不可能带走所溶解的任何分子。当前比较认同的推测机制有三：一是水蒸气遇冷而凝；二是水溶性挥发性分子遇水而溶；三是气道表面液体产生的气溶胶微粒被截留于冷凝水中[4-9]。此外，体外生成反应是EBC的独特现象。

（一）水

呼气中的水遇冷而凝是众所周知的现象。呼吸道表面蒸发的水分可将吸入的干燥空气加湿到水蒸气压饱和状态，呼气相对湿度70% ～ 100%。按37℃、相对湿度100%、1个大气压饱和水蒸气压状态计算，1L呼气约含水20.8μl，现常用的-10 ～ 0℃冷凝器约可分离出一半。

（二）水溶性挥发性分子

遇冷而凝无法解释低沸点水溶性挥发性分子高浓度出现在EBC中的现象，遇水而溶应该才是它们的生成机制。例如，EBC中的铵离子（NH_4^+）浓度可达血浆浓度的10倍以上，然而，氨（NH_3）的沸点（-33.5℃）很低，-20 ～ 0℃的制冷条件不可能使其凝聚成液。另外，NH_3的水溶性极高，遇水即溶并生成NH_4^+。因此，合理的解释应该是水蒸气首先冷凝成水，随后呼出的NH_3即时被水截获并转化成NH_4^+。CO_2的沸点（-78.5℃）较NH_3更低，所以EBC中的碳酸氢根离子（HCO_3^-）显然也是由呼气CO_2溶于水生成的。

此外，挥发性盐酸（HCl）溶于水应是EBC中的难挥发性氯离子（Cl⁻）浓度很高的主要原因（HCl沸点为-85℃）[8]。

沸点较高的水溶性挥发分子除了遇水而溶，应该还可像水蒸气那样"遇冷而凝"，如与水完全互溶的H_2O_2（沸点为150.2℃）。

（三）气溶胶微粒

如今的高能激光照明与高速相机摄影均可清晰地显示说话、咳嗽、呼吸过程有气溶胶的排出（图7-2）[10, 11]。已知气溶胶是空气传染病的重要媒介。另外，在EBC中检出的各种水溶性难挥发性分子包括蛋白质、核酸、细胞因子等，只能来自气溶胶微粒滞留，而气溶胶也只能生成于气道表面液体。气道表面液体属于肺组织液，EBC制备使原本深不可测的肺组织液生理病理信息就这样轻易地被截取了，这正是EBC分析的魅力所在。

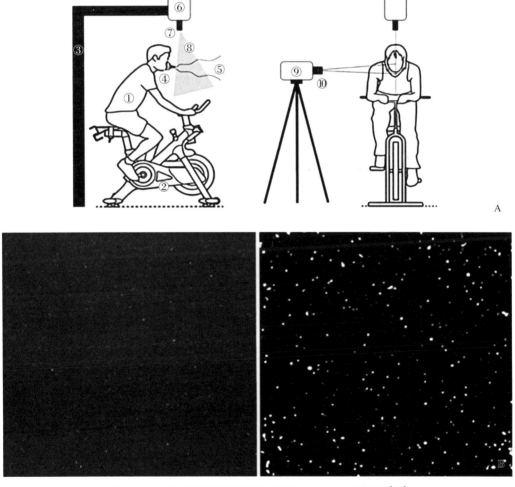

图7-2 心肺功能运动试验受试者呼气中的气溶胶观测[11]

A.试验装置，其中⑥和⑨分别是脉冲激光照明和高速相机；B.摄片图像，左右分别为原始图像和背景处理后图像
获准引自：Varga CM，et al. J Med Biol Eng，2022，42（1）：1-10.

气溶胶是如何形成的？说话、唱歌、咳嗽、喷嚏等活动的气溶胶生成与声带振动、气流冲击、嘴唇开合等有关。但是，呼吸过程中来源于肺内的气溶胶生成机制目前尚未被阐明，现有两种普遍认同的假说：气道重开假说（airway reopening hypothesis）和湍流假说（turbulence hypothesis），分别类似于肺部湿啰音和干啰音的产生机制[6]。气道重开假说是指在呼气末伴随着细支气管的闭合，气道表面液体相聚成栓，吸气时伴随着气道重新开放，液栓被拉伸成液膜，最终破裂并散发出微小液滴，如同肺湿啰音的产生（图7-3）。湍流假说则是指湍流性气流在气液界面形成强大剪应力，将气道表面的液体掀起播洒，如同哮喘患者因气道狭窄诱发的湍流造成管壁振动并发出高调的哮鸣音。

肺泡就没有气溶胶生成吗？目前无定论。虽然肺泡的表面积高达80～100m²，但极低的组织液有效滤过压使其表面几乎没有组织液的存在，而是处于一种近乎干燥和

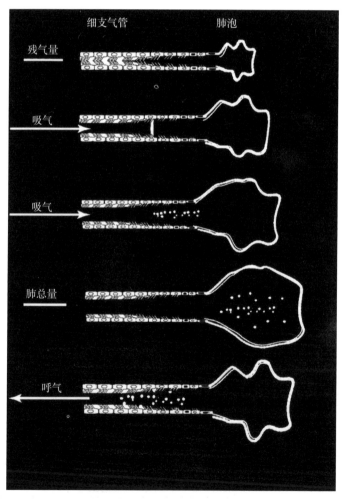

图7-3 肺气溶胶生成机制之一：气道重开假说[6]

深呼气末，细支气管关闭、气道环周表面液体相聚成栓；吸气开始时，气道重新开放，液栓被拉伸成膜、破裂散发出无数气溶胶微小液滴。这些气溶胶微粒先是随着持续的吸气被吸入肺泡，再被呼气驱出肺部

获准引自：Bake B，et al. Respir Res，2019，20（1）：8.

无菌的状态而适于气体交换。所以，除非发生炎症渗出，健康人来自肺泡的气溶胶应该是极其有限的。换言之，肺内气溶胶应该主要来自气道，尽管其表面积和肺泡相比微不足道。

EBC含有多少气溶胶？无论处于健康状态还是疾病状态，气溶胶均处于大小不一、数目不等的波动之中，然而，它们在EBC中所占的总容积却是可以推算出来的。因为身体各部位组织液中的许多电解质浓度是相同的，所以只要测量比较它们在EBC和血浆中的浓度便可算出EBC对气溶胶的稀释度。重要的是，利用稀释度还可将各类生物分子的EBC浓度还原为气道表面液体浓度。至于使用何种电解质稀释度作为气溶胶稀释度标志尚无共识，总阳离子浓度、导电性、尿素与稀释倍数换算可能比较合适（图7-4）。据此法计算，气溶胶在EBC中稀释度约为10 000倍，即1ml EBC中的气溶胶约为0.1μl。

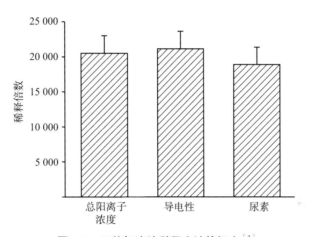

图7-4 三种气溶胶稀释度计算标志[3]

设血浆与气道表面液体的总阳离子浓度、导电性、尿素浓度相等。呼气EBC与血浆之比便是气溶胶被稀释的倍数。
三种标志计算结果无显著性差异，均显示气溶胶被稀释20 000倍

获准引自：Effros RM，et al. Am J Physiol Lung Cell Mol Physiol，2004，287（6）：L1073-L1080.

（四）体外生成

采样过程的体外生成反应是EBC的独特现象，H_2O_2及NO反应相关产物是其中的典型代表。新采EBC在一段时间内H_2O_2浓度持续上升的机制长期不明，直到2019年斯坦福大学的Richard Zare团队[12-15]才发现冷凝水微滴可以自发生成H_2O_2。NO反应相关产物属于难挥发性水溶性分子，气溶胶来源无法解释在EBC中的高浓度存在，推测是呼气NO接触水产生级联反应的结果[16]。

第二节 制样与分析

一、标本采集

EBC采集不难，对着低温的管道呼吸，短时间内就能够获得可观的EBC。早

年报道装置多为自制，现基本使用市售产品，主要有德国的EcoScreen、意大利的TurboDECCS、西班牙的ANACON和美国的RTube。美国的RTube是最简单的一次性采样管，套上在冰箱预冷的不锈钢管即可使用，收集1ml EBC需耗时15～20min（图7-5）。德国的EcoScreen是最复杂的台式采样装置，能记录呼气容量，升级版EcoScreen 2还能分流无效腔气而只采集下呼吸道来源EBC，收集1ml EBC耗时5～10min。由于不同装置和不同采样条件获得的EBC的性质并不完全相同，直接影响最终的测定结果，所以强调检测报告应注明采样设备。鉴于目前还没有统一的采样标准，建议未来设计考虑以下因素[7-9]。

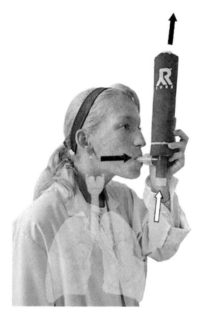

图7-5 RTube[17]一次性采样管

RTube为一次性采样管，套上冰箱预冷的不锈钢管后使用，10～15min可收集冷凝液1～2ml

获准引自：Grob NM，et al. J Breath Res，2008，2（3）：037004.

（一）装置材料

分析不同EBC成分理应有不同材料要求，但目前缺乏系统性研究，一般原则是，凡与呼出气接触的物件均以惰性材料制造为宜，以免与EBC发生化学反应，现多用玻璃、聚四氟乙烯（Teflon）或聚丙烯。

（二）制冷温度

呼气温度约为37℃，处于水蒸气饱和状态，含水量约为6.4%。37℃水蒸气饱和实验空气发现，10℃制冷可使81.2%的水冷凝析出，0℃时增至89.1%，−10℃时进一步增至93.7%，但更低温度并不明显增加产量。结果提示：0～20℃是冷凝水制备的合理温度。对于熔点较水更低的气体分子，一般通过吸附浓缩采集，没有必要通过冷凝采样。此外，必须清楚的是，制冷温度仅对气体分子凝聚起作用，对气溶胶微粒拦截毫无意义。

（三）制冷面积

在一定范围内，单位时间内的EBC产量随制冷面积加大而增加，但目前还没有冷凝管制冷最佳面积的研究报告。

（四）通路设计

气路至少应有两个单向活瓣，保证吸入气入肺而不入冷凝管、呼气仅过冷凝管而不倒流入吸气管。气路还应设计防止污染的装置，在吸气通路上设有空气过滤器，在呼气通路上设有唾液阻挡器。注意唾液阻挡设计不得选择滤膜，否则气溶胶将被滤膜拦截，失去检测意义。最好有流量计，这样可以记录通气量与EBC产量之间的关系。

（五）呼吸方式

以经口平静呼吸采样为宜。深大呼吸可显著增加气溶胶数目，特定检测项目可考虑。采样过程中发生嗳气或咳嗽应立即脱开接口，以防止唾液、胃内成分等造成样品污染。初段标本最好废弃，待受检者习惯采样装置、呼吸平稳后再留样。

关于是否上鼻夹，主张者认为上鼻夹具有阻止鼻腔生物分子吸入污染、防止肺内下气道气体经鼻泄漏、防止鼻腔气和支气管气混合三大好处。

EBC采集以超过1ml为宜。此外，同时记录EBC样本量、通气时间、通气量3项参数将有利于稀释度标化计算。

（六）采前准备

EBC采集前建议空腹、平静状态。零星报道显示，采样前1h剧烈活动、3h内吸烟，以及饮用碳酸饮料或咖啡等均可引起EBC-pH、H_2O_2、8-异前列腺素、NO代谢产物等指标显著变化。

二、标本保存

挥发性成分应即采即检，非挥发性成分则可保存待日后再检[7-9]。保存温度最好是-80℃，有人在采样现场即用干冰冻结，再转-80℃冰箱保存。标本不可反复冻融，保存时间应尽可能短。各种生物分子的保存期，既不能参照该物质纯品溶解的有效期，也不能参照体液标本保存期，须经具体实验确定。

两种出人意料的现象有助于理解EBC标本保存的特殊性。一是许多体内半衰期很短的生物分子在EBC中长期稳定，如白三烯B_4，它的血浆半衰期极为短暂，但其EBC标本冻存2个月也未见浓度明显下降。当前对于这一现象的解释是"代谢冻结"。另一种现象是反应继续，如前所述的H_2O_2及NO反应相关产物便是其中的典型代表，对于这类生物分子，即便在线检测的结果也未必能代表其在气道表面液体的浓度。

三、标本纯化

标本纯化意味着将待检物质从混合物中分离和浓缩，但标本是否有必要纯化及纯化方法主要取决于待检物质的性质、浓度，以及随后的检测方法和检测的灵敏度。一般以水为介质的检测方法不必纯化。纯化的方法主要有以下几种[5, 7, 8]。

（一）冻干

利用冰冻真空干燥器，将准确定容的EBC标本冻结、真空蒸发抽干，最后以少量溶剂溶解冻干物，待检物浓度得以提高。为了避免化学反应，标本容器不得使用玻璃或金属材料制品，应选择化学性质不活泼的材料，如聚四氟乙烯、聚丙烯等。溶剂应与随后检测试验所用溶剂相同。例如，采用市售试剂盒测定，则应使用与试剂盒匹配的含有表面活性剂的缓冲液。

本法适用于非水溶性难挥发性分子和气溶胶所含分子的浓缩，尤其是气溶胶，所溶的蛋白质等分子在EBC中被稀释了数千至数万倍，酶联免疫分析和放射免疫分析均无法满足测试要求，标本冻干可使浓度极大提高。本法不得用于挥发性分子的浓缩，因为对标本的真空蒸发抽吸会使它们丧失殆尽。

（二）液相萃取

将非水溶性有机溶剂加入EBC标本，被检组分根据分配系数转移到有机溶剂相，再经一系列步骤浓缩。此法适用于脂溶性物质浓缩，包括挥发性和不挥发性有机物，苏联学者早年即以液相萃取/化学测定开创了EBC的研究。液相色谱-质谱技术的应用使难挥发性物质可以直接测定而不需浓缩。对于挥发性物质，现多以直接采样法和固体吸附采样法收集测试。

（三）固相吸附

将颗粒状吸附剂加入EBC标本中，被检组分吸附于吸附剂表面，离心去除非吸附液体，达到浓缩、解离洗脱后，进行测定。最常用的吸附剂是活性炭，解离剂则要根据被检组分的性质和随后的分析方法决定。由于固相吸附可以通过固体浓缩采样法完成，将EBC中的成分进一步作固体吸附浓缩的应用不多。

四、标本测定

几乎所有体液检测方法均用EBC的检验，如生化检验、酶学分析、免疫学检验、基因检验、色谱/质谱检验等，试验操作遵循的原则与一般体液检验也相同。虽然商品化药盒为EBC分析带来了极大的便利，但由于现有药盒基本是针对血液等标本设计的，是否适用需要经过考察才能决定[7-9]。

表7-1综合列举了部分生物分子在正常人中的原始测定结果。可以发现，大多数标志物测定值的变化范围很大。个体差异显然不能完全解释这一现象，制样效率、分析方法是不可忽略的原因。以通气量、稀释度等参数对原始测量数据进行标化表达可能是缩小变异的可行策略。

表7-1　正常人部分生物分子检测结果

生物分子	浓度	保存期（-75℃）
硝基酪氨酸（nitrotyrosine）	2～25ng/ml	未知
异前列烷（isoprostane）	5～60pg/ml	未知
白三烯B_4（leukotriene B_4）	<15～7520pg/ml	2个月
白三烯CDE_4（leukotriene CDE_4）	<1～284pg/ml	>6个月
前列腺素E_2（prostaglandin E_2）	<5～1000pg/ml	6个月
过氧化氢（H_2O_2）	<0.05～1.25μmol/L	3h
嗜酸性粒细胞蛋白X（EPX）	<1～80.5ng/ml	>6个月
血栓素B_2（thromboxane B_2）	<0.7～12.2pg/ml	未知
白介素-8（interleukin-8）	<16～931pg/ml	未知
嗜酸性粒细胞阳离子蛋白（ECP）	<1～70.8pg/ml	未知
亚硝酸盐（nitrite）	<0.1～26.5μmol/L	>6个月
氯化物（chloride）	<0.2～14μg/ml	>6个月
总蛋白（total protein）	<0.8～51.4μg/ml	未知
尿素（urea）	0.6～43.5μg/ml	未知
淀粉酶（amylase）	<0.1%氮量	未知

五、标本污染

唾液或痰液混入EBC的现象称为污染[7-9]。防止污染的方法是在呼气通路上加装类似瓣膜样的阻滞装置，但不能使用滤膜，否则气溶胶将被截留。据称采样前以4.5%碳酸氢钠水溶液漱口、采样时定期吞咽有助于减少污染的发生。

黏度与淀粉酶活性可能是两项较好的污染识别指标。前者可用微球沉降速率法测试；后者则通过碘-淀粉反应检验，无污染标本应为阴性。对于发生污染的标本，原则上应重新采样测定。

第三节　常见检测分子及意义

EBC所含分子种类的复杂程度不亚于其他体液，只是绝大多数被高度稀释而已。早年检测分子大多是体液生化检测项目，近年来逐渐转向基因检测、组学分析及指纹分析；研究对象一直以慢性呼吸系统疾病为主，特别是支气管哮喘、慢性阻塞性肺疾病（COPD）、囊性纤维化（CF）、肺癌等，全身疾病在近年来亦有所涉及。研究内容主要有气道炎症生物标志（表7-2）、早期肺癌诊断、病原微生物基因检测。尽管研究报道很多，但尚无项目获准常规用于临床。不过，其中体细胞基因检测诊断肺癌似有较好前景。现将常见检测分子的相关背景知识及意义简介如下。

表7-2 肺病患者呼气冷凝液中的常见炎症标志物[5, 8]

炎症标志物	哮喘		慢性阻塞性肺疾病		囊性纤维化	
	稳定期	加重期	稳定期	加重期	稳定期	加重期
pH	←→	↓↓	←→	↓↓	↓	←→
H_2O_2	↑	↑↑	↑	↑↑	?	↑
NO 相关产物						
NO_2/NO_3	↑	↑↑	↑	↑↑	↑	↑↑
硝基酪氨酸	↑	?	?	?	?	?
S-硝基硫醇	↑	↓	?	↑	↑	↑↑
花生四烯酸类						
8-异前列烷	↑	↑↑↑	↑	↑↑	↑↑↑	?
白三烯 E_4、C_4、D_4	↑	↑↑	↑	?	?	?
白三烯 B_4	↑	↑↑	↑↑↑	?	↑	?
前列腺素（PGE_2）	←→↑	?	?	?	?	?
血栓素	?	?	?	?	?	?
脂质过氧化物	↑		↑↑	↑↑	?	?
细胞因子						
IL-1β、IL-2	↑	?	↑	?	?	?
IL-4、IL-5、IL-6	↑	?	↑	?	↑	?
IL-8、IL-10	↑	?	↑	↑↑	↑	↑
IL-17	↑	?	?	?	?	?
INF-α	?	?	?	?	↑	?
INF-β	?	?	?	?	?	?
INF-γ	↓	?	?	?	?	?
RANTES	↑	↑↑↑	?	?	?	?
CCL11	↑	↑↑↑	?	?	?	?
hs-CRP	↑	↑↑↑	?	?	?	?
ET-1	↑	↑↑↑	?	?	?	?
MIP1α、MIP1β	↑	?	?	?	?	?
TNF-α、TGF-β	↑	?	?	?	?	?

注：↑，上升；↓，下降；←→，变化不明显；?，不明或缺资料。

（一）pH

EBC-pH测定及意义看似简单，其实不然。首先是决定EBC酸碱平衡的阴阳离子及其来源尚未阐明。实测发现，EBC浓度最高的阳离子是NH_4^+，可达血浆浓度的10倍以上（图7-6），若从气管采样或酸化口腔后采样，NH_4^+浓度急剧下降，提示EBC中的NH_4^+

主要源于口腔NH₃的溶解。另外，为了保持电荷平衡，EBC必定存在相应的主要阴离子。研究NH₄OH溶液pH与乳酸、CO₂关系的实验发现，细微的CO₂分压波动即可导致pH急剧变化，而乳酸需要很高的浓度才会引起pH小幅变动（图7-7），提示EBC中的主要阴离子最有可能是HCO₃⁻。CO₂在普通制冷条件下并不凝聚，气道表面液体弹射气溶胶所含HCO₃⁻几乎可以忽略不计，那么EBC中的HCO₃⁻只能是来自呼气CO₂的遇水溶解。既然EBC中的NH₄⁺和HCO₃⁻均不是主要来源于气道表面液体，那么很难想象EBC-pH可以代表气道表面液体pH。

直接测量EBC-pH，结果波动性大、重复性差。针对CO₂是造成EBC-pH波动的主要因素，学者们尝试了EBC去除CO₂和EBC加CO₂两种完全相反的间接测定方法。除气法（deaeration）是指利用惰性气体（如氩气）吹泡去除气后测定，所测的pH确实趋于稳定，重复性也得到改善，但即便通气20min也无法完全去除CO₂，反而造成大量冷凝液蒸发丢失。CO₂加气法（CO₂ loading）则是指测定EBC在肺泡气CO₂分压状态下的pH，基本方法是将CO₂气按每秒一次的速度吹泡并通过冷凝液，使CO₂分压快速而又稳

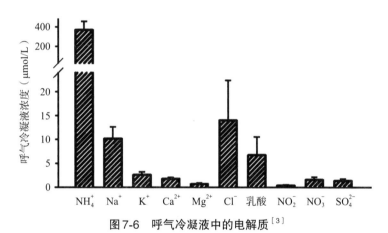

图7-6　呼气冷凝液中的电解质[3]

获准引自：Effros RM，et al. Am J Physiol Lung Cell Mol Physiol，2004，287（6）：L1073-L1080.

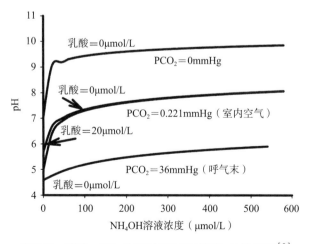

图7-7　乳酸、CO₂分压对NH₄OH溶液pH的影响[3]

获准引自：Effros RM，et al. Am J Physiol Lung Cell Mol Physiol，2004，287（6）：L1073-L1080.

步地上升，每次吹泡后即刻以血气分析仪同步测量pH和CO_2分压，并根据pH/CO_2曲线求得$PCO_2 = 5.33kPa$时的pH。这是目前重复性最好的EBC-pH测定方法，结果也许接近于气道表面液体。

正常人EBC-pH接近中性，哮喘、COPD、CF、肺损伤等患者的EBC-pH可见下降，疾病加重期较稳定期更为明显，肺癌则无变化。哮喘EBC-pH测定报道最多，但结论不一，早期报道多称哮喘发作时明显下降，好转时恢复，甚至提出气道酸化的概念，随后一些研究则认为哮喘患者EBC-pH下降为胃食管酸反流所致，无关气道表面液体，早期研究的误导性发现可能与EBC-pH测定困难有关。

（二）过氧化氢

生物体内的过氧化氢（hydrogen peroxide，H_2O_2）主要产生于生物氧化过程，各种氧化酶、需氧脱氢酶、超氧化物歧化酶等以O_2为受氢体催化相应底物产生H_2O_2。气道上皮表达H_2O_2生成相关酶类，肺组织正常分布的巨噬细胞和肺部炎症时浸润的粒细胞也高效表达各种H_2O_2合成相关酶类。

EBC-H_2O_2的来源推测有以下几种：一是呼气H_2O_2遇水而溶；二是气溶胶携带来自气道表面液体中的H_2O_2；三是最近才发现的冷凝水自发生成。何者为主，尚待探讨。鉴于新采EBC在一段时间内H_2O_2浓度持续升高的现象，研究强调EBC-H_2O_2测量必须采样后即刻完成或选择在线测量。关于EBC-H_2O_2的临床意义，不少报道称好像可反映气道炎症状态，因为它与哮喘、COPD严重程度呈正相关。然而，最近发现的冷凝水自发生成H_2O_2现象严重挑战过往的研究结论[12-15]。

（三）NO化学反应相关产物

一氧化氮（nitric oxide，NO）由一氧化氮合成酶（NOS）催化L-精氨酸氧化生成，生物半衰期只有$1 \sim 2s$。呼气中的内源性NO来自气道上皮细胞代谢，血液及气道黏膜下细胞所产NO迅速反应消失于局部，不可能跨呼吸膜扩散至肺泡气内。研究证明，呼气NO是特异性极高的气道炎症与氧化应激状态的标志物，现已广泛用于哮喘、COPD等气道疾病的诊断和监测（详见第十五章第六节）。

另外，NO化学性质极为活泼，遇到其他分子即迅速反应消失，生成多种水溶性产物（图7-8）。EBC-NO化学反应相关产物也与气道炎症、氧化应激密切相关，但检测诊断效果却明显不及呼气NO测定可靠。因为NO化学反应相关产物为水溶性难挥发性分子，若EBC中的这些NO相关产物仅有气溶胶来源，则难以解释其及其测出的高浓度，NO遇水而溶后的体外继续反应可能才是其主要来源[16]。诊断效果欠佳的主因可能即在于此。

（四）花生四烯酸衍生物

花生四烯酸（arachidonic acid，AA）是一种二十碳不饱和脂肪酸，源于磷脂酶A_2对细胞膜磷脂的水解释放，经代谢生成各种具有生物学活性的花生四烯酸衍生物，是重要的脂质炎症介质（图7-9）。放射免疫、酶联免疫或质谱等检测分析发现，EBC中几乎可以检出所有花生四烯酸衍生物，因为花生四烯酸衍生物属于脂类、非水溶性难挥发性

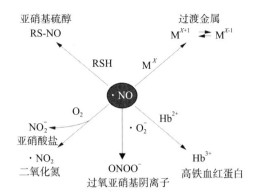

图7-8　NO的化学反应

NO与O_2反应，处于液相时生成亚硝酸盐，而处于气相时则生成氧化性气体NO_2；与活性氧分子（ROS）反应则生成过氧亚硝基阴离子等，后者进一步还原生物分子的共价键生成亚硝基加合物或硝基加合物如3-硝基酪氨酸等；被胱氨酸、谷胱甘肽等含巯基生物分子（RSH）捕获则生成亚硝基硫醇；将血红素铁氧化则生成高铁血红蛋白

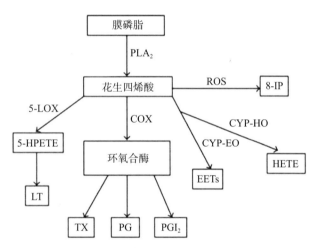

图7-9　花生四烯酸生物代谢

磷脂酶A_2（phospholipase A_2，PLA_2）水解膜磷脂，释放花生四烯酸（AA）。AA的代谢通路主要有环氧合酶（COX）、脂氧化酶（LOX）和细胞色素P450（CYP）三条。环氧合酶代谢通路产生前列腺素（PG）和血栓素（TBX），前者包括PGD_2、PGH_2、PGI_2、PGD_2、PGE_2、PGF_2等，后者包括$TBXA_2$、$TBXB_2$等。脂氧化酶代谢通路产生白三烯（LT）和脂氧素（LX），前者有LTA_4、LTB_4、LTC_4、LTD_4、LTE_4等，后者有LXA_1、LXB_4等。CYP氧化酶（CYP-EO）代谢AA生成环氧二十碳三烯酸（EETs），CYP羟化酶（CYP-HO）代谢AA生成羟酸（HETE）。8-异前列腺素可以通过自由基催化过氧化AA在体内产生。此外，活性氧（ROS）可使AA超氧化生成8-IP

分子，推测通过气溶胶途径出现于EBC中。哮喘、COPD、CF患者EBC中的此类衍生物均有浓度变化，其中的8-异前列腺素（8-isoprostane，8-IP）、白三烯B_4（leukotriene B_4，LTB_4）有可能成为临床监测指标。

（五）脂质过氧化物

脂质过氧化物（lipid peroxide，LPO）是ROS与膜磷脂的多不饱和脂肪酸发生过氧化反应生成的产物，分初级脂质过氧化物（二烯结合）和次级脂质过氧化物（酮二烯

结合），包括丙二醛、己醛、庚醛等。EBC含有各种类型的脂质过氧化物。硫代巴比妥酸反应是最简单的非特异性检测方法，精确分析需要高效液相色谱等高级分析技术。遇冷而凝、遇水而溶和气溶胶可能都参与了EBC中LPO生成的机制。作为气道炎症标志，脂质过氧化物的敏感性可能不如NO及其相关化学产物。

（六）蛋白质类

蛋白质属于水溶性难挥发性分子，只能通过气溶胶途径滞留于EBC中，报道检测热点是细胞因子和肺癌标志物。

细胞因子是由免疫细胞（单核细胞、巨噬细胞、T细胞、B细胞、NK细胞等）和某些非免疫细胞（内皮细胞、表皮细胞、成纤维细胞等）经刺激而合成、分泌的一类具有广泛生物学活性的小分子蛋白质，通过结合相应受体调节细胞生长、分化和效应，调控免疫应答。根据生物学功能，细胞因子大致分为六类：白介素（interleukin，IL），如IL-2、IL-4、IL-5、IL-6、IL-8、IL-10、IL-12等；干扰素（interferon，INF），如INF-α、INF-β、INF-γ；肿瘤坏死因子（tumor necrosis factor，TNF），如TNF-α、INF-β；集落刺激因子（colony-stimulating factor，CSF），如SCF、Flt3L、GM-CSF、G-CSF、M-CSF、EPO、TPO、IL-3、IL-7；趋化因子（chemokine），如IL-8、MPC-1、Lymphotactin-α、Lymphotactin-β、分形趋化因子（Fractalkine）；生长因子（growth factor，GF），如TGF-β、EGF、FGF、NGF、PDGF、VEGF。据报道，上述细胞因子在哮喘、COPD及CF等气道炎症患者中可有显著变化。

肺癌标志物检测的报道不少[18]。某些细胞因子、酶等一般蛋白质分子在肺癌患者中有变化，而且有的变化十分明显，但多与哮喘、COPD等良性肺病有严重重叠，应用前景不大；一些临床常用肺癌标志物如癌胚抗原（CEA）、神经元特异性烯醇化酶（NSE）、细胞角蛋白19片段（CYFRA21-1）、鳞状细胞癌抗原（SCC）、胃泌素释放肽前体（ProGRP）等的检测，总体效果未见优于常规血检。CEA结果值得一提，有研究报道105例肺癌患者和56例健康对照的EBC检测诊断敏感度达到83.8%，但特异度仅为67.8%[19]。多指标联合检验能否提高肺癌的诊断效率尚无报告。

放射免疫或酶联免疫分析是EBC蛋白类分子的常用检测方法，因气溶胶已被冷凝水高度稀释，EBC的细胞因子浓度往往接近于现有商用药盒的检测下限，检测结果波动大、重复性很差。

（七）病原微生物基因检测

核酸属水溶性难挥发性分子，只能通过气溶胶方式出现于EBC中，聚合酶链式反应（PCR）是基本检测方法。报道从EBC检出的致病菌有金黄色葡萄球菌、流感嗜血杆菌、卡他莫拉菌、肺炎链球菌、嗜肺军团菌、肺炎支原体、肺炎衣原体等；检出的DNA病毒有单纯疱疹病毒、EB病毒、巨细胞病毒；检出的RNA病毒有呼吸道合胞病毒、流感病毒、新型冠状病毒等。

多数报道的检出率不及痰、鼻咽拭子、肺泡灌洗液等临床常规标本，提示EBC病原微生物基因检测临床价值有限。例如，有报道对29例急性加重期COPD患者同步进行EBC和痰标本9种病原体基因检测，结果EBC和痰标本阳性率分别为48.3%（14/29）

和72.4%（21/29）[20]；更有甚者，10例肺结核患者9例痰菌培养阳性，而同期EBC结核分枝杆菌IS6110 DNA片段PCR竟无1例检出阳性[21]。新型冠状病毒检测是当前研究热点，但结果也不乐观，以鼻咽拭子实时PCR为金标准，个别报道EBC检测敏感度仅有64.7%（11/17），采样安全性和便利性也不如鼻咽拭子[22]。值得注意的是，多种致病微生物基因EBC和痰标本同步检测比较发现，二者关联性并不高，阳性微生物也不尽相同，提示在特殊情况下EBC检测可能是一种有益的补充[20]。

（八）肺癌基因检测

德国的Gessner等[23]于2004年率先尝试使用EBC-DNA标本Sanger测序检测*TP53*基因突变。结果发现，58.3%受试者的EBC标本含有足量体细胞DNA供检，11例Ⅱ～Ⅳ期非小细胞肺癌（NSLCC）EBC标本中有4例检出突变（36.4%），该11例的组织标本中有5例阳性（45.5%），EBC标本和组织标本同时阳性者共有3例，但突变位点彼此不同，10例非吸烟健康者则全部检测阴性。此后，*KRAS*、*EGFR*、*p16*等肺癌常见突变基因的EBC检测相继被报道[24-31]。EBC基因分析还被用于寻找新的肺癌基因标志物，如基因甲基化分析、线粒体DNA、微小RNA、基因组分析等[32-38]。为了提高诊断率，最近几年发展到二代基因测序进行多基因联合检测[39-42]。

一篇5例肺癌患者EBC标本与组织标本*TP53*和*KRAS*基因热点区域PCR扩增测序的分析结果显示，突变数目与突变位点在两种标本完全一致[24]。另一篇关于*KRAS*第十二位密码子点突变的研究也发现，19例肺癌患者EBC检测结果中有18例与肺癌组织检测结果一致，具体情形如下：14例术后组织标本检测*KRAS*-12突变阳性者中有13例EBC也检出类型完全一致的突变，而血检只有9例阳性且4例检出类型少于组织检测；另外，5例术后组织标本检测阴性者，EBC也为阴性，而血检却发现2例阳性[25]。我国学者报道了*p16*基因突变结果，58例NSCLC（含Ⅰ期18例）患者EBC样本中有54例检测成功，成功率达93.1%，其中8例检测到突变，检测阳性率为14.8%（8/54），30例健康对照全部检测成功但无1例阳性[31]。尽管有报道称肺癌的*EGFR*基因突变率太低不适合EBC基因检验[27]，但还是有人选择了组织标本对含*EGFR*突变的Ⅳ期肺腺癌（19例）进行EBC试验，结果不仅全部EBC检测阳性，而且10例*EGFR* T790M突变和9例*EGFR*非T790M突变与组织检测结果完全吻合，说明只要组织存在突变，EBC就有可能检出[29]。至于部分病例EBC突变检测结果与组织不一致甚至突变数高于组织检测的可能解释：①可能和肿瘤病灶基因突变的非均匀性而病理检查取材局限性有关；②可能和EBC体细胞基因涵盖正常、癌前病变和癌灶几种来源有关；③可能与随时间推移，肿瘤突变负荷（tumour mutation burden，TMB）增加，而研究EBC采样又多晚于病理检查[26]有关。

研究早已证实，肺癌热点突变基因的突变频率其实均不高，最常见的*TP53*和*KRAS*的突变频率多低于30%，*EGFR*、*p16*突变频率则更低，有些突变甚至低于5%[27,30]。如此低频率突变，单基因检测显然不适合临床应用，无论是辅助诊断还是治疗指导。二代基因测序技术的发展使一次性多基因多靶点检测成为现实[39-42]。日本学者Youssef O[39,40]使用Ion AmpliSeq公司提供的结肠癌和肺癌套餐v2进行基于扩增子的测序，该套餐由92个扩增子引物组成，涵盖22个肺癌常见突变基因中的504个热点突变。在20例健康人EBC样品全部成功扩增测序并录得35个热点突变的基础上，进行了26例Ⅳ期肺腺癌患者EBC检测，结果17例（65.4%）扩增测序成功，共录得包括KRAS、TP53、EGFR基因在内的39个热点突变，9例失败者可能与EBC-DNA含量太低有关。应用相同的方法，另一学者[41]报道的12例Ⅳ期肺腺癌患者治疗前EBC标本检测全部成功扩增测序、常见突变点与Youssef O的报道基本相同，而且还发现EBC与蜡块病理组织检测的一致性优于血液。Ryan[42]应用UltraSEEK™肺癌特异性原癌基因套餐（EGFR、KRAS、PIK3CA、ERBB2、BRAF）检测125例EBC标本，结果不亚于血浆标本。

虽然EBC标本适合体细胞基因检测，二代基因测序克服了肺癌单基因突变率不高的限制，但报道多为小样本晚期患者研究，EBC基因检测能否用于肺癌高危人群筛查，是否有助于肺结节辅助鉴别诊断，尚不得而知，当下其临床价值似乎在于肺癌分子靶向治疗中为无法取得病理组织的晚期病例提供帮助。后者已有成功的案例，1例65岁支气管镜活检证实晚期肺鳞癌的男性患者，恰遇EBC基因检测研究而接受试检查，又恰好检出肺鳞癌少见但却有靶向药物的EGFR突变，口服吉非替尼3个月，病灶消失[28]。

总之，可能是因为PCR检测的信号放大倍数远远超过放射免疫或酶联免疫分析，EBC肺癌基因检测效果明显优于蛋白质类分子，又可能是因为气道上皮细胞直接排放，EBC肺癌基因检测似乎也优于血液标本，在核酸含量达到成功检验阈值的EBC样本中，报道检测阳性率无一例外地显著高于血液标本，有些甚至接近组织标本，阳性类型与组织检测也基本一致，表明EBC肺癌基因检测值得深究。提高EBC样本体细胞核酸含量是未来的工作重点，当前达到成功检验阈值的样本率是60%～90%。

组学分析的目的在于非偏见性地筛选某一性状特征指纹。在代谢组学方面，据报道利用高分辨率核磁共振波谱分析（NMR）和液相色谱-质谱分析（LC-MS）可以区分正常与肺病、稳定期与加重期COPD、稳定型与不稳定型CF、哮喘与原发性纤毛运动不良症（primary ciliary dyskinesia，PCD）等[9]。以2020年的一篇报道为例，对哮喘患者和正常人各6例于10个月内分别采集160份和133份EBC样品，利用简易的手提式液相色谱-质谱分析共检出3583个代谢物特征信号，经主成分分析及偏最小二乘判别分析等统计方法筛出30种代谢物候选标志，其中6种为花生四烯酸衍生物，且4种仅见于哮喘患者，可暂列哮喘诊断候选指纹[43]。

在蛋白组学方面，早期肺癌标志物筛选的报道较多，以2021年的一篇报道为例，肺癌及良性肺结节患者各10例，对其EBC采用数据独立采集（DIA）质谱法共检出蛋白质1254种，其中，21种在两组中的表达有显著性差异，GO分析发现这些蛋白质大多参与中性粒细胞相关的生物过程，KEGG分析则显示这些蛋白质大多与丙酮酸和丙酮酸代谢有关，蛋白质相互作用（PPI）分析表明蛋白质相互作用网络贡献最大者是ME1（NADP-dependent malic enzyme）和LDHB（L-lactate dehydrogenase B chain），值得未来验证[44]。

在基因组学方面，报道涉及基因调控、肺癌标志物和气道微生态学等诸多方面。例如，特发性肺纤维化（idiopathic pulmonary fibrosis，IPF）人群是肺癌高发人群，有学者报道10例IPF患者EBC和血细胞微卫星DNA-PCR测序分析异常发生率分别为58.82%和12.5%（$P < 0.01$），10例正常对照则无一异常。因为相同微卫星基因改变也常发生在肺癌组织中，所以结果不仅提示这些基因异常在IPF发病机制中可能发挥作用，同时也

提示IPF肿瘤发生的相对风险更高的原因，以及利用EBC微卫星DNA检测在早期肺癌诊断方面的潜在价值[45]。又如，CF易发生假单胞菌感染的原因长期不明，有学者应用高通量miRNA微阵列芯片进行EBC标本分析，筛选确定了6个miRNA是CF患者慢性假单胞菌感染相关的表观遗传因子[46]。

第四节　问题与对策

30多年来，有关EBC的原研论文累计近2000余篇，研究者们在结论中多称其所测是很有希望的肺病生物标志，可迄今未见一项获准进入临床应用。30多年来，有关EBC的综述论文也多达200多篇，在众口一词赞扬EBC是肺病生物标志物理想标本的同时，又都毫不例外地抱怨其变异性大、重复性差，强调分析要标准化。然而，标准化是比较的基础。溶质分子被高度稀释是EBC标本的一项重要特征，在目前大多数检测项目只有传统体液检验试剂盒可选的情况下，标准化尤为关键，应尽早规范统一EBC分析全过程，包括采样准备、采样器材、采样模式、样本保存、检测方式、检测仪器等[7-9]。发展EBC超敏检测适宜技术也是努力方向之一。

然而，进一步仔细分析就会发现，标准化其实也难以从根本上解决EBC分析变异性大、重复性差的问题，因为呼气排出的气溶胶数目和大小是变化不定和难以控制的。如前文所介绍，肺内气溶胶生成机制主要与呼吸过程中的气道重开导致气道液栓破裂散发和湍流剪应力将气道表面液体掀起播洒两大机制有关[6]。在如此机制下，即便是十分平稳的呼吸方式，每次呼吸运动过程中所产生的气溶胶微粒大小及数目显然是不可能相同的。如果呼吸运动方式和身体状况发生了变化，气溶胶微粒大小及数目的变化将会更加明显，如潮式呼吸较深大呼吸少，健康人较COPD患者多，哮喘活动期较稳定期多。更有甚者，即便同为深呼吸，深呼气末闭气后再深吸所呼出气的溶胶远超潮式呼气闭气后再深吸。所有这些变量最终都会影响气溶胶在EBC中所占的容积（即气溶胶的稀释度）。对于问题的解决，除了标准化和发展更灵敏的检测技术两大策略，如下三大选择值得更多关注。

第一，选择合适的检测项目。从检测项目效果比较分析来看，体细胞基因检测表现稳定，肺癌基因检测项目尤为突出，具体表现为多数样本能完成检测，发现基因突变数优于血液标本，相当一部分甚至接近或超过组织标本。PCR检测将核酸信号高度放大与这种结果关联，但这显然不是最重要的原因，最根本的原因在于肺上皮细胞及基因分子向气道直接排放，而血液检测只能等到肿瘤侵犯血管时才有较大可能。因此，EBC体细胞基因检测具有独特优势，应着力发展。

第二，选择合适的浓度表达方式。现在普遍直接以原始检测浓度报告结果的办法不妥，因为气溶胶稀释度差异的存在，两份EBC标本的测量浓度结果相同并不代表它们在气道表面液体中的浓度也相同。为了解决这个问题，个别学者提出了利用稀释度将测量浓度换算为气道表面液体原有浓度的方案。但是，近万倍的稀释度的测量和换算的差异不可能精确到1倍，而在传统临床体液检验中1倍误差是无法接受的，因为它足以改变诊断结论。当前EBC稀释换算误差又何止1倍。另一些学者则提出不使用与正常值比较的常用诊断模式，改为自身前后对照比较。不过，同样是由于气溶胶稀释度差异的存在，同一个体前后2份EBC标本检验结果的阴阳性转换或升降变化并不能代表机体状态的好转或恶化。还有一部分学者尝试用相对比例表达，即同时测量多个生物标志物，根据EBC来源机制和生物关联性考量采用两种标志物比率的形式表达，如γ干扰素与白介素4（INF-γ/IL-4）（Th2）的比率、亚硝酸盐与硝酸盐的比率（NO_2^-/NO_3^-）、还原型谷胱甘肽与氧化型谷胱甘肽（GSH/GSSG）的比率、癌胚抗原与总蛋白的比率等[7-9]。EBC-pH其实就是一种特殊的比例表达方式，代表了EBC总酸和总碱的比例。相对比例在理论上同时消除了检验误差和稀释度误差带来的干扰，是一种比较合理的选择。此外，无须考虑稀释度问题的定性检测也是一种选择，如基因突变、致病微生物、胃蛋白酶气道吸入与否等。但要注意，定性试验的假阳性率理论上应为零[8]。

　　第三，选择合适的标本形式。气溶胶的采集并非只有EBC一种方式。这里介绍一种采样新场景（图7-10）：嘱受试者缓慢深呼气至残余容积，屏气3s，猛然深吸气至肺总容量，转而缓慢深呼气于36℃恒温悬浮微粒采样箱内。反复数次后停止，开箱取出表面集满气溶胶微粒的硅晶片。硅晶片可直接送入检测仪器，或以少量缓冲液洗脱后取样再检[6, 47, 48]。在这里，呼气中的饱和水蒸气因为箱内温度接近人体保持为气态而不凝聚成液态水，悬浮在呼气中的气溶胶微粒因受到与呼出气流方向90°垂直的真空抽吸而撞击并聚留在抽吸通路顶端的亲水硅晶片上。由此获得最接近小气道表面液体的标本——呼出气溶胶微粒（particles of exhaled aerosol，PExA），它完全有别于溶质分子被冷凝水高度稀释后的EBC。成分检测显示，PExA约含磷脂75%、蛋白25%，各类磷脂

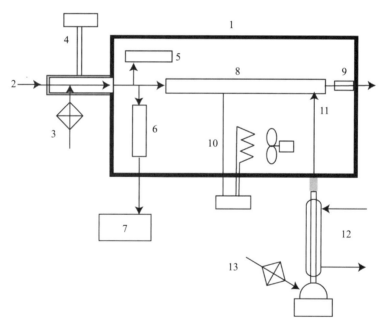

图7-10　呼出气溶胶微粒采样装置结构图[47]

1.隔热箱；2.呼吸接口管；3.吸入气颗粒过滤器；4.温度计和环绕吹呼吸接口管的加热器（吸入气和呼出气均保持在36℃，防止水凝聚发生）；5.颗粒计数/粒度仪；6.惯性冲击器（气溶胶撞击并滞留在清洁的硅晶片上）；7.冲击器真空泵；8.呼出气储气管；9.过量空气入箱流量计；10.箱温度控制器；11.湿空气入口；12.空气加湿加热器（先加热至约50℃，冷却至36℃后入箱并维持）；13.空气入口

获准引自：Almstrand AC, et al. Anal Chem, 2009, 81（2）: 662-668.

的构成比例又十分接近于小气道表面液体[9]。用酶联免疫吸附测定定量测量比较PExA标本和EBC标本中的表面活性蛋白A（surfactant protein-A，SP-A）发现，9名健康者PExA标本全部测出高浓度的SP-A，而他们相应的18份EBC样本中仅有5份检到高于试验检测限的SP-A。这些成分在哮喘、COPD患者中显示明显改变[9]。新样本带来新希望。

第五节　小　　结

EBC是指呼气经过制冷管道生成的液体标本，绝大部分为呼气中的饱和水蒸气生成的冷凝水，所含各种生物分子则主要来源于气道表面液体弹射出的气溶胶的滞留和水溶性气体的溶解。虽然气溶胶已被冷凝水高度稀释，但EBC是非侵入性获取气道表面液体标本的简单办法。尽管测量分析特别是蛋白质类分子检测还存在变异性大、重复性差的问题，但实践已证明EBC分析可以反映肺部病理生理状态，其中以肺癌为代表的气道上皮细胞源基因检测等还具有独特优势，值得继续探索。

（校阅：巫翠华　洪永忠　冼美兰）

参　考　文　献

[1] Sidorenko GI，Zborovskiǐ EI，Levina DI.［Surface-active properties of the exhaled air condensate（a new method of studying lung function）］. Ter Arkh，1980，52（3）：65-68.

[2] Kurik MV，Rolik LV，Parkhomenko NV，et al.［Physical properties of a condensate of exhaled air in chronic bronchitis patients］. Vrach Delo，1987，（7）：37-39.

[3] Effros RM，Dunning MB 3rd，Biller J，et al. The promise and perils of exhaled breath condensates. Am J Physiol Lung Cell Mol Physiol，2004，287（6）：L1073-L1080.

[4] Effros RM. Exhaled breath condensate：delusion or dilution? Chest，2010，138（3）：471-472.

[5] Effros RM，Casaburi R，Porszasz J，et al. Exhaled breath condensates：analyzing the expiratory plume. Am J Respir Crit Care Med，2012，185（8）：803-804.

[6] Bake B，Larsson P，Ljungkvist G，et al. Exhaled particles and small airways. Respir Res，2019，20（1）：8.

[7] Konstantinidi EM，Lappas AS，Tzortzi AS，et al. Exhaled breath condensate：technical and diagnostic aspects. Scientific World Journal，2015，2015：435160.

[8] Davis MD，Montpetit AJ. Exhaled breath condensate：an update. Immunol Allergy Clin North Am，2018，38（4）：667-678.

[9] Horváth I，Barnes PJ，Loukides S，et al. A European Respiratory Society technical standard：exhaled biomarkers in lung disease. Eur Respir J，2017，49（4）：1600965.

[10] Duguid JP. The numbers and the sites of origin of the droplets expelled during expiratory activities. Edinb Med J，1945，52（11）：385-401.

[11] Varga CM，Kwiatkowski KJ，Pedro MJ，et al. Observation of aerosol generation by human subjects during cardiopulmonary exercise testing using a high-powered laser technique：a pilot project. J Med Biol Eng，2022，42（1）：1-10.

[12] Lee JK, Walker KL, Han HS, et al. Spontaneous generation of hydrogen peroxide from aqueous microdroplets. Proc Natl Acad Sci USA, 2019, 116（39）: 19294-19298.

[13] Lee JK, Han HS, Chaikasetsin S, et al. Condensing water vapor to droplets generates hydrogen peroxide. Proc Natl Acad Sci USA, 2020, 117（49）: 30934-30941.

[14] Mehrgardi MA, Mofidfar M, Zare RN. Sprayed water microdroplets are able to generate hydrogen peroxide spontaneously. J Am Chem Soc, 2022, 144（17）: 7606-7609.

[15] Kakeshpour T, Metaferia B, Zare RN, et al. Quantitative detection of hydrogen peroxide in rain, air, exhaled breath, and biological fluids by NMR spectroscopy. Proc Natl Acad Sci USA, 2022, 119（8）: e2121542119.

[16] Hunt J, Byrns RE, Ignarro LJ, et al. Condensed expirate nitrite as a home marker for acute asthma. Lancet, 1995, 346（8984）: 1235-1236.

[17] Grob NM, Aytekin M, Dweik RA. Biomarkers in exhaled breath condensate: a review of collection, processing and analysis. J Breath Res, 2008, 2（3）: 037004.

[18] Campanella A, De Summa S, Tommasi S. Exhaled breath condensate biomarkers for lung cancer. J Breath Res, 2019, 13（4）: 044002.

[19] Zou Y, Wang L, Zhao C, et al. CEA, SCC and NSE levels in exhaled breath condensate—possible markers for early detection of lung cancer. J Breath Res, 2013, 7（4）: 047101.

[20] Zakharkina T, Koczulla AR, Mardanova O, et al. Detection of microorganisms in exhaled breath condensate during acute exacerbations of COPD. Respirology, 2011, 16（6）: 932-938.

[21] Jain R, Schriever CA, Danziger LH, et al. The IS6110 repetitive DNA element of Mycobacterium tuberculosis is not detected in exhaled breath condensate of patients with active pulmonary tuberculosis. Respiration, 2007, 74（3）: 329-333.

[22] Loconsole D, Paola P, Daniele C, et al. Exhaled breath condensate（EBC）for SARS-CoV-2 diagnosis still an open debate. J Breath Res, 2022, 16（2）.

[23] Gessner C, Kuhn H, Toepfer K, et al. Detection of p53 gene mutations in exhaled breath condensate of non-small cell lung cancer patients. Lung Cancer, 2004, 43（2）: 215-222.

[24] Kazeminasab S, Ghanbari R, Emamalizadeh B, et al. Exhaled breath condensate efficacy to identify mutations in patients with lung cancer: a pilot study. Nucleosides Nucleotides Nucleic Acids, 2022, 41（4）: 370-383.

[25] Kordiak J, Szemraj J, Hamara K, et al. Complete surgical resection of lung tumor decreases exhalation of mutated KRAS oncogene. Respir Med, 2012, 106（9）: 1293-1300.

[26] Kordiak J, Szemraj J, Grabska-Kobylecka I, et al. Intratumor heterogeneity and tissue distribution of KRAS mutation in non-small cell lung cancer: implications for detection of mutated KRAS oncogene in exhaled breath condensate. J Cancer Res Clin Oncol, 2019, 145（1）: 241-251.

[27] Paradiso A, Tommasi S, Pinto R, et al. Exhaled breath condensate is not suitable to detect EGFR somatic mutations. Eur Respir J, 2008, 32（4）: 1126-1127.

[28] Zhang D, Takigawa N, Ochi N, et al. Detection of the EGFR mutation in exhaled breath condensate from a heavy smoker with squamous cell carcinoma of the lung. Lung Cancer, 2011, 73（3）: 379-380.

[29] Smyth RJ, Toomey SM, Sartori A, et al. Brief report on the detection of the EGFR T790M mutation in exhaled breath condensate from lung cancer patients. J Thorac Oncol, 2018, 13（8）: 1213-1216.

[30] Nishii K, Ohashi K, Tamura T, et al. Detection of epidermal growth factor receptor mutations in exhaled breath condensate using droplet digital polymerase chain reaction. Oncol Lett, 2020, 20（6）:

393.

[31] Chen JL，Chen JR，Huang FF，et al．Analysis of p16 gene mutations and their expression using exhaled breath condensate in non-small-cell lung cancer．Oncol Lett，2015，10（3）：1477-1480.

[32] Han W，Wang T，Reilly AA，et al．Gene promoter methylation assayed in exhaled breath，with differences in smokers and lung cancer patients．Respir Res，2009，10（1）：86.

[33] Xiao P，Chen JR，Zhou F，et al．Methylation of P16 in exhaled breath condensate for diagnosis of non-small cell lung cancer．Lung Cancer，2014，83（1）：56-60.

[34] Yang Ai SS，Hsu K，Herbert C，et al．Mitochondrial DNA mutations in exhaled breath condensate of patients with lung cancer．Respir Med，2013，107（6）：911-918.

[35] Xie H，Chen J，Lv X，et al．Clinical value of serum and exhaled breath condensate mir-186 and il-1β levels in non-small cell lung cancer．Technol Cancer Res Treat，2020，19：1533033820947490.

[36] Pérez-Sánchez C，Barbarroja N，Pantaleão LC，et al．Clinical utility of micrornas in exhaled breath condensate as biomarkers for lung cancer．J Pers Med，2021，11（2）：111.

[37] Carpagnano GE，Lacedonia D，Soccio P，et al．How strong is the association between IPF and lung cancer？An answer from airway's DNA．Med Oncol，2016，33（11）：119.

[38] Rai D，Pattnaik B，Bangaru S，et al．MicroRNAs in exhaled breath condensate：a pilot study of biomarker detection for lung cancer．Cancer Treat Res Commun，2023，35：100689.

[39] Youssef O，Knuuttila A，Piirilä P，et al．Presence of cancer-associated mutations in exhaled breath condensates of healthy individuals by next generation sequencing．Oncotarget，2017，8（11）：18166-18176.

[40] Youssef O，Knuuttila A，Piirilä P，et al．Hotspot mutations detectable by next-generation sequencing in exhaled breath condensates from patients with lung cancer．Anticancer Res，2018，38（10）：5627-5634.

[41] Tetik Vardarli A，Pelit L，Aldag C，et al．Concordance in molecular genetic analysis of tumour tissue，plasma，and exhaled breath condensate samples from lung cancer patients．J Breath Res，2020，14（3）：036001.

[42] Ryan DJ，Toomey S，Smyth R，et al．Exhaled breath condensate（EBC）analysis of circulating tumour DNA（ctDNA）using a lung cancer specific UltraSEEK oncogene panel．Lung Cancer，2022，168：67-73.

[43] Schmidt AJ，Borras E，Nguyen AP，et al．Portable exhaled breath condensate metabolomics for daily monitoring of adolescent asthma．J Breath Res，2020，14（2）：026001.

[44] Ma L，Xiu G，Muscat J，et al．Comparative proteomic analysis of exhaled breath condensate between lung adenocarcinoma and CT-detected benign pulmonary nodule patients．Cancer Biomark，2022，34（2）：163-174.

[45] Carpagnano GE，Lacedonia D，Soccio P，et al．How strong is the association between IPF and lung cancer？An answer from airway's DNA．Med Oncol，2016，33（11）：119.

[46] Fesen K，Silveyra P，Fuentes N，et al．The role of microRNAs in chronic pseudomonas lung infection in cystic fibrosis．Respir Med，2019，151：133-138.

[47] Almstrand AC，Ljungström E，Lausmaa J，et al．Airway monitoring by collection and mass spectrometric analysis of exhaled particles．Anal Chem，2009，81（2）：662-668.

[48] Hussain-Alkhateeb L，Bake B，Holm M，et al．Novel non-invasive particles in exhaled air method to explore the lining fluid of small airways-a European population-based cohort study．BMJ Open Respir Res，2021，8（1）：e000804.

第八章　不溶惰性气体稀释/冲洗技术

- 不溶惰性气体稀释/冲洗技术，是指吸入一种不溶于水的惰性气体，根据呼气惰性气体的稀释度和呼出浓度曲线计算功能残气量等肺容量参数、分析气体分布、校正肺内可吸收气体浓度的呼气试验。
- 不溶惰性气体包括严格意义上的惰性气体、N_2 及某些有机气体，如 CH_4、SF_6 等。它们的共同理化特点是常温常压下在水或血液中的溶解度很低，化学性质不活泼，吸入后的主要变化是被肺内气体稀释再呼出而吸收消耗有限。
- 操作方案包括重复呼吸闭路稀释、多次呼吸开放冲洗和单次呼吸冲洗，其中 N_2 冲洗通过吸入纯氧将肺内原有 N_2 洗出，外源惰性气体冲洗则先吸入、再将其洗出。
- 不溶惰性气体冲洗技术只能测出与气道相通的肺内气量和考核总体通气分布不均，但无法测出与气道不通的滞留气量，也无法进行通气障碍病灶定位。

不溶惰性气体稀释/冲洗技术（insoluble inert gas dilution/washing technique）是一类用于测量肺容积和检查气体分布的呼气试验。吸入一种不溶于水的惰性气体，其向肺组织和血液的扩散量几乎可以忽略不计，只是被肺内原有气体稀释再呼出而已。基于物质稀释前后质量不变，根据呼出惰性气体的稀释度及其呼出曲线可求出肺内气体容积、了解肺内气体分布、校正可吸收气体的肺内浓度。

若从1800年英国生理学家Humphry Davy利用闭合 H_2 稀释试验自测呼气末肺内存留气量算起[1, 2]，不溶惰性气体稀释/冲洗技术已有200多年的历史。在实时气体测量技术和电脑技术应用的推动下，现代高级肺功能检测仪基本上都配备了不溶惰性气体冲洗技术，如今大型临床专科可以常规开展。

第一节　不溶惰性气体及稀释原理

一、不溶惰性气体

（一）理化特性

呼气试验现在所用的不溶惰性气体既包括严格化学定义的惰性气体，也包括氮气（nitrogen，N_2）及某些有机气体。它们的共同理化特点是常温常压下在水或血液中的溶解度很低、化学性质不活泼。

元素周期表0族元素（国际纯粹与应用化学联合会新规定：18族）属于严格化学定义的惰性气体，包括氦（helium, He）、氖（neon, Ne）、氩（argon, Ar）、氪（krypton,

Kr）、氙（xenon，Xe）、氡（radon，Rn）6种。惰性气体又称"稀有气体"，约占大气组成的0.94%，绝大部分是Ar（大气中含量约占0.93%，排第3位），其他5种极为稀少（总和＜0.01%）。"惰性"一词意指这些气体基本没有化学活性，常温下全部以单原子为分子形式存在，一般情况下不与其他元素反应。惰性气体在水中的溶解度极低［0.01 ml/（100ml·atm）］而扩散性极强，能在橡胶和塑料中扩散，只有玻璃、钢铁等致密材料才能阻止它们扩散。冲洗技术中常用的惰性气体有3种，分别是He、Ar和^{133}Xe，一般从石油或煤炭中提取，成本高。

N_2是大气含量最高的成分，约占78.9%，以双原子为分子形式存在，化学性质不活泼。N_2微溶于水（溶解度0.013）。大气高浓度和微溶于水这两大因素使得人与动物通过肺呼吸的扩散平衡，让体内组织溶解储存了大量N_2，一旦从呼吸空气改为呼吸高浓度O_2，肺内N_2浓度下降，溶解于组织中的N_2将向体外转移释放。N_2作为呼吸气体稀释指示剂的最大优势在于其为内源性，无须制备。

甲烷（methane，CH_4）和六氟化硫（sulfur hexafluoride，SF_6）为有机气体，溶解度与惰性气体相近（＜0.01）、化学性质也不活泼，制备成本低。缺点是分子量大、扩散性较低。

H_2不溶于水，在无氧环境中化学性质不活泼，是最早使用的不溶惰性气体稀释指示剂，用于呼气末肺内留存气量的测量。最初试验方案采用纯H_2吸入，后来为了解决纯H_2缺氧的问题而逐步发展为使用氢氧混合气。因担心氢氧混合的燃爆风险，加上制氢过程的砷污染可能，H_2在20世纪30～40年代便逐渐被N_2和狭义惰性气体取代。

（二）生物代谢

严格化学定义的惰性气体和N_2既不为机体细胞及体内细菌代谢产生，也不为它们的代谢所利用，CH_4和SF_6的生产与代谢利用在短时间内也几乎可忽略不计。吸入不溶惰性气体的体内变化主要是在肺内稀释后再呼出，而扩散消耗量有限。不溶惰性气体向肺血液组织扩散量有限的原因在于其溶解度低，很快达到气－液扩散平衡。

（三）呼气浓度测定

1.采样测量 在没有快速反应气体检测仪的年代，呼气成分浓度测定只能通过采样测量的方式完成，具体测量方法根据指示气体的理化性质及实验室仪器条件而异。以N_2的测定为例，先辈们使用的是容积法间接测量。因为N_2、CO_2、O_2三种气体几乎占据了全部呼气容积，所以只要测出CO_2、O_2的含量，剩余容积即为N_2。具体办法如下：将一次全程呼气收集于刻度肺量筒中，如果要收集几分钟的呼气，则需100L甚至更大的肺量筒或大气袋；将收集的全部气体或部分气体置于刻度滴定管内，通过化学法将气样中的O_2和CO_2吸收，最后剩余容积即可换算为N_2百分浓度。有了O_2电化学传感器后，测量方便了很多，将呼气收集于带有O_2传感器和CO_2吸收剂的肺量筒中即可，根据CO_2全部吸收后肺量筒显示的O_2浓度便可换算出N_2浓度（$N_2\% = 100\%-O_2\%$）。

2.实时监测 直接在呼吸通路上安置快速反应气体检测仪，实时感测指示气体浓度变化。呼气分析专用质谱仪适用于各类气体的快速检测，其他专项检测仪还有发射光谱分析仪（N_2）、热敏传感仪（He）、红外光谱分析仪（CH_4）、超声流速仪（SF_6）等。有时，同一种气体有多种测量方法可选，如SF$_6$的测定仪器就有质谱仪、超声流速仪等。

（四）呼气试验应用

基于吸入后的体内变化主要是在肺内稀释后再呼出而扩散消耗量有限，不溶惰性气体在呼气试验中的主要用途是作为稀释指示剂用于肺容积测量、气体分布分析、校正可吸收气体的稀释度。

二、气体稀释原理

稀释（dilution）是一种物质被另一种物质冲淡的物理现象。当整个系统各处的浓度达到相同时称为稀释平衡。物质稀释后质量不变是稀释的基本原理，气体稀释无论是密闭式还是开放式，都遵循质量守恒定律，这样在已知浓度和容积的气体被未知容积的气体稀释时，只需测定未知容积中气体的浓度即可获得未知容积的大小，公式表达如下：

$$F_1 \times V_1 = F_2 \times V_2 \tag{8.1}$$

式中，F_1和F_2分别代表指示气体稀释前和稀释后的浓度，V_1和V_2则分别代表指示气体稀释前和稀释后的容积。

第二节　稀释/冲洗技术

根据所用指示气体来源，不溶惰性气体稀释/冲洗技术可分为N$_2$稀释/冲洗技术和外源惰性气体稀释/冲洗技术两大类，二者并无本质区别，不同之处仅在于前者利用肺内原本已存在的N$_2$作为稀释指示剂，通过吸入纯氧将其洗出测定；后者则需先吸入外源不溶惰性气体作为稀释指示剂，继而通过吸入纯氧或空气将其洗出测定。两类技术均包括闭合稀释、多次呼吸开放冲洗、单次呼吸冲洗3种操作方式，基本原理均相同，其中肺容积测量基于物质稀释前后质量不变的原则设计，气体分布评价根据指示剂洗出效率及洗出稀释浓度曲线判断，可吸收气体浓度校正则参照同步呼吸的指示剂稀释度换算（见【附】）。具体操作应按指南及仪器说明执行[3-5]。

【附】主要测量指标

1.肺容积类参数

（1）功能残气量（functional residual capacity，FRC）：平静呼气末肺内残留的气量；残气量（residual volume，RV）：用力深呼气末肺内残留的气量（图8-1）。

（2）肺总量（total lung capacity，TLC）：肺的最大储气容量，等于功能残气量与补呼气量之和，也等于残气量与肺活量之和。

2.气体分布类参数

（1）闭合容积（closing volume，CV）：深呼气末气道突然大量关闭至呼气末所呼出气量，等于呼气Ⅲ相和Ⅳ相交叉点至呼气终点的容积；闭合总量（closing capacity，CC）：闭合容积与残气量之和。

（2）肺清除指数（lung clearance index，LCI）：将指示气体浓度降至预定冲洗终点所需功能性残气更换次数，等于累积呼气容积除以功能残气量。标准化Ⅲ相斜率（normalized slope of phase Ⅲ，$Sn_{Ⅲ}$）：在惰性气体多重开放洗出试验过程中，按归一化浓度表达方式计算每次洗出浓度曲线的Ⅲ相斜率。

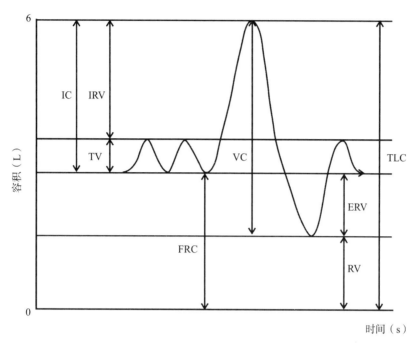

图8-1　肺容积及其组成

4个互不重叠独立基础肺容积（lung volume）分别是潮气量（tidal volume，TV）、补吸气量（inspiratory reserve volume，IRV）、补呼气量（expiratory reserve volume，ERV）和残气量（RV）。4个由基础肺容积叠加构成的肺容量（lung capacity）分别为深吸气量（inspiratory capacity，IC）、肺活量（vital capacity，VC）、功能残气量（FRC）和肺总量（TLC）。注：肺活量（VC）=潮气量（TV）+补吸气量（IRV）+补呼气量（ERV）；肺总量=深吸气量（IC）+功能残气量（FRC）

一、重复呼吸冲洗法（闭合稀释试验）

这是最早的不溶惰性冲洗技术，现在还有使用，主要用于功能残气量的测定。所谓重复呼吸（rebreathing）就指在封闭环境将呼出气重新吸入再呼出的呼吸方式。惰性气体重复呼吸冲洗法（rebreathing washout technique）又称闭合回路稀释试验（closed-circuit dilution test），就是让受试者呼吸闭合回路容器中已知浓度和容积的惰性指示气体，随着重复呼出吸入，整个回路的指示气体浓度最终将达到稀释平衡。因为闭合回路的肺外容积和指示气体的初浓度是已知的，而稀释前后指示气体总量不会改变，所以只要测出稀释平衡时闭合回路上肺外任何一处的指示气体浓度，便可算出闭合回路上的肺容积（图8-2）。FRC计算如下：

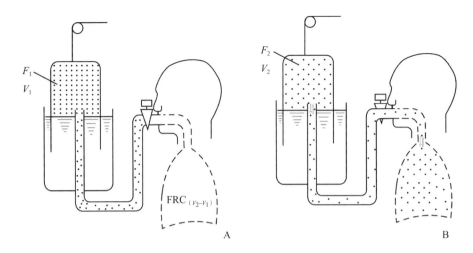

图 8-2 闭合稀释试验

F_1 和 V_1 分别是已知冲洗前气体的浓度和容积，F_2 和 V_2 是稀释平衡后的浓度和容积，F_2 在整个闭合回路中处处相同，V_2 为整个通路容积，等于肺内气体容积（FRC）与肺外仪器通路容积之和。试验气为外源性时，$F_{FRC}=0$，闭合 N_2 稀释试验时则 $F_1=0$、$F_{FRC}=78.9$

$$V_1 \times F_1 + FRC \times F_{FRC} = (V_1 + FRC) \times F_2 \qquad (8.2)$$

$$FRC = \frac{V_1 \times (F_1 - F_2)}{F_2 - F_{FRC}} \qquad (8.3)$$

式中，V_1 和 FRC 分别代表回路肺外容积和功能残气量；F_1 和 F_{FRC} 分别代表它们的指示气体初始浓度；F_2 代表回路稀释平衡时的浓度。

值得在此重温的是，闭合稀释试验的操作方案在问世后的 100 多年里一直是让受试者于深呼气末含着充入纯 H_2 的气袋接嘴用力深快呼吸 5～7 次，最后用吸收滴定法分析气袋内的 H_2 浓度。因缺氧，实验只能用于健康人研究，且未必能达到稀释平衡，但至少能大致估计人类呼气末肺内剩余气量[2]。20 世纪 20 年代初，Van Slyke 等[6] 通过供氧和吸收 CO_2 等改造使得试验可以在长时间潮式呼吸状态下进行，这才用于患者检查。

（一）闭合 N_2 稀释试验

闭合 N_2 稀释试验是德国的 Durig 于 1903 年报道的[2]，迄今已有 100 多年历史的功能残气量测量方案现已很少使用，但对其进行介绍有助于更好地理解不溶惰性气体冲洗技术原理和启发创新改进。

N_2 是空气中含量最高的气体，不参与肺的气体交换利用，肺内气体的 N_2 浓度与大气基本相等，约为 78.9%。在有供氧保障和 CO_2 吸收的闭合回路中重复呼吸，肺内 N_2 将在重复不断的呼出吸入过程中被稀释，一段时间后整个回路的 N_2 浓度将处处相同，达到稀释平衡。根据物质稀释后质量不变的基本原理，测出体外通路肺量筒在平衡时的 N_2 浓度，便可算出呼气末肺内的气体量。在这里，如果试验开始时肺外容积的 N_2 浓度为零（$F_1=0$），则 FRC 计算公式由式（8.3）变换为

$$FRC = \frac{V_1 \times F_2}{78.9 - F_2} \qquad (8.4)$$

考虑到"纯氧"含N_2及稀释后血液N_2向外扩散的因素，实际等量关系是测定开始时闭合回路的总N_2量等于测试结束时闭合回路的总N_2量减去机体排N_2量。

闭合N_2稀释平衡试验测定仪的构造极为简单，在5000ml肺量筒中放入CO_2吸收剂钠石灰并加装氧浓度传感器即成。基本操作过程如下：用空气充分冲洗肺量筒及其三通接管；排尽肺量筒内的空气；经三通接管向肺量筒充入纯氧5000ml；记录纯氧与仪器无效腔空气混合后的O_2浓度，推算出混合气的N_2浓度（$N_2\% = 100\%-O_2\%$）；受试者取坐位或仰卧位，上鼻夹，含接口器；待呼吸平稳后，于平静呼气末（功能残气位）迅速转动三通开关使肺量筒与口相通，平静重复呼吸7min，使肺内N_2与肺量计中N_2完全平衡（呼出气CO_2全部由钠石灰吸收），迅速关闭三通，读取O_2浓度、算出N_2浓度，根据肺量筒气体容积减少量得出耗O_2量。

由于测定开始时闭合回路的总N_2量（肺量筒N_2＋功能残气N_2）等于测试结束时闭合回路的总N_2量减去机体排N_2量，推导FRC最后计算公式如下：

$$FRC = \frac{Y(A-B) - (C+E) \times 100}{78.9-Y} - D \quad\quad (8.5)$$

式中，78.9和Y分别代表测量前肺内N_2浓度和稀释平衡点回路N_2浓度；A代表肺量筒容积（5000ml）；B代表试验期间的耗氧量；C代表试验期间机体排N_2量（成人7min约排放100ml）；D代表仪器连接件包含的无效腔容积（因仪器配件而异）；E代表纯氧含N_2量（5L纯氧约含80ml）。

（二）外源惰性气体闭合稀释试验

闭合H_2稀释试验是最早的试验，因担心燃爆等问题，在20世纪30～40年代停用。现在一些单位还在使用的是1949年Meneely[7]报道的闭合He稀释试验（详见第十五章第一节）。所用测量仪简单，由肺量筒加装He传感器即成。基本方法如下：将氦氧混合试验气（10%He、90%O_2）充入密闭肺量筒，受检者含接口器，于平静呼气末联通肺量筒，记录初始He浓度（F_1），平静重复呼吸直到肺量筒He浓度不再下降为止（F_2），约7min。由于试验前肺内没有外源指示气体（$F_{FRC}=0$），上述功能残气量（FRC）计算公式可由式（8.3）简化为

$$FRC = \frac{V_1(F_1-F_2)}{F_2} \quad\quad (8.6)$$

二、多次呼吸开放冲洗法

开放冲洗是呼气不再重新吸入而正常排入环境或直接收集的冲洗方法，分单次呼吸法和多次呼吸法两种。多次呼吸开放冲洗法（multiple breath open circuit washout technique，MBW）在生理潮式呼吸状态下完成，适用人群广，是当前最为常用的惰性气体冲洗测量方法，同时可用于功能残气量等肺容量参数测定、进行气体分布不均分析。基本操作过程：受试者在开放通路正常平静呼吸，吸气含指示气体，呼气正常排入环境或直接收集，当呼气指示气体浓度等于吸入气浓度时，即达到所谓的稳态或恒态（steady state）时，停止指示气体供给，转而改为吸氧或恢复呼吸空气，从而将已洗入肺

内的指示气体又洗出。冲洗终点一般设定为吸入气（洗入）浓度的1/40。

在功能残气量等肺容积参数测量方面（图8-3，图8-4），由于恒态时肺内的指示气体浓度等于吸入气的指示气体浓度，肺内指示气体总量等于肺容积与指示剂浓度的乘积，故只要测量和累加每次洗出量便可得到洗出总量，进而计算出未知肺内容积，公式表达如下：

$$\text{FRC} = \frac{V_{\text{cum}}}{F_{\text{ein}} - F_{\text{eout}}} \qquad (8.7)$$

式中，V_{cum}代表洗入肺内的指示气体总量；F_{ein}和F_{eout}分别代表洗入浓度和洗出结束时浓度。冲洗结束时，F_{eout}可以"洗净"为零，也可未达到零，后者的肺内总量等于洗出总量与余量之和。有了FRC后，可进一步将其扣除肺流量计测出的补呼气量，从而得到RV，最终还可计算出肺总量（TLC），它等于FRC与深吸气量（IC）之和，当然，也等于RV与肺活量（IVC）之和（图8-1）。

在气体分布不均分析方面（图8-4，图8-5），在相同的清洗时间内，气道不畅者在冲洗结束前的呼气指示剂浓度将高于气道通畅者，或者达到预定冲洗终点浓度（如初始为1/40）需要更大的冲洗容积，后者通常表达为需多少个功能残气量才能将指示剂冲洗达标，又名肺清除指数（LCI）。另外，每次潮式呼吸的肺换气仅占肺气量的一小部分，气体从肺泡经气道至口鼻一路呈往复式向外移动，需经多个呼吸周期才能将肺内气体更

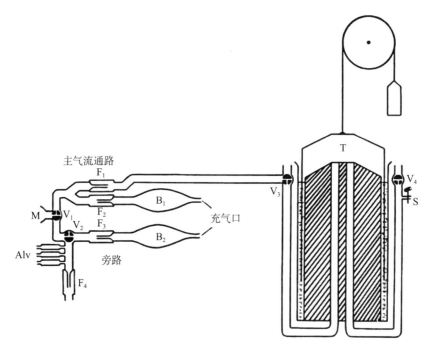

图8-3 早年的开放N_2洗出装置[8]

左侧 M 为受试者的口含接口装置，吸气时纯氧从气袋（B_1、B_2）进入肺，呼气则经最上方导管收集于右侧的容积为100L的刻度气量筒。冲洗 7min 结束，从刻度读出呼气总量，经阀瓣开关（S）取样作CO_2、O_2吸收法N_2浓度测量，二者的乘积便是N_2洗出总量。Alv，气体采样管；T，100L气量计；F_1、F_2、F_3、F_4，单向橡胶活瓣；V_1、V_2、V_3、V_4，三通呼吸阀

获准引自：Darling RC, et al. J Clin Invest, 1940, 19（4）：609-618.

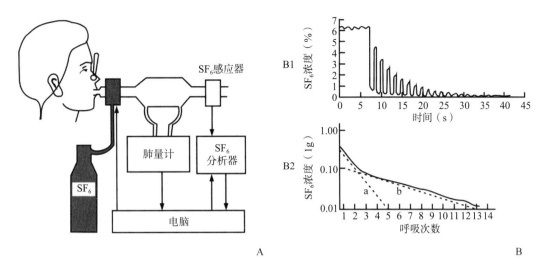

图8-4　开放式惰性气体（SF₆）洗入/洗出技术

A. 开放冲洗装置。在开放呼吸通路上安置肺量计和惰性气体（SF₆）测定仪，实时测定肺流量和呼吸惰性气体浓度。在电脑控制下，吸气时惰性气体以恒定浓度进入肺内（洗入），待呼气浓度与吸入气相等时停止惰性气体供给，累积在肺内的SF₆将被随后的呼吸空气洗出。B. 洗入/洗出曲线。B1为超声流速仪测定SF₆洗入达平台后的洗出浓度曲线；B2为一名严重通气不均婴儿SF₆洗出浓度（对数值），初始段（a）为快肺泡洗出，随后（b）为慢肺泡洗出

换一遍。显然，纯氧吸入同样也需要经过数次往复式向内移动才能最终触及肺泡底部。于是，这种渐次推进稀释便将全程气道的对流、扩散和对流-扩散互动等通气分布信息印记在呼气曲线上，如同地质沉积剖面图记录下地球环境的年代变迁，又如同树木的年轮透露不同年份的生长快慢。标准化Ⅲ相斜率（Sn_Ⅲ）便是分别反映传导性气道和呼吸性气道（肺泡区）通气分布不均的参数。

同样值得回忆的是，在没有快速气体分析仪和快速肺量计的年代，先辈们在进行多次呼吸开放洗出试验时需先将呼气全部收集于100L甚至更大容积的气量筒中，然后从中取样进行分析，计算混合呼气中的指示气体浓度，十分烦琐（图8-3）[8]。如今，只需把电脑控制的气体分析仪和肺量计安置在呼吸通路上即可实时感测各气体浓度和肺流量的变化（图8-4，图8-5）。

（一）多次呼吸开放N₂洗出试验

1940年，Darling等[8]最先报道多次呼吸开放回路N₂洗出试验（multiple breath open circuit nitrogen washout test）用于功能残气量测量（图8-3），在今天其仍然是临床（特别是成人）最常用的方法，只不过老式检查仪换成快速反应N₂检测仪而已（图8-4）。

N₂不参与肺呼吸气体交换，肺内平均N₂浓度和空气基本相等，约为78.9%。功能残气的N₂总量等于功能残气中的N₂浓度与功能残气量的乘积。在开放回路平静呼吸空气适应后，突然转为吸入纯氧、呼气正常仍向外排放（或收集），肺内原有N₂将不断被纯氧稀释洗出，冲洗7min或测得N₂浓度降至2%为止（详见第十五章第一节、第三节）。

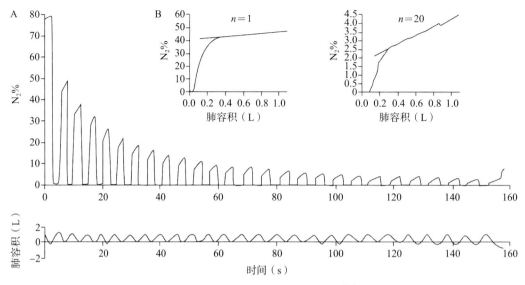

图8-5 多次呼吸开放N₂洗出试验[9]

呼气 N_2 浓度（$N_2\%$）在冲洗前与空气基本相同（78.9%），吸入100%O_2后的第一次呼气 N_2 浓度即跌至50%以下，代表肺泡排气的Ⅲ相斜率很小，但到了第5次呼吸后，清除速度明显放缓而Ⅲ相斜率逐渐加大，约在冲洗120s、冲洗次数为第22次时呼气 N_2 达到预定冲洗终点的2%。呼吸肺容积变化在整个冲洗过程中平稳，符合生理潮式呼吸特征。累积每次 N_2 洗出容积及呼出气量至预定终点可求出 N_2 洗出总量和累积呼气总量，进而可根据稀释原理求出功能残气量（FRC）等肺容积指标，根据达到预定冲洗终点时的累积呼出肺容积与功能残气量之比所求的肺清除指数（LCI），了解总体清除效率或称总体气体分布不均，根据冲洗曲线前后两段标准化Ⅲ相斜率改变可区分传导气道的对流相关性分布不均（CDI）和肺泡区的对流－扩散互动相关性分布不均（DCDI）

获准引自：Verbanck S，et al. J Appl Physiol（1985），1997，83（6）：1907-1916.

（二）外源惰性气体洗入/洗出技术

1954年，针对当时所认为的闭合 N_2 稀释试验或开放 N_2 洗出技术不可能在7min内达到稀释平衡或将肺内 N_2 洗净，Hickam 等[10]选用弥散性极强的 He 作为指示剂，进行多次呼吸开放式 He 洗入/洗出试验测定功能残气量。此后，其他惰性气体开放冲洗也有选用，其中，SF_6 洗出试验因无纯氧冲洗的副作用，现已成为测定婴幼儿功能残气量及气体分布不均最常用的方案（图8-4）。实践证明，它们的结果均与开放式 N_2 冲洗技术基本一致。

洗入/洗出技术的基本过程如下：受试者在开放呼吸回路中平静呼吸空气，适应后吸气改为含外源指示气体的混合气，呼气仍保持正常向环境排放，当外源指示气体的呼气浓度等于吸气浓度并稳定后（恒态），恢复呼吸空气，直至呼气肺内指示气体浓度降至预定终点为止结束。

可见，开放 N_2 冲洗与外源惰性气体冲洗的最大区别在于恒态生成机制，前者试验前已天然形成，后者尚需要人工操作实现（详见第十五章第一节、第三节）。

三、单次呼吸冲洗法

单次呼吸冲洗法（single breath washout technique，SBW），又称为一口气试验，就

是通过一次深呼吸完成指示气体的吸入与呼出。在用快速反应气体分析仪和流量计实时测量时，呼气指示剂浓度曲线因气道肺泡各段稀释度差异及吸入方式的不同呈现自低向高或自高向低的变化。根据曲线转折及斜率指示，可区分并求出各段肺容积及其通气分布。一口气试验共有3种操作模式，包括吸收纯氧将原有肺内N_2洗出的一口气N_2洗出试验、外源惰性气体弹丸试验和惰性气体一口气稀释试验，前两项主要用于闭合容积测定，最后一种则主要用于可溶性气体稀释校正。

（一）一口气N_2洗出试验

1948年Fowler[11]首先报道一口气N_2洗出试验（single breath N_2 washout test，SBN_2）用于无效腔气量测定。1967年之后，该试验主要用于闭合容积测定，基本过程如下：于深呼气末（残气位）深吸一口纯氧至肺总量位转而又缓慢匀速地深呼气至残气位，测定呼气全程N_2浓度变化和肺容量变化，得到N_2洗出曲线（图8-6）。由于N_2不参与肺呼吸气体交换，肺内平均N_2浓度和空气基本相等，约为78.9%。但肺内N_2浓度并非处处相等，在呼吸空气的情况下，无效腔N_2浓度基本不变，但肺泡气N_2浓度则因O_2弥散消耗而升高。胸腔负压梯度的存在使得呼吸气体在上肺区先进后出、在下肺区后进先出，肺泡气N_2浓度也因O_2弥散消耗时间差异形成自下而上升高的梯度。从呼吸空气的条件突然改为吸一口纯氧稀释，随后的呼气N_2浓度变化自然反映全肺气体分布状态及肺区自下而上的排气过程。根据N_2变化曲线指示可以求出闭合容积和肺内气体分布状态等参数（详见第十五章第二节、第三节）。

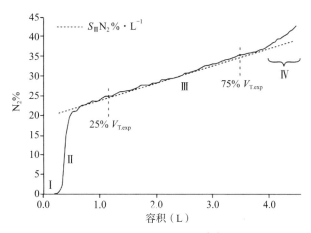

图8-6　一口气N_2洗出试验[4]曲线

呼气N_2浓度变化呈4相：Ⅰ相为不含N_2的气道无效腔气；Ⅱ相为无效腔与下肺区混合气，N_2浓度急剧上升；Ⅲ相为上下肺区肺泡同时排气，因下肺区呼气在总呼气中的比例逐渐减少，而上肺区呼出气所占比例相对逐渐增加，N_2浓度逐渐缓慢升高，称为肺泡坪（alveolar plateau），正常曲线仅为轻微上斜（图8-7），但本例慢性阻塞性肺疾病患者斜率却明显升高，提示严重通气分布不均；Ⅳ相为下肺区小气道开始闭合而上肺区继续排气，N_2突然增多。闭合容积（CV）：Ⅲ相和Ⅳ相交叉点至呼气结束所呼出的气为闭合容积；残气量（RV）：深呼气末肺内气体量，根据稀释原理算出（第十五章第二节）；闭合总量（CC）：闭合容积与残气量之和；肺总量（TLV）：肺活量与残气量之和；Ⅲ相斜率（$S_{Ⅲ}N_2\% \cdot L^{-1}$）：洗出曲线在25%～75%呼出肺活量（$V_{T.exp}$）区间的斜率

获准引自：Robinson PD，et al. Eur Respir J，2013，41（3）：507-522.

（二）外源惰性气体弹丸试验

惰性气体弹丸试验（inert gas bolus test）是测量闭合容积和气体分布的另一种方法，由Dollfuss等[12]于1967首次报道（图8-7）。弹丸试验在受试者深呼气末（残气位）转吸气时瞬间注入小剂量惰性气体指示剂（一般＜10%潮气量，约50ml）再继续吸气到肺总量位，随后缓慢匀速呼气回到残气位，在呼气过程中同步测量肺容量和指示气体浓度的变化，得出洗出容积浓度曲线。肺内通气顺序是上肺区先进后出，而下肺区后进先出，因此，在残气位吸入的少量指示气体首先进入上肺区，从而形成一个自上而下的指示气体的浓度梯度，指示气体的呼气浓度变化过程自然是自低向高。弹丸试验结果与一口气N₂洗出试验基本相同，但由于试验是在吸气之初注入少量外源指示气体，指示气体在肺内分布主要取决于前一次呼气末肺内各区小气道的闭合情况，故而自上而下的浓度梯度较N₂梯度更为明显。

弹丸试验的常用指示气体有He、Ar、133Xe，其中以He弹（helium bolus）最常用（详见第十五章第二、第三节）。

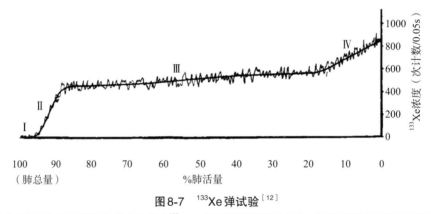

图8-7 133Xe弹试验[12]

于深呼气末（残气位）转深吸气初注入小剂量133Xe，再继续吸气到肺总量位，随后缓慢匀速呼气回到残气位。本例为正常人，Ⅲ相斜率很小

获准引自：Dollfuss RE, et al. Respir Physiol, 1967, 2（2）: 234-246.

（三）惰性气体一口气稀释试验

与惰性气体弹丸试验仅于吸气初注入指示气体不同，惰性气体一口气稀释试验（single breath inert gas dilution test）是从深呼气末（残气位）开始快速全程吸入一定浓度的惰性气体到肺总量位，屏气8～10s，再缓慢匀速呼气回复到残气位，同步测量肺容量和指示气体浓度的变化。由于上次呼气末肺内残气的稀释作用，呼气浓度呈自高而低的变化，图形恰与惰性气体弹丸试验曲线相反。惰性气体常用CH₄或He。

少数临床实验室单独将惰性气体一口气稀释试验用于肺泡气量、肺总量等肺容积指标的测量，但更多是将惰性气体与可溶性气体混合同步吸入，为计算可溶性气体吸收量扮演浓度稀释校正的角色（图8-8）。由于肺内残气的存在，突然吸入一种外源可溶性气体时，其肺组织的吸收量并不等于吸-呼浓度差与通气量的乘积，尚需扣除肺内残留

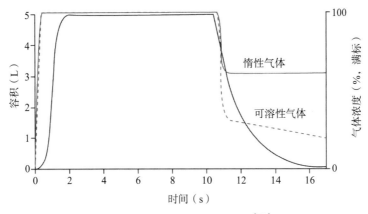

图8-8　可溶性气体吸收试验[15]

深呼气到残气位，用力深吸混合气体到肺总量位，屏气8～10s，缓慢匀速呼气到残气位。惰性气体和可溶性气体浓度于吸气末达顶并在屏气期维持不变，呼气时两种气体浓度无法急速下跌，惰性气体到肺泡气阶段跌停，而可溶性气体因吸收而继续下行。利用惰性气体的肺泡气稀释度校正肺泡气可溶性气体扩散前后的实际浓度，从而求得吸收量

获准引自：Graham BL，et al. Eur Respir J，2017，49（1）：1600016.

量。1954年Forster等[13, 14]在CO肺扩散容量测定及C_2H_2、N_2O心输出量测定研究中引入He作为稀释校正指示气体。由于可溶性气体吸入再呼出的浓度是稀释和扩散吸收双重作用的结果，而不溶惰性气体则只是稀释的结果，若将两种气体混合吸入便可轻易地利用惰性气体的稀释度校正可溶性气体扩散前后的实际浓度，从而求得吸收量（详见第九章）。

第三节　问题与对策

不溶惰性气体冲洗技术问世200多年来，从闭合稀释到开放冲洗，从采样分析到在线监测，从肺内残气定量到通气分布不均分析，检查越来越简单，临床意义越来越重大。但正如所有检查项目都有其局限性一样，不溶惰性气体冲洗技术也不例外。

在功能残气量等肺容积测量方面，肺内残留气体包括与气道相通和不通两部分，不溶惰性气体冲洗技术只能测出与气道相通的部分，而与气道不通的部分［又称滞留气量（trapping gas volume，Vtg）］是无法测量的。换言之，不溶惰性气体冲洗技术测得的功能残气量等容量值小于实际值[3, 16]。正常人滞留气量所占比例很小，冲洗技术所测结果与实际值差别不大。但在滞留气量比例明显增大的患者，如慢性阻塞性肺疾病、囊性纤维化等患者，冲洗技术测量结果必然显著小于实际值。现在能将全部肺内残留气量测出的可靠办法为全身体积描记试验，但后者并不能区分是否与气道相通。因此，不溶惰性气体冲洗和全身体积描记两种技术合用将提供更为丰富的肺内残留气体信息。

在气体分布不均分析方面，不溶惰性气体冲洗技术以全肺为单位考察分布不均的程度及其形成机制，但对于某一具体解剖部位通气障碍的识别无能为力，后者只有通气肺显像技术等才能解决。当然，肺功能检查与病变诊断各有侧重、互不排斥、相辅相成。

第四节 小 结

　　不溶惰性气体包括严格化学意义上的惰性气体、N_2 及某些有机气体。它们的共同理化特点是常温常压下在水或血液中的溶解度很低，化学性质不活泼，吸入肺内后的主要变化是被肺内气体稀释再呼出而吸收消耗有限。基于稀释平衡原理，吸入一种不溶惰性气体，可根据呼气惰性气体的稀释程度和变化速率计算功能残气量等肺容积参数、评判整体气体分布不均、校正可吸收气体稀释度，但不能测出与气道不通的滞留气量，也不能进行通气障碍病灶定位。

（校阅：刘世沴　郎　燕　李淑琳）

参 考 文 献

［1］ Sprigge JS. Sir Humphry Davy; his researches in respiratory physiology and his debt to Antoine Lavoisier. Anaesthesia, 2002, 57（4）: 357-364.

［2］ Christie RV. The lung volume and its subdivisions: i. methods of measurement. J Clin Invest, 1932, 11（6）: 1099-1118.

［3］ Wanger J, Clausen JL, Coates A, et al. Standardisation of the measurement of lung volumes. Eur Respir J, 2005, 26（3）: 511-522.

［4］ Robinson PD, Latzin P, Verbanck S, et al. Consensus statement for inert gas washout measurement using multiple-and single-breath tests. Eur Respir J, 2013, 41（3）: 507-522.

［5］ Robinson PD, Latzin P, Ramsey KA, et al. Preschool multiple-breath washout testing. An official American Thoracic Society technical statement. Am J Respir Crit Care Med, 2018, 197（5）: e1-e19.

［6］ Van Slyke DD, Binger CA. The determination of lung volume without forced breathing. J Exp Med, 1923, 37（4）: 457-470.

［7］ Meneely GR, Kaltreider NL. The volume of the lung determined by helium dilution. Description of the method and comparison with other procedures. J Clin Invest, 1949, 28（1）: 129-139.

［8］ Darling RC, Cournand A, Richards DW. Studies on the intrapulmonary mixture of gases. Ⅲ. an open circuit method for measuring residual air. J Clin Invest, 1940, 19（4）: 609-618.

［9］ Verbanck S, Schuermans D, Van Muylem A, et al. Ventilation distribution during histamine provocation. J Appl Physiol（1985）, 1997, 83（6）: 1907-1916.

［10］ Hickam JB, Blair E, Frayser R. An open-circuit helium method for measuring functional residual capacity and defective intrapulmonary gas mixing. J Clin Invest, 1954, 33（9）: 1277-1286.

［11］ Fowler WS. Lung function studies; the respiratory dead space. Am J Physiol, 1948, 154（3）: 405-416.

［12］ Dollfuss RE, Milic-Emili J, Bates DV. Regional ventilation of the lung, studied with boluses of 133Xenon. Respir Physiol, 1967, 2（2）: 234-246.

［13］ Forster RE, Fowler WS, Bates DV, et al. The absorption of carbon monoxide by the lungs during breath-holding. J Clin Invest, 1954, 33（8）: 1135-1145.

［14］ Cander L, Forster RE. Determination of pulmonary parenchymal tissue volume and pulmonary capillary blood flow in man. J Appl Physiol，1959，14（4）：541-551.

［15］Graham BL，Brusasco V，Burgos F，et al. 2017 ERS/ATS standards for single-breath carbon monoxide uptake in the lung. Eur Respir J，2017，49（1）：1600016.

［16］Coertjens PC，Knorst MM，Dumke A，et al. Can the single-breath helium dilution method predict lung volumes as measured by whole-body plethysmography? J Bras Pneumol，2013，39（6）：675-685.

第九章 可溶性气体吸收试验

- 本章介绍的可溶性气体吸收试验只涵盖以下内容：根据气-液扩散原理和菲克稀释原理，通过测定呼吸可溶指示气体吸收消耗量而计算心输出量、肺组织容积、呼吸膜弥散功能等心肺功能参数。
- 常用的可溶指示气体有O_2、CO_2、CO、NO、N_2O、C_2H_2。吸入一种可溶指示气体，该指示气体在被肺内原有气体稀释的同时，还向气道黏膜肺组织扩散消耗。扩散经历过渡期、稳定扩散期和再循环期三个阶段。
- 可溶性气体吸收试验包括O_2和CO_2吸收试验及外源可溶性气体吸收试验两大类，后者需同时加入不溶惰性气体作为浓度稀释校正指示剂，具体方案有单次呼气法、多个单次呼气法、重复呼吸法、开放式多次洗入法等，但核心是通过跟踪呼气浓度变化轨迹，利用数据转换拟合直线回归方程求斜率和截距。
- 影响可溶性气体吸收试验准确性的三大因素为通气障碍、解剖分流和溶解度变化。通气障碍、解剖分流造成部分血流不能达到气体交换平衡，造成呼气分析测出的血流量和组织容积小于实际值，而溶解度变化则会造成血气含量计算误差。

可溶性气体吸收试验（soluble gas absorption test）是指吸入一种水溶性气体，然后根据气体的扩散吸收消耗量计算出各种生理参数的呼气试验。本章仅介绍基于菲克稀释原理、气-液扩散原理和Roughton-Forster肺扩散方程，通过测定呼吸可溶性气体的消耗量而计算心输出量、肺组织容积、呼吸膜弥散功能的三类试验。自1870年德国物理和生理学家Adolf Fick[1, 2]提出可根据耗氧量或CO_2产量测定心输出量的菲克等式算起，可溶性气体吸收试验迄今已有150余年的历史。介入性的直接菲克心输出量测定法已于1940年获得成功，呼气法间接菲克心输出量及肺组织容积测定、呼吸膜弥散功能评定则在近20余年才相继基本解决。

第一节 可溶指示气体与气-液扩散

一、可溶指示气体

（一）理化特性

吸收试验所用的可溶指示气体有O_2、CO、$C^{18}O$、CO_2、NO、氧化亚氮（nitrous oxide，N_2O，俗称"笑气"）、乙炔（acetylene，C_2H_2）和二甲醚（dimethyl ether，DME）等。这些气体和上一章介绍的不溶惰性气体稀释试验所用的指示气体有一个共同的物理学特性，即常温、常压下在水和脂类溶剂中有较高的溶解度，且在水和脂类中的溶解度基本相同，本章的可溶指示气体定义为37℃下在血液中的溶解度＞0.1ml/（100ml·atm）。但这些气体的化学性质各异，O_2、CO_2、$C^{18}O$、CO及NO可与血红蛋白（hemoglobin，Hb）可逆性结合，N_2O、C_2H_2和DME则不能，后几种常被称为可溶惰性气体（soluble inert gas）。

（二）生物代谢

除了CO_2，吸收试验指示气体的体内来源与其在试验中的所用剂量相比，几乎可忽略不计。吸入一种可溶性气体，该气体在被肺内原有残气稀释的同时，还向肺组织扩散消耗（图9-1）。这种扩散本质上属于物理学中的气-液扩散，其特殊之处一是有一层呼吸膜阻隔，二是恒速流动的血液将溶于其中的气体带走。于是，整个肺扩散过程可划分为过渡期（transient phase）、稳定扩散期（steady diffusion phase）和再循环期（recirculation phase）三个阶段。从气体吸入肺内到肺血管外组织吸收饱和为过渡期，在此阶段，肺组织容积决定气体的吸收量；从肺血管外组织吸收饱和到循环返回肺部血流为稳定扩散期，在此阶段，肺内气体量由血流量决定而以恒定的速率下降；血液中的气体返回肺部开始后的扩散则为再循环期，此时，肺内气体向组织血液扩散的速度将逐步

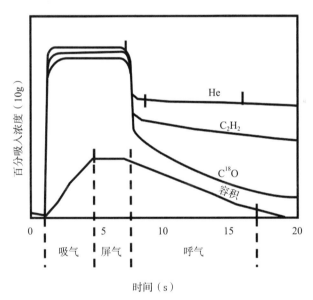

图9-1　单次呼气法中的可溶性气体与不溶气体的浓度变化[3]

在呼吸通路上安置快速反应气体质谱检测仪，于深呼气末吸入 He、C_2H_2、$C^{18}O$ 混合气体，屏气 5s 后匀速深呼气，记录流量与各种气体的浓度变化过程（恒速单次呼气法）。三种气体浓度随呼气开始突然上升到高峰平台，并维持到屏气结束。恒速呼气一开始，气体浓度突然急跌，其中不溶惰性气体 He 的浓度在急跌后几乎处于平台段，表明仅被前次呼气末肺内残气稀释而无吸收消耗。而可溶性气体 C_2H_2 和 $C^{18}O$ 的浓度急跌后继续明显下降，表明不仅被稀释，还被吸收消耗。$C^{18}O$ 因可与血红蛋白结合而较 C_2H_2 有更大的吸收量。从气体浓度变化曲线可以识别气体的解剖位置从急跌到平台段为无效腔气，随后为肺泡气。吸入 He 浓度与肺泡气 He 浓度的比值反映肺内残气对吸入气体的稀释度。注意：此图为半对数坐标图，即时间坐标为普通刻度，浓度为对数刻度，以吸入浓度为1（100%）、呼出浓度为百分吸入浓度表示

获准引自：Elkayam U，et al. Thorax，1984，39（2）：107-113.

减缓，气-液扩散平衡时双向净扩散则为零。至于吸收入血液的气体，有些可被代谢，有些则以原形呼出。

（三）测定方法

1.气体浓度测定　各种指示气体浓度的测定方法因理化性质及实验室仪器条件而异，可以采样后测量分析，但首选快速反应气体检测仪实时监测。当前，O_2 浓度的测定一般采用电学传感器或顺磁仪测量，CO_2、CO 选择红外吸收光谱分析，NO 的测定以化学发光法最灵敏，而 $C^{18}O$、N_2O、C_2H_2、二甲醚主要依靠质谱分析。

必须指出的是，气体容积比浓度不受气体分压、温度的影响，但气体容积取决于气体的分压和温度，相同容积的气体并不意味着相等质量或者相同的分子数。实验室气压和温度与受试者呼出气的气压和温度一般不同，必须根据理想气体方程和 Dalton 气体分压定律将实验室测量结果校正为受试者的实际状态值（ATBTPS），一般是将气体容积校正为 37℃ 环境大气压水蒸气饱和状态值（BTPS）。

2.吸收量计算　O_2 吸收量和 CO_2 排放量的计算很简单，吸-呼气浓度差与通气量的乘积分别等于 O_2 吸收量和 CO_2 产量（参见第四章）。

然而，突然吸入一种外源可溶性气体后的吸收量计算就不这么简单了。呼气末肺内残气的稀释使得外源性可溶指示气体的吸收量等于吸-呼气浓度差与通气量的乘积再加上肺内残留量［（吸入浓度-呼出浓度）×通气量＝吸收量＋残留量］。为了校正稀释的影响，Forster 等[4, 5] 在 1954 年的肺 CO 扩散容量测定、1959 年的乙炔吸收心输出量测定开始引入并沿用至今的办法如下：与可溶性气体（A）一起，同时吸入一种不被吸收只被稀释的不溶惰性气体（B），如 He、Ar、CH_4、SF_6 等，根据其稀释度对可溶性气体浓度加以校正。公式如下：

$$F_EA_2 = F_EA_1 \times \frac{F_EB}{F_IB} \qquad\qquad (9.1)$$

式中，F_EA_1、F_EA_2 分别代表可溶性气体 A 的测定浓度和稀释校正后浓度，F_EB/F_IB 为不被吸收气体 B 的呼出肺泡气/吸入实验气浓度比。也就是说，可溶性气体的校正浓度等于其测定浓度与不溶气体呼/吸比的乘积。例如，吸入 $2\%C_2H_2$ 和 10%He 混合气，测出肺泡呼出气浓度分别为 0.8% 和 5%，不吸收的 He 被稀释了 1 倍，那么 C_2H_2 初始肺泡气和扩散后肺泡气浓度应分别为 1% 和 0.4%。只有残气稀释校正后的吸-呼浓度差与通气量的乘积才是真正的吸收量。可以说，外源性可溶性气体吸收试验其实就是通过呼吸可溶性气体和不溶气体两种气体来测定可溶性气体吸收量的试验。

接下来的问题是，肺内可溶性气体的扩散吸收分为过渡期、稳定扩散期和再循环期三个阶段，那么，三个阶段各自的吸收量又是如何测定计算的呢？现行的解决办法是通过不同呼吸方式求出稳定扩散期吸收速率及 0 时浓度，稳定扩散期的吸收速率与通气量的乘积是稳定扩散期吸收量，初始吸入肺泡气浓度减去 0 时浓度之差再乘以通气量则为过渡期吸收量。由于可溶性气体吸收试验须避免再循环的影响，故不存在再循环态吸收量的测定问题。

值得指出的是，由于实时检测技术如质谱等气体快速反应检测技术的引入，呼出气浓度的动态测定已成为现实，开放式多次呼气法和单次呼气法等新方法陆续被开发（参见第八章）。这些方法并不需要多次稳定扩散期实现吸入与呼出气浓度平衡后的吸-呼浓度差来计算总吸收量，而是利用呼出气的动态浓度、稳定扩散期肺血流量与测试时间的指数关系来进行计算[3]。

3.稳定扩散期吸收速率及0时浓度 稳定扩散期吸收速率及0时浓度的测定方案有多种，最简单的方案是恒速单次呼气法（图9-1）：吸入试验混合气体，屏气数秒后恒速呼气，快速反应气体分析仪记录呼气浓度变化轨迹并以百分初始肺泡气浓度对数表达。这种由Cander和Forster[4]于1959年首创的数据转换处理方式会使得呼气浓度在稳定扩散期呈直线下降，将该段数据拟合为直线回归方程，方程的斜率和截距分别代表稳定扩散期吸收速率和0时浓度。呼气方案还有多个单次呼气法（图9-2）、重复呼吸法（图14-5）、开放式多次呼吸法（图14-7）等，核心也都是通过数据转换拟合直线回归方程求斜率和截距（参见第十四章第一节）。

0时浓度（concentration at time zero）是过渡期与稳定扩散期分界点的浓度。因为吸入可溶性气体需要经过渡期扩散后才进入稳定扩散期，所以0时浓度小于初始的吸入气体浓度。0时浓度瞬间即过，不可能直接测定，只能沿稳定扩散期吸收速率直线反推到0时求得，即截距（图9-2）。0时浓度不仅是计算过渡期吸收量的参数（相当于静态液体容积稀释测定中指示剂静态稀释平衡时的浓度），也是稳定扩散期血流量的参数（相

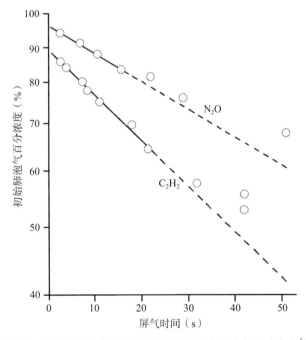

图9-2 多个单次呼气法的稳定扩散期吸收速率与0时浓度[4]

吸入一定浓度的可溶指示气体，屏气一段时间后呼气，测定混合呼出气样中的指示气浓度，并按初始肺泡气浓度的百分比表示。按不同屏气时间重复数次（本图中N_2O、C_2H_2分别重复7次和10次），绘制屏气时间-呼气浓度对数坐标图。在一定屏气时间内（0～20s），可溶性气体呼气浓度随屏气时间延长而呈直线下降，但反推到0时并不能达到初始肺泡气浓度（100%），此为过渡期扩散消耗所致。屏气时间太长，呼气浓度偏离了直线，因为最先扩散入血的气体经循环又回到了肺血，阻止肺泡气扩散（再循环）。直线的斜率和截距分别代表稳定扩散期速率和0时浓度

获准引自：Cander L，Forster RE. J Appl Physiol，1959，14（4）：541-551.

当于流体流量稀释测定法中指示剂稀释后达到的最高浓度）。

最后需特别注意的是，吸入气浓度（未被稀释）、初始肺泡气浓度（稀释后扩散前）、0时肺泡气浓度（扩散平衡）三者概念迥异。但文献中有将初始肺泡气浓度（initial alveolar concentration）表述为吸入气浓度（inhaled concentration）者，也不乏将0时浓度称为初始浓度者，读者需根据具体前后文理解。

二、气-液扩散原理

（一）气-液扩散

气体与液体接触时，气体分子不断撞击液体表面并进入液体，而已溶解的气体分子又不断从液体逸出。驱使气体进入液体的动力是气体分子运动形成的气压，而气体分子从溶液逸出的动力称为张力。当一种气体溶解和逸出相等时，称为扩散平衡，此时张力等于分压。例如，肺泡气体扩散平衡时，肺泡的气体分压即等于肺泡毛细血管中血液的气体分压。

1. 溶解度 某一温度下，某种气体于单位分压（P）下在某种液体中的溶解量（Q）就是该气体在该液体中的溶解度（S），单位是 ml/（100ml·atm）（表9-1）。

$$S = \frac{Q}{P} \text{ 或 } K_H = \frac{Q}{P} \tag{9.2}$$

从式（9.2）可见，特定温度下，无论气体溶解量大小、分压高低，溶解量与分压的比值不变，始终是一个常数，名为Henry常数（K_H）。Henry常数由气体和液体的理化特性共同决定，一旦温度和理化特性发生了改变，溶解度也随之改变。例如，体温、血液pH、血红蛋白浓度及氧合状态等的改变将引起O_2、CO_2、CO在血液中溶解度的显著改变。即便是不与血红蛋白结合的C_2H_2，溶解度也可在0.740～0.843ml/（100ml·atm）范围波动[4]。

表9-1　37℃时气体在液体中的溶解度［ml/（100ml·atm）］

气体	水	血浆	全血
O_2	2.386	2.14	2.36
CO_2	56.70	51.50	48.00
N_2O	0.474	0.474	0.474
C_2H_2	0.747	0.747	0.747
N_2	0.0128	0.018	0.013

注：这只是均数正常值，不同个体及同一个体不同时间的数值并不完全一致，有时变化还很大，这源于血液理化特性差异或变化。

2. Henry定律 如果温度不变，气-液扩散平衡时，溶于液体中的气体量与施加于气体表面的气体分压成正比，数学描述为气-液扩散平衡时，液体中的气体浓度（C_{equil}）等于气体溶解度（K_H）与气体分压（P_{gas}）的乘积。

$$C_{equil} = K_H \times P_{gas} \tag{9.3}$$

根据式（9.3）可知，肺泡气体扩散平衡时，肺泡气分压与气体在血液中的溶解度的乘积等于血液中的气体含量。如果设法让呼气末分压等于肺泡气分压，或者设法让整个呼吸通路分压处处相等，就可以非侵入性地测出肺血液气体分压及其含量。这正是可溶性气体吸收试验的重要原理之一。

Henry定律是描述气-液扩散平衡的定律，并没有直接涉及气体转移动力学，但提出了动力学中的重要决定参数。

（二）气-液扩散动力学

气-液扩散动力学研究气体扩散速度与影响因素。扩散速度是指单位时间通过单位截面的气体量，后者表示为分子数、质量数或容积量等。

1. 扩散系数　溶解度与分子量的平方根之比称为扩散系数（diffusion coefficient），单位是cm^2/s，其含义是指单位浓度梯度的扩散通量。

$$D = \frac{S}{\sqrt{M_W}} \text{或} D = \frac{K_H}{\sqrt{M_W}} \tag{9.4}$$

由式（9.4）可见，气体的扩散系数与溶解度成正比（Graham定律），与分子量的平方根成反比。比较O_2和CO_2的溶解度及分子量可以发现，CO_2的扩散系数是O_2的21倍，换言之，CO_2较O_2易于通过肺交换。

2. 稳态扩散与菲克第一扩散定律　稳态扩散（steady-state diffusion）是指在扩散过程中，各处浓度只随距离变化而不随时间变化。扩散通量各处均一样，即扩散通量不随距离变化，每一时刻从前边扩散来多少原子，就向后边扩散走多少原子，没有盈亏，所以浓度不随时间变化（图9-3）。

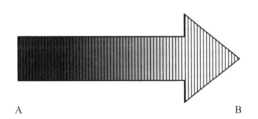

图9-3　稳态扩散

气体自A向B扩散，距A越远，浓度越低，但任何一处的扩散速度都是相同的，或者说任何截面两侧的浓度比都是相同的

那么，稳态扩散速度的决定因素是什么呢？1855年，Adolf Fick[2]提出，单位时间内通过垂直于扩散方向的单位截面积的扩散物质流量与该截面处的浓度梯度成正比，这就是菲克第一扩散定律。数学描述为通过截面的物质通量等于扩散系数与浓度梯度的乘积：

$$J = -D \frac{dC}{dx} \tag{9.5}$$

式中，J 为扩散通量（diffusion flux），即单位时间（s）内通过单位截面（cm²）的质点数，C 为扩散物质浓度（分子数/cm³ 或 mg/cm³），x 为扩散距离，dC/dx 为浓度梯度，"-"号表示扩散方向为浓度梯度的反方向，即由高浓度区向低浓度区扩散，D 为扩散系数（cm²/s）。

（三）肺扩散 Roughton-Forster 等式

如前述，肺泡气体向血液的扩散本质上属于物理学的气-液扩散范畴，特殊之处在于有一层呼吸膜阻隔，以及血流能将溶解于其中的气体带走。呼吸膜的理化性质与血液明显不同，同一种气体在两种介质中的溶解度就可能不同，特别是某些非惰性可溶性气体。例如，因为能与红细胞血红蛋白结合，CO、NO 的血液溶解度远远大于呼吸膜，这使得它们的扩散系数、扩散通量也远超呼吸膜。

肺扩散通量习称肺扩散容量（diffusing capacity of lung，DL），欧洲则称为肺转移因子（transfer factor of lung，TL），是指某种气体（x）在单位分压（0.1333kPa，1mmHg）下，单位时间（1min）通过整个呼吸膜的容量。肺扩散容量（D_{LX}）、呼吸膜扩散通量（D_m）、血液扩散通量（D_b，等于 θV_C）三者之间的关系可表示为

$$\frac{1}{D_{LX}}=\frac{1}{D_m}+\frac{1}{\theta V_C}\qquad(9.6)$$

这便是诞生于1957年的肺扩散 Roughton-Forster 等式[6]，文字表述为肺扩散容量的倒数（$1/D_{LX}$）等于跨膜扩散通量的倒数（$1/D_m$）与血液扩散容量的倒数（$1/\theta V_C$）之和，其含义为可溶性气体肺扩散的阻力等于跨膜扩散阻力与血液扩散阻力之和。式中，θ 为可溶性气体与血液结合速率；V_C 为肺血流量。

三、菲克稀释原理

Hering 在1829年首先采用铁氰化钾注入一侧前臂静脉，在对侧前臂静脉抽取血样检测，以此测定循环时间。1870年，Adolf Fick[1,2]受此实验启示，并根据他本人在气-液扩散方面的研究成果，提出了指示剂稀释法原理测定心输出量：如果肺泡毛细血管静脉端 O_2 分压等于肺泡 O_2 分压，则心输出量等于耗氧量与动脉-混合静脉血氧含量差之比，若以 CO_2 计算，结果也是相同的。这便是著名的菲克心输出量计算等式，它来自以下推导过程。

（一）静态液体容积稀释测定原理

设在装有液体（体积为 V）的容器中加入指示剂（质量为 M）稀释，稀释平衡后的指示剂浓度是 C。根据物质稀释后质量不变的原理，$M=VC$，则

$$V=\frac{M}{C}\text{或}V=\frac{M}{C-C_0}\qquad(9.7)$$

式中，C_0 表示液体原有指示剂浓度。

（二）流体流量稀释法测定原理

如果容器是一条管道，液体在管道内恒速流动（流量为 Q），于管道上游恒速注射

一定量指示剂稀释（用量为M），下游指示剂浓度C必然经历一个从零开始升高到顶峰继而又回降到零的连续过程。最高浓度（C_{max}）显然相当于静态稀释平衡后的浓度（图9-4），它与流量的乘积等于指示剂用量，即$M = QC_{max}$。如果液体本来含有一定浓度（C_0）的指示剂，用最高浓度扣除C_0后才是实际增幅，即$M = Q（C_{max}-C_0）$，则

$$Q = \frac{M}{C_{max}-C_0} \tag{9.8}$$

将管道改为有入口和出口的液体混匀泵，情形和管道是一样的（图9-4）。于入口处注入指示剂，于出口处测定浓度，即可测出泵输出（入）量。心脏便是这种有出入口的血泵，染料稀释法和温度稀释法心输出量测定完全按此原理实施。

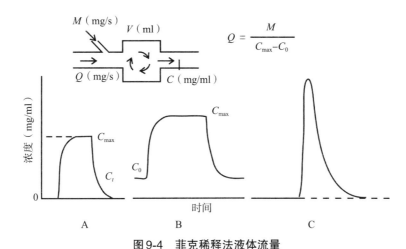

图9-4 菲克稀释法液体流量

某一管道或泵的液体流速是恒定的，流动液体原来不含指示剂，匀速注入指示剂的流出时间 - 浓度曲线如 A 图，若流动液体本来就含有一定浓度的指示剂，则流出时间 - 浓度曲线如 B 图；若注射呈突然的弹丸式，则流出时间 - 浓度曲线如 C 图。AB 因呈现的一段稀释平衡而可用于流量计算，C 则不可用于计算

（三）O_2或CO_2稀释法心输出量测定原理

分析呼吸与循环的联系可知，心脏肺动脉输入肺的混合静脉血，经气体交换转化成动脉血，经肺静脉回到心脏后最终从主动脉输出。在肺的气体交换过程中，肺泡O_2因分压高于混合静脉血而表现为自肺泡向血液扩散，肺泡血流行程不到一半，扩散即可达到平衡。这相当于将O_2作为测定肺血流量的稀释指示剂，从混合静脉血端注入，至动脉血端达到稀释平衡。因此，单位时间耗氧量与动脉血氧含量增加幅度的比率便等于心输出量，公式表达如下：

$$Q = \frac{VO_2}{CaO_2 - CvO_2} \tag{9.9}$$

从式（9.9）可知，只要测出耗氧量（VO_2）、回心肺静脉到外周大动脉任何一处的动脉血O_2含量（CaO_2）、从右心房下腔静脉入口处到右心室肺动脉出口处任一点的混合静脉血O_2含量（CvO_2），便可得到心输出量。

必须看到，式（9.9）成立的先决条件是混合静脉血回心前必须达到O_2扩散平衡。但事实上，部分肺泡通气不良（功能分流）和解剖分流的存在，使得这样的条件是无法完全达到的，以本法计算的心输出量只能是代表总体达到O_2扩散平衡的心输出量，即有效肺血流量（但可作为心输出量的参数，特别是分流量不大时），特以Q_{eff}表示：

$$Q_{eff} = \frac{VO_2}{CaO_2 - CvO_2} \qquad (9.10)$$

若从CO_2交换角度分析（CO_2扩散性较O_2更强，可更快实现扩散平衡），情形也是一样的，只是气体扩散方向相反而已。相应地，有效肺血流量等于CO_2产量与动静脉血CO_2含量差的比率。公式表达如下：

$$Q_{eff} = \frac{VCO_2}{CaCO_2 - CvCO_2} \qquad (9.11)$$

第二节 主要吸收试验

一、O_2和CO_2吸收试验

O_2和CO_2是呼吸交换气体。有关耗氧量或CO_2产量测定的试验均属于可溶性气体吸收试验的范畴。本节仅介绍它们在心输出量测定方面的应用，二者均根据菲克稀释原理完成。

（一）O_2稀释法测定心输出量

这是心输出量测定术中的第一个金标准方法，但现已较少使用[7]。在菲克心输出量算式提出16年后的1886年，Grehant和Quiquaud率先进行了犬心输出量的测量[7]。1940年，Cournand和Richards利用心导管技术成功完成第一例人类心输出量测定并因此获得了1956年的诺贝尔生理学或医学奖[7]。现行基本操作方案如下：第一，呼吸分析测定耗氧量（参见第四章）；第二，股动脉或桡动脉采血测定血氧分压，根据氧解离曲线换算出动脉血氧含量；第三，Swan-Ganz漂浮心导管取肺动脉混合静脉血样测定血氧分压，同法换算出血氧含量。最后根据菲克等式求出心输出量。

从上述操作方案可以看出：第一，在整个心输出量测定技术中，只有耗氧量测定属于呼气试验，血氧含量需要介入检测才能完成。为了区别完全通过呼气试验完成心输出量的测定方法，特将这种方法称为直接菲克法，而将完全通过呼气试验完成测定者称为间接菲克法。直接菲克法心输出量测定技术还有染料稀释法和温度稀释法，与O_2稀释法一样同属金标准，但因无须呼气分析，较O_2稀释法更为简单适用，尤其是温度稀释法。第二，相同方案可以完成CO_2法心输出量测定。早年的确也是O_2和CO_2同时测定的，后者因结果重复性很差而最终被放弃。CO_2稀释法结果不稳定的主要原因在于CO_2解离曲线变异太大，导致动脉、混合静脉血CO_2含量计算欠准确。

（二）CO_2无创心输出量测定

CO_2无创心输出量测定是最早的间接菲克法心输出量测定。1902年，Loewy

等[8]通过气管插管采集肺泡气样测量的办法完成心输出量测定。1909年，Plesch[9]提出了重复呼吸的非侵入性采样测量方案。经过100多年的改进发展，如今的基本操作方案如下：第一，呼吸分析测定CO_2产量（参见第四章）。第二，以呼气末CO_2分压估计动脉血CO_2含量。因为呼气末CO_2分压等于肺泡气CO_2分压，后者在肺泡气-血扩散平衡时又等于肺泡毛细血管末端分压，进而等于动脉CO_2分压，所以测定呼气末CO_2分压和利用CO_2解离曲线可求出相应的动脉血CO_2含量。第三，通过CO_2重复呼吸法求得混合静脉血CO_2含量。正常情况下，混合静脉血CO_2向肺泡扩散，如令受试者在由高浓度氧制成的闭合回路重复呼吸CO_2或长时间屏气，混合静脉血CO_2向肺泡的扩散会因肺泡内CO_2升高而受阻，最终实现混合静脉血与闭合回路达到扩散平衡。根据气-液扩散平衡原理，闭合回路CO_2分压等于混合静脉血CO_2分压，进而同样利用CO_2解离曲线求出混合静脉血CO_2含量。有了CO_2产量、动脉血CO_2含量和混合静脉血CO_2含量3项参数，心输出量即可根据菲克等式算出。基于开放呼吸和短时闭合呼吸混合静脉血CO_2含量不变的设想，Gedeon等[10]于1980年发明了部分重复呼吸法方案，免除了混合静脉血CO_2含量计算需要。NICO®心输出量监测仪据此应运而生，完全呼气试验法心输出量测定终于在世纪之交正式进入临床（参见第十四章）[11]。

从上述操作方案可以看出，O_2稀释法理论上也可以通过间接菲克方案实施。最初的确也尝试过，但因纯N_2闭合回路重复呼吸有缺氧的风险而放弃，由此形成了今天O_2稀释用直接菲克法、CO_2稀释用间接菲克法的局面。

二、可溶惰性气体吸收试验

基于Bornstein[12]1910年提出的通过吸入中性气体如N_2也可实现菲克原理肺血流量测定的推理，丹麦的Krogh等[13]于1912年报道了N_2O（氧化亚氮）呼吸法测量肺血流量（心输出量），由此开启了外源可溶性气体吸收试验的先河。1959年，Cander等[4]通过引入稀释校正和算法改造，不仅阐明了技术理论，而且将可溶惰性气体吸收试验发展为在测定心输出量的同时完成肺组织容积、肺血管外水量的测定。1988年后此法被更进一步用于气道黏膜血流量、气道黏膜容积、气道黏膜血管外水量的测定。至于试验所用的可溶惰性气体，几经选择，现基本只保留N_2O和C_2H_2两种。

（一）心输出量测定

吸入一种外源可溶惰性气体，它将向肺泡毛细血管内血液扩散，如果扩散能在肺泡毛细血管末端实现扩散平衡，根据菲克原理，消耗于血流中的气体量与动脉-混合静脉血含量差的比率便等于心输出量。因为体内原来不存在吸入的指示气体，血液含量可以忽略不计，在发生再循环前，混合静脉血含量为零。这样，动脉血气含量与血流量的乘积便等于稳定扩散期的气体消耗量[7]。换言之，心输出量等于消耗于血流中的气体量与动脉血含量的比率。基本公式表达如下：

$$Q_{eff}=\frac{V_x}{Ca_x} \tag{9.12}$$

式中，V_x和Ca_x分别表示可溶惰性气体的消耗量和动脉血含量。具体计算公式因操作方案不同而异。试验混合气体由可溶惰性气体（N_2O或C_2H_2）、稀释校正气体（He或Ar、

CH_4、SF_6 等）、O_2 和 N_2 组成。比较常用的组方比例有 C_2H_2（0.5% ~ 2%）、He（5% ~ 10%）、O_2（20.9% ~ 35%），余量加 N_2 平衡。1959 年后的试验过程基本如下：受试者通过单次呼气法、多个单次呼气法、重复呼吸法或开放式多重呼吸法吸入试验混合气体，测定记录呼气浓度变化轨迹并以百分初始肺泡气浓度对数表达，选直线下降段数据拟合直线回归方程，求斜率和截距，从而获得稳定扩散期吸收速率和理论 0 时浓度。稳定扩散期吸收速率与同期肺泡通气量的乘积即为气体消耗量（V_x），0 时分压与可溶惰性气体血液溶解度的乘积即为动脉血气含量（Ca_x）。最后，气体消耗量除以动脉血气含量便是有效心输出量（Q_{eff}）。

与 CO_2 无创心输出量测定相比，可溶惰性气体吸收试验测定心输出量有以下优势：第一，省略了混合静脉血气含量的测试要求（注：最新的 CO_2 部分重复呼吸法也不需要了）；第二，因化学惰性，溶解度变化不大，并且血液与组织液的溶解度基本相同；第三，可同时完成肺组织容积和肺血管外水量测定。基于 N_2O 闭合重复呼吸和红外分析的心输出量测定仪 Innocor™ 已于 2006 年获准进入临床[14]；基于 C_2H_2 开放多次洗入和激光分析的心输出量测定仪正在研发之中（参见第十四章）。

（二）肺组织容积和肺血管外水量测定

肺组织干燥脱水后所剩无几，说明肺水量基本代表了肺组织容积。肺总水量（total lung water）包括肺血管内血液中的水和肺血管外组织液中的水两部分。肺组织容积和肺血管外水量测定对肺水肿监测具有重要临床价值。1959 年以后的可溶惰性气体吸收试验心输出量测定已能同时完成肺组织容积和肺血管外水量测定，基本原理如下：吸入一种可溶惰性气体，它将向肺组织扩散消耗。假如肺血液不流动，气体吸收消耗将停止于扩散平衡之时。根据稀释原理，从扩散开始到扩散平衡时的气体消耗量与肺水气体含量的乘积等于肺组织容积（肺总水量）。然而，实际上肺血液是恒速流动的，扩散到血液中的惰性气体会被血流带走，吸入外源可溶性气体必须经过过渡期扩散才进入稳定扩散期。根据过渡期和稳定扩散期的概念可知，过渡期的结束点或者说稳定扩散期的起点恰恰相当于假定肺血不流动状态下的扩散平衡点，即稳定扩散期的理论 0 时（图 9-2）。因此，初始吸入气浓度和理论 0 时浓度之差与同期通气量的乘积便是过渡期消耗量，而理论 0 时分压与溶解度的乘积是肺水气体含量，气体消耗量除以肺水气体含量等于肺总水量。另外，利用稳定扩散期数据算出有效心输出量。最后，肺总水量与心输出量的差值自然便是肺血管外水量。

必须指出，O_2、CO_2 吸收试验无法完成肺组织容积和肺血管外水量测定，这是因为 O_2、CO_2 在婴儿出生后不久很快就实现了在肺血管外水中的扩散平衡。

（三）气道黏膜血流量测定

气管、支气管黏膜层的血流来自体循环的支气管动脉供应。局部因素在气道黏膜血流调节中可能发挥主导作用。因此，气道黏膜血流量是观察气道对各种理化因子局部刺激反应的重要指标。传统气道黏膜血流量测定均为侵入性，临床应用受限。Wanner 等[15] 于 1988 年报道的绵羊二甲醚气道吸收试验改变了这种局面，而且结果还十分可靠。该试验已于 1994 年开始进入临床应用研究[16]。

　　二甲醚、C_2H_2等可溶惰性气体接触含有毛细血管的气道黏膜时必然向黏膜组织扩散。气道黏膜的组织容积和通过黏膜毛细血管的血流量是决定气道黏膜对可溶性气体摄取量的两大因素。在组织扩散达到平衡即从过渡期到稳定扩散期后，可溶性气体的消耗就只取决于毛细血管的血流量。根据菲克原理，黏膜血流量（Q）等于稳定状态下可溶性气体的吸收量与黏膜血管血气含量的比率，公式表达如下：

$$Q = \frac{V}{\lambda \cdot F} \tag{9.13}$$

式中，V代表稳定状态下的可溶性气体吸收量，它等于气道容积（V_s）与可溶性气体稳定扩散期的吸收速率的乘积；黏膜血管血气含量等于可溶性气体的溶解度（λ）与气道平均浓度（F）的乘积。余下的问题是如何解决气道黏膜稳定扩散期吸收速率与气道平均浓度的测定。

　　现行方案有Paredi[17]的C_2H_2单次呼气法和Wanner[18]的二甲醚两回单次呼气法，两法报道的结果十分接近。后者的基本操作步骤如下：取坐位，上鼻夹，含接口管，连接测试仪器；深吸空气至肺总量位，继而呼出500ml，再吸入500ml（充满气道无效腔）试验混合气（10%二甲醚、90%N_2）回到肺总量位，屏气5s后缓慢呼气（0.25 L/s）到残气位。流量计和快速反应气体分析仪分别记录呼吸全过程气流量和气体浓度变化。1min内重复一次，屏气时间改为15s。最后根据菲克原理计算出气道黏膜血流量（图9-5）。

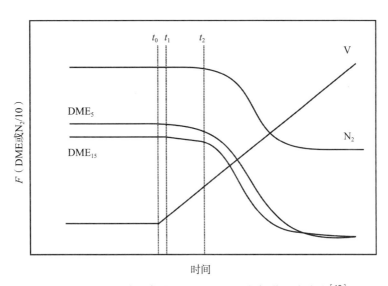

图9-5　两回单次呼气法二甲醚（DME）气道吸收试验[18]

横坐标和纵坐标分别代表时间和标志气体浓度（DME 或 $N_2/10$）。自上而下分别是 N_2 洗出浓度曲线（N_2）、屏气5s 和15s DME 呼出浓度曲线（DME_5、DME_{15}）及肺呼出气量曲线（V）；t_0 为开始呼气，$t_0 \sim t_1$ 是口咽容积（20ml）呼出时段，t_2 代表 N_2 洗出曲线的 I 期终点，此时无效腔气（V_{D1}）完全呼出；t_1 和 t_2 之间的容积为关注区即气管和支气管区（V_{D1}-20ml）。t_1 和 t_2 之间的呼气平均 DME 浓度为 $F_{DME_5} = (F_{DME\,t_1} + F_{DME\,t_2})/2$，屏气15s 时低于屏气5s，因为前者多了10s 的扩散吸收时间，二者的平均浓度差为 $\Delta F_{DME} = F_{DME_5} - F_{DME_{15}}$，二者的平均浓度则为 $F_{DME} = (F_{DME_5} + F_{DME_{15}})/2$；关注区的吸收量 $V_{DME} = (V_{D1}$-20ml$) \times \Delta F_{DME}$，整个无效腔的黏膜血流量 $Q_{aw} = V_{DME}/(F_{DME} \times \alpha \times 10s)$；式中，$\alpha$ 为 DME 溶解度（$\alpha = 9ml/L$）。将口咽部 DME 吸收量扣除，这样最后关注区的气道黏膜血流量 $Q_{aw} = \Delta F_{DME}/(F_{DME} \times \alpha \times 10s)$。结果表达为单位无效腔每秒血流量［$\mu l/(min \cdot ml)$］

获准引自：Wanner A, et al. J Appl Physiol（1985），2006，100（5）：1674-1678.

10例正常成人结果是（34.5 ± 2.68）$\mu l/$（$min \cdot ml$）。绵羊试验显示，吸收试验与注射微球计数法金标准的相关系数高达0.86[19]。

（四）气道黏膜容积和血管外水量测定

气道黏膜容积和血管外水量的含义分别类同于肺组织容积和肺血管外水量的概念。显然，通过4个单次呼气法进行的气道可溶惰性气体吸收试验在完成气道黏膜血流量测定的同时也完成了肺组织容积和肺血管外水量测定。理由与可溶惰性气体测定心输出量及肺容积一样，此处不再赘述。

三、一氧化碳和一氧化氮吸收试验

CO吸收试验和NO吸收试验自问世便被称为CO肺扩散容量（DL_{CO}）测定和NO肺扩散容量（DL_{NO}）测定。试验的目的主要在于评估呼吸膜的弥散功能。DL_{CO}测定始于1915年Marie Krogh[20, 21]的报道，迄今已有100多年的历史。DL_{NO}测定则开始于1983年[22]。

所谓肺扩散容量是指某种气体在单位分压下，单位时间内通过整个呼吸膜的容量。由于CO_2的扩散系数是O_2的21倍，呼吸膜病变主要阻滞O_2的跨膜扩散。直接测定O_2肺扩散容量虽然在理论和实践中均可行，但因血液中含大量氧，操作需要血管介入采血测量，不易实施。人们便自然想到了理化特性类似于O_2的CO。CO不仅能与血红蛋白结合，而且结合力高达O_2的210倍，因此血液溶解度和扩散系数显著高于O_2，所以认为DL_{CO}较O_2肺扩散容量可更敏感地反映呼吸膜功能。此外，正常人血液CO含量甚微，可以忽略不计，便于吸入消耗量测算，少量吸入CO并不会发生中毒。单次呼气法是DL_{CO}测定最常用的方案，基本过程如下：受试者取坐位，深呼气至残气位，继而吸入含有$0.3\%CO$、$1.3\%CH_4$（经稀释校正）、$21\%O_2$和N_2平衡的试验混合气体，至肺总量位，屏气$1 \sim 2s$，缓慢呼气回到残气位。连续测定CO和CH_4的浓度及通气量，用直线回归方程求斜率法得出CO稳定扩散期速率，最后结合通气量求出DL_{CO}。隔$5 \sim 10min$重复测定一次，误差不应超过5%。在DL_{CO}测定的同时也可按菲克原理完成有效心输出量计算，理由很明显，此处不赘述。DL_{CO}测定过程的心输出量习惯上称为肺毛细血管血流量（V_C）。

然而，实践发现，DL_{CO}并不能很好地反映呼吸膜阻滞力，DL_{CO}的大小主要随肺血流量和（或）血红蛋白浓度的变化而变化，换言之，按Roughton-Forster等式（$1/D_{Lx} = 1/D_m + 1/\theta V_C$）表述，CO肺血扩散阻力主要来自血液扩散部分而非跨膜部分[6]。虽然可利用CO和O_2存在竞争结合血红素位点的特性，通过测量高低不同肺泡氧分压（PaO_2）下的DL_{CO}，解出两部分各自的阻力，但因肺泡氧分压不能实测，只能以吸氧分压（PiO_2）替代，而吸氧分压实际上会大于肺泡氧分压，特别是在高浓度时，导致高估跨膜阻力（$1/D_m$）而低估血液扩散阻力（$1/\theta V_C$）[23]。

后来发现，NO与血红蛋白的结合速率（θ）是CO的1500倍，血液扩散阻力（$1/\theta V_C$）因此大为降低，跨膜阻力（$1/D_m$）在总阻力中的权重相应显著提升。换言之，DL_{NO}较DL_{CO}能更好地反映呼吸膜弥散功能。不过，NO与氧无争，结合位点不是血红素，故无法利用高低肺泡气氧分压下的DL_{NO}求解呼吸膜扩散通量（D_m）和肺血流量（V_C）。

1987年，Guenard等[24]率先在算法上提出，基于血流量相同，可以利用CO与NO扩散通量之间的比例关系（$a=1.97$），通过合并DL_{NO}与DL_{CO}各自的Roughton-Forster等式（二元一次方程组），解出D_m和V_C。1989年，单次呼气法DL_{CO}与DL_{NO}联合双测问世，不仅可同时报告DL_{CO}、DL_{NO}，还分别给出具体的D_m和V_C[23, 25]。联合双测的操作过程与单项DL_{CO}测定相同，只需向试验混合气加入40～60ppm NO即可，现已有全自动化仪器（参见第十五章第五节）。

$$\frac{1}{DL_{CO}}=\frac{1}{D_{mCO}}+\frac{1}{\theta_{CO}\times V_C} \tag{9.14}$$

$$\frac{1}{DL_{NO}}=\frac{1}{a}\times D_{mCO}+\frac{1}{\theta_{NO}}\times V_C \tag{9.15}$$

第三节　问题与对策

菲克心输出量公式提出后，部分呼气分析参与的直接测定法和全部呼气分析完成的间接测定法几乎同步开始研究。直接测定法以其良好的重复性最终成为参考标准，而间接测定法一开始就显示出较大误差。经过100多年的探索，间接测定法的准确性有了很大的提高，而且还发展成可以测定肺血管外水量、气道黏膜血量、肺扩散容量等参数的试验。但是，影响间接测定法准确性的通气障碍、解剖分流和溶解度波动三大因素并未从根本上得到解决。通气障碍使部分肺血流量不能实现气体交换平衡而发生功能性分流，造成根据菲克公式计算的心输出量小于实际输出值，严重肺通气障碍者将有较大误差，甚至无法进行试验。解剖分流则是部分血流直接绕过气体交换而行，结局和通气障碍是一样的。溶解度是根据Henry定律计算血气含量的基础，溶解度个体化波动可能会引起按统一值计算的结果产生偏差。

纵观三大影响因素，可溶惰性气体吸收试验测定气道黏膜血流量的结果最为准确，因为它不存在可溶性气体无法接触气道黏膜而发生功能性分流的可能，也不存在气道黏膜毛细血管网出现解剖分流的可能，唯一的影响就是可溶惰性气体溶解度波动，但惰性气体不与血红蛋白结合使得这种溶解度波动有限。相反，CO或NO吸收试验若用于心输出量测定，则效果最差，因为不仅有通气障碍、解剖分流的影响，更严重的是CO、NO与血红蛋白结合，血液溶解度会随血红蛋白浓度变化产生剧烈波动且难以校正。显然，没有必要将CO、NO用于心输出量测定。对于CO_2部分重复呼吸法、可溶惰性气体吸收试验测定心输出量的误差，利用血氧数据进行分流校正是当前的可行办法，寻找血液溶解度波动更小的可溶惰性气体是未来努力的方向。

第四节　小　　结

可溶性气体吸收试验所用指示气体需满足在37℃下血液溶解度＞0.1ml/（100ml·atm）。一种可溶性气体被吸入后，在被肺内残气稀释的同时，还向肺组织扩散，被血流带走消耗。根据菲克原理和Henry定律，通过呼吸气样浓度变化测定反映可溶性气体的过渡期、稳定扩散期吸收参数可以求出心输出量、肺组织容积和肺血管外水量，以及气道黏膜血流量、气道黏膜容积和气道黏膜血管外水量，根据Roughton-Forster等式，还可以评定肺呼吸膜弥散功能。通气障碍、解剖分流和溶解度波动是影响检测准确性的三大基础因素，需妥善应对。

（校阅：李淑琳　郎　燕　刘世洺）

参 考 文 献

[1] Fick A. Uber die messung des Blutquantums in den Hertzvent rikeln. Sitzber Physik Med Ges Wurzburg, 1870, 36: 290, 291.

[2] Roguin A. Adolf Eugen Fick（1829-1901）-The man behind the cardiac output equation. Am J Cardiol, 2020, 133: 162-165.

[3] Elkayam U, Wilson AF, Morrison J, et al. Non-invasive measurement of cardiac output by a single breath constant expiratory technique. Thorax, 1984, 39（2）: 107-113.

[4] Cander L, Forster RE. Determination of pulmonary parenchymal tissue volume and pulmonary capillary blood flow in man. J Appl Physiol, 1959, 14（4）: 541-551.

[5] Forster RE, Fowler WS, Bates DV, et al. The absorption of carbon monoxide by the lungs during breath-holding. J Clin Invest, 1954, 33（8）: 1135-1145.

[6] Roughton FJ, Forster RE. Relative importance of diffusion and chemical reaction rates in determining rate of exchange of gases in the human lung, with special reference to true diffusing capacity of pulmonary membrane and issue of blood in the lung capillaries. J Appl Physiol, 1957, 11（2）: 290-302.

[7] Laszlo G. Respiratory measurements of cardiac output: from elegant idea to useful test. J Appl Physiol（1985）, 2004, 96（2）: 428-437.

[8] Loewy A, von Schrotter H. Untersuchungen uber die Blutcirculation beim Menschen. Zeitschr Exp Path 1, 1905, 197-311.

[9] Plesch J. Haemodynamische Studien. Z Exp Path Ther. 1909, 6: 380-618.

[10] Gedeon A, Forslund L, Hedenstierna G, et al. A new method for noninvasive bedside determination of pulmonary blood flow. Med Biol Eng Comput, 1980, 18（4）: 411-418.

[11] Jaffe MB. Partial CO_2 rebreathing cardiac output—operating principles of the NICO system. J Clin Monit Comput, 1999, 15（6）: 387-401.

[12] Bornstein A. Eine Methode zur vergleichenden Messung des Herzschlagvolumens beim Menschen. Arch Ges Physiol, 1910, 132: 307-318.

[13] Krogh A, Lindhard J. Measurements of the blood flow through the lungs in man. Scand J Physiol, 1912, 27: 100-125.

[14] Food and Drug Administration. Summary of substantial equivalence for Innocor[TM].（2006-05-02）[2023-05-17]. https://www.accessdata.fda.gov/cdrh_docs/pdf5/K051907.pdf.

[15] Wanner A, Barker JA, Long WM, et al. Measurement of airway mucosal perfusion and water volume with an inert soluble gas. J Appl Physiol（1985）, 1988, 65（1）: 264-271.

[16] Onorato DJ, Demirozu MC, Breitenbücher A, et al. Airway mucosal blood flow in humans. Response to adrenergic agonists. Am J Respir Crit Care Med, 1994, 149（5）: 1132-1137.

[17] Paredi P, Kharitonov SA, Barnes PJ. Correlation of exhaled breath temperature with bronchial blood flow in asthma. Respir Res, 2005, 6（1）: 15.

［18］Wanner A，Mendes ES，Atkins ND．A simplified noninvasive method to measure airway blood flow in humans．J Appl Physiol（1985），2006，100（5）：1674-1678．

［19］Scuri M，McCaskill V，Chediak AD，et al．Measurement of airway mucosal blood flow with dimethylether：validation with microspheres．J Appl Physiol（1985），1995，79（4）：1386-1390．

［20］Krogh M．The diffusion of gases through the lungs of man．J Physiol，1915，49（4）：271-300．

［21］Graham BL，Brusasco V，Burgos F，et al．2017 ERS/ATS standards for single-breath carbon monoxide uptake in the lung．Eur Respir J，2017，49（1）：1600016．

［22］Zavorsky GS，Hsia CC，Hughes JM，et al．Standardisation and application of the single-breath determination of nitric oxide uptake in the lung．Eur Respir J，2017，49（2）：1600962．

［23］Martinot JB，Guénard H，Dinh-Xuan AT，et al．Nitrogen monoxide and carbon monoxide transfer interpretation：state of the art．Clin Physiol Funct Imaging，2017，37（4）：357-365．

［24］Guenard H，Varene N，Vaida P．Determination of lung capillary blood volume and membrane diffusing capacity in man by the measurements of NO and CO transfer．Respir Physiol，1987，70（1）：113-120．

［25］Borland CD，Higenbottam TW．A simultaneous single breath measurement of pulmonary diffusing capacity with nitric oxide and carbon monoxide．Eur Respir J，1989，2（1）：56-63．

第十章　H₂呼气试验

- 哺乳动物组织细胞代谢不产生H_2，细菌代谢是体内H_2的唯一来源。细菌量最大的结肠是正常人H_2的主要生产地。供肠道细菌酵解产H_2的底物是碳水化合物和蛋白质，但后者产H_2量极为有限。外源性底物源于食物中未被吸收的碳水化合物。细菌代谢也是体内CH_4的唯一来源，主要由H_2转化而来。
- 糖H_2呼气试验的基本原理如下：由于肠道细菌代谢是呼气中H_2的最大来源。因此，口服一种肠道细菌可酵解的试验糖后出现呼气中H_2明显升高只有两种可能：过度生长的小肠细菌对试验糖的酵解或者未被吸收的试验糖进入结肠酵解。根据口服试验糖的性质，结合呼气H_2浓度变化时相和幅度可对分解部位进行推断。
- 糖H_2呼气试验主要用于胃肠道疾病诊断，包括碳水化合物吸收不良症诊断、小肠细菌过度生长及肠道甲烷菌过度生长的诊断、胃排空和小肠传输时间测定、小肠黏膜完整性评估等。
- H_2呼气试验的最大问题是产气定位，即如何区分口服糖类后呼气H_2升高是过度生长的小肠细菌酵解抑或结肠细菌酵解所为，使用同步传输标志物、遥测胶囊是较好的解决方案。

　　H_2呼气试验（hydrogen breath test，HBT）就是通过测量呼气H_2和CH_4浓度变化进行胃肠道生理病理状态诊断的非侵入性试验。Doris Howes Calloway[1-10]和Michael D. Levitt[11-60]两位先驱贡献良多。据Levitt[13]介绍，早在1862年就有文献记载肠道排气含有高浓度的H_2。20世纪中叶的研究集中于食物与肠气的关系上，先是发现豆类食物能致肠气排H_2量明显增加，并通过体外试验证明其机制是肠道菌群发酵释放H_2和CH_4，随后又发现了呼气中也有H_2和CH_4的排出，并且浓度与肠气浓度高度相关，于是，"矢气的研究"便逐步转变为H_2呼气试验了。1969年，Calloway[6]推出的乳糖H_2呼气试验诊断乳糖不耐受症标志着H_2呼气试验开始进入临床。如今，H_2呼气试验在胃肠病临床诊治中的作用与地位越来越重要。

第一节　H_2和CH_4

一、理化特性

（一）H_2

　　氢（hydrogen，H_2）是质量最轻的化学元素。氢气由两个H原子构成，分子量

2.0158，常温下为无色、无味和无毒的可燃气体，气体相对密度 0.089 87。在常温时，不活泼、能燃烧、火焰呈蓝色，并产生高温，燃烧时能与许多非金属和金属直接化合，氢气很难液化，在空气中的爆炸极限为 4.15%～7.30%。

（二）CH_4

甲烷（methane，CH_4）是最简单的烃类有机化合物，由 1 个 C 原子和 4 个 H 原子构成，分子式 CH_4，分子量 16.043，常温常压下是无色、无味和无毒的可燃气体，是继 CO_2 后的第二大温室气体，气体相对密度 0.555，在空气中的可燃浓度范围是 5.0%～15.0%。

二、生物代谢

（一）H_2 的产生

无菌大鼠呼气未检出 H_2 和 CH_4，但粪便细菌污染后则可检出[11]。相似地，婴儿出生 12h 后呼气中才检出 H_2 和 CH_4，而且第一次喂食后就见明显升高[15, 17]，说明哺乳动物细胞代谢不产生 H_2 和 CH_4，呼气中的 H_2 和 CH_4 来源于消化道细菌代谢。

为了明确 H_2 在消化道产生的具体部位，Levitt[12,13] 设计了一个非常有说服力的试验：在 X 线透视引导下将一条聚乙烯三通导管插至回肠远端，三通每间隔 60cm 分别开口于空肠中段、回肠近端、回肠远端，同时另置一条直肠气体收集管（图 10-1）。实验开始，通过空肠管以 30ml/min 恒速泵注入 N_2 或 SF_6 驱赶肠内气体，同时在回肠近端、回肠远端、直肠管收集气样并测定 H_2 浓度变化。结果发现，健康成人空腹时直肠集气管 H_2 的平均流量为 0.23ml/min，而回肠近端、回肠远端气样则几乎未能检测到 H_2 的存在。接下来，三通管各腔同时等量快速注入 1% 乳糖液 20ml 后重复测试，结果直肠集气管 H_2 平均流量在 30min 内猛增到 1.6ml/min，而回肠近端、回肠远端气样 H_2 的变化微乎其微，升高不及前者的 1/500。实验清楚地表明，健康人呼气 H_2 产于结肠并需要外源性反应底物。小肠细菌过度生长患者接受同样的乳糖灌注试验，结果小肠和结肠都有高浓度 H_2 产生，说明细菌的密度与 H_2 产量相关。正常人结肠细菌密度高达 10^{15}～10^{18}CFU/g 粪便，是小肠的数千倍。后来的研究证实，细菌密度极高的口腔也是重要的呼气 H_2 来源地[61, 62]。予健康人假饲乳果糖等可发酵碳水化合物，呼气 H_2 在 10min 内急升后又再迅速下降，事先用灭菌水漱口则无此现象发生，乳果糖经导管直接注入胃和小肠也无早期呼气 H_2 升高[61]。近年十分强调在 H_2 呼气试验检前漱口杀菌的理由即在于此。

将粪便分别置于有氧和无氧条件下、37℃孵育 4h 后测定 H_2 和 CH_4 的产量，结果有氧条件下的 H_2 和 CH_4 产量远远低于模拟结肠缺氧环境的产量，尤其是 H_2，说明 H_2 是由厌氧菌对底物进行无氧酵解代谢产生的[63]。

碳水化合物、蛋白质、脂肪三大营养物质中何为底物？ Calloway[1] 将糖、氨基酸分别加入粪便液中孵育，结果均有 H_2 的产生，但前者量大而后者甚微。推测研究者考虑到油可防腐的缘故，未对脂肪进行测试。因此，未消化吸收而排入结肠的碳水化合物是细菌酵解产 H_2 最主要的外源性底物。至于具体生化反应途径，已发现有 4 条（图 10-2）[64]。

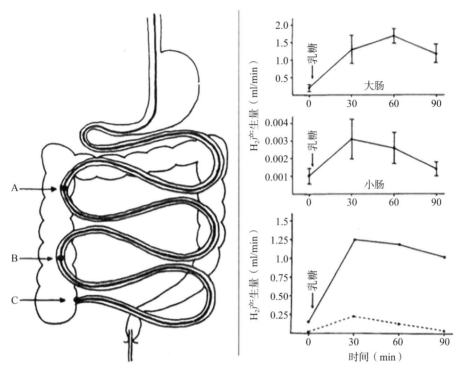

图10-1　肠道产 H₂ 定位[13]

左图：三通气体冲洗导管开口于空肠中段（A）、回肠近端（B）、回肠远端（C）；右图：正常人在经三通管注
入乳糖后 H₂ 的产生量在大肠（右上）迅速增加，而在小肠（右中）几乎无变化（注意小肠纵坐标数值为大肠的
1/400）；一例严重小肠细菌过度生长患者（右下）乳糖注入后大肠（实线）和小肠（虚线）产 H₂ 均有显著增加

获准引自：Levitt MD. N Engl J Med，1969，281（3）：122-127.

　　食物中的碳水化合物包括单糖、二糖、寡糖和多糖，均可被肠道细菌发酵产 H₂，
但产量差异巨大。单糖、二糖、寡糖为水溶性碳水化合物，无论可消化性还是非消化
性，只要进入结肠均可迅速发酵并大量产 H₂。碳水化合物不耐受症的致病糖主要就是
这些短链碳水化合物（FODMAP）。多糖的情形比较复杂，可消化性多糖即淀粉可大量
快速发酵产 H₂，非消化性多糖（又名膳食纤维）的情形则较为复杂，发酵是否产 H₂ 与
其化学结构有关而与其是否为水溶性无关[65]。报道验证发酵产 H₂ 量大的膳食纤维有抗
性淀粉、果聚糖、半纤维素（未注明化学构成）[65]，基本不产 H₂ 的有纤维素、半乳甘
露聚糖（瓜尔胶）、木聚糖（洋车前子前壳粉、麦麸）[30, 65, 66]。切不可误认为产 H₂ 少
的膳食纤维是因为非水溶或细菌发酵分解少，而是降解代谢通路不同。例如，摄入非水
溶中性大豆纤维后几乎检测不到呼气 H₂ 和 CH₄ 变化，但粪便测量分析结肠降解率高达
80%[37]。此外，果胶、木质素这两种广义膳食纤维素（非糖类物质）也不产 H₂[65]。以
健康人餐后呼气 H₂ 评估复杂碳水化合物在小肠的消化程度发现，稻米最容易消化，试
餐后几乎未出现呼气 H₂ 升高，而麦类、玉米、土豆、豆类则有相当量的未消化碳水化
合物排入大肠，餐后呼气 H₂ 显著升高，且粗粮较精粮更明显[38, 40]。

　　正常人12h或更长时间空腹，呼气 H₂ 浓度会回复至大气水平，这是肠内可发酵碳水
化合物被细菌耗竭的结果。但小肠细菌过度生长患者空腹呼气 H₂ 却仍然很高，提示存

在内源性发酵底物，现认为是肠黏液中的糖蛋白增多所致[67-70]。

（二）H₂的消耗

粪便细菌每发酵12.5g碳水化合物可释放4200ml H₂[60]，但实际从直肠和肺测出的H₂排放量仅占预计值的一小部分，说明大量的H₂被其他细菌消耗[69, 71]。粪便氢化酶基因检测显示，胃肠道主要5门微生物中70%的菌种具有代谢H₂的能力[72]。消化科医生最为熟悉的幽门螺杆菌代谢过程不产H₂却能利用H₂作为能量物质，而大肠杆菌则既能产H₂也能利用H₂[64]。已发现的H₂消耗途径至少有5条，分别生成乙酸、甲烷、硫化氢、琥珀酸和水（图10-2）[64, 73-76]。同一个体的各条H₂消耗途径的效率并不相同，个体以某一途径为主可保持长年不变，偶有从一条途径转向另一途径者，机制不明[51]。气体转化多数人以CH₄生成为主[44]。虽然细菌代谢肯定是CH₄的唯一来源，但是否只来源于H₂的消耗则未有定论。因为学者发现，乳糖不耐受症个体饮用添加乳糖酶的牛奶仅阻断了呼气H₂升高而不能同时阻断呼气CH₄产生[77]；27份乳糖不耐受症患者粪便37℃厌氧孵育4h，有26份同时检出H₂和CH₄，但有1份仅检出CH₄[63]。

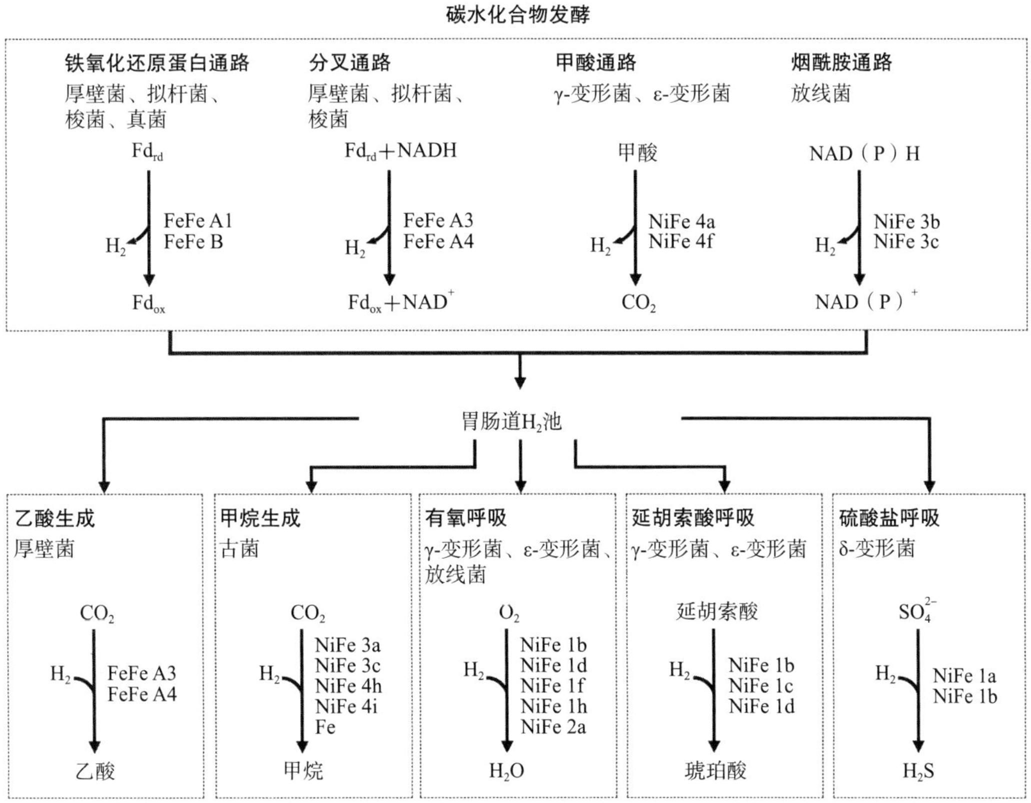

图10-2 H₂的胃肠道微生物代谢[64]

获准引自：Benoit SL，et al. Microbiol Mol Biol Rev，2020，84（1）：e00092-e001119.

（三）体外排放

细胞代谢不利用H_2和CH_4，未被消耗的H_2和CH_4通过直肠和肺排出体外。H_2和CH_4能在肠腔与黏膜血液之间自由快速弥散，其弥散方向由气体分压梯度决定，由于肠腔H_2和CH_4的分压总是高于血液，H_2和CH_4只能一直向血液方向弥散吸收。一次肺循环血液中的H_2和CH_4可以全部排出。因此，肺排出率等于吸收率。将成人置于密闭环境中，同时测量直肠H_2和呼气H_2排放量，结果发现，H_2的总排放量个体差异很大，呼气排放约占总量的20%，但在总排放量很低时，比例可达60%[78]。呼气H_2/CH_4排出量＝肺泡通气量×呼气末H_2/CH_4浓度。由于安静状态下肺泡通气量相对恒定，所以呼气末H_2/CH_4浓度测量可取代总呼气浓度测量[79]。

（四）影响因素

H_2在体内的生产和消耗是同时进行的，但为了探讨各种因素的影响，必须将二者分离研究。Strocchi等[46]在粪便细菌H_2消耗试验中发现的有趣现象有助于实现这一目的。将粪便置于不同H_2分压（浓度）条件下孵育，观察环境H_2张力变化对H_2消耗量的影响。结果发现，环境H_2张力极低（0.002%）时H_2消耗近乎为零，而高张力（10.0%）时H_2则快速消耗。利用这一现象可十分容易地测量不同个体粪便细菌的H_2生产率、消耗率和净产量。将粪便置于H_2低张力环境下孵育，由于无H_2消耗，加入碳水化合物后获得的H_2量便是其H_2生产量。而在普通条件下培养，由于有H_2消耗，加入碳水化合物后获得的H_2量则是生成量与消耗量之差，即H_2净产量。将生产量减去净产量便可计算出消耗量。试验证实不同个体粪便标本发酵碳水化合物的H_2产量相似，但H_2净产量不同，说明不同个体H_2消耗率不同[46]。

细菌的性质、密度及其在结肠的位置是H_2消耗的决定因素[5]。若有产甲烷菌（methanogen），则H_2消耗明显增加。需特别说明的是，甲烷菌生物分类属于古菌（archaea），而不是细菌。人类结肠产甲烷菌主要是史氏甲烷短杆菌（Methanobrevibacter smithii）[73]。每产生1mol CH_4要消耗4mol H_2。粪便匀浆研究提示，如果甲烷菌呈全结肠分布，可将所产H_2全部耗尽[46]。但实际情形是，产氢菌于全结肠分布而甲烷菌主要分布于左半结肠，右半结肠所产H_2只有在被驱入左半结肠后才会被甲烷菌消耗[69]。这可以解释为什么大多数产甲烷个体仍可在呼气中检出H_2。约1/3个体为CH_4高生产者，因H_2大量被消耗，矢气明显少于非CH_4生产者。此外，这些个体的大便因含大量CH_4、比重低于水而浮于水面[19]。认为大便浮于水面是因含脂肪过多的观点其实是错误的。便秘患者呼气CH_4浓度很高，很可能是高活力甲烷菌呈全结肠分布的缘故[80-82]。体外试验证明，CH_4具有抑制肠蠕动的作用。但是，现在所谓的肠道甲烷菌过度生长（intestinal methanogen overgrowth，IMO）与肠动力障碍之间的因果关系尚待阐明，究竟是甲烷菌过度生长引起肠动力障碍还是肠动力障碍引起甲烷菌过度生长[82]？

如上所述，H_2张力对H_2消耗有重要影响。在体内，影响H_2张力的主要因素是肠蠕动对粪便的搅动，粪便搅动少时H_2张力维持较高、H_2消耗增加。睡眠时肠蠕动减弱、呼气H_2浓度下降，清醒时肠蠕动增强，呼气H_2浓度上升；运动时呼气H_2浓度升高更明显，短暂运动能使呼气H_2排放增加37%[83, 84]。严重便秘者在服用泻剂PEG后呼气H_2

显著升高，推测是干结粪块内锁住的 H_2 得以释放的结果[85]。

粪便 pH 对 H_2 生产和消耗均有影响。长期摄入大剂量非吸收性双糖如健康人摄入乳果糖、乳糖不耐受者摄入乳糖，呼气 H_2 显著下降。一些学者认为这是因为非吸收糖酵解导致结肠酸化，不利于 H_2 产生的结果[86]。另一些学者则认为与结肠细菌的适应性有关，其通过增加有机酸生成，减少 H_2 的产生[87]。给予乳糖不耐受症患者每日口服大剂量乳糖 1 周后，矢气明显减少，粪便匀浆产 H_2 率下降 66%，但消耗量并无改变，这可能是双歧杆菌等能够水解乳糖的细菌增多而产 H_2 菌并未增多的缘故[88]。

即使结肠存在细菌可发酵利用的碳水化合物，某些被称为非产 H_2 者（hydrogen nonproducer）的个体也不见呼气 H_2 升高[89]。根据上述讨论可知，这些个体并非肠细菌不产 H_2，只是生产率低或者高效转化为 CH_4、H_2S 而已（注意：H_2S 化学性质活泼，在水溶液中会迅速反应消失[90]。呼气 H_2S 来自口腔，与肠道无关）。

现将 H_2 生产、消耗、排放的生理过程及影响因素分别归纳于图 10-3 和表 10-1。

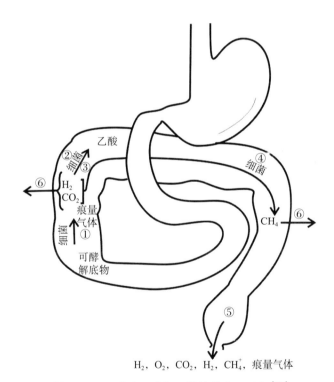

图 10-3 H_2 生产、消耗、排放的生理过程[60]

在结肠，①细菌将可酵解底物酵解释放出 H_2、CO_2 及各种痕量气体；利用 H_2，②乙酸菌还原 CO_2 生成乙酸；③ HS 菌还原硫酸盐生成 HS；④位于左半结肠的甲烷菌还原 CO_2 生成 CH_4（未标示的反应还有：需氧菌呼吸生成水，延胡索酸呼吸生成琥珀酸）；未消耗的 H_2 和生成的 CH_4；⑤部分通过直肠排出；⑥部分弥散入血经肺呼出

获准引自：Feldman M，et al. Sleisenger and Fordtran's gastrointestinal and liver disease. 6th ed. Philadelphia：Elsevier，2001，153-160.

表10-1　H_2生产、消耗、排放的影响因素

H_2生产量	H_2消耗量	H_2排放
1.产H_2菌群	1.H_2消耗菌群	呼气排放
a.类型	a.类型	直肠排放
b.密度	b.密度	
c.位置	c.位置	
2.底物的质与量	2.粪便H_2张力	
3.粪便pH	3.粪便pH	

注：H_2生产量$-H_2$消耗量$=H_2$净产量。

三、呼气H_2浓度测定

（一）气相色谱法

气相色谱法是测定肺泡气样H_2浓度的标准方法。应尽可能同时测定气样CO_2浓度，并以肺泡气CO_2分压为40mmHg进行稀释校正。

（二）电化学法

以燃料电池作为原料的电化学测定法已成功用于呼气H_2浓度测定。该法仪器造价不高，不需采样，直接吹气即可完成检测，但准确度不及气相色谱法，也无法进行肺泡气稀释同步校正，有条件应尽可能避免使用。

第二节　基本原理和方法

H_2呼气试验（hydrogen breath test，HBT）一般是指通过测定口服碳水化合物试餐后呼气H_2和CH_4浓度变化对胃肠道生理病理状态进行诊断的试验，也称糖H_2呼气试验（sugar hydrogen breath test）。本节主要基于最新欧美H_2呼气试验指南［分别是2017年北美共识[91]、2021年欧洲指南[92]、2022欧洲儿科胃肠病、肝病与营养协会（ESPGHAN）儿童指南[93]］综合介绍。

一、基本原理

因为组织细胞代谢不产H_2，呼气H_2的唯一来源是胃肠道细菌对碳水化合物的酵解，高密度细菌的大肠是主要产地，所以口服一种可发酵的试验糖后出现呼气H_2升高只能是来自过度生长的小肠细菌对试验糖的提前酵解或者未被消化吸收进入结肠后的酵解（图10-4）。各种类型的糖H_2呼气试验就是根据口服试验糖的性质，结合呼气H_2浓度变化时相和幅度判断分解部位，进而对胃肠病理生理状态做出诊断的：①如果口服可消化的碳水化合物后出现呼气H_2明显升高，表示机体对该种碳水化合物发生了吸收不良，有多余碳水化合物排入结肠；②如果口服非消化吸收的碳水化合物出现呼气H_2明显升高，从口服至呼气H_2明显升高的时间便是口-盲肠通过时间；③无论消化或非消化碳水

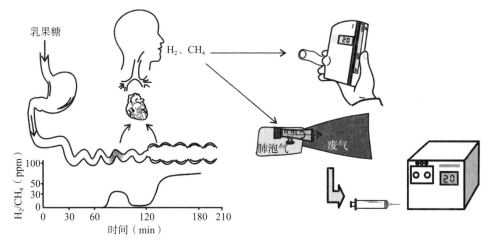

图10-4 糖H₂呼气试验原理

组织细胞代谢不产H₂，呼气H₂的唯一来源是细菌酵解，胃和小肠相对无菌，菌量最大的结肠是正常人呼气H₂的主产地，底物则主要是碳水化合物。所以，口服一种碳水化合物后出现呼气H₂升高，既可以是小肠细菌过度生长酵解所致，也可以是排入结肠后才酵解所致。左图展示的是小肠细菌过度生长患者乳果糖H₂呼气试验的典型结果。乳果糖是一种人工合成的非吸收双糖，小肠细菌过度生长时会先后在小肠和结肠发生两次产气反应。右图展示的是呼气H₂的两种测量方法，即电化学测量法（右上）和气相色谱法（右下）

化合物，未到达结肠前就出现呼气H₂明显升高，表明存在小肠细菌过度生长。

二、试验前准备

试验前准备主要围绕着两大目标进行：①耗竭肠内可被细菌利用的外源性碳水化合物，使基础呼气H₂处于恒定低水平；②保证肠道足够的细菌和产H₂效率。具体措施至少如下。

1.停用药物 抗生素、泻剂及胃肠促动力药原则上停用4周，严重便秘者泻剂、促动力药可酌情缩短为1周，益生菌于检前1天停用，其他药物可如常使用。另外，小肠细菌过度生长治疗效果评价可在停药2周后复查，胃肠促动力药疗效评估间隔可缩短为1周。

2.肠道清洁 因肠镜检查等接受过肠道清洁者，呼气试验安排应为2周以后。

3.检前饮食 试验前一天的饮食特别是晚餐规定为低FODMAP饮食。对低FODMAP饮食理解有困难时，可将检前饮食规定简化为三条执行：①早、中餐食物容易消化，尽量避免豆类、麦面类、乳制品和水果；②晚餐限定为大米饭配肉蛋和少量绿叶菜或番茄（婴幼儿为乳、米粥、肉蛋类，禁饮料）；③除了白开水，晚餐后禁食一切食物及饮料。

4.空腹时间 空腹≥12h。空腹8h来检者若基础呼气H₂合格可继续试验，未符合要求者可1h后再试或改日再检。空腹的目的是让肠道细菌耗竭摄入的可发酵碳水化合物，使呼气H₂浓度降至大气水平。对于儿童空腹时间，两大欧洲指南建议<6个月婴儿空腹4h，其余年龄段儿童空腹8h[92, 93]；美国的Donowitz[94]提出的儿童方案可能更合理：婴儿（<12个月）2h，幼儿（1～3岁）3h，学龄前儿童（4～7岁）6h，学龄期按成人标准。无论何种空腹时间，均应注意给婴幼儿喂水。

5.禁止吸烟 烟草燃烧可产生大量H_2，试验前2h及试验期间禁止吸烟，呼气采样室也要注意防止H_2污染。

6.保持安静 试验前2h及试验期间保持安静、避免过度体力活动，以免肠蠕动和肺通气量的波动影响呼气H_2水平。

7.漱口消毒 清晨起床按平时习惯刷牙漱口。采样室备1%氯己定（洗必泰）含漱液（某些实验室用1.5%～3.0%过氧化氢），采样前取10ml漱口至咽喉部20～30s。因口腔细菌污染造成试验假阳性的严重性在最近几年才引起注意，采集基础呼气气样前用含漱液漱口、服用试验糖后用清水漱口已成为共识，有些试验室甚至每次采样前让受试者用洗必泰漱口[95-97]。

8.空腹呼气H_2水平合格标准 ＜10ppm（欧洲儿童指南规定＞20ppm不可进行试验[93]）。对于空腹呼气CH_4水平目前没有相关标准，但肯定明显低于H_2。

【附】正常空腹呼气H_2水平

对于正常空腹呼气H_2水平上限尚无明文规定，建议标准如下：空腹12h，晚餐为低FODMAP者＜10 ppm，晚餐为高FODMAP者＜20ppm。依据如下。

据首位研究空腹呼气H_2水平正常值及意义的学者Perman等[68]报道，230名正常人清晨空腹呼气H_2为（7.1±5.0）ppm，其中18名在规定稻米晚餐后再测为（2.0±2.5）ppm，均数＋2标准差（SD）＝9ppm。后续研究者报道正常人空腹8～12h的测量结果（9～12ppm）均与此值十分近似[70, 98-101]。因此，建议低FODMAP晚餐者空腹呼气H_2正常值定为＜10ppm。

另一方面，在Perman等[68]的报道中，230名正常人空腹呼气H_2均数＋2SD＝17.1ppm，其中5名在规定面类和豆类晚餐后再测分别平均为17ppm和18ppm。Burge[102, 103]报道的100g土豆加20g乳果糖试餐后12h呼气H_2水平诊断糖尿病胃轻瘫的ROC阈值≥18ppm。西奈山医学中心以空腹时间大于8h、呼气H_2＞20ppm为异常标准，在其总数为14 847次的H_2呼气试验数据库中共查得107名，患者的常见症状包括腹痛（84%）、腹胀（87%）、便急（82%），利福昔明有效率为73%[104]。使用相同异常标准，西奈山医学中心在前瞻性、合格准备的93名肠易激综合征患者中发现6名（6.5%）类似病例且利福昔明治疗有效[105, 106]。因此，建议高FODMAP晚餐者空腹呼气H_2正常值定为＜20ppm。

三、试验步骤

H_2呼气试验的操作步骤极为简单。清晨空腹，用氯己定漱口以防止口腔细菌分解产生假阳性，采集0时肺泡气样测量，口服试验糖溶液，用清水和氯己定再次漱口，定期采集肺泡呼气H_2浓度变化，最后根据呼气H_2浓度变化出现时间及数值判断结果。

（一）基础呼气H_2、CH_4测试

清晨空腹，用1%氯己定（或1.5%～3.0%过氧化氢）漱口后，采集0时肺泡气样测试。结果符合要求者继续进入口服试验糖环节。

发现呼气$H_2 \geqslant 10ppm$时,应再次询问确认空腹时间,空腹时间未达12h者可在60min后重新采样测试一次,降至10ppm以下时可继续试验,否则按要求准备改期再检。空腹时间$\geqslant 12h$、$H_2 < 20ppm$者继续试验,检查报告特别注明"空腹呼气H_2水平异常升高"。空腹时间$\geqslant 12h$、$H_2 \geqslant 20ppm$者停止试验,报告空腹呼气H_2水平异常升高,建议重复准备改期复检。

空腹呼气CH_4超标($\geqslant 10ppm$)按H_2水平决定是否继续试验。

（二）口服试验糖

试验糖溶于$250 \sim 350ml$室温饮用水中,5min内饮毕,用清水彻底漱口,记录时间。

表10-2列出常用试验糖剂量,一般原则上是可消化吸收类剂量大,非消化吸收类剂量小。儿童剂量按体重计,最大可至成人剂量。

表10-2 H₂呼气试验常用试验糖剂量

试验糖	检查目的	剂量 [北美/欧洲（儿童）]	浓度
乳糖	乳糖不耐受症	25g/25 ~ 50g（1.0g/kg）	20%
果糖	果糖吸收不良	25g/20 ~ 25g（0.5g/kg）	10%
葡萄糖	小肠细菌过度生长	75g/50g（1.0g/kg）	20%
乳果糖	小肠细菌过度生长 口-盲肠通过时间	10g/10 ~ 20g（10g）	用250ml水直接送服
山梨醇	小肠黏膜损伤	5g（0.2g/kg）	2%

（三）餐后呼气H₂测试

定时采集餐后肺泡气样测试H_2浓度(注意:有些实验室每次采样前常规含漱液漱口),测定值与基础水平之差为餐后变化幅度。有条件时,应同时测量CH_4浓度。采集间隔及检测持续时间因具体试验而异,一般是小肠细菌过度生长诊断间隔30min,共2h,碳水化合物吸收不良诊断间隔30min,共3h,阴性可持续至5h;口-盲肠通过时间测量间隔$10 \sim 15min$,持续$2 \sim 5h$。

整个试验过程中应注意患者的胃肠道反应。任何一种糖H_2呼气试验在试验过程中或结束后不久,无论呼气试验结果如何,如患者出现腹胀、腹痛、腹泻、呕吐等胃肠道不适症状,均确切表明患者对试验糖吸收不良。症状产生的原因为吸收不良导致渗透性腹泻。有条件者次日最好随访一次,以发现迟发的胃肠道症状,但需注意试验后饮食的影响。

注意,试验进行超过3h仍未有结果者,可以进食易消化非产气食物,以大米粥为宜。婴儿试验超过1h可喂水,超过2h可哺乳,防止脱水。

（四）判断结果

以时间为横坐标,以呼气H_2浓度为纵坐标,绘制时间-呼气H_2曲线。糖H_2呼气试验累计可出现的4种图形：无明显变化、陡然升高、双峰、持续升高（图10-5）[107]。根据服用试验糖的性质和曲线特征判断结果。常用判断标准如下。

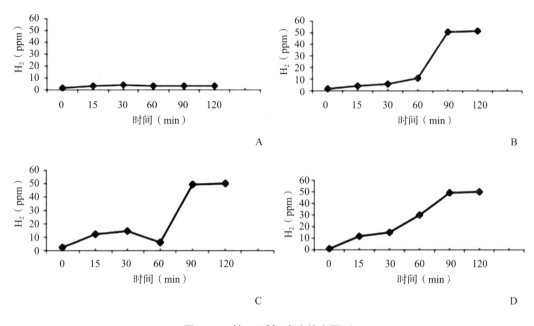

图10-5 糖H₂呼气试验基本图形
A. 无明显变化；B. 陡然升高；C. 双峰；D. 持续升高

1.空腹呼气H₂、CH₄异常升高 低FODMAP晚餐者空腹呼气H₂≥10ppm、FODMAP晚餐者≥20ppm，见于碳水化合物吸收不良、胃肠动力障碍、小肠细菌过度生长等；空腹呼气CH₄≥10ppm仅见于肠道甲烷菌过度生长，特异性极高。

2.碳水化合物吸收不良 在除外小肠细菌过度生长的基础上，口服可消化吸收糖后呼气H₂升高≥20ppm或CH₄≥10ppm。

3.小肠细菌过度生长 口服任何试餐糖后90min内呼气H₂升高≥20ppm诊断小肠细菌过生长；空腹或服用试验糖后任何时点呼气CH₄升高≥10ppm则可诊断肠道甲烷菌过度生长，呼气H₂（≥20ppm）和CH₄（≥10ppm）同时超标者诊断小肠细菌过度生长/肠道甲烷菌过度生长。

4.口-盲肠通过时间 非吸收糖饮毕至呼气H₂/CH₄持续升高的起点（连续三点升高的第一点），若为双峰图形，则计第2峰起点。

5.平坦型结果 2017年发布的北美指南将空腹呼气检出低水平H₂但服用非消化可发酵糖后却一直未见呼气H₂升高，同时也未检出CH₄的现象称为非甲烷性固定产氢模式（non-methane fixed-hydrogen patten），或称平坦型呼气试验结果（flatline breath test result）[91]。平坦型呼气试验结果少见，西奈山医学中心在过往总数为14 847次的H₂呼气试验数据库中仅发现394例，前瞻性、合格准备的93例肠易激综合征患者乳果糖H₂呼气试验中也仅见3例（3.2%）[104-106]。他们认为该现象的发生与H₂被H₂S生产菌转化消耗有关，属于微生态异常范畴，但目前尚无严谨实验证明。从第一节内容可知，平坦型结果只不过是将过去所谓的"非产H₂者"进一步细分为持续低产H₂型和产CH₄型而已。需特别强调的是，H_2S化学性质活泼，代谢生成后迅速与其他分子结合消失，体液只有结合型H_2S而未能检出游离型H_2S，呼气H_2S的唯一来源是口腔气道局部释放，胃肠道等组织器官所产即便进入血液也将迅速反应消失（参见第五章第二节）。

第三节 临床应用概况

一、空腹呼气H₂、CH₄水平升高的临床意义

空腹基础呼气H_2水平过高者不适宜进行H_2呼气试验，因此，各实验室H_2呼气试验操作规程都十分强调事先细致周全的准备，努力将空腹呼气H_2降至最低水平。一旦发生异常，只能重新准备。其实，异常本身就有临床意义。早在1984年，Perman等[68]就发现小肠细菌过度生长患者空腹呼气H_2水平显著升高，但空腹呼气H_2水平异常升高的临床价值长期被低估或忽略，直到最近几年才逐渐受到重视[91]。

足够的空腹时间如12h，健康人肠内碳水化合物可消耗完毕，此时呼气H_2浓度应恢复到大气水平。如果仍然维持高位水平，其原因可能是外源性碳水化合物尚未耗竭或是肠道黏膜分泌的内源性碳水化合物增多，前者见于碳水化合物吸收不良和胃肠动力障碍，后者则见于小肠细菌过度生长。三者常常互为因果，所以同时并存并非少见。

（一）碳水化合物吸收不良

日本名古屋大学率先报道空腹呼气H_2升高辅助诊断碳水化合物吸收不良的价值[99, 108]。在回顾性分析发现空腹呼气H_2升高与主胰管狭窄有关的基础上，他们进一步将其用于胰腺外分泌功能不全诊断，以＞10.7ppm为异常，诊断的敏感度和特异度分别为73.3%和83.3%。复习过往文献会发现，一些研究结果其实早已强烈暗示了空腹呼气H_2水平升高有助于碳水化合物吸收不良诊断。例如，未治乳糜泻（麦胶性肠病）患者空腹呼气H_2显著高于治疗有效患者和正常人，改为稻米晚餐后方可降至正常人水平，明显提示未治患者存在碳水化合物吸收不良[98, 109]。

（二）胃小肠动力障碍

存在胃排空延迟和（或）小肠动力障碍时，残余食物排入大肠发酵产气的时间相应也会延迟，从而引起清晨空腹呼气H_2升高。经典案例莫过于Burge[102, 103]报道的空腹呼气H_2检查诊断糖尿病胃轻瘫。以核素标记固体试餐胃闪烁显像为胃轻瘫诊断标准（$t_{1/2}＞90min$），糖尿病胃轻瘫患者普通晚餐后的次日空腹呼气H_2显著高于无胃轻瘫糖尿病患者及健康人；100g土豆加20g乳果糖试餐后差异更明显。经过验证推荐的胃和小肠动力检查项目主要是核素闪烁成像、^{13}C-螺旋藻呼气试验、无绳动力胶囊，但绝大多数医院三项均缺乏，因此，乳果糖晚餐空腹H_2呼气试验意义重大（参见第十七章第二节）。

（三）小肠细菌过度生长及肠道甲烷菌过度生长

Perman等[68]于1984年报道，在149例慢性腹痛、腹泻患者中发现15例（10.0%）

空腹呼气H_2水平高达43～245ppm，其中13例患有严重的小肠细菌过度生长和（或）假性肠梗阻，依嘱进食易消化稻米晚餐，次日再测空腹呼气H_2仍然保持明显高位（48～240ppm）；相反，230名正常人中仅有4例（1.7%）空腹呼气H_2大于30ppm（分别为34ppm、39ppm、41ppm、42ppm），依嘱进食豆、面类高FODMAP晚餐后次日再测无一超过42ppm。二十年后，Di Stefano等[70]证实，严重过度生长的小肠细菌通过持续分解发酵肠黏液等内源性碳水化合物，引起空腹呼气H_2异常升高。最近报道的空腹呼气H_2升高的肠易激综合征患者使用抗菌药或益生菌治疗有效、空腹呼气H_2水平复常也提示小肠细菌过度生长（SIBO）所致[104-106，110]。综上所述，发现空腹呼气H_2超标，首先应询问试验前晚餐和空腹情况，一旦符合要求，应考虑病理性异常可能。具体原因则需综合分析。通常继续空腹60min再测，如果显著下降，提示碳水化合物吸收不良或胃排空障碍，无明显变化则提示小肠细菌过度生长。

美国胃肠病学会在2020年发布的SIBO临床指南中建议，呼气CH_4超标（≥10ppm）时诊断肠道甲烷菌过度生长[82]。75%～86%的糖H_2呼气试验过程中CH_4升高阳性者其实空腹呼气CH_4已超标[111，112]。Takakura等[113]报道，空腹呼气CH_4阳性者诊断肠道甲烷菌过度生长的敏感度和特异度分别高达86%和100%，抗菌治疗后可转阴，而未治者保持阳性。换言之，无论初诊还是治疗后复查，空腹呼气CH_4阳性者似乎都没有必要再行餐后2h试验了。

二、碳水化合物吸收不良症诊断

摄入碳水化合物未能在小肠完成消化吸收而有超生理量排入大肠的情形称为碳水化合物吸收不良症（carbohydrate absorption），由此通过高渗透吸水和发酵产气等机制引起腹胀、腹痛、腹泻、矢气等一系列胃肠道不适症状，甚至消化不良，则可称为碳水化合物不耐受症（carbohydrate intolerance）。碳水化合物吸收不良症临床十分常见，是慢性腹泻的重要病因之一，且多隐匿于功能性胃肠病之中，如肠易激综合征、功能性腹泻、功能性腹痛及餐后不适型功能性消化不良等。乳糖不耐受症是第一个被阐明发病机制的，也是最常见的碳水化合物吸收不良症。

临床上，第一种成功应用H_2呼气试验诊断的碳水化合物吸收不良症也是乳糖不耐受症。1969年，也就是发现乳糖酶缺乏症的第10年，美国的Calloway等[6]率先报道了乳糖H_2呼气试验诊断，5名中国人在饮入980ml巴氏消毒奶后呼气H_2显著上升，而另5名美国白种人则无一有反应。1975年，Newcomer等[114]以空肠黏膜乳糖酶活力测定为参照标准，将50g非标记乳糖冲水250ml再添微量（10μCi）^{14}C-乳糖制成试餐，比较餐后血糖水平、呼气$^{14}CO_2$放射性活度、呼气H_2浓度三大指标的区分效果，结果呼气H_2表现最佳，判别阈值为餐后升高≥20ppm。从此，乳糖H_2呼气试验便逐步取代了血液糖耐量试验、小肠黏膜活检酶活力测定和基因检测，成为乳糖酶缺乏症临床诊断的首选。随后，各种诊断碳水化合物吸收不良症的糖H_2呼气试验相继出现，如淀粉H_2呼气试验、蔗糖H_2呼气试验、果糖H_2呼气试验、山梨醇H_2呼气试验等。如今，25g乳糖H_2呼气试验、25g果糖H_2呼气试验已成为欧美标准临床检验项目，助力从肠易激综合征、功能性腹泻、儿童功能性腹痛等功能性胃肠病患者中甄别阳性者。必须说明的是，一定剂量试验糖的H_2呼气试验阳性只能表明受试者对试验剂量产生吸收不良，并不意味肯定也对该糖不耐受，除非试验过程中同时诱发了不耐受症状。所以，较小剂量试验阳性对于不耐受症的诊断更有临床意义。例如，在我国，绝大多数成人缺乏乳糖酶，相当于500ml牛奶乳糖含量的25g乳糖H₂呼气试验显然没有太大意义。多数中国居民的牛奶日饮量约为250ml，浙江大学医学院附属邵逸夫医院消化科介绍的10g乳糖H₂呼气试验似乎更适合国人乳糖不耐受症的临床诊断[115]。最后要提醒的是，糖H₂呼气试验诊断碳水化合物吸收不良的基础是大肠细菌对来自小肠多余未消化碳水化合物的发酵产气。如果受试者患有小肠细菌过度生长，即便没有碳水化合物吸收不良，也会出现产气反应。所以，试验前应排除小肠细菌过度生长（参见第十七章第四节）。

三、小肠细菌过度生长诊断

小肠细菌过度生长（small intestinal bacterial overgrowth，SIBO）是一组因小肠细菌过多引起胃肠道及全身症状的临床综合征，临床常见。SIBO的主要成因是胃酸缺乏、小肠淤积和回盲瓣功能缺失。过去SIBO的诊治重点限于盲袢、假性肠梗阻等严重器质性疾病，而当前的热点和难点是十分常见的功能性胃肠病如肠易激综合征、功能性消化不良等，以及糖尿病、肥胖、脂肪肝等代谢综合征相关性疾病。小肠液菌落计数培养是重要的参考诊断方法，但不是金标准，也难以常规实施。¹⁴C-甘氨胆酸、¹⁴C-木糖等¹³/¹⁴C-呼气试验诊断现已很少使用，当前推荐的临床检验项目是葡萄糖H₂呼气试验和乳果糖H₂呼气试验。

葡萄糖H₂呼气试验于1976年由Metz等[116]首先报道。葡萄糖是一种极易被小肠迅速完全吸收的单糖，口服葡萄糖后出现呼气H₂显著上升高度提示小肠细菌过度生长的存在。乳果糖H₂呼气试验用于小肠细菌过度生长则由Rhodes等[117]于1979年首先报道。乳果糖是人工合成的非吸收性双糖，全程通过小肠，正常情况下只有到达结肠后才被细菌分解产气，小肠细菌过度生长时则被提前分解，出现早期呼气H₂升高。一般认为，葡萄糖H₂呼气试验敏感度低、特异度高，乳果糖H₂呼气试验则相反，敏感度高而特异度较低（参见第十七章第五节）。

四、小肠传递时间测量

小肠传递时间（small bowel transit time，SBTT）是指食糜自十二指肠到达盲肠所需的时间，而口-盲肠通过时间（ora-caecal transit time，OCTT）则是进食开始至食物达盲肠所需的时间，都是反映小肠动力状态的重要指标，后者测量较方便。固体试餐放射性核素扫描是小肠传递时间测量的金标准，成人正常值为4～5h。

乳果糖H₂呼气试验是第一个用于OCTT测定的呼气试验[25]。乳果糖-钡剂混悬液X线透视显示，乳果糖到达盲肠5min后呼气H₂即迅速上升。正常成人的口-盲肠通过时间为60～120min，远短于核素扫描结果，这是低分子量非消化性乳果糖的高渗刺激引起肠蠕动加速的结果。因为简单易行和同质可比较，乳果糖H₂呼气试验常被用于胃肠动力学基础与临床研究，但不推荐临床诊疗应用，理由是小肠传递时间测定的临床适应证是严重小肠动力障碍如假性肠梗阻的诊断，而乳果糖H₂呼气试验的结果变异大，几乎并存的小肠细菌过度生长又干扰结肠产气定位判断。菊粉是一种非消化性的高分子果聚糖，属于可溶性膳食纤维，无渗透性刺激作用[118]。菊粉H₂呼气试验所测OCTT与核素扫描法基本一致,但同样会因小肠细菌过度生长干扰而不能用于临床诊断(参见第十七章第三节)。

五、食物营养学研究

糖H_2呼气试验在食物营养学中主要用于评估碳水化合物食品不同品种、不同加工方式、不同配方的消化吸收效果、胃肠功能影响、安全性等。例如,全麦食品有益健康,但口感不佳且易引起腹胀,而超细磨全麦面粉的口感和小麦面粉相差不大,也不引起胃肠不适,进一步比较餐后呼气H_2和CH_4变化也无显著差异,提示超细磨全麦面粉值得推广[119]。又如,长期以大米为主食者餐后呼气H_2和CH_4低于以小麦面粉为主粮者,而以小麦面粉为主食者肠道菌群结构、血液短链脂肪酸浓度则优于大米,提示即使长期细粮主食也应注意多样化、避免单一[120]。

此外,H_2和CH_4都是可燃性气体,因此科学家很早就考虑到在密闭的太空舱内H_2和CH_4发生爆炸、火灾的可能危险,呼气及矢气中的H_2和CH_4测试一直都是太空食品考核指标之一[4]。

六、其他方面的应用

(一)胃酸缺乏症诊断

胃酸缺乏症的经典标准诊断方法是胃管抽吸法胃液分析。基于金属镁与盐酸反应生成氯化镁并释放H_2的原理($2HCl + Mg = MgCl_2 + H_2 \uparrow$),有学者设计镁$H_2$呼气试验,此后的应用显示,试验诊断胃酸缺乏症的敏感度和特异度分别高达95%和100%[121]。随着胃镜检查的普及,特别是内镜医生对胃黏膜萎缩识别能力的提高,胃液分析及呼气试验均未再见报道,但其独到的设计创意极具示范意义,值得在此提及。

(二)小肠黏膜完整性评估

弥漫性小肠黏膜完整性受损疾病包括非糜烂溃疡性病变、糜烂溃疡性病变、淋巴管阻塞性病变三大类,病种繁多,其中以非糜烂溃疡性病变和部分淋巴管阻塞性病变最难诊断,乳糜泻、非特异性热带吸收不良、Whipple病、先天性小肠淋巴管扩张症是该类疾病的典型代表。乳糜泻在白种人十分常见,是临床诊治重点。小肠黏膜完整性受损的直接后果是黏膜通透性增加和有效消化吸收面积减少,所以小肠黏膜完整性受损性疾病既属于蛋白丢失性胃肠病,也属于消化吸收不良综合征。利用某些单糖吸收量小、容易发生吸收不良的特点,Cook[122]和Corazza[123]分别于1980年和1988年报道了木糖H_2呼气试验和山梨醇H_2呼气试验筛查弥漫性小肠黏膜病变。试验确实敏感,尤其是山梨醇,摄入5g(2%)即可让乳糜泻患者几乎100%阳性,正常成人阳性率也高达10%。后来发展的^{13}C-山梨醇呼气试验也很敏感,但随着血清学检查的发展,以及内镜、活检病理检查的普及,关于呼气试验筛查乳糜泻的探索逐渐被淡忘。

(三)肠道清洁准备效果预测

高度清洁的肠道准备是高质量完成结肠镜检查的重要前提之一。相较于检中评估,检前预测才有防患于未然的机会。有内镜医生发现，肠道准备不佳者检前空腹呼气 H_2 水平显著高于准备优良者[124]。还有医生在清肠液中加入乳果糖或菊粉后监测呼气 H_2，准备优劣之差异更加明显。系统评估也得出 H_2 呼气试验可以预测肠道准备质量，但此法似无必要，因为现今一些内镜室利用视频、图片可让受检者评判的办法十分简单、可靠。

（四）大肠癌风险预测

呼气试验查癌可以说是从大肠癌开始的。Haines 等[125]于1977年报道，30例大肠癌患者中有24例呼气可检出 CH_4，检出率为80%，而良性大肠病患者、正常大肠个体的检出率分别只有39%（25/64）、38%（80/208）。随后的几篇报道也发现大肠癌患者中有较多的 CH_4 高生产者，认为呼气 CH_4 测试可能有助于大肠癌筛查，但最终被设计严格的病例-对照研究否定。近几年，随着肠道微生态学的广泛推进，又有人开始探索呼气 CH_4/H_2 比例等预测大肠癌风险的可能性。

第四节　问题与对策

H_2 呼气试验问世迄今已有半个多世纪，成就斐然，但还存在诸多尚待解决的问题，如准备方案、试餐糖剂量、采样方案、测量准确性、试验耗时长等，其中最关键的问题莫过于小肠产气的准确判断，它是所有类型 H_2 呼气试验的技术核心。

假如任何时候结肠都是呼气 H_2 的唯一来源，那么 H_2 呼气试验结果解释就变得极为简单、准确。口服一种消化性糖后呼气 H_2 升高，毫无疑问表明该碳水化合物吸收不良；口服一种可发酵非消化性糖后呼气 H_2 升高得到的是口-盲肠通过时间。然而，小肠细菌过度生长发酵产气的现实存在使得进食任何一种糖后出现的 H_2 升高至少有3种可能：小肠产气、结肠产气、小肠和结肠先后产气。如何判断"提前发生的小肠产气"极具挑战。

根据双峰图形区分小肠产气和结肠产气是最初的解决方案（图10-4）。1979年，Rhodes[117]尝试将测量口-盲肠通过时间的乳果糖 H_2 呼气试验用于小肠细菌过度生长的诊断，结果惊喜地发现双峰图形是小肠细菌过度生长阳性患者的特征，第1峰和第2峰分别代表小肠产气和结肠产气，以空肠液菌落计数为标准，双峰图形诊断的特异度为100%，完胜经典 ¹⁴C-甘氨胆酸呼气试验，后者在回肠远端病变或回肠切除患者中全部为假阳性。从此，双峰图形便成了 H_2 呼气试验诊断小肠细菌过度生长的标志。经过近二十年的应用，渐渐发现双峰图形并不可靠。Riordan[126]对乳果糖和扫描核素示踪剂同时口服进行检测发现，并非所有小肠细菌过度生长都有双峰图形，单峰形式也不少见。另外，双峰图形亦非小肠细菌过度生长的绝对特征，口腔污染也可以出现双峰图形，双峰图形还可以完全是结肠发酵所致。

第二种办法是使用同步传输标志物协助判断产气定位，具体办法是将试验糖混入硫酸钡或核素标记食物一同服食，餐后呼气检测到 H_2 升高时立即进行腹部X线透视或体外扫描，若标志物仍位于小肠或仅少量进入盲肠，可判断为小肠细菌过度生长产气。大多数人认为该法能够提高诊断的准确性[92]。但是，呼气 H_2 排放的滞后性和标志物不同步两大问题可能让事实并非如此。呼气H_2排放滞后现象很早就被Levitt[13]发现了，直接将乳果糖注入盲肠，呼气H_2浓度上升在30min后才达峰值（图10-1）。硫酸钡乳果糖混合试餐口-盲肠通过时间双法比较测定也发现，呼气H_2升高10ppm的时间比X线透视硫酸钡到达盲肠的时间平均约晚20min[127]。由此可见，少量标志物进入盲肠时的高水平呼气H_2完全可以是小肠产气所为。至于试验糖与标志物的同步传输问题，有人比较了三种标志物与木糖的同步性，结果适合X线透视的硫酸钡和泛影葡胺分别慢于和快于木糖，只有适合放射性核素显像的^{99m}Tc-锡胶体与木糖同步[128]。

更大胆的尝试是近年报道的无绳胃肠道气体遥测胶囊（telemetric capsule），胶囊吞服后实时感测胃肠道内的H_2和O_2浓度变化并将信号发送到体外接收器。因为胃（高）、小肠（低）、大肠（无）O_2浓度差异很大，异常H_2产生部位很容易被锁定[129, 130]。期待进一步报道。

第五节　小　　结

H_2呼气试验一般是指通过测定口服碳水化合物试餐后呼气H_2/CH_4浓度变化而对胃肠道生理病理状态进行诊断的试验。因为组织细胞代谢不产H_2，呼气H_2的唯一来源是胃肠道细菌对碳水化合物的酵解，高密度细菌的大肠是主要产地，所以口服一种肠道细菌可酵解的试验糖后出现呼气H_2明显升高只有两种可能：过度生长的小肠细菌对试验糖的酵解或者未被吸收的试验糖进入结肠酵解。糖H_2呼气试验就是根据口服试验糖的性质，结合呼气H_2浓度变化时相和幅度判断分解部位，对胃肠病理生理状态做出诊断，主要用于碳水化合物吸收不良症诊断、小肠细菌过度生长诊断、胃排空和小肠传输时间测定、小肠黏膜完整性评估、食品营养学研究等。H_2呼气试验的最大问题是产气定位，即对于区分口服碳水化合物后呼气H_2升高是过度生长的胃小肠细菌酵解还是结肠细菌酵解所致，使用同步传输标志物、遥测胶囊可能是较好的解决方案。

（校阅：高　燕　宋　薇）

参 考 文 献

[1] Calloway DH, Colasito DJ, Mathews RD. Gases produced by human intestinal microflora. Nature, 1966, 212（5067）: 1238-1239.

[2] Calloway DH. Respiratory hydrogen and methane as affected by consumption of gas-forming foods. Gastroenterology, 1966, 51（3）: 383-389.

[3] Waslien CI, Calloway DH, Margen S. Human intolerance to bacteria as food. Nature, 1969, 221（5175）: 84-85.

[4] Calloway DH, Murphy EL. Intestinal hydrogen and methane of men fed space diet. Life Sci Space Res, 1969, 7: 102-109.

[5] Calloway DH, Burroughs SE. Effect of dried beans and silicone on intestinal hydrogen and methane production in man. Gut, 1969, 10（3）: 180-184.

[6] Calloway DH, Murphy EL, Bauer D. Determination of lactose intolerance by breath analysis. Am J

Dig Dis, 1969, 14（11）: 811-815.

[7] Calloway DH. The proportions of carbohydrate, fat and protein in space feeding. Life Sci Space Res, 1970, 8: 295-301.

[8] Hickey CA, Calloway DH, Murphy EL. Intestinal gas production following ingestion of fruits and fruit juices. Am J Dig Dis, 1972, 17（5）: 383-389.

[9] Murphy EL, Calloway DH. The effect of antibiotic drugs on the volume and composition of intestinal gas from beans. Am J Dig Dis, 1972, 17（7）: 639-642.

[10] Calloway DH, Chenoweth WL. Utilization of nutrients in milk-and wheat-based diets by men with adequate and reduced abilities to absorb lactose. I. Energy and nitrogen. Am J Clin Nutr, 1973, 26（9）: 939-951.

[11] Levitt MD, French P. Donaldson RM. Use of hydrogen and methane excretion in the study of the intestinal flora. J Lab Clin Med, 1968, 72: 988-989.

[12] Levitt MD, Ingelfinger FJ. Hydrogen and methane production in man. Ann N Y Acad Sci, 1968, 150（1）: 75-81.

[13] Levitt MD. Production and excretion of hydrogen gas in man. N Engl J Med, 1969, 281（3）: 122-127.

[14] Levitt MD, Donaldson RM. Use of respiratory hydrogen（H₂）excretion to detect carbohydrate malabsorption. J Lab Clin Med, 1970, 75（6）: 937-945.

[15] Engel RR, Levitt MD. Intestinal trace gas formation in newborns. Program and Abstracts. New Jersey: American Pediatric Society and Society for Pediatric Research, 1970: 266.

[16] Wittenberg J, Levitt MD. Correlation of measured volume with radiologic appearance of intestinal gas in normal subjects. Invest Radiol, 1970, 5（4）: 244-249.

[17] Levitt MD, Bond JH Jr. Volume, composition, and source of intestinal gas. Gastroenterology, 1970, 59（6）: 921-929.

[18] Levitt MD. Volume and composition of human intestinal gas determined by means of an intestinal washout technic. N Engl J Med, 1971, 284（25）: 1394-1398.

[19] Levitt MD, Duane WC. Floating stools—flatus versus fat. N Engl J Med, 1972, 286（18）: 973-975.

[20] Levitt MD, Levitt DG. Use of inert gases to study the interaction of blood flow and diffusion during passive absorption from the gastrointestinal tract of the rat. J Clin Invest, 1973, 52（8）: 1852-1862.

[21] Bond JH Jr, Levitt MD. Use of pulmonary hydrogen（H₂）measurements to quantitate carbohydrate absorption. Study of partially gastrectomized patients. J Clin Invest, 1972, 51（5）: 1219-1225.

[22] Levitt MD, Berggren T, Hastings J, et al. Hydrogen（H₂）catabolism in the colon of the rat. J Lab Clin Med, 1974, 84（2）: 163-167.

[23] Bond JH, Levitt DG, Levitt MD. Use of inert gases and carbon monoxide to study the possible influence of countercurrent exchange on passive absorption from the small bowel. J Clin Invest, 1974, 54（6）: 1259-1265.

[24] Lasser RB, Bond JH, Levitt MD. The role of intestinal gas in functional abdominal pain. N Engl J Med, 1975, 293（11）: 524-526.

[25] Bond JH Jr, Levitt MD, Prentiss R. Investigation of small bowel transit time in man utilizing pulmonary hydrogen（H₂）measurements. J Lab Clin Med, 1975, 85（4）: 546-555.

[26] Bond JH, Levitt MD. Quantitative measurement of lactose absorption. Gastroenterology, 1976, 70（6）: 1058-1062.

［27］ Bond JH，Levy M，Levitt MD. Explosion of hydrogen gas in the colon during proctosigmoidosco-py. Gastrointest Endosc，1976，23（1）：41-42.

［28］ Bond JH，Levitt DG，Levitt MD. Quantitation of countercurrent exchange during passive absorption from the dog small intestine：evidence for marked species differences in the efficiency of exchange. J Clin Invest，1977，59（2）：308-318.

［29］ Bond JH，Levitt MD. Use of breath hydrogen（H_2）to quantitate small bowel transit time following partial gastrectomy. J Lab Clin Med，1977，90（1）：30-36.

［30］ Bond JH，Levitt MD. Effect of dietary fiber on intestinal gas production and small bowel transit time in man. Am J Clin Nutr，1978，31（10 Suppl）：S169-S174.

［31］ Levitt MD. Intestinal gas production—recent advances in flatology. N Engl J Med，1980，302（26）：1474-1475.

［32］ Ellestad-Sayed JJ，Levitt MD，Bond JH. Milk intolerance in Manitoba Indian school children. Am J Clin Nutr，1980，33（10）：2198-2201.

［33］ Anderson IH，Levine AS，Levitt MD. Incomplete absorption of the carbohydrate in all-purpose wheat flour. N Engl J Med，1981，304（15）：891-892.

［34］ Kolars JC，Levitt MD，Aouji M，et al. Yogurt—an autodigesting source of lactose. N Engl J Med，1984，310（1）：1-3.

［35］ Levitt MD，Kolars JC，Savaiano DA. Carbohydrate malabsorption and intestinal gas production. Neth J Med，1984，27（7）：258-261.

［36］ Savaiano DA，AbouElAnouar A，Smith DE，et al. Lactose malabsorption from yogurt，pasteur-ized yogurt，sweet acidophilus milk，and cultured milk in lactase-deficient individuals. Am J Clin Nutr，1984，40（6）：1219-1223.

［37］ McNamara EA，Levitt MD，Slavin JL. Breath hydrogen and methane：poor indicators of apparent digestion of soy fiber. Am J Clin Nutr，1986，43（6）：898-902.

［38］ Levitt MD，Hirsh P，Fetzer CA，et al. H_2 excretion after ingestion of complex carbohydrates. Gas-troenterology，1987，92（2）：383-389.

［39］ Ellis CJ，Kneip JM，Levitt MD. Storage of breath samples for H_2 analyses. Gastroenterology，1988，94（3）：822-824.

［40］ Levine AS，Tallman JR，Grace MK，et al. Effect of breakfast cereals on short-term food intake. Am J Clin Nutr，1989，50（6）：1303-1307.

［41］ Strocchi A，Bond JH，Ellis C，et al. Colonic concentrations of hydrogen and methane following co-lonoscopic preparation with an oral lavage solution. Gastrointest Endosc，1990，36（6）：580-582.

［42］ Strocchi A，Ellis C，Levitt MD. Reproducibility of measurements of trace gas concentrations in ex-pired air. Gastroenterology，1991，101（1）：175-179.

［43］ Strocchi A，Levitt MD. Measurement of starch absorption in humans. Can J Physiol Pharmacol，1991，69（1）：108-110.

［44］ Strocchi A，Furne JK，Ellis CJ，et al. Competition for hydrogen by human faecal bacteria：evi-dence for the predominance of methane producing bacteria. Gut，1991，32（12）：1498-1501.

［45］ Strocchi A，Levitt MD. Maintaining intestinal H_2 balance：credit the colonic bacteria. Gastroenter-ology，1992，102（4 Pt 1）：1424-1426.

［46］ Strocchi A，Levitt MD. Factors affecting hydrogen production and consumption by human fecal flo-ra. The critical roles of hydrogen tension and methanogenesis. J Clin Invest，1992，89（4）：1304-1311.

［47］ Strocchi A，Ellis CJ，Levitt MD. Use of metabolic inhibitors to study H_2 consumption by human feces: evidence for a pathway other than methanogenesis and sulfate reduction. J Lab Clin Med, 1993, 121（2）: 320-327.

[48] Strocchi A, Corazza G, Ellis CJ, et al. Detection of malabsorption of low doses of carbohydrate: accuracy of various breath H₂ criteria. Gastroenterology, 1993, 105（5）: 1404-1410.

[49] Kotz CM, Furne JK, Savaiano DA, et al. Factors affecting the ability of a high beta-galactosidase yogurt to enhance lactose absorption. J Dairy Sci, 1994, 77（12）: 3538-3544.

[50] Strocchi A, Furne J, Ellis C, et al. Methanogens outcompete sulphate reducing bacteria for H₂ in the human colon. Gut, 1994, 35（8）: 1098-1101.

[51] Strocchi A, Ellis CJ, Furne JK, et al. Study of constancy of hydrogen-consuming flora of human colon. Dig Dis Sci, 1994, 39（3）: 494-497.

[52] Suarez FL, Savaiano DA, Levitt MD. A comparison of symptoms after the consumption of milk or lactose-hydrolyzed milk by people with self-reported severe lactose intolerance. N Engl J Med, 1995, 333（1）: 1-4.

[53] Levitt MD, Olsson S. Pneumatosis cystoides intestinalis and high breath H₂ excretion: insights into the role of H₂ in this condition. Gastroenterology, 1995, 108（5）: 1560-1565.

[54] Levitt MD, Furne J, Olsson S. The relation of passage of gas an abdominal bloating to colonic gas production. Ann Intern Med, 1996, 124（4）: 422-424.

[55] Hertzler SR, Savaiano DA, Levitt MD. Fecal hydrogen production and consumption measurements. Response to daily lactose ingestion by lactose maldigesters. Dig Dis Sci, 1997, 42（2）: 348-353.

[56] Kajs TM, Fitzgerald JA, Buckner RY, et al. Influence of a methanogenic flora on the breath H₂ and symptom response to ingestion of sorbitol or oat fiber. Am J Gastroenterol, 1997, 92（1）: 89-94.

[57] Suarez FL, Springfield J, Furne JK, et al. Gas production in human ingesting a soybean flour derived from beans naturally low in oligosaccharides. Am J Clin Nutr, 1999, 69（1）: 135-139.

[58] Jiang T, Suarez FL, Levitt MD, et al. Gas production by feces of infants. J Pediatr Gastroenterol Nutr, 2001, 32（5）: 534-541.

[59] Zhong L, Furne JK, Levitt MD. An extract of black, green, and mulberry teas causes malabsorption of carbohydrate but not of triacylglycerol in healthy volunteers. Am J Clin Nutr, 2006, 84（3）: 551-555.

[60] Strocchi A, Levitt MD. Intestinal gas//Feldman M, Friedman L, Brant L, ed. Sleisenger and Fordtran's gastrointestinal and liver disease: pathophysiology/ diagnosis/management. 6ᵗʰ ed. Philadelphia: Elsevier, 2001, 153-160（reprinted in Shanghai）.

[61] Mastropaolo G, Rees WD. Evaluation of the hydrogen breath test in man: definition and elimination of the early hydrogen peak. Gut, 1987, 28（6）: 721-725.

[62] Erdrich S, Tan ECK, Hawrelak JA, et al. Hydrogen-methane breath testing results influenced by oral hygiene. Sci Rep, 2021, 11（1）: 26.

[63] Tormo R, Bertaccini A, Conde M, et al. Methane and hydrogen exhalation in normal children and in lactose malabsorption. Early Hum Dev, 2001, 65 Suppl: S165-S172.

[64] Benoit SL, Maier RJ, Sawers RG, et al. Molecular hydrogen metabolism: A widespread trait of pathogenic bacteria and protists. Microbiol Mol Biol Rev, 2020, 84（1）: e00092-e000119.

[65] Tadesse K, Eastwood MA. Metabolism of dietary fibre components in man assessed by breath hydrogen and methane. Br J Nutr, 1978, 40（2）: 393-396.

[66] Wolever TM, Robb PA. Effect of guar, pectin, psyllium, soy polysaccharide, and cellulose on breath hydrogen and methane in healthy subjects. Am J Gastroenterol, 1992, 87（3）: 305-310.

[67] Perman JA, Modler S. Glycoproteins as substrates for production of hydrogen and methane by colon-

ic bacterial flora. Gastroenterology, 1982, 83（2）: 388-393.

［68］Perman JA, Modler S, Barr RG, et al. Fasting breath hydrogen concentration: normal values and clinical application. Gastroenterology, 1984, 87（6）: 1358-1363.

［69］Flourié B, Pellier P, Florent C, et al. Site and substrates for methane production in human colon. Am J Physiol, 1991, 260（5 Pt 1）: G752-G757.

［70］Di Stefano M, Miceli E, Missanelli A, et al. Fermentation of endogenous substrates is responsible for increased fasting breath hydrogen levels in celiac disease. J Lab Clin Med, 2004, 143（3）: 163-168.

［71］Grimble G. Fiber, fermentation, flora, and flatus. Gut, 1989, 30（1）: 6-13.

［72］Wolf PG, Biswas A, Morales SE, et al. H_2 metabolism is widespread and diverse among human colonic microbes. Gut Microbes, 2016, 7（3）: 235-245.

［73］Wolin MJ. Fermentation in the rumen and human large intestine. Science, 1981, 213（4515）: 1463-1468.

［74］Miller TL, Wolin MJ. Pathways of acetate, propionate, and butyrate formation by the human fecal microbial flora. Appl Environ Microbiol, 1996, 62（5）: 1589-1592.

［75］Lajoie SF, Bank S, Miller TL, et al. Acetate production from hydrogen and［^{13}C］carbon dioxide by the microflora of human feces. Appl Environ Microbiol, 1988, 54（11）: 2723-2727.

［76］Gibson GR, Macfarlane GT, Cummings JH. Sulphate reducing bacteria and hydrogen metabolism in the human large intestine. Gut, 1993, 34（4）: 437-439.

［77］Medow MS, Glassman MS, Schwarz SM, et al. Respiratory methane excretion in children with lactose intolerance. Dig Dis Sci, 1993, 38（2）: 328-332.

［78］Christl SU, Murgatroyd PR, Gibson GR, et al. Production, metabolism, and excretion of hydrogen in the large intestine. Gastroenterology, 1992, 102（4 Pt 1）: 1269-1277.

［79］Metz G, Jenkins DJ, Peters TJ, et al. Breath hydrogen as a diagnostic method for hypolactasia. Lancet, 1975, 1（7917）: 1155-1157.

［80］Flourié B, Etanchaud F, Florent C, et al. Comparative study of hydrogen and methane production in the human colon using caecal and faecal homogenates. Gut, 1990, 31（6）: 684-685.

［81］Pimentel M, Mayer AG, Park S, et al. Methane production during lactulose breath test is associated with gastrointestinal disease presentation. Dig Dis Sci, 2003, 48（1）: 86-92.

［82］Pimentel M, Saad RJ, Long MD, et al. ACG clinical guideline: small intestinal bacterial overgrowth. Am J Gastroenterol, 2020, 115（2）: 165-178.

［83］Le Marchand L, Wilkens LR, Harwood P, et al. Use of breath hydrogen and methane as markers of colonic fermentation in epidemiologic studies: circadian patterns of excretion. Environ Health Perspect, 1992, 98: 199-202.

［84］Ehrenpreis ED, Swamy RS, Zaitman D, et al. Short duration exercise increases breath hydrogen excretion after lactulose ingestion: description of a new phenomenon. Am J Gastroenterol, 2002, 97（11）: 2798-2802.

［85］Di Stefano M, Mengoli C, Bergonzi M, et al. Hydrogen breath test in patients with severe constipation: the interference of the mixing of intestinal content. Neurogastroenterol Motil, 2014, 26（12）: 1754-1760.

［86］Perman JA, Modler S, Olson AC. Role of pH in production of hydrogen from carbohydrates by colonic bacterial flora. Studies in vivo and in vitro. J Clin Invest, 1981, 67（3）: 643-650.

［87］Florent C, Flourie B, Leblond A, et al. Influence of chronic lactulose ingestion on the colonic metabolism of lactulose in man（an in vivo study）. J Clin Invest, 1985, 75（2）: 608-613.

［88］Hertzler SR，Savaiano DA. Colonic adaptation to daily lactose feeding in lactose maldigesters reduces lactose intolerance. Am J Clin Nutr，1996，64（2）：232-236.

［89］Gilat T，Ben Hur H，Gelman-Malachi E，et al. Alterations of the colonic flora and their effect on the hydrogen breath test. Gut，1978，19（7）：602-605.

［90］Tangerman A. Measurement and biological significance of the volatile sulfur compounds hydrogen sulfide，methanethiol and dimethyl sulfide in various biological matrices. J Chromatogr B Analyt Technol Biomed Life Sci，2009，877（28）：3366-3377.

［91］Rezaie A，Buresi M，Lembo A，et al. Hydrogen and methane-based breath testing in gastrointestinal disorders：The North American consensus. Am J Gastroenterol，2017，112（5）：775-784.

［92］Hammer HF，Fox MR，Keller J，et al. European guideline on indications，performance，and clinical impact of hydrogen and methane breath tests in adult and pediatric patients：European Association for Gastroenterology，Endoscopy and Nutrition，European Society of Neurogastroenterology and Motility，and European Society for Paediatric Gastroenterology Hepatology and Nutrition consensus. United European Gastroenterol J，2022，10（1）：15-40.

［93］Broekaert IJ，Borrelli O，Dolinsek J，et al. An ESPGHAN position paper on the use of breath testing in paediatric gastroenterology. J Pediatr Gastroenterol Nutr，2022，74（1）：123-137.

［94］Donowitz JR，Pu Z，Lin Y，et al. Small intestine bacterial overgrowth in bangladeshi infants is associated with growth stunting in a longitudinal cohort. Am J Gastroenterol，2022，117（1）：167-175.

［95］Erdrich S，Tan ECK，Hawrelak JA，et al. Hydrogen-methane breath testing results influenced by oral hygiene. Sci Rep，2021，11（1）：26.

［96］Erdrich S，Harnett JE，Hawrelak JA，et al. Re：European guideline on indications，performance，and clinical impact of hydrogen and methane breath tests in adult and pediatric patients. United European Gastroenterol J，2022，10（1）：124.

［97］Tansel A，Levinthal DJ. Understanding our tests：hydrogen-methane breath testing to diagnose small intestinal bacterial overgrowth. Clin Transl Gastroenterol，2023，14（4）：e00567.

［98］Corazza GR，Strocchi A，Gasbarrini G. Fasting breath hydrogen in celiac disease. Gastroenterology，1987，93（1）：53-58.

［99］Uetsuki K，Kawashima H，Ohno E，et al. Measurement of fasting breath hydrogen concentration as a simple diagnostic method for pancreatic exocrine insufficiency. BMC Gastroenterol，2021，21（1）：211.

［100］Justino SR，Gonçalves Dias MC，Maculevicius J，et al. Fasting breath hydrogen concentration in short bowel syndrome patients with colon incontinuity before and after antibiotic therapy. Nutrition，2004，20（2）：187-191.

［101］张厚德、王三清、曾忠铭. 食谱与空腹时间对基础呼气氢水平影响研究. 中国微生态学杂志，1999，11（6）：358-360.

［102］Burge MR，Tuttle MS，Violett JL，et al. Potato-lactulose breath hydrogen testing as a function of gastric motility in diabetes mellitus. Diabetes Technol Ther，2000，2（2）：241-248.

［103］Burge MR，Tuttle MS，Violett JL，et al. Breath hydrogen testing identifies patients with diabetic gastroparesis. Diabetes Care，2000，23（6）：860-861.

［104］Lakhoo K，Lenz G，Lin E，et al. Phenotype and antibiotic response in patients with elevated baseline hydrogen breath test results：A large scale database analysis：483. Am J Gastroenterol，2019，114：S280.

［105］Rezaie A，Heimanson Z，McCallum R，et al. Lactulose breath testing as a predictor of response to rifaximin in patients with irritable bowel syndrome with diarrhea. Am J Gastroenterol, 2019, 114（12）：1886-1893.

［106］Rezaie A. Shedding light on elevated baseline hydrogen and flat-line patterns during breath testing. Am J Gastroenterol, 2020, 115（6）：956-957.

［107］Eisenmann A, Amann A, Said M, et al. Implementation and interpretation of hydrogen breath tests. J Breath Res, 2008, 2（4）：046002.

［108］Sakai D, Hirooka Y, Kawashima H, et al. Increase in breath hydrogen concentration was correlated with the main pancreatic duct stenosis. J Breath Res, 2018; 12（3）：036004.

［109］Rana SV, Sharma S, Sinha SK, et al. Influence of previously ingested wheat on fasting breath hydrogen in celiac patients. Dig Dis Sci, 2009, 54（6）：1276-1279.

［110］Le Nevé B, Derrien M, Tap J, et al. Fasting breath H_2 and gut microbiota metabolic potential are associated with the response to a fermented milk product in irritable bowel syndrome. PLoS One, 2019, 14（4）：e0214273.

［111］Shaker A, Peng B, Soffer E. Pattern of methane levels with lactulose breath testing; can we shorten the test duration? JGH Open, 2021, 5（7）：809-812.

［112］Plauzolles A, Uras S, Pénaranda G, et al. Small intestinal bacterial overgrowths and intestinal methanogen overgrowths breath testing in a real-life french cohort. Clin Transl Gastroenterol, 2023, 14（4）：e00556.

［113］Takakura W, Pimentel M, Rao S, et al. A Single fasting exhaled methane level correlates with fecal methanogen load, clinical symptoms and accurately detects intestinal methanogen overgrowth. Am J Gastroenterol, 2022, 117（3）：470-477.

［114］Newcomer AD, McGill DB, Thomas PJ, et al. Prospective comparison of indirect methods for detecting lactase deficiency. N Engl J Med, 1975, 293（24）：1232-1236.

［115］Yang J, Deng Y, Chu H, et al. Prevalence and presentation of lactose intolerance and effects on dairy product intake in healthy subjects and patients with irritable bowel syndrome. Clin Gastroenterol Hepatol, 2013, 11（3）：262-268. e1.

［116］Metz G, Gassull MA, Drasar BS, et al. Breath-hydrogen test for small-intestinal bacterial colonization. Lancet, 1976, 1（7961）：668-669.

［117］Rhodes JM, Middleton P, Jewell DP. The lactulose hydrogen breath test as a diagnostic test for small-bowel bacterial overgrowth. Scand J Gastroenterol, 1979, 14（3）：333-336.

［118］Geboes KP, Luypaerts A, Rutgeerts P, et al. Inulin is an ideal substrate for a hydrogen breath test to measure the orocaecal transit time. Aliment Pharmacol Ther, 2003, 18（7）：721-729.

［119］Hallfrisch J, Behall KM. Breath hydrogen and methane responses of men and women to breads made with white flour or whole wheat flours of different particle sizes. J Am Coll Nutr, 1999, 18（4）：296-302.

［120］Mano F, Ikeda K, Joo E, et al. The Effect of White Rice and White Bread as Staple Foods on Gut Microbiota and Host Metabolism. Nutrients, 2018, 10（9）：1323.

［121］Sack DA, Stephensen CB. Liberation of hydrogen from gastric acid following administration of oral magnesium. Dig Dis Sci, 1985, 30（12）：1127-1133.

［122］Cook GC. Breath hydrogen after oral xylose in tropical malabsorption. Am J Clin Nutr, 1980, 33（3）：555-560.

［123］Corazza GR, Strocchi A, Rossi R, et al. Sorbitol malabsorption in normal volunteers and in patients with coeliac disease. Gut, 1988, 29（1）：44-48.

［124］Urita Y, Hike K, Torii N, et al. Hydrogen breath test as an indicator of the quality of colonic preparation for colonoscopy. Gastrointest Endosc, 2003, 57 (2): 174-177.

[125] Haines A, Metz G, Dilawari J, et al. Breath-methane in patients with cancer of the large bowel. Lancet, 1977, 2 (8036): 481-483.

[126] Riordan SM, McIver CJ, Walker BM, et al. The lactulose breath hydrogen test and small intestinal bacterial overgrowth. Am J Gastroenterol, 1996, 91 (9): 1795-1803.

[127] Hirakawa M, Iida M, Kohrogi N, et al. Hydrogen breath test assessment of orocecal transit time: comparison with barium meal study. Am J Gastroenterol, 1988, 83 (12): 1361-1363.

[128] Lewis SJ, Young G, Mann M, et al. Improvement in specificity of [¹⁴C] d-xylose breath test for bacterial overgrowth. Dig Dis Sci, 1997, 42 (8): 1587-1592.

[129] Kalantar-Zadeh K, Berean KJ, Ha N, et al. A human pilot trial of ingestible electronic capsules capable of sensing different gases in the gut. Nature Electronics, 2018, 1 (1): 79-87.

[130] Berean KJ, Ha N, Ou JZ, et al. The safety and sensitivity of a telemetric capsule to monitor gastrointestinal hydrogen production in vivo in healthy subjects: a pilot trial comparison to concurrent breath analysis. Aliment Pharmacol Ther, 2018, 48 (6): 646-654.

第十一章　$^{13/14}$C-呼气试验

- $^{13/14}$C-呼气试验是一类通过测量摄入 $^{13/14}$C-标记化合物后呼气 $^{13/14}$CO$_2$ 浓度的变化进行诊断的非侵入性试验。
- ^{13}C 属于稳定核素；^{14}C 则属于放射性核素，半衰期很长，衰变时释放 β 射线。$^{13/14}$C-标记化合物一般定位标记于 1 位碳原子，其生物代谢与相应的非标化合物完全相同，故可示踪相应代谢过程。呼气 ^{13}CO$_2$ 浓度通过测定气样 ^{13}CO$_2$/^{12}CO$_2$ 丰度比而实现，有同位素比值质谱法和红外光谱法两种；呼气 ^{14}CO$_2$ 浓度则通过测量气样 β 射线的放射性比活度来实现定量，液体闪烁测量和固体电离测量法是可选方法，以前者最为有效。
- $^{13/14}$C-呼气试验的基本原理如下：摄入一定剂量的 $^{13/14}$C-标记化合物，经体内一系列代谢转化生成 $^{13/14}$CO$_2$，后者与体内的 CO$_2$ 库混合，最终引起呼气 $^{13/14}$CO$_2$ 含量升高。因此，通过测定摄入 $^{13/14}$C-标记化合物后呼气 $^{13/14}$CO$_2$ 含量变化，可以评价体内相应代谢转化功能状态。试验基本过程如下：采集本底气样，摄入 $^{13/14}$C-标记物，采集用药后气样，测定气样 $^{13/14}$CO$_2$ 浓度，计算呼出速率，建立动力学曲线，分析结果。
- 应用报道集中在消化系统疾病检查方面，获得推荐临床使用的有 4 项：$^{13/14}$C-UBT 诊断胃幽门螺杆菌（Hp）感染、^{13}C-螺旋藻呼气试验测量胃排空、^{13}C-美沙西丁呼气试验评估肝储备功能和 ^{13}C-混合甘油三酯呼气试验评估胰腺外分泌功能。
- 存在许多问题如目标定位、黑箱分析、本底 ^{13}CO$_2$ 波动、内源性 CO$_2$ 排出率波动和实验时间太长等，应对之策包括目标合理、减少黑箱内容、试验前避免 ^{13}C-富集食物、直接测量机体 CO$_2$ 产率和发展可穿戴自动检测设备等。

　　二氧化碳（carbon dioxide，CO$_2$）是呼气中的主要成分，源于机体对含碳化合物的代谢过程。因此，摄入稳定核素 ^{13}C 或放射性 ^{14}C 标记的化合物，测定呼气中的 $^{13/14}$CO$_2$ 排出率可以反映相应碳化合物在体内的代谢状况，此即所谓的碳同位素标记化合物呼气试验，也称 $^{13/14}$CO$_2$ 呼气试验，但应用更多的是简称"$^{13/14}$C-呼气试验"（$^{13/14}$C-breath test）。20 世纪 50 年代，随着 ^{14}C 等放射性核素标记技术的出现，很快就有一些学者给实验动物或人摄入 ^{14}C-标记化合物，如 ^{14}C-葡萄糖、^{14}C-木糖等，继而通过测定呼气 ^{14}CO$_2$ 进行体内代谢研究[1, 2]。

　　临床诊断应用则可将 1971 年视为起点，这一年，Fromm 等[3] 在《柳叶刀》、Sherr 等[4] 在《新英格兰医学杂志》分别报道了 ^{14}C-甘氨胆酸呼气试验检查胆盐吸收不良和诊断小肠细菌过度生长。两家著名杂志报道的神奇"呼气看病术"引起全球临床医生的极大兴趣，各种 ^{14}C-呼气试验不胜枚举：^{14}C-氨基比林呼气试验评估肝脏储备功能[5]、^{14}C-三棕榈酸甘油呼气试验诊断胰腺外分泌功能不全[6]、^{14}C-乳糖呼气试验诊断乳糖酶缺乏症[7]、^{14}C-苯丙氨酸呼气试验筛查新生儿苯丙酮尿症[8]、^{14}C-乳果糖呼气试验测量小肠传递时间[9]等。另外，1973年，13C-呼气试验在《科学》杂志闪亮登场，Lacroix等[10]给6名正常人口服天然13C-富集葡萄糖100g，餐后呼气13CO_2/12CO_2丰度比显著升高，4h达峰，之后逐渐下降，这项试验标志着13C-呼气试验时代的到来。20世纪80年代，随着稳定核素13C-标记技术的成熟，放射性14C-呼气试验逐渐被相应的非放射性13C-呼气试验替代，如将14C-美沙西丁呼气试验改为13C-美沙西丁呼气试验[11]、用13C-混合甘油三酯代替14C-混合甘油三酯[12]……然而，无论是开始的14C-呼气试验还是后来的13C-呼气试验，没有一项诊断效能可达到临床普遍采纳的程度。

幽门螺杆菌的发现及其与消化性溃疡、慢性胃炎因果关系的阐明，不仅是消化病学史的一次革命，也是呼气试验研究史上的重大转折点。1987年，Graham[13]和Bell[14]先后报道了13C-尿素呼气试验（13C-urea breath test，13C-UBT）和14C-尿素呼气试验（14C-UBT）诊断胃幽门螺杆菌感染，准确性达到几乎令人难以置信的程度，这两种试验迅速风行全球。13/14C-UBT的巨大成功不仅促成了13/14C-呼气试验研究的重启，还极大地刺激了呼气挥发性有机物分析、呼气冷凝液检测等各类呼气试验的研究。目前，获得推荐临床使用13C-呼气试验的项目有如下4项：13/14C-UBT诊断胃 Hp 感染、13C-螺旋藻呼气试验测量胃排空、13C-美沙西丁呼气试验评估肝储备功能和13C-混合甘油三酯呼气试验评估胰腺外分泌功能[15, 16]。

第一节 碳同位素标记示踪剂

一、理化特征和制备

（一）碳核素

碳（carbon，C）是第6号化学元素，主要有4种同位素（表11-1），天然丰度以12C最高。进行含碳化合物示踪研究时，自然是选择几种痕量同位素作为标记。11C为人工放射性核素，半衰期很短，所以碳标记CO_2呼气试验只能使用13C或14C标记化合物。13C属于稳定核素，无放射性；14C则属于半衰期很长的放射性核素，其β射线对生物体有电

表11-1 碳元素的主要同位素

核素	质子数	中子数	半衰期	衰变方式	射线能量（MeV）	天然丰度	生产核反应
11C	6	5	20.38min	β+	0.9608	—	11B（p，n）11C
12C	6	6	稳定	—	—	98.892%	—
13C	6	7	稳定	—	—	1.108%	—
14C	6	8	5730年	β-	0.155	—	14N（n，p）14C

注：核素分为稳定核素（stable isotope）和放射性核素（radioactive isotope）两大类。"稳定"一词是相对的，一般指寿命极长的核素，通常以半衰期10^9年为界限，半衰期大于此数值的核素被认为是稳定核素。半衰期：放射性核素的原子核数目减少一半所需的时间即为该核素的半衰期。丰度：在一种元素中，某种特定的核素在该种元素的百分比又称为原子丰度（atomic abundance）。对于标记分子而言，则是指每100个分子中特定位置带标记核素的分子数，即分子丰度。14N（n，p）14C：14N原子核在高空射线打击下，一个质子失去正电子变成中子而生成14C；14C原子核自发衰变，一个中子释放负电子生成质子而恢复至14N。

离作用。在 ^{13}C 标记化合物技术成熟后，原用于人体研究的 ^{14}C 标记化合物逐渐被 ^{13}C 标记取代，但体外研究和动物实验则仍以 ^{14}C 标记化合物为主，这是因为 ^{14}C 标记化合物不仅容易制备，而且 ^{14}C 放射性测量也简便易行。

（二）$^{13/14}$C-标记化合物制备

1.化学合成　化学合成通常以 $Ba^{13/14}CO_3$ 或 $^{13/14}CO_2$ 为原料，经一两步化学反应获得 $^{13/14}$C 标记化合物。化学合成的优点是容易实现定位标记和目标产物纯化，缺点是需要特定的原料或中间体，对于复杂的化合物较为困难。呼气试验使用的 $^{13/14}$C-标记化合物一般定位标记于化合物的甲基（$^{13/14}CH_3$）或羧基（$^{13/14}COOH$）。这样，氧化脱羧即生成 $^{13/14}CO_2$（图 11-1）。

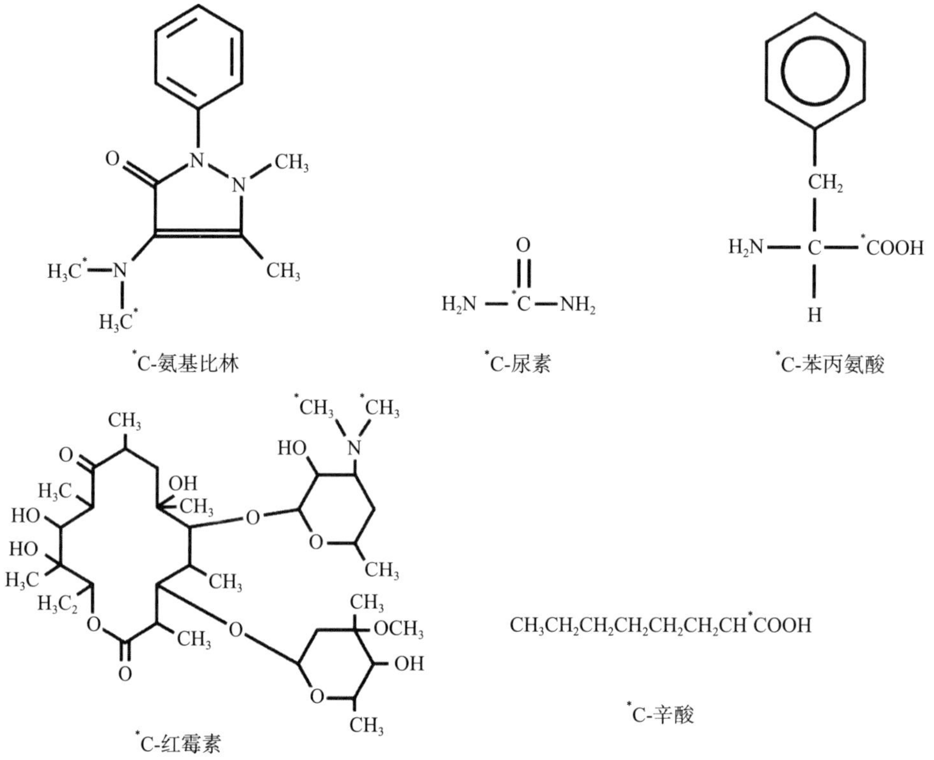

*C-氨基比林　　　　*C-尿素　　　　*C-苯丙氨酸

*C-红霉素　　　　CH₃CH₂CH₂CH₂CH₂C*COOH

*C-辛酸

图 11-1　几种 $^{13/14}$C 定位标记化合物
*代表 ^{13}C 或 ^{14}C 的标记位置

2.生物合成　生物合成可分为酶促合成和全生物合成两种类型。酶促合成是利用某些特定的酶通过一步或几步酶促反应，将标记前身物转化为所标记的产物。本法最大的特点是能得到定位标记且具有生物学活性和光学构型的光学产物，但前提是必须有相应的前体和合适的酶。

全生物合成最常采用的是细菌、绿藻、酵母等低等生物，它们代谢活泼、繁殖迅速，能较迅速地将标记核素原料掺入细胞内。例如，将螺旋藻置于 $^{13}CO_2$ 或 $^{14}CO_2$ 的气体环境中培育增殖，$^{13/14}CO_2$ 通过光合作用掺入细胞，合成含有 $^{13/14}$C 标记的蛋白质、脂类、核酸及多糖。收集螺旋藻，通过化学水解或酶解便可得到各种类型的 $^{13/14}$C 标记化合物。

评价胰腺脂类消化功能的^{13}C-Hiolein呼气试验的底物便是从^{13}C-螺旋藻分离提取的混合脂类，而^{13}C-螺旋藻本身就是^{13}C-呼气试验固体胃排空测定的极佳示踪剂[17]。全生物合成的示踪剂的^{13}C丰度或^{14}C-放射性浓度可达到很高水平，试验用量很少，100～200mg丰度大于99.0%的^{13}C-螺旋藻足以满足示踪要求。但必须看到，全生物合成法的$^{13/14}$C标记是非定位的。

　　四碳类植物对^{13}C有富集作用，故大剂量天然四碳类食物可作为廉价的^{13}C-呼气试验底物，采用大剂量玉米淀粉、甘蔗产蔗糖、玉米淀粉制葡萄糖所做的^{13}C-呼气试验分别可用于胰腺外分泌功能评估[18]、小肠蔗糖酶缺乏症初筛[19]、机体胰岛素抵抗检查[15]。另一方面，试验前和试验过程中禁止大量摄入四碳类植物性食物是维持低水平呼气$^{13}CO_2$本底和防止非示踪剂代谢干扰的重要措施。

　　利用人工合成或天然高丰度^{13}C-食物喂养动物也是生产制备^{13}C-标记化合物的办法之一。例如，在鸡饲料中添加^{13}C-亮氨酸，所产鸡蛋的蛋清便含高丰度^{13}C-白蛋白[20]，而从玉米喂养的奶牛所产牛奶中则可获大量^{13}C-乳糖[21]。

┌─【附】光合作用类型[22]───────────────────────────

　　光合作用是指植物利用光能把CO_2和H_2O转变为碳水化合物并释放O_2的过程，有Calvin-Benson循环和Hatch-Slack循环两大通路，通常称为C3通路和C4通路，其初始化合物分别是三碳化合物3-磷酸甘油酸和四碳化合物苹果酸或天门冬氨酸。另外，二氧化碳在光合作用过程中碳同位素发生强烈分馏，最终导致产物^{13}C同位素丰度差异。据测，水稻、小麦、大豆、多数蔬菜等三碳类植物$\delta^{13}C = -26.5‰$，而玉米、甘蔗、高粱、菠萝、西兰花等四碳类植物$\delta^{13}C = -12.5‰$。一倍富集足以造成餐后呼气$^{13}CO_2$丰度显著改变（图11-2）。

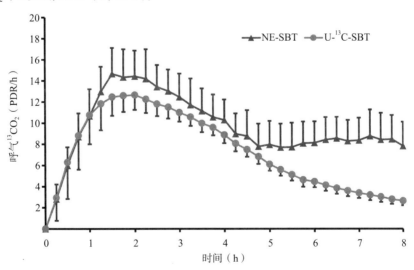

图11-2　服食不同来源蔗糖后的呼气$^{13}CO_2$丰度变化[19]

19名受试者先后口服不同来源蔗糖后的呼气$^{13}CO_2$丰度变化。NE-SBT，20g甘蔗蔗糖；U-^{13}C-SBT，20g甜菜蔗糖＋50mg标记纯度为99%的^{13}C-蔗糖。结果清楚表明，甘蔗具有强大的^{13}C富集能力，甜菜则无此能力，20g甘蔗蔗糖^{13}C含量超过50mg纯化^{13}C-蔗糖

获准引自：Schillinger RJ et al. Front Med（Lausanne），2022，9：904339.

（三）$^{13/14}$C-标记化合物的主要参数

1. ^{13}C-标记化合物　标记纯度（labeled purity）是描述稳定核素标记化合物最主要的参数。标记纯度本质上是指每100个分子中特定位置带标记核素的分子数，也就是分子丰度。例如，^{13}C-丙氨酸（CH$_3$CHNH$_2$^{13}COOH）标记纯度为60%是指每100个丙氨酸分子中有60个分子的羧基碳原子是^{13}C。

2. ^{14}C-标记化合物

（1）放射性活度（radioactivity）：处于某一特定能态的放射性核素在单位时间内的衰变数，记作 A。$A = dN/dt$，表述为给定量的样品在时间间隔（t）内，发生放射性衰变的期望值 dN 除以 dt 所得的商。放射性活度的国际单位制单位是贝可勒尔（Bq），常用单位是居里（Ci）。

（2）放射性浓度（radioactive concentration）：单位体积的溶液含有的放射性活度称为放射性浓度，以 Bq/L 或 Bq/ml 表示。

（3）放射化学纯度（radiochemical purity）：标记化合物的放射性活度占样品总放射性活度的百分比称为放射化学纯度（%）。

（4）放射性比活度：单位质量放射性物质的放射性活度称为比活度（MBq/ng 等）。在标记化合物中，比活度常以每毫摩尔分子所含的放射性活度来表示（Bq/mmol）。

二、生物代谢

除了同位素分馏（参见第十二章），$^{13/14}$C-标记化合物与其相应的非标化合物的主要化学性质并无差异，二者的生物代谢也完全相同，包括消化、吸收、运输、分布、代谢转化、CO$_2$ 的生成排放等各方面。正因为如此，可利用 $^{13/14}$C 标记化合物进行生物代谢过程示踪。例如，口服 $^{13/14}$C-氨基比林，经胃排空和小肠吸收，在肝细胞微粒体 P450 混合功能氧化酶（CYP）催化下分两步脱去 N 位上的两个甲基，生成 $^{13/14}$C 甲酸和其他代谢产物，所产 $^{13/14}$C 甲酸进一步代谢生成 $^{13/14}$CO$_2$，与机体 CO$_2$ 库混合后，最终一部分经肺呼出（图11-3）。

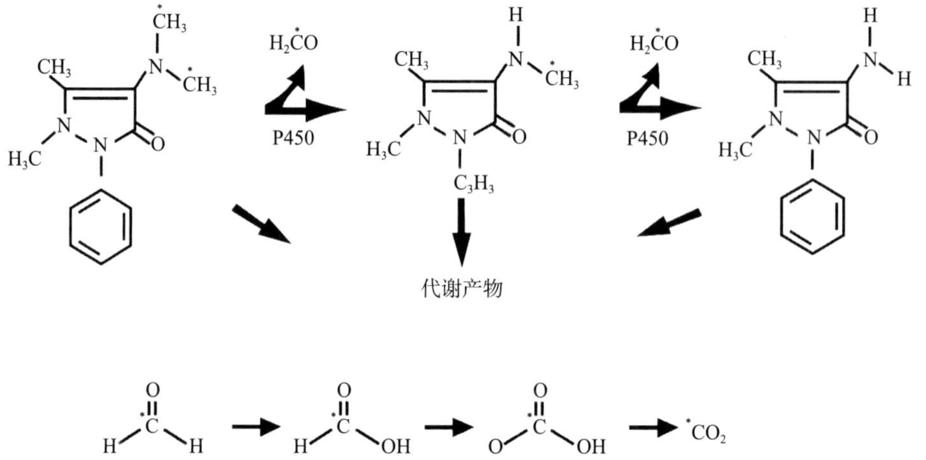

图11-3　$^{13/14}$C-氨基比林的肝细胞代谢

三、呼气 $^{13/14}$CO$_2$ 浓度测定

（一） ^{13}CO$_2$ 测定

呼气 ^{13}CO$_2$ 丰度通过测定 ^{13}CO$_2$/^{12}CO$_2$ 丰度比（R）而实现，即总 CO$_2$ 气体中 ^{13}CO$_2$ 丰度与 ^{12}CO$_2$ 丰度之比值。例如，大气 CO$_2$ 中的 ^{13}CO$_2$ 和 ^{12}CO$_2$ 丰度分别为 1.108% 和 98.892%，则 R = 0.011 204。经典 ^{13}CO$_2$/^{12}CO$_2$ 丰度比测定方法是气体同位素比值质谱法。该法敏感度极高，仅需 10 ~ 20μl 的气样即可完成测试，缺点是质谱仪昂贵，一般要求成批量检测。红外光谱法敏感度虽不及质谱法，但完全能满足临床要求，需要气样 50 ~ 100ml，可进行单样本测定[23]。

生物气样中的 ^{13}CO$_2$ 丰度都很低，丰度变化往往极其微小。为了准确测定出细微的丰度变化，需要采取两项措施：第一，采用已知丰度比的标准气体进行比较测定，用以校正仪器波动等因素带来的测量误差。从 PDB 石灰石中提取的 CO$_2$ 是国际采用最多的标准参照气体，R = 0.011 237。第二，采用丰度比千分差（δ）代替丰度比来表达结果，使细微的丰度比变化清晰易见。丰度比千分差是指样品的丰度比与标准气体的丰度比相差千分之几，计算公式如下：

$$\delta\,(^{13}CO_2) = \left(\frac{R_样}{R_参} - 1\right) \times 1000‰ \tag{11.1}$$

例如，PDB 石灰石标准气体和大气 R 值分别为 0.011 237 和 0.011 204，以 δ 表示则为 -2.9‰，意指大气较标准低 2.9‰ [^{13}C$_{PDB}$（‰）= -2.9]。目前技术水平最低可测知的 δ 值约为 1.0‰。在计算机联机条件下，丰度、丰度比、δ 值之间的换算可轻易完成。

（二） ^{14}CO$_2$ 测定

呼气 ^{14}CO$_2$ 通过测量气样 ^{14}CO$_2$ β 射线的放射性比活度来实现定量，即在混合气体中每毫摩尔 CO$_2$ 分子所含的放射性活度，表示为 dpm/mmol CO$_2$。液体闪烁测量和固体电离测量法是可选方法，前者最为有效，后者探测效率低，有条件时应尽量避免使用[24]。

第二节　基本原理和方法

一、基本原理

摄入一定剂量的 $^{13/14}$C-标记化合物，经体内一系列代谢转化生成 $^{13/14}$CO$_2$，后者与体内的 CO$_2$ 库混合，最终引起呼气 $^{13/14}$CO$_2$ 含量升高。因此，测定摄入 $^{13/14}$C-标记化合物呼气 $^{13/14}$CO$_2$ 含量变化可以评价体内相应代谢转化功能状态，这便是 $^{13/14}$C-呼气试验的基本原理。例如，$^{13/14}$C-氨基比林呼气试验，从口服 $^{13/14}$C-氨基比林到 $^{13/14}$CO$_2$ 呼出要经历如下一系列过程：胃排空、小肠吸收、肝脏微粒体 N 位去甲基、甲酸氧化、组织呼吸、CO$_2$ 血液运输、肺呼吸等。在这一系列过程中，肝脏微粒体 N 位去甲基是最为关键的限速步骤。因此，测定口服 $^{13/14}$C-氨基比林后呼气 $^{13/14}$CO$_2$ 排出速率可以评估肝微粒体功能（图11-4）。又如，^{13}C-螺旋藻呼气试验，从口服 ^{13}C-螺旋藻到 ^{13}CO$_2$ 呼出也要经历胃排空、

小肠吸收、肝脏氧化脱羧……肺呼吸等一系列过程，胃排空是其中的限速步骤，故可将 ^{13}C-螺旋藻用于胃排空测量。再如，$^{13/14}C$-UBT诊断胃内幽门螺杆菌感染，口服 $^{13/14}C$-尿素后是否出现呼气 $^{13/14}CO_2$ 早期显著升高完全取决于胃内是否存在富含尿素酶的幽门螺杆菌。

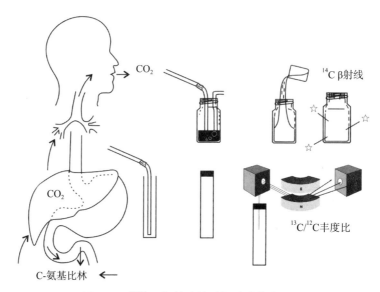

图11-4 $^{13/14}C$-氨基比林呼气试验基本原理

口服 $^{13/14}C$-氨基比林要经历胃排空、小肠吸收、肝脏微粒体 N 位去甲基等一系列过程，最终生成 $^{13/14}CO_2$ 呼出。从口服 $^{13/14}C$-氨基比林到 $^{13/14}CO_2$ 呼出，肝脏微粒体 N 位去甲基是最关键的限速步骤。因此，测定口服 $^{13/14}C$-氨基比林后呼气 $^{13/14}CO_2$ 排出速率可以评估肝微粒体功能。图右上部分示意呼气 $^{14}CO_2$ 的液体闪烁计数测量，图右下部分示意 $^{13}CO_2$ 的比值同位素质谱测量

二、试验前准备

（一）材料准备

试剂配制、仪器校正等与一般实验要求相同。

（二）患者准备

1.空腹及食物   适当时间的空腹有助于呼气 $^{13/14}CO_2$ 基础水平稳定，^{13}C-呼气试验尤为重要，空腹也有助于减少胃肠道对示踪剂吸收、转运的干扰。一般采取空腹>8h。

^{13}C-呼气试验前应避免进食玉米、甘蔗蔗糖、菠萝、花椰菜等富含 ^{13}C 的四碳类植物性食物。果葡糖浆（人造蜂蜜）、葡萄糖口服液、静脉葡萄糖注射液、透析液葡萄糖多为玉米淀粉水解制备，试验期间也应禁用。具体时间没有统一标准，2021年欧洲 ^{13}C-呼气试验指南建议48～72h[15]。我国长期忽略该问题，十分普及的 ^{13}C-UBT仅要求空腹超过2h即可，若恰好进食了富含 ^{13}C 的四碳类植物性食物，此时呼气 $^{13}CO_2$ 正处于快速上升期，假阳性结果将难以避免，但若禁食48～72h，又会使检查变得非常不便，建议 ^{13}C-呼气试验无论何种饮食，均应统一空腹>8h。

^{14}C-呼气试验对食物没有特殊要求。

2.安静 机体在静息和运动状态下的CO_2产量有很大的变化，呼气$^{13/14}CO_2$浓度会因内源性CO_2产量稀释程度不同而变化。统一在静息状态下测试，有助于降低测试误差。

3.设定机体CO_2呼出率 根据Winchell等[25]对正常成年男性CO_2-HCO_3^-代谢动力学的研究结果，大多数$^{13/14}$C-呼气试验研究将正常人体安静状态的CO_2呼出率设为5mmol/（m^2·min）或9mmol/（kg·h）。体表面积（m^2）可根据身高（cm）和体重（kg）推算（表11-2）。

儿童静息状态的CO_2产率应根据Schofield等式法推算[26, 27]。其实，成人也以Schofield法计算更合适，公式如下：VCO_2（mol/d）= EE/134.25，式中，VCO_2代表每天CO_2产量（按需换算成mmol/h或mmol/min），EE代表能量消耗（kcal/d），EE = 1.4 ×BMR×239，BMR代表按Schofield公式计算的基础代谢率（base metabolism rate，BMR）（表11-3）。

4.特殊要求 因具体试验而异，如$^{13/14}$C-UBT需停用抗生素、质子泵抑制剂1个月，而^{13}C-氨基比林呼气试验则需停用微粒体细胞色素CYP氧化酶诱导剂。

表11-2 $^{13/14}$C-呼气试验常用计算公式

①成人机体CO_2呼出率=5mmol/（m^2·min）或9mmol/（kg·h）；儿童按Schofield公式法计算

②国人体表面积（m^2）= 0.0061×身高（cm）+ 0.0128×体重（kg）- 0.1529

③^{13}C摄入总丰度（mmol）= $\dfrac{^{13}C\text{-标记物质量（mg）×化学纯度}}{\text{分子量}}$ ×标记纯度×每分子中标记的^{13}C数

④^{14}C摄入总量（dpm）= ^{14}C-标记物放射浓度×摄入毫升数

⑤DOB =给药后δ值-给药前δ值

⑥PCD = $\dfrac{\text{单位时间}^{13/14}CO_2\text{呼出量}}{^{13/14}C\text{摄入总量}}$ ×100%（单位时间$^{13/14}CO_2$呼出量=检测点$^{13/14}CO_2$浓度×机体CO_2产率）

⑦CUMPCD = $\dfrac{PCD_t + PCD_{t-1}×\Delta t（min）}{2}$ + $CUMPCD_{t-1}$

⑧残留率= 1-CUMPCD

注：DOB，高出本底的δ值；PCD，呼出量占摄入总量百分比；CUMPCD，累积呼出率。

表11-3 基础代谢率Schofield等式（WHO推荐）（单位：kJ）

年龄	男	女
0～<3岁	（60.9×W）- 54	（61.0×W）- 51
3～<10岁	（22.7×W）+ 495	（22.5×W）+ 499
10～<18岁	（17.5×W）+ 651	（12.2×W）+ 746
18～<30岁	（15.3×W）+ 679	（14.7×W）+ 496
30～<60岁	（11.6×W）+ 879	（8.7×W）+ 829
>60岁	（13.5×W）+ 487	（10.5×W）+ 596

注：W为体重（kg）。

三、试验步骤

（一）采集本底气样

基础水平（baseline）气样或称0时气样是指给予试验底物前的肺泡气样。^{13}C-呼气试验为直接采样，^{14}C-呼气试验为液体浓缩采样（参见第二章）。

（二）摄入$^{13/14}$C-标记物

多数试验口服给药，剂型有胶囊、片剂、冲剂等，用水送服。少数试验通过灌肠、静脉等途径给药，如^{14}C-红霉素呼气试验测定肝细胞CYP3A4活力时静脉给药可避免小肠CYP的代谢干扰，而^{13}C-美沙西丁呼气试验测定肝储备功能时静脉给药则可消除胃排空和小肠吸收的影响。

（三）采集给药后气样

方法与0时气样相同。采样点越多，结果越能反映$^{13/14}$CO$_2$呼出的动态过程，但会增加试验的复杂性和成本。因此，在建立或改良一种呼气试验的基础研究时，要求每隔10～15min采样1次，而临床诊断则选择最有意义的一点或数点采样即可。已有学者在进行在线实时采样测量研究。

（四）测定气样$^{13/14}$CO$_2$浓度

在^{13}C-呼气试验，气样的^{13}CO$_2$浓度（丰度）通过气体同位素比值质谱法或红外光谱法测量气样中的^{13}CO$_2$/^{12}CO$_2$丰度比及δ值完成，给药后不同时点的δ值减0时δ值即为该时点^{13}CO$_2$丰度（$\Delta\delta\,^{13}$C），意思是较本底高出多少个δ值（delta over base，DOB）。例如，空腹气样$\delta\,^{13}$C$_{PDB}$为-15‰，口服^{13}C-药物后30min气样$\delta\,^{13}$C$_{PDB}$为-6.5‰，其DOB则为8.5‰，简称DOB＝8.5。注意：气体同位素比值质谱法测量的样本一般用玻璃管采集，待检保存期4周，但红外光谱测量法则多为气袋采样，需72h内完成检测。

在^{14}C-呼气试验，气样的^{14}CO$_2$浓度（放射性活度）通过液体闪烁计数法测量气样的^{14}CO$_2$放射性比活度（dpm/mmol CO$_2$）实现，给药后不同时点的气样放射性活度减去0时水平即为该时点的呼气^{14}CO$_2$放射性活度（dpm/mmol CO$_2$）。^{14}CO$_2$气样为吸收法采样，可长期保存。

（五）计算$^{13/14}$CO$_2$呼出速率

气样^{13}CO$_2$和^{14}CO$_2$浓度测量的直接结果分别是$\Delta\delta\,^{13}$C（^{13}CO$_2$/^{12}CO$_2$丰度比）和^{14}C放射性比活度（dpm/mmol CO$_2$），均属于比浓度。不难看出，在$^{13/14}$C-标记化合物摄入量不变的条件下，呼气$^{13/14}$CO$_2$浓度高低不仅取决于标记化合物的体内代谢速率，也取决于机体CO$_2$生产排放量，CO$_2$呼出量大时$^{13/14}$CO$_2$浓度下降，反之亦然，所以相同的呼气$^{13/14}$CO$_2$浓度并不代表相同的代谢速率。为了更准确地反映$^{13/14}$C-标记化合物在体内的代谢速率，消除个体CO$_2$生产排放量对$^{13/14}$CO$_2$浓度的影响，将比浓度校正成采样时刻的呼出速率表达更为合理，即某一时刻 $^{13/14}$C呼出量占摄入总量的百分比（percentage dose recovered per minute/hour，PCD），表示单位是%dose/min或%dose/h。有了呼出速率，可进一步计算出累积呼出率和体内残留率。相关公式汇总于表11-2和表11-3。

【附】^{13}C 摄入总剂量计算

某男性，体重60kg，口服 ^{13}C-氨基比林120mg，^{13}C-氨基比林分子量234.28，化学纯度99%，标记纯度99%，每分子有2个碳原子被标记。根据公式③（表11-2），^{13}C-摄入总丰度计算如下：

$$^{13}C摄入总丰度 = \frac{120 \times 99\%}{234.28} \times 99\% \times 2$$

$$= 1.004mmol$$

（六）建立动力学曲线

常用动力学曲线有4条（图11-5）。

1.时间-浓度曲线 给药后各测量点呼气 $^{13/14}$CO$_2$ 的浓度（DOB）相连所绘成的曲线。

2.呼出速率曲线 又称代谢速率曲线，即将呼气 $^{13/14}$CO$_2$ 比浓度校正为呼出速率所得的曲线，反映 $^{13/14}$C-标记化合物体内的代谢速率变化趋势。

3.累积呼出率曲线 累积呼出率（cumulated percentage dose per minute，CUM PCD）为某一时刻前累积呼出的 $^{13/14}$CO$_2$ 总和，单位为%，即在某一时刻前呼出摄入量的 $^{13/14}$C百分比。实际上是某一时刻前代谢速率曲线下面积（area under the curve，AUC）。对此面积按公式进行微积分处理即得到该面积的精确数值。

4.体内残留率曲线 体内残留率（retention rate）是指某一时刻体内未排出 $^{13/14}$C占总摄入量的百分比。排出途径应包括肺、肾、肠、皮肤等途径。但呼气试验设定所有标记物最终全部由肺排出，故残留率等于摄入总量与累积呼出率之差（1-累积呼出率）。

（七）分析结果

根据实验目的，通过对动力学曲线的分析，确立最佳试验方案和结果判断标准。例如，^{13}C-美沙西丁呼气试验评估肝脏储备功能以餐后最大速率表达，^{13}C-混合甘油三酯呼气试验评估胰腺外分泌功能以餐后6h累积呼出率表达，^{13}C-螺旋藻呼气试验测量胃排空以餐后累积呼出速率曲线和残留率曲线推算半量胃排空时间，而 $^{13/14}$C-UBT诊断胃幽门螺杆菌感染是餐后30min呼气 $^{13/14}$C浓度即足以区分阳性或阴性。

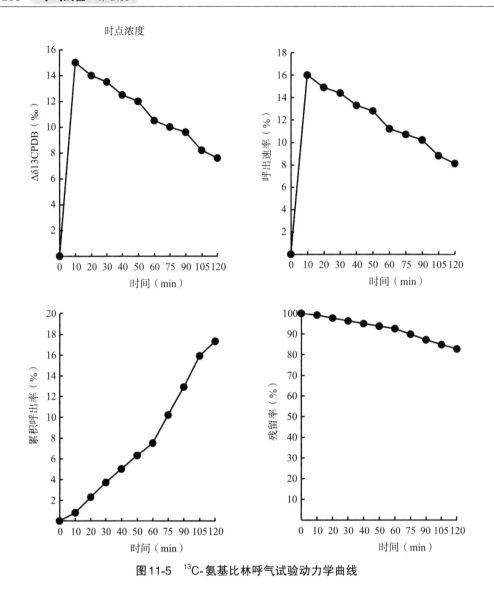

图11-5　^{13}C-氨基比林呼气试验动力学曲线

第三节　临床应用概况

机体任何一种代谢过程，只要终产物有CO_2，理论上都可以利用相应的$^{13/14}C$-标记化合物进行呼气试验示踪研究。事实上，$^{13/14}CO$呼气试验已被广泛用于基础研究领域。临床应用研究目前主要集中在消化病学领域。

一、胃幽门螺杆菌感染诊断

幽门螺杆菌是在1983年重新报道发现的一种定植于胃黏膜的革兰氏阴性微需氧杆菌，是慢性胃炎、消化性溃疡、胃癌等常见胃十二指肠疾病的主要致病因子。幽门螺杆菌检测方法分为侵入性取样检测和非侵入性取样检测两大类。美国的Graham[13]和英国的 Bell[14] 于1987年先后报道的 ^{13}C-UBT 和 ^{14}C-UBT 的基本原理如下：包括人类在内的哺乳动物细胞不含尿素酶，任何组织尿素酶活性阳性即表明细菌的存在。能分泌尿素酶的细菌有多种，但能在胃黏膜长期定植的细菌只有幽门螺杆菌，其他细菌在高酸环境下很难生存。胃黏膜或胃液尿素酶阳性几乎就是幽门螺杆菌存在的同义语。因此，若胃黏膜存在幽门螺杆菌感染，口服一定剂量 $^{13/14}$C-尿素将被幽门螺杆菌的高活性尿素酶水解生成碳标记的碳酸氢根离子（$H^{13/14}CO_3^-$）和氨离子（NH_4^+），碳酸氢根离子可从胃吸收，最终转化成碳标记二氧化碳（$^{13/14}CO_2$）从肺呼出。测定口服 $^{13/14}$C-尿素后呼气 $^{13/14}CO_2$ 明显升高，即可间接判断胃内幽门螺杆菌感染的存在。近20年的临床实践证明，无论是 ^{13}C-UBT 还是 ^{14}C-UBT，对成人幽门螺杆菌感染诊断的准确性一般都在95%以上，完全可以成为诊断幽门螺杆菌感染的金标准（参见第十七章第一节）。

二、胃排空测定

胃蠕动将胃内容物排入小肠的过程称为胃排空，异常包括排空加速和排空延缓。诊断胃轻瘫必须有胃排空延迟的客观证据。放射性试餐标记胃闪烁显像符合生理状态的标准测定方法，但不易常规开展。呼气试验测定胃排空的研究始于1987年 Klein 和 Ghoos 等[28] 尝试的 ^{13}C-碳酸氢钠呼气试验，因所用示踪剂在胃内分解吸收的干扰，效果很不理想。1993年改用 $^{13/14}$C-辛酸呼气试验获得成功[29]。$^{13/14}$C-呼气试验间接测量胃排空的基本原理如下：进食 $^{13/14}$C 示踪剂标记的试餐，示踪剂在胃内不被消化吸收，原形和试餐排入小肠并被迅速完全吸收，肝脏迅速将其代谢生成 $^{13/14}CO_2$，后者最终从肺呼出。在这一系列过程中，胃排空是一个限速步骤。定期测量呼气 $^{13/14}CO_2$ 浓度变化便可间接反映胃排空速率。目前，呼气试验测定主要包括两类：第一，^{13}C-乙酸盐呼气试验测定液相胃排空。第二，$^{13/14}$C-辛酸或 ^{13}C-螺旋藻呼气试验测定固相胃排空，其中 Lee 等[17] 于2000年报道的 ^{13}C-螺旋藻呼气试验已于2015年获准进入临床。在 ^{13}C-螺旋藻呼气试验研究中发现，数学模型选择至关重要，不同模型所测的结果相差甚远（参见第十七章第二节）。

三、肝脏功能测定

肝脏的功能强大而复杂，肝功能相关试验也因此数不胜数。根据临床诊治需要，肝功能试验大致分为发现肝损害、识别肝病类型、评估肝脏储备功能和监测治疗效果四大类。$^{13/14}$C-肝功能呼气试验的基本原理是，口服或注射一种 $^{13/14}$C-标记化合物，经肝脏摄取代谢转化生成 $^{13/14}CO_2$，根据呼气 $^{13/14}CO_2$ 的排出率判断肝脏相应的代谢转化功能。C-标记肝功能呼气试验始于1973年瑞士的 Lauterburg 等[5] 报道的大鼠 ^{14}C-氨基比林呼气试验。该试验中切除大鼠半肝，静脉注射 ^{14}C-氨基比林后呼气 $^{13/14}CO_2$ 的排出率下降50%。如此高度相关的结果使 ^{14}C-氨基比林呼气试验很快转入人体研究，各种 $^{13/14}$C-肝功能呼气试验也层出不穷。根据底物作用靶点，$^{13/14}$C-肝功能呼气试验可大致分为三大类：第一类，反映肝微粒体 P450 混合功能氧化酶（CYP）活力类，如氨基比林呼气试验（CYP2C19）、美沙西丁呼气试验（CYP1A2）、咖啡因呼气试验（CYP1A2）、红霉素呼气试验（CYP3A4）、泮托拉唑呼气试验（CYP2C19）、右美沙芬呼气试验（CYP2D6）等；第二类，反映肝线粒体酶活力类，如酮异己酸呼气试验（Krebs 循环）、蛋氨酸呼气试验（α-酮丁酸脱羧酶）等；第三类，肝细胞胞质酶活力类，如苯丙氨酸呼气试验（苯丙氨酸羟化酶）、半乳糖呼气试验（半乳糖激酶）等。总体而言，每一种呼气试验在反映其限速酶活力方面是准确而可靠的，一般可以替代血液化验或者肝脏活组织酶活力测定，适合药理学和药代动力学研究，特别是在使用血液标本有限的小型动物中进行的试验。

但是，研发人体 $^{13/14}$C-肝功能呼气试验的初衷是肝储备功能评估，因为综合数个生化参数和几项晚期肝硬化的临床症状而构建的 Child-Pugh 分级和终末期肝病模型评分（MELD）属于静态结果评估，而当前动态评价试验如血液吲哚菁绿（ICG）清除率效果并不更优于 Child-Pugh 分级和 MELD 评分，还需反复抽查化验。然而，多数 $^{13/14}$C-肝功能呼气试验表现并不十分突出，加上试验仪器昂贵和重复人工采样测量的负担，成本效益比较不支持临床常规开展。2003年，德国研发呼气 ^{13}CO 在线自动采样测量仪，利用自动测量仪进行的最大肝功能容量测定（LiMAx test），即静脉给药法 ^{13}C-美沙西丁呼气试验成果喜人[30]。美沙西丁的作用靶点是微粒体 CYP1A2，仅在肝脏表达。LiMAx 测定结果远优于血 ICG 清除率试验，决策树结果显示使用 LiMAx 可显著降低肝切术后病死率。^{13}C-美沙西丁呼气试验在发现肝损害、检测肝纤维化方面同样表现不俗。2017年，经过近半个世纪的探索，^{13}C-肝功能呼气试验的代表——LiMAx 测定终于获准进入临床（参见第十七章第六节）。

四、胰腺外分泌功能评估

胰腺外分泌功能主要是分泌胰液参与食物消化。胰腺外分泌功能不全是指胰腺腺泡分泌的胰酶和（或）胰腺导管分泌的碳酸氢钠不足以维持正常消化的情形。超声、磁共振成像（MRI）等现代影像学检查的出现与发展，使得胰腺外分泌功能检查的主要应用已从过去的诊断慢性胰腺炎等胰腺疾病转变为判断胰腺疾病患者是否存在胰腺外分泌功能不全及其程度、评估胰酶补充疗效。

$^{13/14}$C-胰腺外分泌功能呼气试验始于1974年 Chen 等[6] 报道的 ^{14}C-三棕榈酸甘油呼气试验。$^{13/14}$C-胰腺外分泌功能呼气试验的基本原理如下：进食可由相应胰酶水解的 $^{13/14}$C-标记脂肪、蛋白质或淀粉，经胰酶等消化酶水解后吸收，部分彻底氧化生成 $^{13/14}$CO$_2$ 呼出；胰腺外分泌功能不全时，底物分解速率降低，最终导致 $^{13/14}$CO$_2$ 呼出速率降低。在三大营养物质呼气试验中，淀粉呼气试验和蛋白质呼气试验虽可反映胰腺外分泌功能，但因对淀粉、蛋白质消化吸收有决定性影响的因素太多，故特异性太低。脂类呼气试验特异性明显优于淀粉呼气试验和蛋白质，因为脂类水解酶只来源于胰腺。但脂类吸收不良并非胰腺外分泌功能不全特有，试验阳性也需排除肝胆、小肠等参与脂肪消化吸收疾病后才能确定为胰源性。在各种脂类呼气试验中，最终发现 Ghoos 等[31] 于1981年推出的 ^{13}C-混合甘油三酯呼气试验表现突出，因所标记的辛酸属于短链脂肪酸，经肠道血液吸收而非经淋巴吸收，故而肠道干扰最小，诊断的敏感度接近金标准胰泌素–促胰酶素试验，特异性媲美72h粪脂定量，推荐临床使用（参见第十七章第七节）。

五、其他临床应用研究

（一）小肠细菌过度生长诊断

小肠细菌过度生长（SIBO）是一组因小肠细菌过多引起胃肠道及全身症状的临床综合征。内镜下采取十二指肠液标本进行菌落计数培养是诊断的重要参考，但并非金标准。1971年问世的 ^{14}C-甘氨胆酸呼气试验是第一个用于小肠细菌过度生长的呼气试验[3, 4]。甘氨胆酸是重要的胆汁酸成分，正常情况下大部分在回肠重吸收，仅有少量被小肠细菌或结肠细菌分解产生甘氨酸和胆盐，前者吸收后可被肝脏代谢和产生 CO_2。发生小肠细菌过度生长时，甘氨胆酸在小肠被大量分解，因此，口服 ^{14}C-甘氨胆酸后势必引起呼气 $^{14}CO_2$ 浓度的明显升高。后来发现，回肠末段病变时胆盐丢失增加会导致很高的假阳性，试验渐被废弃。1997年后又相继出现了 $^{13/14}$C-D-木糖呼气试验[32, 33]、乳糖 ^{13}C-酰脲呼气试验[34]。D-木糖是一种戊糖，小肠吸收很慢，吸收后体内代谢也很慢，许多肠道细菌可以发酵D-木糖并释放 CO_2、H_2、CH_4 等气体。小肠细菌过度生长显然可以是口服小剂量 $^{13/14}$C-D-木糖后出现呼气 $^{13/14}CO_2$ 显著升高的原因之一。最初的研究显示，$^{13/14}$C-D-木糖呼气试验诊断小肠细菌过度生长的准确性高达90%以上，该试验一度获得美国内科学会推荐而应用于临床。但后来发现，小肠病变很容易引起木糖吸收不良，从而导致试验假阳性，木糖高代谢个体也是假阳性原因之一。乳糖 ^{13}C-酰脲呼气试验原本用于小肠传递时间测量[35]。乳糖 ^{13}C-酰脲是一种被肠道细菌分解释放 CO_2 但不为小肠消化吸收的合成化合物，从口服乳糖 ^{13}C-酰脲到呼气 $^{13}CO_2$ 升高的时间是口-盲肠通过时间，但若存在小肠细菌过度生长，底物便会提前被分解而引起早期呼气 $^{13}CO_2$ 升高。正是利用餐后呼气 $^{13}CO_2$ 提前升高的原理，有人将试验发展用于小肠细菌过度生长的诊断。

小肠细菌过度生长呼气试验诊断的另一种类型是 H_2 呼气试验，其操作简易性和成本较 $^{13/14}$C-呼气试验有较大优势，总体准确性又基本相仿或者更优。所以，$^{13/14}$C-呼气试验在小肠细菌过度生长诊断方面的应用逐渐被人们淡忘（参见第十七章第五节）。

（二）碳水化合物吸收不良症诊断

碳水化合物吸收不良症是指因过多而未能在小肠完成消化吸收的碳水化合物排入大肠，由此引起腹胀、腹痛、腹泻等一系列胃肠不适症状时则称为碳水化合物不耐受症，乳糖不耐受症是其典型代表。呼气试验诊断中最先问世的是糖 H_2 呼气试验，$^{13/14}$C-呼气试验检测始于1975年Newcomer等[7]报道的乳糖酶缺乏症不同检测方法效果的比较，其基本原理是消化吸收不良者餐后呼气 $^{13/14}CO_2$ 因氧化原料供应不足而低于正常。然而，以空肠黏膜乳糖酶活力测定为金标准，50g非标记乳糖冲水250ml再添微量（10μCi）^{14}C-乳糖制成试餐，比较餐后血糖水平、呼气 $^{14}CO_2$ 放射性活度、呼气 H_2 浓度三大指标的区分效果，结果呼气 H_2 表现最佳。此后，关于 ^{13}C-糖呼气试验诊断碳水化合物吸收不良症又有一些研究报道，如 ^{13}C-玉米淀粉呼气试验[18]、^{13}C-乳糖呼气试验[21]，但初步效果并不突出。Ritchie等[36]于2006年率先报道的 ^{13}C-蔗糖呼气试验是个例外，多项小样本结果显示，无论先天性蔗糖酶缺乏还是环境性肠病的继发性缺乏，都展现了不俗的识别能力，餐后第90min累积 $^{13}CO_2$ 呼出率即可将异常显著区分，检测时间远远短于相应标准3h法蔗糖H_2呼气试验。进一步结果值得期待（参见第十七章第四节）。

（三）小肠传递时间测量

小肠传递时间（SBTT）为食物自十二指肠到达盲肠所需的时间，而口-盲肠通过时间（OCTT）是指从进食开始到食物到达盲肠所需的时间，都是反映小肠动力状态的重要指标，放射性核素显像参考标准检查，成人OCTT正常值为4～5h。乳果糖H_2呼气试验简便易行，是胃肠动力研究的常选工具，正常人OCTT为60～120min，明显短于放射性核素显像，原因是乳果糖具有明显刺激肠蠕动的作用。$^{13/14}C$-呼气试验用于小肠传递时间测量始于1987年Pressman等[37]报道的^{13}C-甘氨酸/^{14}C-乳果糖呼气试验，^{13}C-甘氨酸和^{14}C-乳果糖分别在十二指肠吸收氧化释放$^{13}CO_2$和排入大肠后由细菌发酵产生$^{14}CO_2$，将^{14}C-乳果糖测出的OCTT减去^{13}C-甘氨酸测出的胃排出时间便得到SBTT。随后报道的还有^{13}C-辛酸/乳果糖H_2呼气试验、^{13}C-乙酸/乳果糖H_2呼气试验、菊粉^{14}C-羧酸呼气试验、乳糖-^{13}C-酰脲呼气试验，后两种试验的底物无肠道刺激作用，OCTT测量结果和放射性核素显像无显著性差异。然而，无论H_2呼气试验还是$^{13/14}C$-呼气试验，均不推荐用于常规临床检查，因为若受试者存在小肠细菌过度生长，小肠产气和结肠产气区将变得复杂且困难（参见第十七章第三节）。

（四）小肠黏膜完整性评估

乳糜泻在白种人常见，^{13}C-山梨醇呼气试验被发现可以十分敏感地检出轻微的弥漫性小肠黏膜损伤，是有一定价值的初筛检查[38]。然而，随着血清学检查的发展及内镜和活检病理检查的普及，现已很少提及。

（五）胰岛素抵抗及代谢综合征检查

数篇报道发现，胰岛素抵抗及代谢综合征个体口服^{13}C-葡萄糖后的呼气$^{13}CO_2$最大DOB值、累积呼出速率较健康人显著降低，认为^{13}C-葡萄糖呼气试验有望用于糖尿病前期及代谢综合征的筛查与监测[15]，但其是否能做到比血糖和糖化血红蛋白化验更方便是个问题。

（六）先天性代谢缺陷诊断

先天性代谢缺陷呼气试验诊断的成功范例是苯丙酮尿症和半乳糖血症，通过分别摄入$^{13/14}C$-苯丙氨酸和$^{13/14}C$-半乳糖后因代谢酶缺乏未见呼气$^{13/14}CO_2$上升[8, 39-41]而诊断。随着基因诊断技术的普及，^{13}C-呼气试验在先天性代谢缺陷诊断中的地位需要重新思考。

第四节　问题与对策

若以1971年^{14}C-甘氨胆酸呼气试验检查小肠细菌过度生长算起，$^{13/14}C$-呼气试验临床应用研究已有50余年，研究报告数不胜数，赞美之词不绝于耳。然而，现实中获得推荐临床使用的只有4项，而且4项之中也只有$^{13/14}C$-UBT在全球普及，其他3项临床开展得并不普遍，甚至在专业人员中的知晓度都不高。分析其中的原因发现，$^{13/14}C$-呼气试验还有许多必须解决的问题。

第一个问题是试验的目标定位。所有临床检验都是有目的的，每一项检验的主要目标应当是该试验反映的最主要变化，否则，就不能认为目标定位合理，企图通过胰腺外分泌功能呼气试验诊断早期慢性胰腺炎便是典型的目标定位不合理。慢性胰腺炎诊断一直是临床难点。1974年报道的 ^{14}C-三棕榈酸甘油呼气试验带来了希望，正常人和慢性胰腺炎患者在进食标记试餐后呼气 ^{14}CO$_2$ 排出率呈现出巨大的差别，慢性胰腺炎患者因为胰腺脂肪酶分泌不足、脂肪消化吸收不良而在餐后未见呼气 ^{14}CO$_2$ 升高。随后的研究无不以慢性胰腺炎早期诊断为目标。然而，胰腺外分泌功能不全是胰腺疾病的晚期事件，包括呼气试验在内的任何一种胰腺外分泌功能检查都不可能发现早期慢性胰腺炎。但若将其定位为检测胰腺外分泌功能不全则实至名归。事实上，$^{13/14}$C-脂类呼气试验检测胰腺外分泌功能不全的敏感性接近置管采样金标准（胰泌素-促胰酶素试验）的水平，评估脂肪消化吸收不良的敏感性媲美金标准72h粪脂定量。

第二个问题是黑箱分析 [42]。呼气试验是黑箱分析的典型代表，从 $^{13/14}$C-标记化合物摄入到 $^{13/14}$CO$_2$ 呼出要经过消化吸收、代谢转化、$^{13/14}$CO$_2$ 生成排放等一系列过程。根据呼气 $^{13/14}$CO$_2$ 判断系列过程某一步变化的前提是假设其他步骤正常不变，目前还没有一种模型能同时提供每一步的信息，黑箱模型中的所有变化只能解释为目标步骤的变化。但是，当事实与前提条件不符合时便会错判。^{13}C-葡萄糖呼气试验是很好的例子，一些研究基于克罗恩病患者餐后 ^{13}CO$_2$ 呼出高峰延迟、峰值降低，认为呼气试验有助于发现克罗恩病小肠吸收功能障碍，另一些研究则基于胰岛素抵抗个体餐后 ^{13}CO$_2$ 呼出高峰延迟、峰值降低提出试验有望用于糖尿病前期筛查，还有一项报道基于同样的变化提出呼气试验有助于评估肝脏血液供应状态。但是，对于一个未明确诊断者，试验结果并不提供更支持哪一个诊断的信息。解决"一个结果，多种可能"的策略可能是减少黑箱内容和研究限速步骤。减少黑箱内容，使不可控因素减少，目标分析的可靠性将大为提高。静脉法 ^{14}C-红霉素呼气试验测定肝微粒体CYP3A4活力便是成功的范例。CYP3A4不仅在肝脏表达，在小肠黏膜微粒体也有表达，加上胃排空和小肠吸收的影响，口服法 ^{14}C-红霉素呼气试验的结果很不可靠 [43]。改为静脉注射法，所有胃肠道影响因素不复存在，呼气 ^{14}CO$_2$ 排出率与肝微粒体CYP3A4活力的相关性高达0.9，完全可以取代血液测量法成为肝微粒体CYP3A4活力测定的金标准 [44]。^{13}C-美沙西丁呼气试验能在众多肝储备功能评估呼气试验中胜出，关键在于其代谢酶微粒体CYP1A2仅限于肝脏细胞表达，使用静脉法后效果又更胜一筹。研究限速步骤的道理不言而喻。^{13}C-辛酸呼气试验和 ^{13}C-乙酸呼气试验之所以能用于胃排空测量，是因为严重的小肠疾病、肝脏疾病对辛酸和乙酸的吸收、氧化的影响都不大，胃排空是唯一限速步骤。假如从摄入到呼出的所有步骤对结果影响的权重都一样，试验根本无法用于预测，如 ^{13}C-葡萄糖呼气试验。

第三个问题是基础 ^{13}CO$_2$ 丰度波动 [42]。^{13}C-呼气试验通过比较 ^{13}C-标记物摄入前后呼气 ^{13}CO$_2$ 丰度差分析结果，一般会认为基础水平应当是恒定的，但事实并非如此，呼气 ^{13}CO$_2$ 基础水平是变化的，试验期间若基础浓度处于上升期，则摄入后变化会被高估，若处于下行期，则变化会被低估。未来研究和临床检验应引起高度重视。造成呼气基础水平波动的主要因素是试验前食物类型、空腹时间、运动。四碳类植物具有 ^{13}C-富集作用，其食物及制品本身就可作为天然 ^{13}C-标记示踪剂使用（图11-2）。研究还证明，机体的能量供给在餐后以碳水化合物氧化为主，空腹8h后脂肪氧化则开始活跃，而碳水化合物的[13]C-富集度明显高于脂类，基础[13]CO_2水平随着空腹时间的延长而逐步降低的机制即在于此。有时可降至-2～3PDB。即便是中度运动，运动开始的数分钟呼气[13]CO_2丰度即明显下降，有些个体降至-1.56PDB，随后的数小时又明显上升，可高于静息水平2～3 PDB，其机制可能与氧化底物变化有关[45]。如此一来，给予微量[13]C示踪剂后，如果呼气[13]CO_2丰度上升十分明显，则对结果影响不大，如果上升不是十分明显，将可能改变诊断结论。严格控制[13]C-富集食物、足够和统一的空腹时间、保持试验期间安静是应对基础[13]CO_2水平波动的策略。关于呼气[14]CO_2基础水平是否也有波动尚无明确研究报告，估计可能性较小，因为各种生物源含碳化合物的[14]C放射性比活度基本上相同（25dpm/1gC）。

第四个问题是机体CO_2呼出率波动[42]。摄入标记底物后，代谢速率和机体能量代谢共同决定呼气[13/14]CO_2浓度（[13]CO_2/[12]CO_2、dpm/mmol CO_2）。为了消除机体内源性CO_2产率差异对[13/14]CO_2产率的影响，目前的普遍做法是保持试验期间安静和按基础代谢水平状态的CO_2产率将结果校正为呼出速率（%dose/min或%dose/h）。至于基础代谢水平状态的CO_2产率，则直接套用研究公式计算。然而，实际受检者的CO_2产率可能与选用公式计算结果相差甚远，因为基础或静息代谢率受到年龄、性别、环境温度、应激、疾病等因素的影响。事实上，文献中许多关于呼气试验[13/14]CO_2呼出率差异的报道完全可以通过内源性CO_2呼出率变化加以解释[5]。消除内源性CO_2波动影响最彻底的办法显然是直接测定每一位受试者试验期间的实际CO_2产率。Tugtekin等[46]对[13]C-苯丙氨酸呼气试验的改良结果充分说明，以每位受检者实测CO_2产率校正所得结果远远优于统一标准校正（图11-6）。在呼气CO_2测量技术十分成熟的今天，实时测量呼气CO_2产率并不

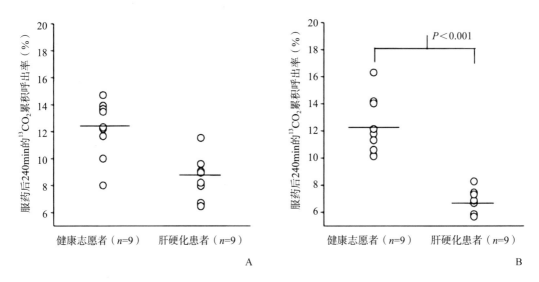

图 11-6　[13]C-苯丙氨酸呼气试验不同CO_2产率校正结果[46]

[13]C-苯丙氨酸呼气试验检测肝细胞胞质苯丙氨酸羟化酶活力。A.统一按CO_2产率为210ml/min计算每位受试者服药后240min的[13]CO_2累积呼出率，结果显示健康志愿者与肝硬化患者无显著性差异；B.按每位受试者实测CO_2产率计算，肝硬化患者显著降低

获准引自：Tugtekin I, et al. Am J Physiol Endocrinol Metab, 2002, 283（6）：E1223-E1231.

困难。遗憾的是，对这一问题的严重性目前还普遍缺乏认识。

第五个问题是长时间多次采样测量。$^{13/14}$C-UBT之所以受到欢迎，不仅因其准确性和可使患者免受胃镜检查之痛，服药30min后一次采样的简便性也使受试者无不乐于接受。相反，^{13}C-螺旋藻呼气试验、^{13}C-美沙西丁呼气试验、^{13}C-混合甘油三酯呼气试验，虽然准确性不亚于金标准，但是却不受欢迎，因为长达数小时的多次采样测量让受试者苦不堪言，还要支付高昂的医疗人力成本。大幅缩短检测时间和减少采样次数固然是应对之策，但一些生理指标只有长时间追踪观察才能获得。可穿戴性在线自动检测是未来的发展方向。利用自动测量仪进行静脉给药法^{13}C-美沙西丁呼气试验便是这种努力的开端[30]。

第五节 小 结

$^{13/14}$C-呼气试验是一类通过测量摄入$^{13/14}$C-标记化合物后呼气$^{13/14}$CO$_2$浓度的变化进行诊断的非侵入性试验，用以探讨$^{13/14}$C-标记化合物体内代谢过程的限速步骤所反映的病理生理过程。在众多报道项目中，目前有4项获得临床使用推荐：$^{13/14}$C-UBT诊断胃Hp感染、^{13}C-螺旋藻呼气试验测量胃排空、^{13}C-美沙西丁呼气试验评估肝储备功能和^{13}C-混合甘油三酯呼气试验评估胰腺外分泌功能。$^{13/14}$C-呼气试验还存在许多问题，如目标定位、黑箱分析、本底^{13}CO$_2$波动、内源性CO$_2$排出率波动和实验时间太长等，应对之策包括目标合理、减少黑箱内容、试验前避免^{13}C-富集食物、直接测量机体CO$_2$产率和发展可穿戴自动检测设备等。

（校阅：杜冀晖 麦丽文）

参 考 文 献

［1］ Tolbert BM，Kirk M，Baker EM. Continuous $C_{14}O_2$ and CO_2 excretion studies in experimental animals. Am J Physiol，1956，185（2）：269-274.

［2］ Segal S，Foley JB. The metabolic fate of C_{14} labeled pentoses in man. J Clin Invest，1959，38（2）：407-413.

［3］ Fromm H，Hofmann AF. Breath test for altered bile-acid metabolism. Lancet，1971，2（7725）：621-625.

［4］ Sherr HP，Sasaki Y，Newman A，et al. Detection of bacterial deconjugation of bile salts by a convenient breath-analysis technic. N Engl J Med，1971，285（12）：656-661.

［5］ Lauterburg B，Bicher J. Hepatic microsomal drug metabolising capacity measured in vivo by breath analysis. Gastroenterology，1973，65（3）：A-32/556.

［6］ Chen IW，Azmudeh K，Connell AM，et al. ^{14}C-tripalmitin breath test as a diagnostic aid for fat malabsorption due to pancreatic insufficiency. J Nucl Med，1974，15（12）：1125-1129.

［7］ Newcomer AD，McGill DB，Thomas PJ，et al. Prospective comparison of indirect methods for detecting lactase deficiency. N Engl J Med，1975，293（24）：1232-1236.

［8］ Lehmann WD，Fischer R，Heinrich HC，et al. Metabolic conversion of L-［U-^{14}C］phenylalanine to respiratory [14]CO$_2$ in healthy subjects, phenylketonuria heterozygotes and classic phenylketonurics. Clin Chim Acta, 1986, 157（3）: 253-266.

[9] Pressman JH, Hofmann AF, Witztum KF, et al. Limitations of indirect methods of estimating small bowel transit in man. Dig Dis Sci, 1987, 32（7）: 689-699.

[10] Lacroix M, Mosora F, Pontus M, et al. Glucose nat-urally labeled with carbon-13: use for meta-bolic studies in man. Science, 1973, 181（4098）: 445-446.

[11] Krumbiegel P, Günther K, Faust H, et al. Nuclear medicine liver function tests for pregnant wom-en and children. 1. Breath tests with ^{14}C-methacetin and ^{13}C-methacetin. Eur J Nucl Med, 1985, 10（3-4）: 129-133.

[12] Vantrappen GR, Rutgeerts PJ, Ghoos YF, et al. Mixed triglyceride breath test: a noninvasive test of pancreatic lipase activity in the duodenum. Gastroenterology, 1989, 96（4）: 1126-1134.

[13] Graham DY, Klein PD, Evans DJ Jr, et al. Campylobacter pylori detected noninvasively by the ^{13}C-urea breath test. Lancet, 1987, 1（8543）: 1174-1177.

[14] Bell GD, Weil J, Harrison G, et al. ^{14}C-urea breath analysis, a non-invasive test for Cam-pylobac-ter pylori in the stomach. Lancet, 1987, 1（8546）: 1367-1368.

[15] Keller J, Hammer HF, Afolabi PR, et al. European guideline on indications, performance and clinical impact of ^{13}C-breath tests in adult and pediatric patients: an EAGEN, ESNM, and ESPGHAN consensus, supported by EPC. United European Gastroenterol J, 2021, 9（5）: 598-625.

[16] Broekaert IJ, Borrelli O, Dolinsek J, et al. An ESPGHAN position paper on the use of breath test-ing in paediatric gastroenterology. J Pediatr Gastroenterol Nutr, 2022, 74（1）: 123-137.

[17] Lee JS, Camilleri M, Zinsmeister AR, et al. A valid, accurate, office based non-radioactive test for gastric emptying of solids. Gut, 2000, 46（6）: 768-773.

[18] Hiele M, Ghoos Y, Rutgeerts P, et al. Starch digestion in normal subjects and patients with pancre-atic disease, using a [13]CO$_2$ breath test. Gastroenterology, 1989, 96（2 Pt 1）: 503-509.

[19] Schillinger RJ, Mwakamui S, Mulenga C, et al. ^{13}C-sucrose breath test for the non-invasive assess-ment of environmental enteropathy in Zambian adults. Front Med（Lausanne）, 2022, 9: 904339.

[20] Evenepoel P, Hiele M, Geypens B, et al. ^{13}C-egg white breath test: a non-invasive test of pancreat-ic trypsin activity in the small intestine. Gut, 2000, 46（1）: 52-57.

[21] Hiele M, Ghoos Y, Rutgeerts P, et al. [13]CO$_2$ breath test using naturally ^{13}C-enriched lactose for detection of lactase deficiency in patients with gastrointestinal symptoms. J Lab Clin Med, 1988, 112（2）: 193-200.

[22] van der Merwe NJ. Carbon isotopes, photosynthesis, and archaeology: different pathways of photo-synthesis cause characteristic changes in carbon isotope ratios that make possible the study of rehistoric human diets. Am Sci（American Scientist）, 1982, 70（6）: 596-606.

[23] Haisch M, Hering P, Fuss W, et al. A sensitive selective nondispersive infraredspectrometer for [13]CO$_2$ and [12]CO$_2$ concentration measurements in breath samples. Iso-topenpraxis Enuiron Health Stud, 1994, 30（2-3）: 247-251.

[24] Oztürk E, Yeşilova Z, Ilgan S, et al. A new, practical, low-dose ^{14}C-urea breath test for the di-agnosis of *Helicobacter pylori* infection: clinical validation and comparison with the standard method. Eur J Nucl Med Mol Imaging, 2003, 30（11）: 1457-1462.

[25] Winchell HS, Stahelin H, Kusubov N, et al. Kinetics of CO$_2$-HCO$_3$ minus in normal adult males. J Nucl Med, 1970, 11（12）: 711-715.

[26] Schofield WN. Predicting basal metabolic rate, new standards and review of previous work. Hum

Nutr Clin Nutr，1985，39（Suppl 1）：5-41.

[27] Klein PD，Malaty HM，Czinn SJ，et al. Normalizing results of ^{13}C-urea breath testing for CO_2 production rates in children. J Pediatr Gastroenterol Nutr，1999，29（3）：297-301.

[28] Klein PD，Ghoos YF，Rutgeerts PJ. The ^{13}C-bicarbonate meal breath test：a new noninvasive measurement of gastric emptying of liquid or solid meals. Gastroenterology，1987，92（4）：867-872：A1472.

[29] Ghoos YF，Maes BD，Geypens BJ，et al. Measurement of gastric emptying rate of solids by means of a carbon-labeled octanoic acid breath test. Gastroenterology，1993，104（6）：1640-1647.

[30] Stockmann M，Lock JF，Malinowski M，et al. The LiMAx test：a new liver function test for predicting postoperative outcome in liver surgery. HPB（Oxford），2010，12（2）：139-146.

[31] Ghoos YF，Vantrappen GR，Rutgeerts PJ，et al. A mixed-triglyceride breath test for intraluminal fat digestive activity. Digestion，1981，22（5）：239-247.

[32] King CE，Toskes PP，Spivey JC，et al. Detection of small intestine bacterial overgrowth by means of a ^{14}C-D-xylose breath test. Gastroenterology，1979，77（1）：75-82.

[33] Dellert SF，Nowicki MJ，Farrell MK，et al. The ^{13}C-xylose breath test for the diagnosis of small bowel bacterial overgrowth in children. J Pediatr Gastroenterol Nutr，1997，25（2）：153-158.

[34] Berthold HK，Schober P，Scheurlen C，et al. Use of the lactose-[^{13}C] ureide breath test for diagnosis of small bowel bacterial overgrowth：comparison to the glucose hydrogen breath test. J Gastroenterol，2009，44（9）：944-951.

[35] Wutzke KD，Heine WE，Plath C，et al. Evaluation of oro-coecal transit time：a comparison of the lactose-[^{13}C，^{15}N] ureide $^{13}CO_2$-and the lactulose H_2-breath test in humans. Eur J Clin Nutr，1997，51（1）：11-19.

[36] Ritchie BK，Brewster DR，Davidson GP，et al. ^{13}C-sucrose breath test：novel use of a noninvasive biomarker of environmental gut health. Pediatrics，2009，124（2）：620-626.

[37] Pressman JH，Hofmann AF，Witztum KF，et al. Limitations of indirect methods of estimating small bowel transit in man. Dig Dis Sci，1987，32（7）：689-699.

[38] Tveito K，Hetta AK，Askedal M，et al. A novel one-hour ^{13}C-sorbitol breath test versus the H_2-sorbitol breath test for assessment of coeliac disease. Scand J Gastroenterol，2009，44（7）：813-819.

[39] Turki A，Murthy G，Ueda K，et al. Minimally invasive（13）C-breath test to examine phenylalanine metabolism in children with phenylketonuria. Mol Genet Metab，2015，115（2-3）：78-83.

[40] Berry GT，Nissim I，Mazur AT，et al. In vivo oxidation of[^{13}C] galactose in patients with galactose-1-phosphate uridyltransferase deficiency. Biochem Mol Med，1995，56（2）：158-165.

[41] Resende-Campanholi DR，Porta G，Ferrioli E，et al. Galactose oxidation using（13）C in healthy and galactosemic children. Braz J Med Biol Res，2015，48（3）：280-285.

[42] Rating D，Langhans CD. Breath tests：concepts，applications and limitations. Eur J Pediatr，1997，156（Suppl 1）：S18-S23.

[43] Lown KS，Kolars JC，Thummel KE，et al. Interpatient heterogeneity in expression of CYP3A4 and CYP3A5 in small bowel. Lack of prediction by the erythromycin breath test. Drug Metab Dispos，1994，22（6）：947-955.

[44] Rivory LP，Slaviero K，Seale JP，et al. Optimizing the erythromycin breath test for use in cancer patients. Clin Cancer Res，2000，6（9）：3480-3485.

[45] Barstow TJ，Cooper DM，Epstein S，et al. Changes in breath $^{13}CO_2/^{12}CO_2$ consequent to exercise

and hypoxia. J Appl Physiol（1985），1989，66（2）：936-942.

［46］Tugtekin I，Wachter U，Barth E，et al. Phenylalanine kinetics in healthy volunteers and liver cirrhotics：implications for the phenylalanine breath test. Am J Physiol Endocrinol Metab，2002，283（6）：E1223-E1231.

第十二章 H、O、N核素标记呼气试验

- C、H、O、N是组成有机化合物的四大主要化学元素，核素示踪技术除了选择C核素标记之外，H、O、N核素标记也是常用选择，呼气试验可选的是稳定核素^{2}H、^{18}O、^{15}N。
- 按呼气试验方式进行重水稀释试验测量的总体水量与血尿测量法的结果相同，可作为金标准；其他探索性研究包括结核杆菌、幽门螺杆菌等感染诊断和标记VOC探针查癌等。
- H核素易脱失、高分馏、总体水量稳定等特点，可能使H标记重水呼气试验较C标记CO_2呼气试验更加准确。

　　C、H、O、N是组成有机化合物的四大主要化学元素，核素示踪技术除了选择C核素标记之外，H、O、N核素标记也是常用选择。在核素标记呼气试验中，除了常见的$^{13/14}CO_2$呼气试验，稳定核素^{2}H、^{18}O、^{15}N-标记化合物的呼气试验也有所报道，其中1980年美国的Schoeller等[1]报道的重水呼气试验测量总体水量取代了传统的血尿测量法，成为新的金标准。此外，H核素的高分馏率和总体水量的稳定性可能使H标记重水呼气试验较C标记CO_2呼气试验更加准确。

第一节　^{2}H、^{18}O、^{15}N-标记示踪剂

一、理化特性

（一）H、O、N核素

1. H核素　H元素原子核的质子数为1，因核中子数$0\sim2$的不同而存在3种同位素，分别是核素氕（protium，H，^{1}H）、氘（deuterium，D，^{2}H）、氚（tritium，T，^{3}H）。^{1}H是天然丰度最高的稳定核素，丰度为99.9852%；^{2}H（D）也属于稳定核素，天然丰度为0.0148%，适合于体内示踪研究；^{3}H（T）属放射性核素，通过^{6}Li（n,α）^{3}H反应制备，释放低能β射线（$E=18.6keV$），半衰期12.33年，可用于体外试验，体内示踪仅限于动植物实验。因氘、氚的质量大于氕，故氘、氚分别又名重氢（heavy hydrogen）和超重氢（supper heavy hydrogen）。

2. O核素　O元素原子核的核质子数为8，因核中子数$7\sim9$的不同而存在4种同位素^{15}O、^{16}O、^{17}O、^{18}O。^{15}O是人工合成放射性核素，释放β$^+$射线，常用于生物机体脏器功能研究；^{16}O、^{17}O、^{18}O为天然稳定核素，其中^{16}O丰度最高，达99.758%；^{17}O和^{18}O的

丰度都很低，分别为0.038%和0.204%。因^{18}O天然丰度远大于^{17}O，故稳定核素标记示踪多选^{18}O，^{18}O的质量大于^{16}O，故又名重氧（heavy oxygen）。

3. N核素 N元素原子核的质子数是7，因核中子数为7或8的不同而存在^{14}N和^{15}N两种天然同位素，均为稳定核素，天然丰度分别为99.633%和0.365%。显然，^{15}N是示踪核素。

归纳上述可见，^{2}H、^{18}O、^{15}N是适合体内示踪研究的重同位素。

（二）核素制备与化合物标记

1.核素制备 ^{2}H、^{18}O、^{15}N属于稳定核素，其生产方法与^{13}C等其他稳定核素是相同的，即利用同种元素的不同同位素之间的质量差异或热力学性质、化学反应动力学、原子能级等差异，把它们从天然存在的同位素混合物中分离浓集，即所谓的富集，这与利用核反应生产人工放射性核素有很大的差别[1]。最常用的方法有精馏法、化学交换法、热扩散法等。富集的程度以每100个原子中所含重同位素的原子数表示，即所谓的原子丰度（atomic abundance）。

2.化合物标记 稳定核素标记物的制备与放射性标记物有许多相似之处，也主要是化学合成、生物合成和同位素交换[2]。标记纯度以分子丰度（molecular abundance）表达，即每100个分子中特定位置带标记核素的分子数（%）。

用于呼气试验的^{2}H、^{18}O、^{15}N标记化合物目前报道仅有4种：重水（D$_2$O）、重氧水（H$_2^{18}$O）、^{18}O-一氧化碳（C^{18}O）、^{15}N-异烟肼。^{2}H$_5$-乙基-β-D-葡萄糖醛酸（D$_5$-EtuGlu）。

（三）水的同位素

水分子的结构式包含两个氢原子和一个氧原子，因为天然氢、氧原子各有三种同位素，所以水实际上是18种水分子的混合物（$C_1^3 \times C_2^1 \times C_3^1 = 18$）。当然，氢原子中不含额外中子的是最普遍的水分子，包括H$_2^{16}$O（又名轻水，99.73%）、H$_2^{17}$O（0.18%）、H$_2^{18}$O（0.037%）三种，共占总量的99.937%。其余0.003%为重水（D$_2^{16}$O、D$_2^{17}$O、D$_2^{18}$O）、半重水（HD^{16}O、HD^{17}O、HD^{18}O）和氚化水（HT^{16}O、HT^{17}O、HT^{18}O、DT^{16}O、DT^{17}O、DT^{18}O、T$_2^{16}$O、T$_2^{17}$O、T$_2^{18}$O）。

氚化水用于体外试验和动植物体内示踪研究，其制备成本低，放射测量也简单。人体示踪研究只能使用重水（D$_2$O）和重氧水（H$_2^{18}$O）。重氧水成本高于重水。

（四）同位素效应

同位素之间的物理化学性质因质量上的不同而存在微小的差异（如在气相中的传导率、分子键能、生化合成和分解速率等），因这种差异导致物质反应前后在同位素组成上出现明显差异的现象称为同位素效应（isotope effect）。同位素效应是示踪研究的重要基础之一。同位素分馏（isotope fractionation）和同位素判别（isotope discrimination）是同位素效应的两种主要表示方法。

在核反应处理中，一般将普通水经过净化处理得到分子量为18的无同位素的纯H$_2$O，用作反应堆的冷却剂和中子的慢化剂，此水称为轻水。现以轻水和其他同位素水为例特别介绍两个显示同位素效应的化学反应。两类水之间并没有明显的化学性质差别，但仅因质量上的差异而出现分馏反应。

1.水分子之间的氢原子分馏 H_2O可电离生成H^+和OH^-，某一个水分子中的一个氢原子可以和另一个水分子的一个氢原子实现互换。若以重水（D_2O）与轻水（H_2O）混合，交换的结果是生成只有一个重氢核素的半重水（DOH）。反应式如下：

$$DOD + HOH = DOH + DOH$$

同样地，氚化水中的T_2O与轻水混合则生成2分子TOH。反应式如下：

$$TOT + HOH = TOH + TOH$$

实际上，水分子与非水分子（或基团）之间的氢原子也存在分馏，如与羧酸的羧基氢原子分馏：

$$R—COOH + TOT = R—COOT + HOT$$

2.水和二氧化碳之间的氧原子分馏 CO_2可溶于H_2O生成H_2CO_3，后者也可逆向反应，故CO_2和H_2O之间存在O的互换。若以重氧水$H_2^{18}O$与$C^{16}O_2$混合，其结果是CO_2中的一个O原子被置换，生成轻水H_2O和$C^{18}O^{16}O$。反应式如下：

$$C^{16}O_2 + H_2^{18}O = C^{18}O^{16}O + H_2^{16}O$$

比较H_2O中H和O的交换反应可以发现，H无论怎样交换都保留在H_2O中，而O经过交换后，可以保留在H_2O中，也可转移到CO_2中。

【附】同位素效应表示方法[3]

（一）同位素分馏

同位素分馏是指某一反应中底物的同位素组成（Rr）改变，使产物（Rp）具有不同的同位素组成现象，其程度用分馏因子（fractionation factor）来衡量，用α或f表示（$\alpha = Rr/Rp$）。对于上述重氧水与二氧化碳中的氧交换反应，f是指底物水的$^{18}O/^{16}O$和产物CO_2的$^{18}O/^{16}O$之比，37℃时，$f = 1.039$。

（二）同位素判别

同位素判别是指某一反应过程或某催化剂对重同位素有识别和排斥的作用，致使产物的重同位素含量减少的现象。其减少的程度可用Δ表示（$\Delta = \alpha-1$）。

很显然，同位素分馏和同位素判别这两个名词的内涵是紧密联系的。同位素分馏指的是反应物同位素组成改变的效果，而同位素判别指的是造成原因和动力学。

二、生物代谢

同位素标记化合物与非标记化合物并无化学性质上的明显差异，生物体对它们的吸收、分布、转化、排泄等一系列代谢也完全一致，故而可以示踪体内代谢过程。例如，摄入体内的重水（^2H_2O，D_2O）或重氧水（$H_2^{18}O$）与轻水（$^1H_2^{16}O$）完全互溶，表面分布容积等于总体水量。

需指出的是，同位素效应的存在使得某些核素标记示踪是一般标记示踪剂无法完成的，最典型的例子是水的体内代谢[2]。

新摄入 H_2O 中的 H 和 O 的清除速率（更新速率）并非相同，这是因为 H_2O 与 CO_2 存在 O 的交换反应。在碳酸酐酶的催化下，CO_2 和 H_2O 形成 H_2CO_3，其交换也很快达到平衡，故而 H_2O 中的 O 通过 H_2O 或 CO_2 两种形式排出体外；H_2O 与 H_2O 之间的 H 虽然也存在互换，但互换的结果仍然是 H_2O，H_2O 中的 H 只能以 H_2O 一种形式排出体外。可见，体内 H_2O 中 O 的更新速率明显高于 H 的更新速率。由此也可看出，只有利用 H 和 O 双标记水如 $H_2^{18}O$ 和 D_2O 示踪才能显示这种差异。

三、呼气丰度测量

在呼气试验测试中，稳定核素及其标记化合物的丰度测量技术有质谱分析、红外吸收光谱分析、发射光谱等方法。相关技术参数参阅第三章气样分析部分和第十二章 $^{13/14}CO_2$ 呼气试验部分。

（一）气体同位素比值质谱法

气体同位素比值质谱仪测量要求被分析样品必须是气体，需将不同来源或不同形式的生物样品转化为简单的小分子气体，如 H_2、O_2、N_2、CO_2、CO 等。即便是简单的水分子（H_2O），H 标记和 O 标记也需分别转化为气体 H_2 和 CO_2 才能测量，很烦琐。稳定核素标记呼气试验最好选择体内转化成可测气体的设计方案。

（二）流动余辉质谱测量

为了解决气体同位素比值质谱测定复杂与费时的问题，英国的 Smith 和捷克的 Spanel[4] 于 1999 年合作发明了流动余辉质谱（flowing afterglow mass spectrometry，FA-MS）并于 2001 年用于呼气半重水的在线测定（图12-1）。所谓 FA-MS 其实与他们同时发明的选择性离子流管质谱（SIFT-MS）十分相似，无须对气样进行预处理，质谱仪离子源产生的初级阳离子直接与气样中的成分反应生成质荷比不同的次级阳离子，最后由四极滤质器探测。FA-MS 已经实现了包含重水、半重水等呼气小分子物质的实时监测，需要时对着仪器采样接口呼气即可自动完成测量，十分方便。

（三）红外光谱测量

可通过呼气检测重水等物质丰度的红外光谱分析专用仪于最近研发成功，为呼气同位素检测试验的开展提供了便利。

（四）^{15}N 的发射光谱测量

$^{14}N_2$、^{15}N、$^{15}N_2$ 的发射光谱波长明显不同，因此可以通过较为简易的发射光谱法进行 ^{15}N 丰度测量。

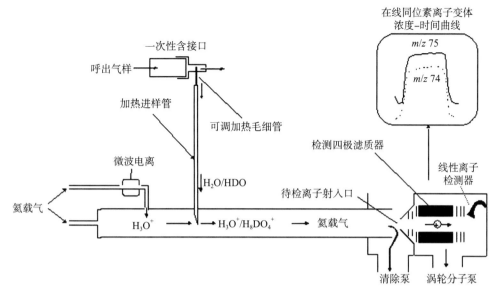

图12-1 流动余辉质谱实时在线测量呼气半重水HDO

氦载气弱微波离子源生成初级阳离子 H_3O^+，与呼气中的水分子自然反应生成次级阳离子——水化阳离子。由于水分子中的氢氧元素有不同的同位素形式（H_2O、HDO、$H_2^{17}O$、$H_2^{18}O$），水化阳离子便有了不同质荷比（m/z）形式，其中 H_2O 生成的水化阳离子 $[H_3O^+\cdot(H_2O)_3]$ 的 $m/z = 73$，其他同位形式分别如下：$H_8DO_4^+$ 和 $H_9^{17}OO_3^+$ 的 $m/z = 74$，$H_9^{18}OO_3^+$ 的 $m/z = 75$。如果研究使用的示踪剂重水是 D_2O，则测定 D/H（$^2H/^1H$）的比值，通过设定四极滤质器探测 m/z 为 74/75 的两种离子信号比，便可探知气样中 D 的丰度。受检者只需对着质谱仪的采样口呼一口气即可完成检测。这是迄今为止最为简便而又极为准确的重水测定技术

第二节 应用研究概况

一、重水/重氧水呼气试验测量机体总水量

活体的总体水量（total body water，TBW）测量有多种方法，过去的金标准是基于阿基米德浮力原理密度法，现代测量则以稀释原理测量法最准确。因为轻水（$^1H_2^{16}O$）与其他水同位素分布一致，表观分布容积等于总体水量，所以同位素标记水是最好的稀释测量指示剂，标记水稀释试验是公认的现代测量金标准。标准操作如下：口服或注射一定剂量的标记水（T_2O、$H_2^{18}O$ 或 D_2O），动态测量血样浓度变化（T_2O 测量放射性活度、$H_2^{18}O$、D_2O 测量丰度），根据一室模型求出表观分布容积（图12-2）。一般应用操作如下：摄入标记水后经过 2～3h（水在细胞内外达到平衡所需时间），收集血浆、尿液标本测定标记水浓度，同时记录期间排水量，根据标记水稀释倍数算出总体水量。

同样基于稀释动态平衡和表观分布容积的概念，美国的 Schoeller 等[1]于1980年将传统的标记水稀释试验从血尿测量法改为呼气试验测量法，结果完全一致。其实道理很简单，稀释平衡后，血液、尿液、组织液（气道表面液体）处处相等，任何体液样本测量结果是一样的。随着流动余辉质谱的问世，检查变得十分简单，因为呼气中的标记水

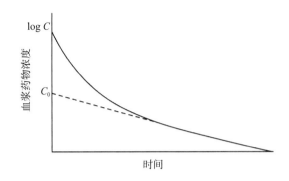

图12-2　药物单室一级动力学模型的理论0时浓度和表观分布容积

表观分布容积（apparent volume of distribution，V_d）是药物清除动力学中的概念，它是指一次定量给药后，药物在体内分布达到平衡状态时，按测得的血浆药物浓度计算该药相当于分布在多少容积的血浆中。表观分布容积不是实际血浆容积，只是表观数值而已。完全不透过血管的大分子药物如白蛋白的表观分布容积等于实际血浆容积；透血管药物的表观分布容积显然大于血浆容积，其中与水任意互溶的药物如重水则表观分布容积相当于全身总水量，而与组织亲和力大的脂溶性药物的表观分布容积可比实际体重的容积还大

给药剂量低于机体最大清除能力时，药物将以恒定比例的方式被清除（一级动力学）。利用单室一级动力学模型计算药物表观分布容积的理论推导过程如下：假定机体为一个整体，体液存在于单一空间，药物分布在给药的瞬时（0时）即达到平衡（可理解成稀释平衡），药量（A）与0时的室内药物浓度（C_0）之商即为分布容积（$V_d = A/C_0$）。但机体实际上必须经过一段时间才能达到分布平衡，而且吸收与清除又几乎同时进行。初始药量与平衡时的血药浓度之商并非给药时的表观分布容积。但连续测定血药浓度，可在药物时–量曲线发现分布平衡的标志：血药浓度稳定下降。将稳定下降消除段从0时延升至Y轴，交点相当于假定一次给药瞬时平衡的血浆浓度C_0，即理论0时浓度，则表观分布容积$V_d = A/C_0$。由于重水与轻水分布一致，不仅表观分布容积等于总体水量（TBW），稀释平衡后的气道表面液体与血液也是相同的，因此，呼气分析可以替代血液检测

丰度实现了直接在线测量而无须传统的制样转化。按体重定量口服重水或重氧水，定时测量呼气标记水丰度至稳态，根据时–量曲线求出等于表观分布容积的总体水量[4]。计算公式如下：

$$TBW = \frac{重水摄入量（g）\times APE}{C_0} \qquad (12.1)$$

式中，分母代表标记水（$H_2^{18}O$ 或 D_2O）总摄入丰度，其中APE（atomic percent excess）为 ^{18}O 或 ^2H 原子百分过剩（数值等于 $H_2^{18}O$ 或 D_2O 标记化学纯度）；C_0 为理论0时丰度。

二、感染诊断

（一）$C^{18}O$ 呼气试验诊断肺结核

2014年，约翰斯·霍普金斯大学医学院结核病中心报道了 $C^{18}O$ 呼气试验诊断肺结核[5]。分枝杆菌表达一氧化碳脱氢酶，而常见肺炎致病菌则不表达，一氧化碳脱氢酶利用CO催化水分子脱氢反应，若底物投入 $C^{18}O$，则产物必有标记 CO_2 释放（$C^{18}O + H_2O \longrightarrow C^{18}O^{16}O + 2H^+ + 2e^-$）。为了加大测试区别，进行了双标记。兔肺结核模型试验显示，呼吸 $^{13}C^{18}O$ 混合空气1min后采呼出气样测量 $^{13}C^{18}O^{16}O$ 丰度，结核组丰度即刻高于未感染对照组，15min时两组已无重叠。

（二）[15]N-异烟肼呼气试验诊断肺结核

[15]N-异烟肼呼气试验是约翰斯·霍普金斯大学医学院结核病中心于2014年报道的又一种肺结核诊断方法[6]。异烟肼可被结核杆菌KatG蛋白特异催化生成肼基-异烟肼，后续代谢过程有N_2的释放，而其他肺部致病菌缺乏KatG蛋白。2只INH敏感株肺结核兔模型试验显示，气管注入[15]N-异烟肼溶液后10min呼气[15]N_2丰度急升至高峰平台，而4只对照兔则一直处于低水平。

（三）半重水呼气试验检测胃幽门螺杆菌感染

印度的Pal等[7]于2020年报道，幽门螺杆菌阳性患者饮用普通水后半重水丰度不变或下降而正常人却上升，以饮水200ml后30min呼气半重水丰度（$\delta_{DOB}D‰$）＜0.8‰为阈值，42例幽门螺杆菌感染者中有41例阳性（97.6%），12例无幽门螺杆菌感染者全部阴性（100%）。笔者团队以呼气冷凝液标本测量方式进行重复实验（未发表），结果并不理想，但确实有一部分人饮水后呼气半重水丰度显著下降，且1周后还能重复此结果。

已知天然水中的半重水（$HD^{16}O$）丰度高于体液水，故推测上述现象的发生机制如下：幽门螺杆菌等胃肠H_2消耗菌的氢化酶将饮水中的H_2催化生成两个质子，后者与半重水中的氘发生交换（同位素分馏：$H_2＋HDO \rightleftharpoons HD＋H_2O$），从而降低体液的半重水丰度。正常人口服半重水后，因原形吸收而引起呼气半重水丰度上升（后期体液重新分布遇到H_2消耗菌时才发生分馏及再平衡）；而胃、小肠出现H_2消耗菌时则会将饮进的半重水分馏消耗，不会出现呼气丰度升高，反而更可能出现稀释下降的现象。

三、基于标记VOC探针分析的肿瘤诊断

呼气VOC指纹分析诊断癌症等疾病自1985年由Gordon[8]报道以来，人们的研究热情就从未消退过，但几十年来一直未获实质性突破，并且重复性很差。一个可能的重要原因是"病灶VOC分子"受到环境及周围组织代谢来源的污染。奥地利的Ruzsanyi等[9]于2014年报道，2名健康志愿者饮服[2]H_3-2-丙醇后呼气[2]H_3-丙酮显著升高，同时饮服乙醇丰度降低15%～30%。结果说明氘标记VOC探针[2]H_3-2-丙醇可靶定乙醇脱氢酶并能避开其他代谢通路来源的丙酮污染。2019年，法国的Lange等[10]基于肿瘤组织液聚积大量β-葡萄糖醛酸酶而正常组织则限于细胞内，予实验荷瘤小鼠及对照小鼠静脉注射氘标记VOC探针[2]H_5-乙基-β-D-葡萄糖醛酸（D_5-EtGlu），探针EtGlu因高亲水性不易被动扩散进入细胞，正常组织无法将探针水解释放出D_5-乙醇，结果只有荷瘤小鼠呼气D_5-乙醇显著升高（图12-3）。这些报道无疑给停滞不前的呼气VOC指纹分析提供了一条新思路。

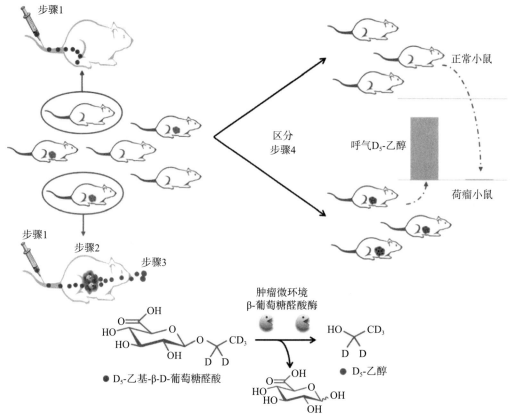

图12-3 标记VOC探针呼气分析查癌原理示意图[10]

鼠尾静脉注射氘标记VOC探针EtGlu（步骤1）；亲水性探针在荷瘤小鼠肿瘤微环境中被细胞外β-葡萄糖醛酸酶选择性水解，释放D_5-乙醇（步骤2）；D_5-乙醇进入血流并在呼吸中呼出（步骤3）；正常小鼠的β-葡萄糖醛酸酶被限制在细胞内，无法接触细胞外探针，故通过呼气D_5-乙醇检测可将荷瘤鼠与正常鼠加以区分

获准引自：Lange J，et al. Angew Chem Int Ed Engl，2019，58（49）：17563-17566.

第三节　问题与对策

^2H、^{18}O、^{15}N三种非碳核素标记的呼气试验历史不长、报道不多，还很难总结出系统性问题，但从重水呼气试验中可看到破解$^{13/14}CO_2$呼气试验某些局限性的希望。

$^{13/14}CO_2$呼气试验在计算$^{13/14}CO_2$呼气排出率时需要以内源性CO_2产率作为参数，绝大多数研究统一按9mmol/（h·kg）计算，而实际个体产率是随时波动的，结果偏差在所难免，有时甚至是很大的。重水呼气试验精确测量总体水量的结果强烈提示能转化为重水的^2H-标记化合物呼气试验可望避免类似缺陷。

2006年Slater等[11]报道的^2H-和^{13}C-标记混合甘油三酯（MTG）胰脂肪酶活性比较测量结果进一步提示了这种可能性。实验的基本过程如下：健康志愿者同时进食^{13}C-MTG、^2H-MTG和$H_2^{18}O$三种稳定核素标记化合物，随后进行两方面测试：一方面是定期采集气样测定呼气$^{13}CO_2$丰度，再按内源性CO_2产率为9mmol/（kg·h）计算$^{13}CO_2$累积呼出率；另一方面是定期采集唾液/尿液标本氘水（^2HHO）丰度（^2H-MTG氧化释

放的 $^2H^+$ 与OH—结合生成）和 $H_2^{18}O$ 丰度，再以 $H_2^{18}O$ 稀释度测出的总体水量计算 ^2HHO 累积排出率。结果发现， $^{13}CO_2$ 累积呼出率不到摄入总丰度的50%，然而 ^2HHO 累积排出率在唾液法计算和尿液法计算中分别高达99.3%和96.4%。 ^2H-MTG和 ^{13}C-MTG体内代谢是相同的，但标记核素的排出率为什么出现如此大的差异呢？ Slater认为原因有二：第一，摄入底物并非全部彻底氧化为 H_2O 和 CO_2，通过三羧酸循环，一部分底物将转化为其他有机分子，在这些转化过程中，C原子作为分子的骨架是不会脱失的，而与C相连的H原子恰恰需要移动才能完成氧化、还原等各种转化反应，因此，无论彻底氧化还是转移，H都将脱失或分馏。第二， $^{13}CO_2$ 累积呼出率计算所需的内源性 CO_2 产率波动大、统一标准计算偏差大。相反， ^2HHO 累积排出率计算所需的总体水量不可能在试验期间发生改变，正常值稳定性大，也只需同时服入重氧水（ $H_2^{18}O$ ）而已，因此，难度小于 CO_2 产率测量。由此看来，利用 ^2H-标记研究脂类代谢要比 $^{13/14}C$-标记可靠得多。另外， ^2H-MTG唾液/尿液试验若改为呼气试验，结果显然应该是一样的。在核素标记水质谱检测已不再需要 H_2 转化而可直接测定的年代， ^2H-标记化合物与 $^{13/14}C$-标记化合物相比的优势值得高度重视[12]。

第四节 小 结

C、H、O、N是有机化合物的四大主要化学元素，核素示踪技术除了选择C核素标记之外，H、O、N核素标记也是常用选择，呼气试验可选的稳定核素是 ^2H、 ^{18}O、 ^{15}N。标记水呼气试验测量的总体水量与血尿测量法的结果相同，可作为金标准，其他探索性研究包括结核杆菌、幽门螺杆菌等感染诊断和标记VOC探针查癌等。因为H核素较易从结合物脱失和分馏，加上总体水量较内源性 CO_2 产率稳定，所以H同位素标记的水呼气试验较C同位素标记的 CO_2 呼气试验更加准确，值得高度关注。

（校阅：周 伟、周 聪）

参 考 文 献

［1］Schoeller DA，van Santen E，Peterson DW，et al. Total body water measurement in humans with ^{18}O and ^2H labeled water. Am J Clin Nutr，1980，33（12）：2686-2693.

［2］胡雅儿. 稳定核素在医学和药学中的应用//刘长征，王浩丹，胡雅儿. 实验核医学与实验核药学. 北京：人民卫生出版社，1999.

［3］陈世苹，白永飞，韩兴国. 稳定性碳同位素技术在生态学研究中的应用. 植物生态学报，2002，26（5）：549-560.

［4］Smith D，Spanel P. On-line determination of the deuterium abundance in breath water vapour by flowing afterglow mass spectrometry with applications to measurements of total body water. Rapid Commun Mass Spectrom，2001，15（1）：25-32.

［5］Maiga M，Choi SW，Atudorei V，et al. In vitro and in vivo studies of a rapid and selective breath test for tuberculosis based upon mycobacterial CO dehydrogenase. mBio，2014，5（2）：e00990.

［6］Choi SW，Maiga M，Maiga MC，et al. Rapid in vivo detection of isoniazid-sensitive Mycobacterium tuberculosis by breath test. Nat Commun, 2014, 5: 4989.

［7］Pal M, Bhattacharya S, Maity A, et al. Exploring triple-isotopic signatures of water in human exhaled breath, gastric fluid, and drinking water using integrated cavity output spectroscopy. Anal Chem, 2020, 92（8）: 5717-5723.

［8］Gordon SM, Szidon JP, Krotoszynski BK, et al. Volatile organic compounds in exhaled air from patients with lung cancer. Clin Chem, 1985, 31（8）: 1278-1282.

［9］Ruzsanyi V, Lederer W, Seger C, et al. Non-（13）CO$_2$ targeted breath tests: a feasibility study. J Breath Res, 2014, 8（4）: 046005.

［10］Lange J, Eddhif B, Tarighi M, et al. Volatile organic compound based probe for induced volatolomics of cancers. Angew Chem Int Ed Engl, 2019, 58（49）: 17563-17566.

［11］Slater C, Preston T, Weaver LT. Advantages of deuterium-labelled mixed triacylglycerol in studies of intraluminal fat digestion. Rapid Commun Mass Spectrom, 2006, 20（2）: 75-80.

［12］Atzrodt J, Derdau V, Kerr WJ, et al. Deuterium-and tritium-labelled compounds: applications in the life sciences. Angew Chem Int Ed Engl, 2018, 57（7）: 1758-1784.

临 床 篇

第十三章　间接能量代谢测定

- 生物机体内物质代谢过程中所伴随的能量释放、转化和利用，称为能量代谢。以机体为整体测定一定时间内的能量消耗量称为能量代谢测定，其是能量补充剂量的基准，有直接测热法和间接测热法两类。
- 呼吸间接测热法的基本原理是根据生物氧化反应符合化学反应定比定律，通过测定机体一段时间内的耗氧量和CO_2产生量，计算出机体的能量代谢状态，可实现这种功能的专用仪器称为呼气间接测热仪或代谢车。

18世纪末，年轻的法国化学家拉瓦锡发现，煤的燃烧和动物的呼吸有共同特点，那就是都要消耗O_2，同时产生CO_2。如果大鼠呼吸和煤燃烧释放的CO_2相等，二者所释放的热量也几乎相等，食物似乎以某种形式在体内"燃烧"。这一发现既奠定了现代能量代谢学的基础，也开启了现代呼气试验的新篇章。能量代谢既可以通过直接测定机体产热量进行评估，也可以利用机体耗氧量和CO_2产生量间接计算。间接测热法的理论基础虽好，但一直缺乏简单易行的气体分析技术常规实现。直到20世纪70年代，气体传感测量技术的巨大进步才从根本上解决了这个问题，能量代谢测定这才逐步走向临床，成为临床营养疗法的重要依据[1-5]。黎介寿教授是我国间接能量代谢测定和临床营养支持的杰出奠基人。

一、能量代谢

生物机体内物质代谢过程中所伴随的能量释放、转化和利用称为能量代谢（energy metabolism）。食物中的糖、蛋白质、脂肪等营养物质在生物体内的代谢既为机体的构筑和更新提供材料，也为生命活动提供能量[1]。

以机体为整体，测定一定时间内的能量消耗量称为能量代谢测定。能量有多种形式，如热能、机械能、电能、化学能、渗透能等。能量代谢测定一般统一用热能表达。这是因为：第一，各种能源物质在体内氧化所释放的能量50%以上是直接以热能形式散发的；第二，绝大部分转化是将腺苷三磷酸（adenosine triphosphate，ATP）等分子高能磷酸键上的化学能，在驱动生命活动过程时最终转化为热能散发于体外；第三，发生运动的肌肉收缩时所消耗的能量虽有一部分转化为外功（大部分仍转化为热能），但外功也可换算为热量表达。可见，生物体能量代谢同样遵守物理学中的能量转化和守恒定律（图13-1）。因此，直接测定一定时间机体向环境散发的总热量，然后换算成单位时间的产热量，即可明确机体的能量消耗量。这种直接测热法（direct calorimetry）最早的测定方式是将动物或人置于密闭的隔水舱内，通过水温升高计算散热量（图13-2A）。近年来，便携式热交换服和红外测热仪的研发使得自由运动状态下的直接测热法有了可能。

　　能量代谢伴随着物质代谢进行，测定物质代谢同样可以反映能量代谢。人和动物的能量代谢归根结底是对食物三大营养物质的氧化代谢，在这一过程中消耗氧气并产生CO_2和水，同时提供能量。根据化学中的定比定律，测定机体一定时间内的耗氧量和CO_2产生量，同样可以换算成同一时间内的能量消耗量，这便是间接测热法（indirect calorimetry，图13-2B）。现有的具体实施方式包括呼吸热量法、双标记水热量法、Fick热稀释法及心率监测法4种，呼吸热量法在近几年已发展成熟。

　　利用直接测热法或间接测热法的研究成果建立数学模型，根据身高、体重、年龄、

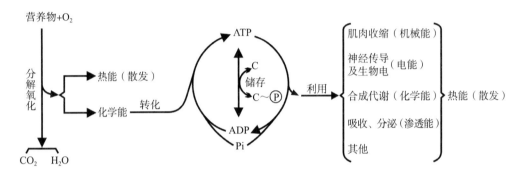

图13-1　机体能量的转化、储存和利用

各种营养物质在体内氧化所释放的两种形式的能量为热能和化学能。化学能除了骨骼肌收缩驱动肢体移动完成一定量的外功（占10% ～ 15%，其余转化为热能，机械功也可折算为热量），被机体组织利用时，基本上不转化为机械功，利用的结果均是转化为热能而散发于体外。例如，心脏搏动所做的功，在整体上是用来克服血流阻力的，在克服血流阻力的过程中，心脏的机械功便转化为热能。又如，胃腺分泌盐酸时也做了一定的功，但盐酸遇碱中和时，也就转化为热能了。C～Ⓟ，磷酸肌酸

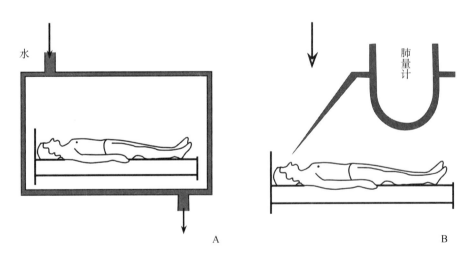

图13-2　能量代谢测定方法

A. 直接测热法：受试者散发的热将水加温，根据水温升高程度计算产热量。早期有关人类及动物能量代谢的成果大多通过直接测热法获得，目前其仍然是基础研究的必需工具。由于装置的结构和操作都很复杂，该法对于需要各种支持的患者是很难实施检测的。B. 间接测热法：测定一定时间内的耗氧量和CO_2产生量，根据定比定律计算能量消耗量。呼吸热量法目前已发展得十分成熟，实现了自由运动状态下的遥测

性别、体温等指标也可以推算机体能量代谢。健康、安静状态下的能量代谢研究已经十分成熟，推算也比较准确。但对于疾病状态的能量代谢，因变异因素太多，推算值与实测值相差仍很大。

能量代谢测定不仅是生理学、营养学、运动学必须研究的基本内容，也是临床营养支持最可靠的依据。随着可移动间接能量代谢测定仪（代谢车）、遥测代谢测定仪的相继问世，临床医生正逐步告别依靠估算决定营养支持方案的时代，临床营养支持正变得更准确、更有效。

二、呼吸热量法能量代谢测定

（一）基本原理

糖类、脂肪、蛋白质这三大营养物质在体内生物氧化供能的生化反应与燃烧产热的化学反应一样符合定比定律，即反应底物量与产物量之间呈一定的比例关系，而且，同一种化学反应，不论经过何种中间步骤，也不论反应条件差异多大，这种定比关系仍然不变。因为三大营养物质是通过和 O_2 反应产能，生成 CO_2，所以测定一定时间内机体呼出气中的 O_2 消耗量（VO_2）和 CO_2 产生量（VCO_2），根据已知的定比关系即可计算出在测定时间段内机体氧化分解的三大营养物质各有多少，最后据此计算出该段时间内整个机体所释放的热量。这便是呼吸热量法的基本原理。

从基本原理可以看出，呼气试验要测量能量消耗，必须事先在理论上明确定比关系，即每种营养物质氧化分解时产生的能量（食物的热价）、O_2 消耗量和 CO_2 产生量，以及如何区分三种物质混合氧化时各自的比例，并从技术上解决 O_2 消耗量和 CO_2 产生量的测量。

（二）基本概念

1.热量单位　热量计量的法定单位是焦耳（joule，J）或千焦（kJ），旧制是卡（calorie，cal）或千卡（kcal），它们之间的换算关系如下：1cal ＝ 4.187J，1kcal ＝ 4.187kJ。能量代谢测定的常用表达单位是 kJ/（$m^2 \cdot h$）和 kJ/d。实践证明，机体能量代谢率与体重的相关性不强，而与体表面积基本成正比。

2.食物的热价　1g 食物在体外燃烧或体内氧化时所释放的能量称为食物的热价（thermal equivalent of food），前者称为物理热价，后者称为生物热价。糖类、脂肪的物理热价和生物热价相等，而蛋白质的生物热价小于物理热价（表13-1）。这是因为蛋白质在体内不能被彻底氧化分解，有一部分主要以尿素的形式从尿中排泄。若所产尿素燃烧，所产热量恰好等于此差值。

3.氧热价　食物氧化时消耗 1L 氧所产生的能量称为该种食物的氧热价（thermal equivalent of oxygen），三大营养物质的氧热价很接近（表13-1）。有了氧热价，即可根据机体一定时间内的耗氧量计算能量代谢率。

4.呼吸商　机体通过呼吸功能从外界摄取氧，以供各种营养物质氧化分解的需要，同时也将代谢终产物 CO_2 呼出体外，一定时间内机体 CO_2 产量与耗氧量的比值称为呼吸商（respiratory quotient，RQ）。

营养物质的呼吸商可以通过实测获得，也可根据化学反应式计算。糖类通用分子式为（CH_2O）$_n$，氧化分解时 O_2 消耗和 CO_2 产生的分子数相等，呼吸商等于1。例如，葡萄糖氧化：$C_6H_{12}O_6 + 6O_2 = 6CO_2 + 6H_2O$，$6CO_2/6O_2 = 1$；脂肪分子中氧原子数较碳、氢原子数少，氧化时需要消耗更多的氧，故呼吸商小于1。例如，三油酸甘油酯氧化：$C_{57}H_{104}O_6 + 80O_2 = 57CO_2 + 52H_2O$，$57CO_2/80O_2 = 0.71$；蛋白质在体内不能完全氧化，间接推算所得呼吸商是0.80。

机体营养物质不是单纯的，而是由糖类、脂肪和蛋白质混合而成。即便给予单一营养物质，机体也会通过分解自身成分及三大营养物质间的相互转化来实现混合氧化，只是比例不同而已。因此，整体 CO_2 产量与耗氧量的比值实质上是混合呼吸商。实验证明，机体呼吸商随营养物质的化学组成比例不同而变化。主要依靠糖类供能时呼吸商接近1.00；以脂肪分解为主时呼吸商接近0.71；在长期病理性饥饿情况下，能源主要来自机体本身的蛋白质和脂肪分解，呼吸商接近0.80；正常混合膳食时呼吸商一般为0.82 ~ 0.85。可见，通过呼吸商测定能大致判断某一段时间内在体内被氧化营养物质的种类和大致比例。

表13-1　三大营养物质氧化时的几项数据

营养物质	产热量（kJ/g）			耗氧量（L/g）	CO_2 产生量（L/g）	氧热价（kJ/L）	呼吸商
	物理热价	生物热价	营养学热价*				
糖类	17.15	17.15	16.74	0.83	0.83	20.66	1.00
蛋白质	23.43	17.99	16.74	0.95	0.76	18.93	0.80
脂肪	39.75	39.75	37.66	2.03	1.43	19.58	0.71

*营养学通常采用概数来计算食物的卡价，即省略生物热价小数位（以kcal/g为单位时，三大营养物质的生物热价小数位分别为4.09、4.09、9.49），即营养学热价（方便计算，旧制），糖类、蛋白质、脂肪分别是4kcal/g、4kcal/g、9kcal/g。

在一般情况下，机体能量主要来自糖和脂肪的氧化，蛋白质供能所占比例很小，特将糖类和脂肪混合燃烧或氧化的呼吸商称为非蛋白呼吸商（non-protein respiratory quotient，NPRQ）。将NRPQ视同机体的呼吸商，可极大方便机体能量代谢的计算。NPRQ可根据二者的混合比例，通过实测或计算得出（表13-2）。

表13-2　非蛋白呼吸商和氧热价（Lusk修订）

非蛋白呼吸商	糖类（%）	脂肪（%）	氧热价（kJ/L）
0.707	0.0	100.0	19.62
0.71	1.1	98.9	19.64
0.72	4.75	95.2	19.69
0.73	8.4	91.6	19.74
0.74	12.0	88.0	19.79

续表

非蛋白呼吸商	糖类（%）	脂肪（%）	氧热价（kJ/L）
0.75	15.6	84.4	19.84
0.76	19.2	80.8	19.89
0.77	22.8	77.2	19.95
0.78	26.3	73.7	19.99
0.79	29.0	70.1	20.05
0.80	33.4	66.6	20.10
0.81	36.9	63.1	20.15
0.82	40.3	59.7	20.20
0.83	43.8	56.2	20.26
0.84	47.2	52.8	20.31
0.85	50.7	49.3	20.36
0.86	54.1	45.9	20.41
0.87	57.5	42.5	20.46
0.88	60.8	39.2	20.51
0.89	64.2	35.8	20.56
0.90	67.5	32.5	20.61
0.91	70.8	29.2	20.67
0.92	74.1	25.9	20.71
0.93	77.4	22.6	20.77
0.94	80.7	19.3	20.82
0.95	84.0	16.0	20.87
0.96	87.2	12.8	20.93
0.97	90.4	9.58	20.98
0.98	93.6	6.37	21.03
0.99	96.8	3.18	21.08
1.00	100.0	0.0	21.13

（三）运算原则

1.完整计算法 根据食物热价、氧热价、呼吸商、非蛋白呼吸商的定义不难发现间接测热法的计算原则：第一，根据尿素氮推算蛋白质分解量，利用蛋白质的氧热价和RQ计算其产热量、氧耗量和CO_2产生量；第二，从测得的氧耗量和CO_2产生量的总量中减去蛋白质分解的氧耗量和CO_2产生量，得出糖和脂肪氧化的耗氧量和CO_2产生量，计算NPRQ，查表得出相应的氧热价，计算出非蛋白代谢的产热量；第三，将蛋白质代谢产热量与非蛋白质代谢产热量相加得出总产热量；第四，根据NPRQ，查表得出糖和脂肪的氧化比例，根据各自的氧热价算出相应的氧化分解量和产热量。表13-3是某受试者的详细计算过程。

表13-3 间接测热法计算举例

某受试者，30min实测换算的24h内的耗氧量400L，CO_2产生量340L，尿液尿素氮＝12g。

（1）计算呼吸商	（5）三大营养物质代谢比例
呼吸商＝340÷400＝0.85	a.蛋白质
（2）蛋白质代谢	产热比＝1350÷8059.8×100%＝16.8%
代谢量＝12×6.25＝75g	热氮比＝总热量：尿素氮＝8059.8kJ：12g＝672kJ：1g
产热量＝18×75＝1350kJ	b.非蛋白质
耗氧量＝0.95×75＝71.25L	查表13-2，NPRQ为0.86时，糖类和脂肪的混合比
CO_2产量＝0.76×75＝57L	例是54.1：45.9，因为糖类和脂肪的氧热价（表
（3）非蛋白代谢	13-1）分别是16.7和37.7，所以非蛋白代谢量＝
耗氧量＝400-71.25＝328.75L	6709.8/（54.1%×16.7＋45.9%×37.7）＝254.8g
CO_2产生量＝340-57＝283L	c.糖类
NPRQ＝283÷328.75＝0.86	代谢量＝254.8×54.1%＝137.8g
产热量＝NPRQ为0.86时的氧热价×非蛋白代谢耗氧量	产热量＝137.8×16.7＝2301kJ
＝20.41×328.75＝6709.8kJ	产热比＝28.6%（计算略）
（4）计算24h产热量	d.脂肪
24h产热量＝1350＋6709.8＝8059.8kJ	代谢量＝254.8-137.8＝117g
非蛋白产热比＝100%-17%＝83%	产热量＝6709.8-2301＝4408.8kJ
热氮比＝总热量：尿素氮＝8059.8kJ：12g＝672kJ：1g	产热比＝54.7%（计算略）

报告：受试者的呼吸商为0.86；24h产热量是为8059.8kJ；热氮比672kJ：1g（160kcal：1g）；糖类、脂肪和蛋白质的氧化代谢量分别是137.8g、117g和75g，产热量分别是2301kJ、4408.8kJ和1350kJ，产热比为28.6%、54.7%和16.8%

2.无尿氮测定计算　不作尿素氮测定，只测定一定时间内的耗氧量和CO_2产生量，求出呼吸商RQ。视RQ与NPRQ等值，将其氧热价乘以耗氧量即得出测试时间段的产热量。该简略算法的理由是：三大营养物质的热价虽然相差很大，但氧热价差异却很小，NPRQ从0.70到1.00，氧热价也不过在19.6～21.1kJ/L范围内变化。三大营养物质混合氧化时的氧热价也必位于其中。实践证明，简略计算法的误差为1%～2%。本例RQ＝0.85，视为NPRQ（实际是0.86），则氧热价是20.36kJ，乘以耗氧量400L得产热量8144kJ，与完整计算结果（8059kJ）相差84kJ，误差仅为1%。简略计算法的重要意义在于消除了能量代谢测定对蛋白质代谢测定的依赖。临床多用此法，缺点是不能对三大营养物质氧化供能比例进行精确判断。

3.单独耗氧量测定计算法　在仅有耗氧量测定条件时，可以将NPRQ定为0.82（氧热价则为20.2kJ/L）计算产热量。此法用于混合膳食的健康人尚可，用于患者时则产生较大误差。

4. Weir公式　Weir于1949年将静息能量消耗的三种计算法分别整理归纳为以下公式：

$$EE = 16.5VO_2 + 4.44VCO_2 - 9.1UN \qquad (13.1)$$

$$EE = 16.33VO_2 + 4.61VCO_2 \qquad （13.2）$$

$$EE = 20.2VO_2 \qquad （13.3）$$

式中，EE、VO_2、VCO_2 和 UN 分别代表能量消耗、耗氧量、CO_2 产生量和尿素氮。

式（13.1）假定能量消耗的 12.5% 来源于蛋白质。本例结果是 8044.8kJ，与实际结果（8059.8kJ）相差 15kJ，误差仅为 0.2%。

（四）耗氧量和 CO_2 产生量测定

耗氧量和 CO_2 产生量测定方法包括闭合式和开放式两种类型。闭合式间接测热法是古老的方法，因受试者不能活动，只能测试静止状态下的能量消耗（图13-3）。

开放式测热法又称为呼吸间接测热法（respiratory indirect calorimetry）。受试者在开放通路呼吸的条件下，测定比较一段时间内吸入气和混合呼出气 O_2、CO_2 肺浓度差，结合通气量算出耗氧量和 CO_2 产生量，继而计算测定时间段的能量消耗量。最初使用单向阀面罩收集呼气于道格拉斯袋后分析。随着半导体氧传感器和红外光谱吸收 CO_2 传感器的出现，以及计算机技术的配合，可直接在呼气通路上完成流量测量和气体浓度分析，呼吸间接测热法能量代谢测定成为极为简单的试验（图13-4）。

（五）常用测定情形

1.基础能量消耗（basic energy expenditure，BEE） 是指在清醒而又极端安静的状态下，不受肌肉活动、环境温度、食物及精神紧张等因素影响时的能量代谢量，多以

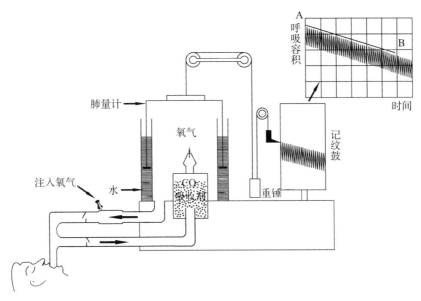

图13-3　闭合式代谢率测定器结构示意图

气泵将氧气定量地送入闭合回路装置。受试者吸入纯氧，根据装置中氧气减少的容积计算出该受试者在单位时间内的耗氧量。受试者呼出的 CO_2 则由装在气体回路中的 CO_2 吸收剂吸收。然后根据实验前后 CO_2 吸收剂的重量差，算出单位时间内的 CO_2 产生量。如果不对 CO_2 吸收剂进行称量，则只能测出耗氧量

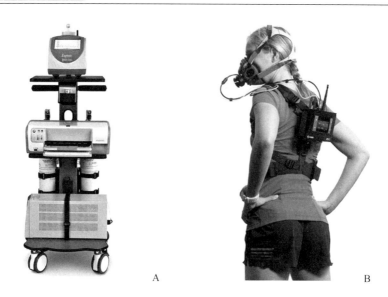

图13-4 开放式代谢车和遥测代谢测定仪

在开放通路呼吸的条件下，测定比较一段时间内吸入气和混合呼出气 O_2、CO_2 肺浓度差，结合通气量算出测定时间段的耗氧量（VO_2）和 CO_2 产生量（VCO_2），同时计算出测定时间段的能量消耗。将测量仪组装成可移动的小车（A. 代谢车）可实现床边测试；遥测代谢测定仪（B）配置遥测功能的微型代谢测量仪则实现了自由运动状态测试（由意大利 COSMED 公司供图）

kJ/d表示。测量通常在清晨空腹 12～14h、室温 18～25℃ 的条件下进行。BEE按体表面积校正后的单位时间值称为基础代谢率（basic metabolic rate，BMR），多以 kJ/（$m^2·h$）表示。

2. 静息能量消耗（rest energy expenditure，REE） 是指餐后2h以后，在合适温度下，安静平卧或静坐30min以上所测得的能量消耗。与BEE相比，多了部分食物的特殊动力作用和完全清醒时的能量代谢，一般较BEE高10%。由于测量条件容易达到，可在全天24h内测量，因此REE能在临床广为应用。

3. 运动能量消耗（action energy expenditure，AEE） 不同强度运动的机体能量消耗即为运动能量消耗。多用于运动生理学和劳动卫生学测试。

4. 总能量消耗（total energy expenditure，TEE） 是指全天的能量消耗，等于静息能量消耗加上食物的特殊动力作用和活动时的能量消耗。

5. 代谢能量消耗（metabolic energy expenditure，MEE） 特指危重患者的静息能量消耗。因为这类患者不可能达到真正的安静状态，故有学者称之为代谢能量消耗，不可混用。

（六）参考正常值

基础能量代谢率主要取决于性别、年龄，男性代谢率高于女性，年龄越小，代谢率越高（表13-4）。一般地，个体BMR实测值与正常平均值比较相差 ±10%～15% 视为正常。

静息能量消耗、运动能量消耗等受肌肉运动、精神活动、环境温度、食物的特殊动力作用等因素影响。

表13-4 我国正常人的BMR平均值 [kJ/ (m² · h)]

年龄	男性	女性
11 ～ 15岁	195.5	172.5
16 ～ 17岁	193.4	181.7
18 ～ 19岁	166.2	154.0
20 ～ 30岁	157.8	146.5
31 ～ 40岁	158.6	146.9
41 ～ 50岁	154.0	142.4
51 岁以上	149.0	138.6

（七）临床意义

1.**营养支持监测** 能量代谢测定在临床医学中的最大价值是为营养支持决策提供可靠依据。营养支持的第一要素是决定能量供给量，而供给与消耗平衡是其基本原则，供给量大于需要量或低于需要量均是有害的，只有通过实测才能确切掌握患者的能量消耗，使能量供给恰到好处。

2.**疾病诊断** 甲状腺功能亢进或低下、糖尿病等内分泌代谢疾病往往伴有基础代谢的明显改变，基础代谢率测定有助于这类疾病的诊治。

3.**膳食标准制订** 在劳动卫生学和运动医学中，能量代谢测定主要用于考察不同劳动（运动）强度的能量消耗，为制订合理的膳食标准提供依据。

三、其他间接测热法

1.**双标记水热量法** H_2O中O的更新速率高于H的更新速率，其超过部分是以CO_2排出的那部分。因此，同时口服双标记水（D_2O和$H_2^{18}O$）分别示踪O和H，测量尿液^{18}O和D丰度变化，计算CO_2更新速率，根据食物组成估计呼吸商，最后利用氧热价算出产热量。此法主要针对过去呼吸法不能测定自由活动状态的能量代谢而设计，遥测代谢测定仪的问世使之已无继续使用的必要。

2.**循环间接测热法**（circular indirect calorimetry，CIC） 又称Fick热量法。根据Fick原理，耗氧量测定可以计算出心输出量，而心输出量测定反过来也可以计算出耗氧量，进而计算出能量消耗。心输出量与耗氧量之间的关系可用公式表达如下：

$$心输出量 = \frac{耗氧量}{动脉血氧含量 - 混合静脉血氧含量} \qquad (13.4)$$

Fick热量法的基本过程如下：通过心导管热稀释法测出心输出量，血气分析测出动脉血与混合静脉血氧含量差，将Fick心输出量计算公式转换后算出耗氧量，最后按呼吸商等于0.82时的氧热价计算能量消耗。此法主要用于必须安置心导管监测的危重患者，因为无CO_2产生量测定，准确性显然不会太高，故现在已很少使用。

3.心率监测法 早在1907年Benedict就发现，运动状态下的心率和耗氧量有关。因此，根据心率估算耗氧量，进而估算能量消耗。在无法进行直接测热法及呼吸间接测热法技术不完善的年代，心率监测法无疑是运动状态能量代谢测定的主要手段，迄今其仍然在相关研究中发挥作用。

四、讨论

拉瓦锡在18世纪末的发现既揭示了生物体能量代谢与物质代谢的本质联系，也指明了能量代谢测定的途径。呼吸间接测热法理论虽好，但200年来一直没有简便实用的气体分析定量技术。近几十年气体传感测量技术的出现和进步才使呼吸间接测热法有了突破，半导体氧传感器和红外光谱吸收CO_2传感器的出现，以及计算机技术的配合，使得呼吸间接测热法测定能量代谢变得极为简单。人体能量代谢分析仪的出现标志着估算营养日需要量的时代结束。20世纪70年代初，英国剑桥大学营养学研究中心建造了世界上第一台人体间接式能量测试系统Indirect Calorimeter，它可以精确测量24h能量消耗，被称为评估能量消耗的金标准，为营养支持个体化提供了可靠的依据。被称为代谢车（metabolic chart）的可移动间接能量代谢测定仪于1993年正式在美国哥伦比亚大学医学院投入临床使用。随着遥测微型代谢测量仪的问世，人类完全实现了自由状态下的能量代谢测定。呼吸热量法能量代谢测定在临床危重患者的监测中发挥着越来越大的作用。

应当指出的是，尽管间接测热法在测定机体总能量消耗方面是准确和可靠的，但应用呼吸商计算的三大营养物质代谢比例与机体实际代谢比例并不完全吻合，某些特殊情况下还会出现很大的偏差。已知原因有二：第一，三大营养物质的体内转化。糖类转化为脂肪时，糖分子中的氧原子有剩余且参加其他氧化反应，机体相应地减少了从外界摄取的氧量，使得呼吸商变大，甚至超过1.00。脂肪转化为糖时，脂肪分子中含氧比例不足，需要更多的氧进入分子结构，机体相应地摄取并消耗更多的外界氧，使得呼吸商变小甚至低于0.71。第二，与食物氧化无关的代谢反应。如肌肉剧烈运动时氧供不足、肺过度通气、酸中毒等情形，因CO_2大量排出可使呼吸商变大，而肺通气不足、碱中毒又可使呼吸商变小。如何解决这些问题是今后努力的方向。

五、小结

生物机体内物质代谢过程中所伴随的能量释放、转化和利用，称为能量代谢。以机体为整体，测定一定时间内的能量消耗量称为能量代谢测定。根据能量转变和守恒定律，通过测定机体向外释放的热量，可以直接明确机体的能量代谢状况。根据生物氧化反应也符合化学反应的定比定律，通过测定机体一段时间内的耗氧量和CO_2产生量，也可以间接计算出机体的能量代谢状态。能量代谢测定在临床医学中的最大价值是为营养支持决策提供可靠的依据。

1g食物氧化时所释放出来的能量称为食物的热价，某种营养物质氧化时消耗1L氧气所产生的热量则称为该物质的氧热价，CO_2产生量与耗氧量的比值称为呼吸商（RQ），糖类和脂肪混合氧化时的呼吸商称为非蛋白呼吸商（NPRQ）。间接测热法的计算原则如下：首先根据尿液尿素氮实测值计算蛋白质代谢产热量、氧耗量和CO_2产生量，继而从测得的氧耗量和CO_2产生量的总量中减去蛋白质分解的产热量,得出糖和脂肪氧化的耗氧量和CO_2产生量,计算NPRQ;根据NPRQ所对应的氧热价计算糖、脂肪氧化的产热量。因为三大营养物质代谢的氧热价很接近,蛋白质供能比例又很低,所以如果不做尿液尿素氮测定,直接将RQ视为NPRQ也可以简单而又比较准确地计算能量消耗,但单独以耗氧量计算能量消耗误差较大。耗氧量和CO_2产生量的检测包括闭合式和开放式两种类型,测试仪器经200年的改进,在近年已发展成熟,其中开放式测量仪已实现了自由状态下的测定。

尽管间接测热法在测定机体总能量消耗方面是准确和可靠的,但应用呼吸商计算的三大营养物质代谢比例与机体实际代谢比例并不完全吻合。

(校阅:黄镇河 蒋 莹)

参 考 文 献

[1] 黎介寿. 临床肠外营养及肠内支持. 北京:人民军医出版社,1997.

[2] 曹宇. 能量代谢与体温//王庭槐. 生理学. 9版. 北京:人民卫生出版社,2018.

[3] Haugen HA,Chan LN,Li F. Indirect calorimetry:A practical guide for clinicians. Nutr Clin Pract,2007,22(4):377-388.

[4] Mtaweh H,Tuira L,Floh AA,et al. Indirect calorimetry:History,technology,and application. Front Pediatr,2018,6:257.

[5] Achamrah N,Delsoglio M,De Waele E,et al. Indirect calorimetry:The 6 main issues. Clin Nutr,2021,40(1):4-14.

第十四章 心脏病学应用

- 心输出量是指心脏每分钟泵出的血量。CO_2无创心输出量测定的基本原理与过程：一方面是直接通过呼吸浓度差测出CO_2排放量；另一方面是通过呼气末CO_2分压来估计动脉CO_2分压，通过CO_2重复呼吸估计混合静脉血CO_2分压（部分重复呼吸法可省略），再利用CO_2解离曲线求出相应的血液CO_2含量，最后根据Fick等式求出心输出量，即有效心输出量等于CO_2产量除以混合静脉-动脉血CO_2含量差（$Q=VCO_2/CvCO_2-CaCO_2$）。N_2O、C_2H_2等外源性气体吸收试验测定法则是呼吸一种外源可溶性气体，其呼气浓度变化轨迹将相继呈现吸收过渡期扩散、稳定期扩散、再循环过程。稳定扩散期的斜率与截距分别代表试验气体的吸收速率及动脉血理论0时浓度，前者与通气量的乘积等于气体血液扩散消耗量，后者与溶解度的乘积等于动脉血含量。因为再循环前混合静脉血外源气含量为零，所以稳定期血液扩散消耗量除以动脉血含量（$Q=V/Ca$）便是根据Fick原理求得的有效心输出量。呼气试验法心输出量测定已进入临床。
- 肺水量基本代表了肺组织容积，包括肺血液水量和肺血管外水量两部分。肺血管外水量增加的直接后果是肺水肿。外源惰性气体乙炔吸入试验通过过渡期扩散消耗量和稳定期扩散消耗速率分别求出肺组织容积和肺血流量，二者之差即为肺血管外水量。
- 呼气挥发性有机物检测目前正在研究中，临床应用为时尚早。

心脏是血液循环的泵器官，通过肺循环完成肺换气功能，通过体循环完成组织呼吸及新陈代谢物质转运。呼气试验在心脏病学中的应用可追溯至1870年Adolf Eugen Fick[1]提出的心输出量原理及1905年Loewy和von Schrotter[2]报道的心输出量间接Fick测量法实践。研究主要涉及三方面：心输出量测定、肺组织容积和肺血管外水量测定、呼气挥发性有机物检测，其中CO_2部分重复呼吸法心输出量测定、N_2O重复呼吸法心输出量测定在近20年先后正式进入临床，用于动态监测。

第一节 心输出量测定

一、心输出量

心输出量（cardiac output）是指心脏每分钟泵出的血量，即左心室或右心室每分钟射入主动脉或肺动脉的血量。心输出量是评估心功能最重要的指标，对于危重患者和心肺手术患者，其监测更是不可或缺。

　　根据测定原理，心输出量测定方法可分为Fick原理法和非Fick原理法两大类[3-5]。前者又分为直接Fick法和间接Fick法两类。直接Fick法属于侵入性检查，通过Swan-Ganz漂浮心导管完成Fick等式所需的各项参数的测定，是心输出量测定的金标准方法，包括氧稀释法、染料稀释法、热稀释法等类型；间接Fick法则属于非侵入性检查，通过呼气测定完成Fick等式所需的参数的测定，包括CO_2重复呼吸法、可溶惰性气体吸入摄取法、CO吸收法等类型，在健康人和肺功能正常的患者中，结果与直接Fick法无显著性差异，但在肺功能障碍者则有较大误差。

　　非Fick原理心输出量测定方法有多普勒超声、磁共振、心阻抗图等，前两种方法结果十分准确但不适合临床持续监测，后一种方法可进行动态监测但准确性尚待提高。我国学者最新推出的可穿戴式贴片心脏超声仪则有可能改变历史[6]。

【附】直接Fick法心输出量测定

　　1870年Fick[1, 3]将他的气液扩散理论用于肺泡气与肺泡毛细血管血流之间的气体交换研究，提出著名的心输出量计算等式：如果肺泡毛细血管末端血氧分压等于肺泡气氧分压，那么，机体耗氧量除以动脉–混合静脉血氧含量差将等于有效心输出量（$Q = VO_2/CaO_2-CvO_2$）；若以CO_2计算，结果也是一样的，即有效心输出量也等于CO_2产生量除以混合静脉–动脉血CO_2含量差（$Q = VCO_2/CvCO_2-CaCO_2$）。这便是著名的Fick心输出量测定原理。据Laszlo[4]的全面综述介绍，在Fick等式提出16年后，Grehant和Quiquaud率先尝试了犬心输出量的测定。1898年，Zuntz和Hageman又尝试了马心输出量的测定。人类心导管检查始于1929年，Forssman医生在X线透视引导下站着，自己给自己进行心导管插管试验。1940年，Cournand和Richards利用Forssman开创的导管技术成功地为一名警察实施了心脏腔室压力测定和心输出量测定。Forssman等三位医生为此共同分享了1956年的诺贝尔生理学或医学奖。20世纪60年代末，Swan-Ganz漂浮导管的问世使得心输出量测定迅速在临床普及。现有3种心输出量直接Fick测定方法，简介如下。

　　（1）氧稀释法：被视为金标准。呼吸气体分析测定耗氧量（VO_2）；股动脉或桡动脉采血样测定动脉血O_2分压，根据氧解离曲线求出动脉血氧含量（CaO_2）；Swan-Ganz漂浮心导管取肺动脉混合静脉血样，同法测出混合静脉血氧含量（CvO_2）；最后根据Fick等式求出心输出量［$CO = VO_2/（CaO_2-CvO_2$）］。根据Fick原理，理论上CO_2稀释法结果也一样，但因影响CO_2解离曲线的因素太多，使得从血液CO_2分压实测值换算成血液CO_2含量时误差较大，故CO_2稀释法很少使用。

　　（2）染料稀释法：Swan-Ganz漂浮心导管插至右心房，恒速注射一定浓度的水溶性染料，染料从导管近端出，导管尖（离染料出口有一定距离）传感器感受深度变化，心输出量等于染料注入量与高峰平台浓度之比。此法不需血气分析，较氧稀释法更为方便。

　　（3）热稀释法：操作与染料稀释法完全相同，只是输入热（或冷）生理盐水、感应温度变化而已，既无须血气分析，也无过敏的风险，是当今最常用的方法。

二、CO₂无创心输出量测定

直接 Fick 法心输出量测定的最大难点是肺动脉插管采集混合静脉血样。根据气-液扩散达到平衡时气-液两相的气体分压相等的基本原理，Loewy 和 von Schrotter[2] 于 1905 年率先报道了间接 Fick 测定法。过程如下：利用 Pflüger 气囊导管将一叶支气管阻塞，从阻塞肺叶取得了可以代表肺动脉混合静脉血气分压的气样，解除阻塞后则取得代表动脉血气分压的肺泡气样；根据 O_2、CO_2 解离曲线求出血气含量；最后完成心输出量计算（图 14-1）。1909 年，Plesch[7] 更进一步提出了非侵入性的重复呼吸法采样方案。虽然一开始就发现 O_2 法的重复性优于 CO_2 法（原因与 O_2 解离曲线个体变异小而 CO_2 解离曲线个体变异大有关），但因 O_2 法可致受试者严重缺氧而被迫放弃，CO_2 法则无此缺点而继续研究至今。经过近 100 年的艰苦探索，以 CO_2 部分重复呼吸法为原理设计的无创心输出量监测仪 NICO® 终于在世纪交替之际进入临床，用于麻醉插管患者监测。

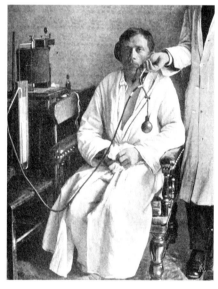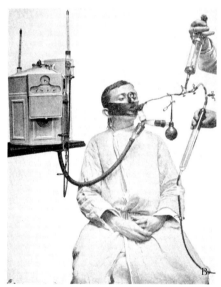

图 14-1　人类最早的间接 Fick 法心输出量测定[4]

1902 年 12 月 17 日至 1904 年 7 月 18 日，5 名男性和 7 名女性志愿者接受了 Loewy 和 von Schrotter 设计的间接 Fick 法心输出量测定，共 35 次，基本过程如下：在 X 线透视指引下将 Pflüger 气囊导管插入一叶支气管，前端气囊充气，该肺叶的呼吸气体交换即被阻断，稍等达到血气扩散平衡，抽取可以代表肺动脉混合静脉血气分压的气样；继而气囊放气、呼吸交换恢复，再抽取可以代表动脉血气分压的肺泡气样；分别测量先后两份气样的 O_2 分压和 CO_2 分压，利用 O_2、CO_2 解离曲线求出血气含量；按 Fick 等式完成心输出量计算。受试者大多是有气管瘘管或气管切开的结核患者，这些患者容易插管（A），少数没有瘘管或切口的患者则需要气管引导完成插管（B）

获准引自：Laszlo G. J Appl Physiol（1985），2004，96（2）：428-437.

（一）基本原理

根据 Fick 原理，有效心输出量等于 CO_2 产量与混合静脉-动脉血 CO_2 含量差之比，公式表达如下：

$$Q_{\text{eff}}=\frac{VCO_2}{CvCO_2-CaCO_2} \tag{14.1}$$

直接Fick法测定获取3个参数的办法是：通过测量通气量与吸-呼浓度CO_2差的乘积获得CO_2产生量，通过外周动脉穿刺采样分析获得动脉血CO_2含量，通过心导管肺动脉采样分析获得混合静脉血CO_2含量。而呼气试验间接Fick法根据气-液扩散平衡原理，通过呼吸末CO_2估算动脉血CO_2含量，通过重复呼吸回路CO_2浓度估算混合静脉血CO_2含量，分述如下。

1.CO_2产生量 原理及方案与直接Fick法完全一致。CO_2产生量是指每分钟CO_2的呼出量，等于通气量与混合呼气CO_2浓度乘积，也可根据呼气O_2/CO_2交换率曲线推算。

2.动脉血CO_2含量 是指体循环动脉血或者肺静脉即肺泡毛细血管末端氧合血的CO_2含量。CO_2是极易扩散的气体，混合静脉血在肺泡毛细血管内行程不到一半，扩散即可达到平衡。因此，测定肺泡气（呼气末）CO_2分压，可以估计动脉血CO_2分压，利用CO_2解离曲线即可求出相应的CO_2含量（图14-2）。

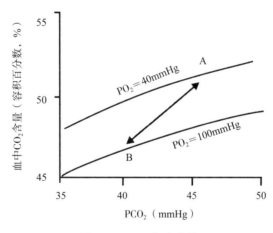

图14-2 CO_2解离曲线

描述CO_2分压与血液CO_2含量关系的函数曲线称为CO_2解离曲线。血液CO_2含量随CO_2分压升高而增加，但不是成正比的直线函数，而是双曲线函数。血液O_2含量、Hb浓度、pH是决定CO_2全血溶解度的三大重要因素。O_2与Hb结合促使CO_2释放，使得在相同PCO_2作用下，静脉血（A）较动脉血（B）的CO_2含量大（Haldane效应）。Hb浓度升高、pH降低有助于CO_2含量增加，反之则减少

3.混合静脉血CO_2含量 是指肺动脉血液（从心脏射入肺内的血液）即肺泡毛细血管动脉端血液的CO_2含量。正常情况下，混合静脉血CO_2向肺泡扩散。如果令受试者长时间屏气或在闭合回路重复呼吸，回路及肺泡CO_2含量因排出受阻而升高，最终与血液CO_2达到扩散平衡。根据气-液扩散平衡原理，回路CO_2分压等于混合静脉血CO_2分压（图14-3）[8]。同样利用CO_2解离曲线即可求出混合静脉血CO_2含量。

（二）基本方法

核心设备是CO_2红外吸收分析仪，附加带活瓣的通气装置、流量计等。实验气体是

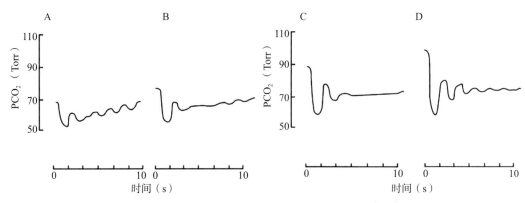

图14-3　重复呼吸法测定混合静脉血CO₂分压[4, 8]

受试者从充入一定浓度CO₂的气袋中重复呼吸。A.气袋CO₂初始浓度太低（70Torr），重复呼吸后气袋CO₂浓度稳步上升，3次呼吸时仍未见平台；B.气袋CO₂初始浓度增至75Torr，第3次呼吸时约于第6s出现平台；C.气袋CO₂初始浓度增至90Torr（合适），平台持续3个呼吸周期，至10s时因再循环而开始抬高；D.气袋CO₂初始浓度太高（100Torr），再循环出现前无法实现扩散平衡

获准引自：Laszlo G. J Appl Physiol（1985），2004，96（2）：428-437. 原图由Jones绘制，见于Jones NL, et al. Clin Sci, 1967, 32（2）：311-327.

CO₂氧平衡气（mixed gas of carbon dioxide in oxygen），CO₂浓度根据需要而定，余量由O₂补足，如10%的CO₂氧平衡气由10% CO₂和90% O₂组成。高浓度氧气可防止CO₂吸入期间发生缺氧意外。

重复呼吸法的具体检测方案有多种，但在CO₂产量和动脉血CO₂含量测定上大体相同，差异是如何解决混合静脉血CO₂含量的呼气测定，以下介绍三种代表性方案。

1.平衡法　常称Collier法[9]。将10%～13%二氧化碳-氧平衡气充入气袋，受试者接闭合通路，于潮式呼气末开始重复呼吸，即从气袋吸入试验气体，呼气又吐回气袋，如此往复。CO₂红外吸收测定仪实时测定感应气袋CO₂分压，直至CO₂波型呈稳态平台（图14-3C），此即氧化混合静脉血CO₂分压，经CO₂解离曲线分析求出混合静脉血CO₂含量。汇同重复呼吸前的呼吸末CO₂测定值和CO₂产量测定值，最终利用Fick等式求出有效肺血流量。若动脉血CO₂含量是通过外周动脉采样测得，则测出有效心输出量。

此法CO₂浓度过高，部分受试者因感到明显不适而无法完成检测。

2.指数法　由Defares[10]于1952年报道，低浓度CO₂重复呼吸时，呼气末CO₂浓度呈指数升高，通过指数直线回归模型可以求出CO₂稳态平台浓度。基本过程如下：将氧平衡的4%～6% CO₂的气体充入气袋。受试者接闭合通路，于潮式呼气末开始重复呼吸20s，用CO₂红外吸收测定仪实时测定感应通路呼气末CO₂分压，按指数回归方程求出CO₂稳态平台分压。余同前。

此法CO₂浓度处于正常人呼气浓度范围，受试者的不适感大为减轻。

3.差分部分重复呼吸法　由Gedeon[11]于1980年率先报道，其将开放呼吸模式测定和重复呼吸模式测定结合起来使用，是一种免测混合静脉血CO₂含量就能进行心输出量测定的设计。

所谓部分重复呼吸是仅将呼出气的一小部分而非全部重新吸入。如此呼吸模式，CO₂

对外排放量（VCO_2）将小于开放呼吸模式，而呼吸末CO_2浓度（$ETCO_2$）及肺泡气CO_2分压（$PaCO_2$）又高于开放呼吸模式。另一方面，从正常开放呼吸模式切换到部分重复呼吸模式仅短暂持续数十秒，所致CO_2潴留量相对于原有机体潴留量是几乎可忽略不计的，混合静脉血CO_2含量（$CvCO_2$）因此也不会发生改变而仍维持在原来开放呼吸的水平。假定心输出量（Q）在部分重复呼吸期间维持不变，则可将开放呼吸期和部分重复呼吸期的Fick心输出量等式合并，进而删除混合静脉血CO_2含量参数，仅需两种模式的CO_2产量差（ΔVCO_2）和肺动脉血CO_2含量差（$\Delta CaCO_2$）便能求出有效心输出量（Q_{eff}）。

$$Q_{eff} = \Delta VCO_2/\Delta CaCO_2 \tag{14.2}$$

式中，VCO_2和$CaCO_2$的呼气试验测定方法同前文。

　　1999年，基于部分重复呼吸原理设计的心输出量监测仪$NICO^{®}$正式上市，CO_2无创心输出量测定从此真正进入临床，用于气管插管患者的心输出量监测[12]。监测仪直接以患者呼气作为实验气体而无须另外准备，在一个全程3min的测定周期内，开始为基线开放呼吸60s，继而部分重复呼吸35s，再回到开放呼吸，85s后方可启动下一个周期的测定（图14-4）。在此过程中，仪器流量计和红外CO_2分析器实时感应呼吸流量和CO_2浓度变化，并按内置公式求出有效心输出量。其中，$CaCO_2$的计算公式是基于通用CO_2解离曲线改良的{$CaCO_2 = (6.957 [Hb] + 94.864) \times \log(1.0 + 0.1933 PaCO_2)$}。此外，仪器还加设了肺分流量计算功能，所用方案为Nunn等分流曲线（Nunn's iso-shunt plots），将分流量加入有效心输出量便可给出校正心输出量。

（三）参考正常值

　　安静状态下正常成人的心输出量为4～5L/min。

（四）临床意义

　　心输出量增加见于各种原因引起的高排状态，降低见于各种原因引起的心功能不全或回心血量减少。

　　肺功能正常者的有效心输出量测量结果与金标准近似，严重肺功能障碍及解剖分流明显患者的心输出量则与直接Fick法测定结果有较大差距，但经分流校正后可明显缩小差距。

三、N_2O重复呼吸法测定

　　根据Fick等式的基本原理，Krogh和Lindhard[13]于1912年报道了氧化亚氮（nitrous oxide，N_2O，俗称笑气）吸入试验测定心输出量，开启了外源指示气体吸入法测定心输出量的先河。经过100多年的探索，在CO_2法心输出量监测仪$NICO^{®}$上市之后不久，基于N_2O重复呼吸法的心输出量测定仪$Innocor^{TM}$也终于在2006年获准进入临床[14]。

（一）基本原理

　　N_2O是一种吸入性麻醉剂，属于可溶惰性气体，常温、常压下在水和脂类溶剂中有较高的溶解度，而且在水、脂类中溶解度基本相同（$\lambda \approx 0.474$），可经呼吸膜弥散，不

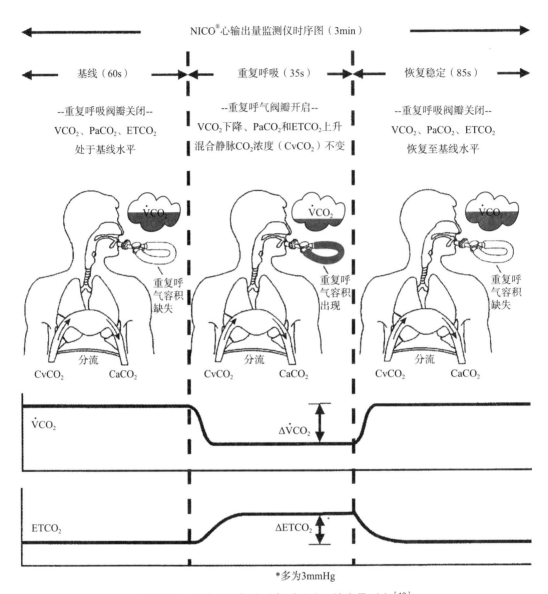

图 14-4　差分 Fick 部分重复呼吸法心输出量测定 [12]

在一个全程 3min 的测定周期内，相继基线开放呼吸 60s、部分重复呼吸 35s，再次开放呼吸稳定 85s。根据 Fick 原理，基线开放呼吸期和部分重复呼吸期的心输出量分别如下：① $Q_{开放}$ = $VCO_{2开放}$/（$CvCO_{2开放}$-$CaCO_{2开放}$）；② $Q_{重复}$ = $VCO_{2重复}$/（$CvCO_{2重复}$-$CaCO_{2重复}$）。因为基线开放呼吸期与部分重复呼吸期的心输出量是相同的，合并①、②得③ Q =（$VCO_{2开放}$-$VCO_{2重复}$）/［（$CvCO_{2开放}$-$CaCO_{2开放}$）-（$CvCO_{2重复}$-$CaCO_{2重复}$）］。因为短暂部分重复呼吸不会引起 $CvCO_2$ 改变，即 $CvCO_{2开放}$ = $CvCO_{2重复}$，等式③可简化为④ Q =（$VCO_{2开放}$-$VCO_{2重复}$）/（$CaCO_{2重复}$-$CaCO_{2开放}$）；进一步简化为⑤ Q = ΔVCO_2/$\Delta CaCO_2$。至于肺动脉血 CO_2 含量（$CaCO_2$），则通过肺泡气 CO_2（$PaCO_2$）利用 CO 解离曲线求出。NICO® 心输出量监测仪所用的具体自研公式如下：⑥ $CaCO_2$ =（6.957［Hb］+ 94.864）× log（1.0 + 0.1933 $PaCO_2$）（NICO® 心输出量测定仪生产商 Novametrix Medical Systems，Inc. 供图）

与红细胞血红蛋白结合。

　　一种外源可溶惰性气体被吸入后，在被肺内原有残气稀释的同时会向肺组织扩散并被恒速流动的血液带走消耗，全程经历过渡期、稳定扩散期和再循环期三个阶段。在稳定扩散期，如果肺泡扩散能在毛细血管末端实现扩散平衡，那么根据Fick原理，肺泡可溶惰性气体的扩散消耗量（或称血液摄取量）与毛细血管两端的血气含量差之比将等于血流量，即气体消耗量与混合静脉血和动脉血含量差（Cv-Ca）之比。又因为吸入气是外源性的，所以在发生再循环前肺泡毛细血管起始端的混合静脉血气含量等于零（Cv＝0）。这样血流量便等于气体摄取量与动脉血气含量之比。将全肺视为一个整体肺泡，有效心输出量（Q_{eff}）便等于稳定扩散期可溶惰性气体消耗量（V）与动脉血气含量（Ca）之比（$Q_{eff} = V/Ca$）。

　　另一方面，吸入一种外源可溶惰性气体，其后的呼吸浓度变化轨迹与过渡期、稳定扩散期和再循环期三个阶段转换相吻合。通过数学拟合稳定扩散期的直线回归方程，其斜率和截距分别为稳定扩散期的吸收速率和0时肺泡气浓度（分压），后者再分别结合通气量和溶解度得出气体消耗量和动脉血气含量，最终根据Fick等式算出有效心输出量。具体公式如下：

$$Q_{eff} = V/\lambda P \qquad (14.3)$$

式中，分子为稳定扩散期气体消耗量，它等于测量期间吸收速率与通气量的乘积；分母为动脉血气含量，等于气体血液溶解度（λ）与0时肺泡气分压的乘积，后者约与肺泡毛细血管末端（动脉血）气分压相等。根据Henry定律，气-液扩散平衡时溶于液体中的气体量等于气体分压与溶解度的乘积。

（二）基本方法

　　核心仪器包括肺量计、快速反应气体分析仪，试验混合气体由N_2O和稀释指示气（He、Ar、SF_6等）加高浓度O_2、N_2平衡均成。重复呼吸法测定具体操作方案不同厂家仪器基本相同（图14-5）[15]。

　　在此简介Innocor^{TM}心输出量测定仪操作方法。该仪器的气体分析仪采用红外吸收法，实验混合气体4L，含0.5% N_2O、0.1% SF_6（不溶惰性气体，用于肺内残气稀释度校正）、28.0%O_2、71.0%N_2。呼吸频率设定为18次/分，换气量设定为3倍潮气量。清醒受试者仰卧，含接口器，跟随屏幕呼吸图形变化指引同步呼吸30s即完成检查。在此过程中，红外气体分析仪实时感应通路N_2O和SF_6浓度变化。闭合回路中不溶惰性气体SF_6浓度下降很快到达平台，而可溶惰性气体N_2O则因吸收消耗一直下降。将SF_6稀释校正后的N_2O浓度变化转为呼气末/初始肺泡气浓度对数百分比表达，弃开始2～3次呼吸周期数据后拟合直线回归方程，通过求斜率和截距分别获得稳定扩散期摄取量速率和理论0时浓度（分压），分别结合通气量和溶解度得出气体消耗量和动脉血气含量，最终求出有效心输出量（具体数据处理参见"乙炔吸收试验测定"）。如同NICO$^®$，Innocor^{TM}也配置了肺分流量校正计算功能，但其方案不是NICO$^®$所用的Nunn等分流曲线而是Bohr分流比等式（参见第十五章第四节）。

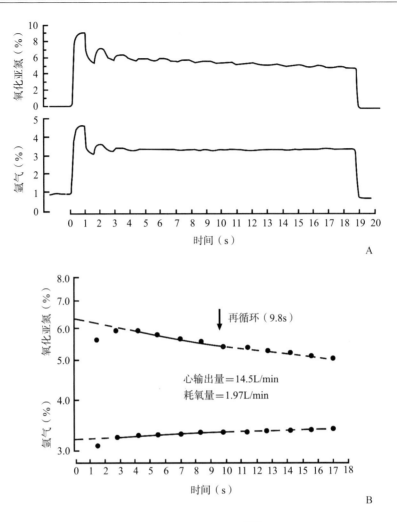

图 14-5　重复呼吸法[15]

受试者于潮气末开始转入加进混合试验气体的闭合回路重复呼吸 20s。A. 接口处持续采样质谱分析记录回路气体浓度变化过程。可溶惰性气体 N_2O（上）因吸收消耗，浓度呈持续下降趋势；不溶惰性气体 Ar（下）因仅被稀释而无吸收，浓度在第 3 次呼吸即达平台，即达到稀释平衡状态。B. 每次呼气平均浓度的半对数散点图。重复呼吸阶段的气体浓度变化过程显示更清晰，特别是可溶惰性气体 N_2O。N_2O 自第 3 次呼气（4s）起至第 7 次（9.8s）止呈直线下降（稳定扩散期），随后下降受阻回抬（再循环）。取稳定扩散期拟合回归直线方程，斜率和截距（稀释校正）分别代表稳定扩散期扩散速率和 0 时肺泡气浓度（分压），分别结合通气量和溶解度，按 Fick 原理求出有效心输出量

获准引自：Zeidifard E，et al. J Appl Physiol，1976，41（3）：433-438.

（三）参考正常值

同 "二、CO_2 无创心输出量测定"。

（四）临床意义

同 "二、CO_2 无创心输出量测定"。

四、乙炔吸收试验测定

采用乙炔（acetylene，C_2H_2）吸收试验进行心输出量测定始于1929年Grollman[16]的报道。事实上，作为外源性可溶惰性气体，C_2H_2较N_2O更受研究者们的欢迎，因为乙炔的溶解度较N_2O高50%（$\lambda \approx 0.747$）、吸收量更大使得呼吸浓度变化更大而测量误差相对变小[15]。该法迄今未获准进入临床而仅限于大型心脏专科使用的主要原因是快速反应气体分析仪是昂贵的质谱仪。期盼价格适中的检测仪早日研发成功。

（一）基本原理

同N_2O吸收试验。

（二）基本方法

试验混合气由C_2H_2、稀释指示气体、O_2和N_2组成。常用组方比例如下：C_2H_2（0.5%～2%）、He（5%～10%）、O_2（20.9%～35%），余量加N_2平衡。具体实施方案有多种，核心都是如何更好地求出稳定扩散期吸收速率和理论0时肺泡气浓度。

1. 多个单次呼气法（multiple single breath technique） Cander和Forster[17]于1959年报道了多个单次呼气法。多个单次呼气法耗时约1h，故难以用于患者。快速反应气体分析仪的出现也使得没有必要使用此法。但有必要对此法进行重点介绍，因为相关研究中首创的不溶惰性指示气体进行稀释校正、算法改良使得可溶性气体浓度随时间呈对数下降的做法影响深远，且一直被沿用至今。基本过程如下：受试者取坐位，接测试仪，呼气至残气位，吸入试验混合气至肺总量位，屏气数秒（如2s），呼气回到残气位。测定呼出气量和混合呼气样品试验气体浓度。休息数分钟，待吸入体内的外源性气体清除后，加长屏气时间（如4s）重复试验一次。如此增加屏气时间（6～50s）重复8～10次。数据处理过程包括4步：气样浓度稀释校正、数据转换、拟合直线回归方程和计算有效心输出量。

（1）气样浓度稀释校正：以不溶惰性指示气体（He）的稀释度校正还原可溶惰性气体（C_2H_2）在呼吸气样中的浓度。稀释指示气体不被吸收消耗，仅被肺内残气稀释，其呼/吸浓度比（F_E/F_I）便是肺内残气对吸入气体的稀释度。如此，气样可溶惰性气体实测浓度（$F_{实测}$）与稀释度的乘积等于校正浓度（$F_{校正}$），公式表达如下：

$$F_{E校正,C_2H_2} = F_{E实测,C_2H_2} \times F_{E,He}/F_{I,He} \tag{14.4}$$

式中，C_2H_2和He分别表示所用的可溶惰性气体和不溶惰性稀释指示气体。当测定气样为吸入气时，所得结果即为理论上的初始肺泡气浓度（$F_{初始}$），意为刚完成肺泡气稀释即将进入扩散前一刻的浓度，如混合试验气10%He、2.0%C_2H_2，测出呼气He为8%，则初始肺泡C_2H_2为1.6%。注意：初始肺泡气浓度与理论0时浓度概念不同［见"（3）拟合直线回归方程"］。

（2）数据转换：以初始肺泡气浓度为100%，将经稀释校正的呼出气样浓度转换为初始肺泡气浓度百分比对数表达，这种转换可使可溶性气体的呼气浓度随时间呈直线下降。公式如下：

$$F_{C_2H_2}（\%）=F_{校正，C_2H_2}/F_{初始，C_2H_2}\times100\%\qquad（14.5）$$

（3）拟合直线回归方程：先绘制时间–对数呼气浓度散点图，选择起始直线下降段数据拟合直线回归方程，求出直线的斜率和截距，斜率代表可溶惰性气体的稳定扩散期的扩散速率，截距代表稳定扩散期扩散的肺泡气理论0时浓度，即气血扩散达到平衡的时刻浓度（图14-6）。理论0时浓度小于初始肺泡气浓度，后者是扩散的起始浓度［见"（1）稀释校正"］。

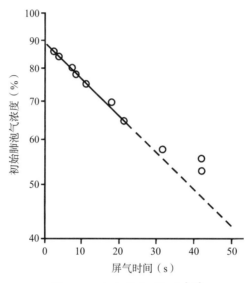

图14-6 多个单次呼气法[17]

在一定时间内（0~10s），可溶性气体混合呼气浓度（初始肺泡气浓度百分比对数）随屏气时间延长而呈直线下降，但反推到0时并不能达到初始吸入浓度（100%），此为过渡期扩散消耗所致（可计算肺组织容积，参见第二节）。屏气时间太长，偏离了直线，因为最先扩散入血的气体经循环又回到了肺血，阻止肺泡气扩散（再循环）。直线的斜率和截距分别代表稳定扩散期扩散速率和0时浓度

获准引自：Cander L，Forster RE. J Appl Physiol，1959，14（4）：541-551.

（4）计算有效心输出量：按间接Fick等式进行计算，即稳定扩散期可溶性气体消耗量除以动脉血气含量，前者等于稳定扩散期的扩散速率与通气量的乘积，后者等于理论0时肺泡气浓度（分压）与溶解度（λ）的乘积。

2. 单次恒速呼气法（single breath constant expiratory technique） 得益于快速反应气体分析仪和受CO肺扩散容量测定启示，Elkayam[18]于1984年首次报道单次恒速呼气法，基本过程如下：受检者取坐位，用力呼气至残气位，迅速吸入C_2H_2混合气体至肺总量位，屏气2s，转而在通路压力控制下以200~500ml/s的恒定速度呼气回到残气位，快速反应气体分析仪实时记录C_2H_2和稀释指示气体浓度变化过程（参见第9章，图9-1）。利用稀释指示气体浓度的呼出肺泡气/吸入浓度比，电脑自动将呼出肺泡气C_2H_2浓度进行校正后改为以初始肺泡气浓度百分比对数表达，继而利用直线回归模型拟合肺泡气C_2H_2浓度变化轨迹，求出代表稳定扩散期扩散速率和理论0时肺泡气浓度的斜率和截距。有效心输出量计算如前，此处不再赘述。

直接Fick法验证表明，本法在正常人、轻度阻塞性肺疾病患者中结果准确，但在中重度阻塞性肺疾病患者［第一秒用力呼气量/用力肺活量（FEV$_1$/FVC）＜60%］中效果不佳，甚至无法完成试验。本法也无法用于运动状态、儿童、危重患者等的测定。

3. 重复呼吸法（rebreathing technique）　Grollman[16]于1929年首次使用C$_2$H$_2$进行心输出量测定采用的就是重复呼吸法。快速反应气体分析仪出现后，重复呼吸法的操作分析变得简单易行且准确，且因测试在生理潮式呼吸条件下进行，少有无法完成检查者。该方法现已成为主流操作方案[19]。对比检查证实，C$_2$H$_2$重复呼吸法心输出量测定结果与获批N$_2$O重复呼吸法无显著性差异[20]。

4. 开放洗入法　早在1962年，Becklake等[21]就报道了N$_2$O开放式多次呼吸法（multiple breath technique in the open circuit），但当时并未引起重视，人们更多关注的是重复呼吸法。考虑到重复呼吸法并发缺氧风险及改变气体交换的可能，Barker等[22]于1999年重启开放式多次呼吸法并将N$_2$O改成C$_2$H$_2$，初步效果令人满意。近年采用该法者渐多，小样本比较验证其与重复呼吸法无异。最近，反应比质谱分析更快的红外激光气体分析仪出现后，临床常规化进程有望加速[23]。基本过程如下：为受试者连接开放式呼吸通路和分析仪，接入试验混合气体，"快速潮式呼吸"20～25次（吸入混合气体，将呼气排到环境中）。分析仪动态实时连续记录试验气体分压在呼吸过程中的变化（图14-7A）。取第5个呼吸周期以后的每次吸入气与呼气末对数分压之差值绘制散点图，拟合回归直线（图14-7B），沿线反推求得第1次呼吸稳定扩散期的吸气-肺泡气分压差。余不赘述。

（三）参考正常值

同"二、CO$_2$无创心输出量测定"。

（四）临床意义

同"二、CO$_2$无创心输出量测定"。

五、其他外源性气体吸收试验

除了N$_2$O、C$_2$H$_2$，历史上还有其他一些可溶性外源气体用于心输出量测定，但后来因溶解度太小或太大等原因而最终被放弃[12, 16]。溶解度太小，如碘乙烷、乙烯等，虽易实现扩散平衡，但短时吸收消耗量小、肺泡气浓度变化细微，分析测量不易准确，误差太大；相反，溶解度太大的气体如乙醚则因气道组织大量吸收消耗，也不易取得真实肺泡气样。N$_2$O、C$_2$H$_2$沿用至今的重要原因之一便是因为溶解度适中。

肺CO扩散容量（DL$_{CO}$）测定、肺NO扩散容量（DL$_{NO}$）测定只要按Fick等式计算，也可测出有效心输出量（参见第十四章第五节）。但是，CO、NO与血红蛋白结合，血液溶解度随血红蛋白浓度剧烈波动，不可能为求心输出量而实测每例血液溶解度。选用N$_2$O、C$_2$H$_2$等可溶惰性气体的另一重要原因是其不与血红蛋白结合，而且在水、血浆、全血中的溶解度基本相等。

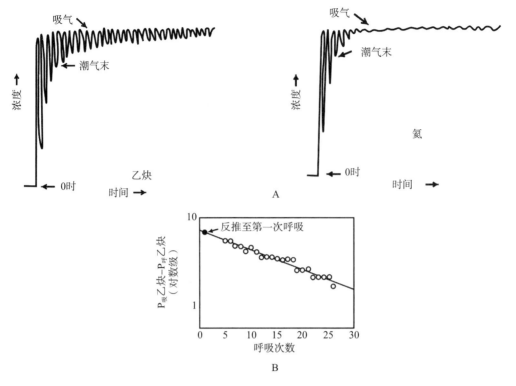

图14-7 开放式多次呼吸法[22]

A.随着指示气在肺内的累积,呼吸浓度差逐步缩小,He因没有消耗而很快达到稀释平衡。而C_2H_2因吸收作用而一直无法达到吸入与呼出相等。B.取第5个呼吸周期以后的每个呼气末对数浓度差值绘制散点图,拟合时间-对数浓度差直线,沿线反推求得第1次呼吸稳定扩散期的吸气-肺泡气分压差(不使用前5个呼吸周期是为了消除呼吸不稳、过渡期扩散等因素的影响)。心输出量计算公式如下:

$$Q_{eff} = \frac{V_E \times P_ECO_2 \times (P_IC_2H_2 - P_AC_2H_2)}{\lambda \times P_ACO_2 \times P_AC_2H_2}$$

式中,V_E代表呼出气量(BTPS校正),P_ECO_2和P_ACO_2分别代表混合呼气和呼气末(肺泡气)CO_2分压,肺泡通气量则是$V_E \times (P_ECO_2/P_ACO_2)$;$P_IC_2H_2$代表吸入$C_2H_2$分压,$P_AC_2H_2$代表He校正呼气末(肺泡气)$C_2H_2$分压,肺泡通气量与吸-呼$C_2H_2$分压差的乘积等于稳定扩散期$C_2H_2$吸收摄取量;$\lambda$代表$C_2H_2$在全血中的溶解度(BTPS校正),溶解度与呼气末分压(扩散平衡时的动脉血气分压)的乘积等于动脉血C_2H_2含量

获准引自:Barker RC,et al. J Appl Physiol(1985),1999,87(4):1506-1512.

六、讨论

1870年,Fick等式提出后,直接测定法和间接测定法几乎同步开始研究。因为无须心导管采样,间接测定法受到更多的关注。心导管直接测量取得成功后,间接测定法就有了评估准确性的客观标准。当时发现,间接测定法误差很大。20世纪60年代末问世的Swan-Ganz漂浮导管使得心输出量测定迅速在临床普及,间接测定法的研究跌入低谷。

然而侵入性心导管检查的应用场景仍然受限。在快速反应气体分析仪特别是廉价红外测量问世以后,实时在线分析测定有了可能,对心输出量Fick间接测定法的研究热情被再次激发,CO_2部分重复呼吸法及外源气体的应用免除了混合静脉血气含量测定的要

求，加上稳定扩散期扩散与0时肺泡气浓度理念的正确指引，临床的NICO®心输出量监测仪、Innocor™心输出量测定仪在世纪交替之际相继问世。呼气测心输出量从此进入临床。

功能性分流和（或）解剖性分流的存在、试验气溶解度的不确定性是间接测定法结果无法与直接法完全一致的两大根本原因[3]。其实，间接Fick法研究初始人们就意识到了这两大障碍并致力于控制它们。功能性分流在通气障碍者中表现突出，通气障碍使得部分肺血流量实现不了气体交换平衡，Fick法只能测出总体实现交换平衡的那部分血流量即有效血流量。严重通气障碍者所测结果的减少幅度可在30%以上。将功能性和解剖性分流量加入有效血流量是目前的校正策略，前提是要有血氧监测数据进行分流等式校正转换或引用分流曲线[11]。

试验气的溶解度是计算其血气含量的必需参数，然而每种气体的溶解度会随着血液理化特性的变化而变化，按统一溶解度计算的血气含量值势必与实际值存在误差。因此，在CO_2无创心输出量测定时，利用标准CO_2解离曲线求出血CO_2含量结果并不可靠，因为该曲线是在同一血红蛋白浓度状态下测量构建的，重点关注的是动、静脉血CO_2含量的差异。可是，血液CO_2含量的决定性因素是血红蛋白浓度而不是血液pH。NICO®心输出量监测仪引入血红蛋白浓度校正公式大大降低了计算误差。N_2O、C_2H_2等外源惰性气体不与血红蛋白结合，血液溶解度的波动性大大降低，但仍未达到可忽略不计的程度，如实测C_2H_2的溶解度可波动在$0.740 \sim 0.843$[16]。

虽然还需在肺血分流和溶解度校正研究方面努力，但在大多数场景下，间接法的结果已与直接法很接近，不影响临床正常使用，更因其无创性和可持续监测的独特优势而越发受临床欢迎。

七、小结

心输出量是指心脏每分钟泵出的血量，即左心室或右心室每分钟射入主动脉或肺动脉的血量。呼气试验测定心输出量的基本原理和方法如下：通过呼气分析直接测量消耗量、间接估计动脉血气含量及混合静脉血气含量，进而根据Fick等式求出有效肺血流量。功能性和（或）解剖性分流的存在、溶解度不确定性是影响呼气试验测定法准确性的两大根本原因。对于肺功能正常者，呼气试验测量法的结果是准确可靠的，而肺功能障碍者则有较大误差，需要分流校正。

第二节　肺血管外水量测定

一、肺组织容积

肺实质组织容积（pulmonary parenchymal tissue volume）简称肺组织容积，是指双肺无气肺泡组织所占的总体积。肺组织干燥脱水后所剩无几，表明肺的含水量基本上就代表了肺组织容积。肺水包括肺血管内血液中的水和肺血管外组织液中的水两部分。肺血管外水量（extravascular lung water，EVLW）的多少由肺毛细血管有效滤过压和肺毛细血管通透性两大因素共同决定。肺血管外水量过多的直接后果是肺水肿。

肺血管外水量测量的金标准是1965年Pearce等[24, 25]介绍的重量法（gravimetric method）：切除双肺、制匀浆、称重，加热干燥再称重，二者之差即为肺水量；测定匀浆和血标本的血红蛋白浓度，根据稀释度求得肺血液中的水量；最后，肺血管外水量等于肺水量与肺血水量之差。正常上限值尚无共识，一些研究报道取值大于7～10ml/kg为异常。重量法仅限于尸体解剖标本及动物实验，但结果可作为其他方法的参照标准。

临床肺血管外水量的测量方法有很多，但尚无一项达理想状态，其中导管介入类主要有热稀释法和染料稀释法，一般是在心输出量测量时同时完成；非侵入性检查有CT等放射影像、超声B线征、呼气试验及基于电磁阻抗技术的远程双电感应等。无创肺血管外水量测量对临床早期心力衰竭识别、急性肺损伤监测等具有重大价值。

二、可溶惰性气体吸收试验

呼气试验法肺血管外水量测定始于1959年Cander等[17]的报道，他们改良了过往的可溶惰性气体呼气试验测量方案，不仅使心输出量测定的准确性大为提高，还能同时完成肺组织容积及肺血管外水量的测量。

（一）基本原理

一种外源可溶惰性气体被吸入后，在被肺内气体稀释的同时将向肺组织扩散消耗。假如肺血液不流动，气体吸收消耗将在扩散平衡后停止，气体吸收总量取决于组织容积（肺水量），它包括血管外容积（肺血管外水量）和血液容积（血管内水量）。但实际上肺部血液是恒速流动的，扩散到血液中的惰性气体会被恒速血流带走。因此，吸入一种可溶惰性气体的扩散，先为过渡期消耗，继而为稳定扩散期消耗，过渡期消耗量取决于肺组织容积，稳定扩散期消耗速率取决于血流量。通过过渡期消耗量和稳定扩散期消耗速率可分别求出肺组织容积和肺血流量，肺血管外水量即可根据二者之差得出。

（二）基本方法

在外源可溶惰性气体心输出量测定试验过程中完成，按多个单次呼气法、多个单次吸气法、重复呼吸、开放多次洗入等方案操作（参见第九章及本章第一节）。考虑到心肺患者监测应用，显然以选择重复呼吸方法为宜[26, 27]。一方面通过拟合稳定扩散期直线回归方程，求斜率和截距，进而计算有效心输出量，另一方面通过计算初始吸入气体浓度与理论0时浓度的差值、结合溶解度、过渡期扩散气体消耗量求出肺组织容积。肺血管外水量等于肺组织容积与有效心输出量的差值。

（三）参考正常值

尚未取得共识。

（四）临床意义

异常升高见于充血性心力衰竭等引起毛细血管血压升高、低蛋白血症导致血液胶体渗透压降低、肺损伤致肺毛细血管通透性升高等。

三、讨论

无创肺血管外水量测定较有创检查的优势不言而喻。有限的临床应用发现，肺通气正常时，C_2H_2吸收试验所测肺血管外水量接近标准方法，但存在通气障碍时误差很大。一些临床表现明显是肺水肿的患者，呼气试验结果却仍在正常范围，其原因与心输出量测定一样。采用有效心输出量比值表达可能会校正分流影响。

四、小结

肺血管外水量是指肺组织液中的含水量。可溶惰性气体吸收试验通过测量实验气体过渡期扩散消耗量和稳定扩散期消耗速率，分别求出肺组织容积和肺血流量，二者之差即为肺的血管外水量。

第三节　呼气挥发性有机物检测

呼气挥发性有机物检测在心血管病有一定研究报道，涉及心绞痛、心力衰竭、肺动脉高压、急性心肺呼吸困难、移植排斥等病种，发现丙酮、戊烷等有较明显改变[28, 29]。但常规临床应用为时尚早。有关研究可参见第五章和第六章。

（校阅：方红城）

参 考 文 献

[1] Fick A. Uber die messung des Blutquantums in den Hertzvent rikeln. Sitzber Physik Med Ges Wurzburg, 1870, 36: 290, 291.

[2] Loewy A, von Schrotter H. Untersuchungen uber die Blutcirculation beim Menschen. Zeitschr Exp Path 1, 1905, 197-311 (recited from 4).

[3] Roguin A. Adolf Eugen Fick (1829-1901)-The man behind the cardiac output equation. Am J Cardiol, 2020, 133: 162-165.

[4] Laszlo G. Respiratory measurements of cardiac output: from elegant idea to useful test. J Appl Physiol (1985), 2004, 96 (2): 428-437.

[5] Sangkum L, Liu GL, Yu L, et al. Minimally invasive or noninvasive cardiac output measurement: an update. J Anesth, 2016, 30 (3): 461-480.

[6] Hu H, Huang H, Li M, et al. A wearable cardiac ultrasound imager. Nature, 2023, 613 (7945): 667-675.

[7] Plesch J. Haemodynamische Studien. Z Exp Path Ther, 1909, 6: 380-618 (recited from 4).

[8] Jones NL, Campbell EJ, McHardy GJ, et al. The estimation of carbon dioxide pressure of mixed venous blood during exercise. Clin Sci, 1967, 32 (2): 311-327.

[9] Collier CR. Determination of mixed venous CO_2 tensions by rebreathing. J Appl Physiol, 1956, 9 (1): 25-29.

[10] Defares JG. Determination of $PvCO_2$ from the exponential CO_2 rise during rebreathing. J Appl Physiol, 1958, 13 (2): 159-164.

［11］Gedeon A，Forslund L，Hedenstierna G，et al. A new method for noninvasive bedside determination of pulmonary blood flow. Med Biol Eng Comput，1980，18（4）：411-418.

［12］Jaffe MB. Partial CO_2 rebreathing cardiac output—operating principles of the NICO system. J Clin Monit Comput，1999，15（6）：387-401.

［13］Krogh A，Lindhard J. Measurements of the blood flow through the lungs in man. Scand J Physiol，1912，27：100-125.

［14］Food and Drug Administration. Summary of substantial equivalence for Innocor™. Available at：https：//www.accessdata.fda.gov/cdrh_docs/pdf5/K051907.pdf.［2006-3-2］.

［15］Zeidifard E，Godfrey S，Davies EE. Estimation of cardiac output by an N_2O rebreathing method in adults and children. J Appl Physiol，1976，41（3）：433-438.

［16］Grollman A. The determination of the cardiac output of man by the use of acetylene. Am J Physiol，1929，88：432-445.

［17］Cander L，Forster RE. Determination of pulmonary parenchymal tissue volume and pulmonary capillary blood flow in man. J Appl Physiol，1959，14（4）：541-551.

［18］Elkayam U，Wilson AF，Morrison J，et al. Non-invasive measurement of cardiac output by a single breath constant expiratory technique. Thorax，1984，39（2）：107-113.

［19］Triebwasser JH，Johnson RL，Burpo RP，et al. Noninvasive determination of cardiac output by a modified acetylene rebreathing procedure utilizing mass spectrometer measurements. Aviat Space Environ Med，1977，48（3）：203-209.

［20］Hardin EA，Stoller D，Lawley J，et al. Noninvasive assessment of cardiac output：Accuracy and precision of the closed-circuit acetylene rebreathing technique for cardiac output measurement. J Am Heart Assoc，2020，9（17）：e015794.

［21］Becklake MR，Varvis CJ，Pengelly LD，et al. Measurement of pulmonary blood flow during exercise using nitrous oxide. J Appl Physiol，1962，17：579-586.

［22］Barker RC，Hopkins SR，Kellogg N，et al. Measurement of cardiac output during exercise by open-circuit acetylene uptake. J Appl Physiol（1985），1999，87（4）：1506-1512.

［23］Smith NMJ，Couper J，Richmond G，et al. Development of in-airway laser absorption spectroscopy for respiratory based measurements of cardiac output. Sci Rep，2021，11（1）：5252.

［24］Pearce ML，Yamashita J，Beazell J. Measurement of pulmonary edema. Circ Res，1965，16：482-488.

［25］Brown LM，Liu KD，Matthay MA. Measurement of extravascular lung water using the single indicator method in patients：research and potential clinical value. Am J Physiol Lung Cell Mol Physiol，2009，297（4）：L547-L558.

［26］Sackner MA，Markwell G，Atkins N，et al. Rebreathing techniques for pulmonary capillary blood flow and tissue volume. J Appl Physiol Respir Environ Exerc Physiol，1980，49（5）：910-915.

［27］Mizuno K，Ichinose Y，Ishii H，et al. Pulmonary tissue volume measured by acetylene rebreathing under artificial ventilation. Respirology，2000，5（2）：147-152.

［28］Gouzi F，Ayache D，Hédon C，et al. Breath acetone concentration：too heterogeneous to constitute a diagnosis or prognosis biomarker in heart failure? A systematic review and meta-analysis. J Breath Res，2021，16（1）.

［29］Ibrahim W，Wilde MJ，Cordell RL，et al. Visualization of exhaled breath metabolites reveals distinct diagnostic signatures for acute cardiorespiratory breathlessness. Sci Transl Med，2022，14（671）：eabl5849.

第十五章　肺病学应用

- 潮式呼气末肺内所含的气体量为功能残气量（FRC），是划分肺通气障碍的肺容积指标，开放N_2冲洗技术、闭合He稀释试验和SF_6洗入/洗出技术是临床常用的测量方法，全身体积描记术是参考标准。
- 平静深呼气过程中，从下肺区小气道开始关闭起至呼气结束所呼出的气量称为闭合容积（CV），测定方法为一口气N_2洗出试验和惰性气体弹丸试验，CV测定的目的是发现潮气性气道关闭。
- 气体分布是指吸入气体在各肺泡分布的均匀程度。单次或多次呼吸法惰性气体洗出试验通过指示剂的洗出效率及其呼气稀释浓度变化轨迹来分析气体分布不均程度及形成机制，其中肺清除指数可早于FEV_1发现小气道损害。
- 通气/血流比是指每分钟肺泡通气量和肺血流量的比值，适当的通气/血流是保障有效气体交换的前提。多种惰性气体排出技术是测定通气/血流的标准方法。
- 肺扩散容量（DL）是指某种气体在单位分压下于单位时间内通过整个呼吸膜的容量，肺CO扩散容量（DL_{CO}）和肺NO扩散容量（DL_{NO}）的主要决定因素分别是肺血流量和跨膜阻力，一口气法联合测定可求解两项参数。
- 呼气NO主要来自气道黏膜上皮诱导型一氧化氮合酶（iNOS）催化L-精氨酸氧化生成释放。作为气道炎症标志物，NO异常升高以2型炎症为基础的支气管哮喘、过敏性鼻炎最为突出；作为气道黏膜完整性标志物，NO下降或消失以原发性纤毛运动不良症、囊性纤维化最为明显。
- 呼气挥发性有机物、呼气冷凝液、气溶胶微粒、气道血流量及呼气温度测量等是当前热点研究，但尚无项目正式获准进入临床。

肺的生理功能是呼吸。呼吸是指机体与外界环境的气体交换过程，机体通过呼吸摄入O_2、排出CO_2。呼吸可人为地分为肺呼吸、气体血液运输和组织呼吸三个连续的过程，而肺呼吸又包括肺通气和肺换气两个过程。呼气试验在肺通气功能和肺换气功能评估中的应用发展得较早，也较为成熟，许多项目已常规应用于临床。最近三十年的研究热点是NO等肺病呼气生物标志物检测。由于呼气O_2和CO_2测定在一般呼吸病学专著中均有详尽介绍，本章重点介绍其他类型的呼气试验。

第一节　功能残气量测定

一、功能残气量

潮式呼气末即平静呼气末肺内所含的气体量为功能残气量（functional residual capacity，FRC），而深呼气末肺内所含的气体量则称为残气量（residual volume，RV），二者均包括与气道相通和不与气道相通的两部分气量。从肺容积组成曲线可知，功能残气量等于补呼气量与残气量之和（图15-1）。残气量大小取决于胸廓回缩力与肺组织弹力之间的平衡，残气的生理作用在于稳定肺泡气压、减少通气间歇对肺泡内气体交换的影响。限制性肺部疾病残气减少，阻塞性肺部疾病残气增加，残气过多或过少均不利于肺的气体交换。

残气是呼气末肺内所含气体，无法用肺量计进行直接测量，间接测量方法主要是1800年问世的不溶惰性气体冲洗术[1, 2]和1884年出现的全身体积描记术（body plethysmography）两类，前者测量的是与气道相通部分的气量，后者测量的是与气道相通及不相通两部分的总气量。现代影像学检查对于功能残气量、残气等肺容积指标的估计也有一定价值，如胸部X线片、CT、MRI等。

值得指出的是，功能残气量是婴幼儿及无法配合的成年患者目前唯一可以准确和重复检测的肺容量指标。

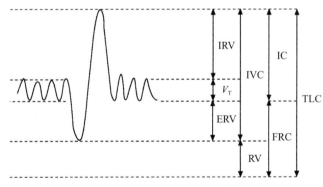

图15-1　肺容积及其组成[3]

肺容积是指肺内容纳的气体量。在呼吸运动中，肺容积随着进出肺的气体量变化而变化，共有4个基础容积（汉译多以"气量"称之），包括潮气量（V_T）、补吸气量（IRV）、补呼气量（ERV）和残气量（RV）。基础肺容积互不重叠，其中两个或两个以上基础肺容积组成4个肺容量（lung capacity），即深吸气量（IC）、吸气肺活量（IVC）、功能残气量（FRC）和肺总量（TLC）。吸气肺活量、潮气量、补吸气量、深吸气量和补呼气量可以通过肺量计直接测定，而功能残气量和残气量只能通过体积描记术或者不溶气体稀释试验间接测定；将直接测定获得的吸气肺活量VC（或深吸气量IC）与间接测定获得的残气量RV（或功能残气量FRC）相加，即可求得肺总量TCL

获准引自：Wanger J，et al. Eur Respir J，2005，26（3）：511-522.

二、多重呼吸开放N₂洗出试验

多重呼吸开放N₂洗出试验（multiple breath open circuit nitrogen washout test）测定功能残气量是1940年Darling等[4-6]针对闭合N₂稀释平衡试验缺点而研发的替代方案，迄今仍为临床最常用，但操作已从起初的收集全部呼气于大气袋或巨型气量筒再取样分析计算发展到了快速N₂反应仪在线实时测量。

（一）基本原理

N₂不参与肺呼吸气体交换，肺内平均N₂浓度和空气基本相等，为78.9%。功能残气中的N₂总量等于功能残气N₂浓度与功能残气量的乘积。在开放回路平静呼吸，吸入纯O₂，呼气排入环境，肺内N₂将不断被稀释洗出，最终将被冲洗"干净"。只要测出洗出N₂总量，便可算出功能残气量。

此外，根据N₂洗出效率及其呼气稀释浓度变化轨迹，多重呼吸开放N₂洗出试验还能进行气体分布不均分析，相关原理将在本章第三节介绍。

（二）基本方法

1.功能残气量测量 仪器装置参见第八章图8-3，具体操作见相关指南及所用仪器说明[3, 7-9]。一般情况下，受试者取坐位或仰卧位，口含三通接口器（婴幼儿需用镇静剂制动和戴特殊面罩），接口器连接氧气瓶、肺量计和快速N₂分析仪，在开放回路中呼吸空气，待呼吸平稳后，旋转开关改为吸入气是纯O₂，呼气仍排入环境空气。在此过程中，肺内N₂不断被纯O₂稀释洗出，肺量计和N₂分析仪自动感应肺容量和N₂浓度变化，计算每次N₂洗出量和累积洗出总量，冲洗达到预设终点后呼吸3次结束检查，最终算出功能残气量等相关指标（图15-2）。

关于冲洗终点的设定，初创方案统一规定为7min，后来发现部分病例冲洗不足，

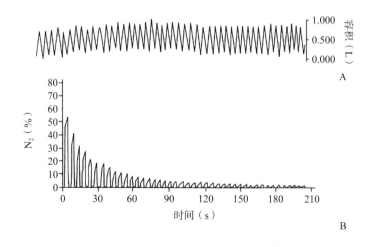

图15-2 多重呼吸开放N₂洗出试验[8]

A. 潮式呼吸肺流量曲线；B. N₂洗出曲线

获准引自：Robinson PD, et al. Eur Respir J, 2013, 41（3）: 507-522.

改为现在的呼气N_2浓度降至2.0%为止，相当于初始浓度的1/40。选择2.0%为冲洗终点并无深奥的理论基础，主要与早年N_2分析仪线性工作浓度范围为2%～80%有关。功能残气量（FRC_{N_2}）的计算公式如下：

$$FRC_{N_2} = （N_2洗出容积-N_2组织排放容积）/（F_{N_2}1-F_{N_2}2）\qquad（15.1）$$

式中，$F_{N_2}1$和$F_{N_2}2$分别是吸纯O_2前一次呼气末和冲洗终点呼气末N_2浓度，N_2洗出容积等于每次呼气容积与N_2浓度乘积之和（洗出曲线下面积），N_2组织排放容积与体表面积有关［N_2组织排放容积＝（体表面积×96.5＋35）/0.8］。

2.残气量、肺总量测量 需另加肺活量检查。图15-1示残气量（RV）等于功能残气量减去补呼气量（RV＝FRC-ERV），肺总量（TLC）等于功能残气量加深吸气量（TLC＝FRC＋IC），也等于残气量加肺活量（TLC＝RV＋IVC）。

3.气体分布不均分析 见本章第三节。

（三）参考正常值

1.肺容积相关参数 主要包括功能残气量、残气量、肺总量三项。表15-1所列为采用较多的欧洲呼吸学会推荐成人标准[10]，实际应按当地标准执行。一般地，成年男性平均$FRC \approx 2.3L$，女性$\approx 1.6L$；$FRC/TLC \approx 40\% \sim 50\%$，$RV/TLC \approx 20\% \sim 35\%$；婴儿FRC为21.0ml/kg（±20%）。

2.气体分布相关参数 主要是肺清除指数（LCI）、标准化Ⅲ相斜率（$Sn_Ⅲ$），分别反映总体气体分布不均和形成机制。详见本章第三节。

表15-1 成人功能残气量参考值（欧洲呼吸学会）[10]

容积	等式	95% CI*	90% CI*	相对标准偏差（RSD）
男				
TLC（L）	$7.99 \cdot H-7.08$	±1.37	±1.15	0.70
FRC（L）	$2.34 \cdot H+0.01 \cdot A-1.09$	±0.99	±1.18	0.60
RV（L）	$1.31 \cdot H+0.022 \cdot A-1.23$	±0.67	±0.80	0.41
FRC/TLC（%）	$43.8+0.21 \cdot A$	±13.2	±11.1	6.74
RV/TLC（%）	$14.0+0.39 \cdot A$	±10.7	±9.0	5.46
女				
TLC（L）	$6.60 \cdot H-5.79$	±1.18	±0.99	0.60
FRC（L）	$2.24 \cdot H+0.001 \cdot A-1.00$	±0.82	±0.98	0.50
RV（L）	$1.81 \cdot H+0.016 \cdot A-2.00$	±0.58	±0.69	0.35
FRC/TLC（%）	$45.1+0.16 \cdot A$	±11.6	±9.8	5.93
RV/TLC（%）	$19.0+0.34 \cdot A$	±11.4	±9.6	5.83

*上下2.5百分位和97.5百分位或者上下5百分位和95百分位。

注：A，年龄（岁）；H，身高（米）。

（四）临床意义

功能残气量检查的目的是区分通气障碍的类型及程度。FRC在生理上接近于正常呼吸模式，反映胸廓弹性回缩力和肺弹性回缩力之间的关系。正常情况下这两种力量相等而互相抵消。胸廓弹性回缩力下降时FRC下降，而肺弹性回缩力下降时FRC则升高，反之亦然。换言之，作为肺容积检查和肺通气功能评价指标，限制性肺部疾病FRC减少，阻塞性肺部疾病FRC增加（表15-2）[11]。功能残气量在肺总量的占比即FRC/TLC（%）较单独FRC更具意义。

RV的临床意义与FRC基本相同，限制性肺部疾病患者RV减少，阻塞性肺部疾病患者RV增加。RV的临床意义与FRC虽然基本相同，但测定方式存在一定差别。FRC是在平静呼吸状态下测定，不受受试者主观用力与否的影响，因而重复性较好。而RV测定需要测出补呼气量，要求受试者用力呼吸，因此其用力程度和配合好坏可能影响RV的测定。

另外，在本章第三节介绍的气体分布不均参数中，肺清除指数和标准化III相斜率是较为理想的指标，特别是肺清除指数较第一秒用力呼气量（FEV_1），可更敏感地反映小气道异常，在儿童囊性纤维化（cystic fibrosis，CF）、哮喘、喘息早期发现、病情监测、疗效评价等方面发挥重要作用。

表15-2 基于肺容积改变划分的通气障碍类型[11]

	TLC	FRC	RV	FRC/TLC	RV/TLC	说明
大肺	↑	↑	↑	N	N	属于高于正常上限值的正常变异
阻塞性	N/↑	N/↑	↑	N/↑	↑	过度充气：FRC/TLC、RV/TLC同时升高 气体陷闭：仅见RV/TLC升高，如COPD
单纯限制性	↓	↓	↓	N	N	ILD
复杂限制性	↓	↓	N/↑	N	↑	FEV_1/FVC正常，FVC与TLC下降不成比例，如小气道疾病伴气体陷闭和肥胖
混合性	↓	N/↓	N/↑	N/↑	N/↑	FEV_1/FVC下降，如ILD合并COPD
肌无力	↓	N/↓	↑	↑	↑	足够用力呼吸，膈肌无力、TLC降低，呼气肌无力、RV增加
欠用力	↓	N	↑	↑	↑	尤指呼吸用力不足
肥胖	N/↓	↓	N/↑	N↓	N/↑	ERV降低，BMI很高（>40 kg/m²）时TLC降低

注：N，正常；TLC，肺总量；FRC，功能残气量；RV，残气量；ERV，补呼气量；BMI，体重指数；COPD，慢性阻塞性肺疾病；ILD：间质性肺病。

三、闭合通路He稀释平衡试验

闭合通路He稀释平衡试验（closed-circuit helium dilution test）是Meneely和Kaltreider[12]为了避免过往闭合H_2稀释平衡试验使用氢氧混合气有燃爆风险而于1941

年提出并在1949年基本定型的替代方案。

（一）基本原理

He是一种体液溶解度极低而扩散性极强的惰性气体，吸入后迅速在肺内弥散而向血液扩散消耗有限，最终几乎全量呼出。在闭合呼吸通路上的肺量筒注入定量已知浓度的He，于平静呼气末转接通路，He将被肺内残气稀释，经过一段时间呼吸后达到稀释平衡。根据物质稀释后质量不变的基本原理，已知浓度和体积的气体被未知容积的气体稀释时，只需测定未知容积中气体的浓度即可获得未知容积的大小。

（二）基本方法

仪器的基本构造是由密闭肺量计加装He传感器而成，具体操作见指南及所用仪器说明[3,7]。一般地，肺量计充入He、O_2混合气体（He约10%，$O_2 > 25\%$），连通受检者，记录初始He浓度（$F_{He}1$），平静重复呼吸，随时补充氧耗，直到肺量计中He浓度不再下降（$F_{He}2$）。全程小于10min（图15-3）。功能残气量（FRC_{He}）的计算公式如下：

$$FRC_{He} = V_{app} (F_{He}1 - F_{He}2) / F_{He}2 \qquad (15.2)$$

式中，V_{app}为肺量计及管路总容积。

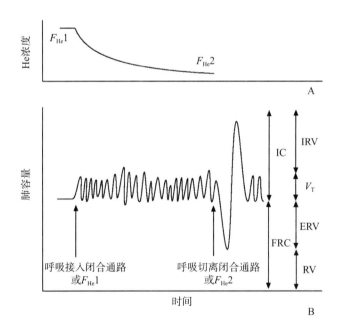

图15-3 闭合通路He稀释平衡试验[3]

A图为时间-He浓度曲线；B图为时间-肺容量曲线。管路He浓度在试验前呈水平恒定不变状态（$F_{He}1$），当患者呼吸接入闭合通路平静呼吸后逐渐下降，一段时间后稳定不变（$F_{He}2$），将呼吸切离闭合通路。根据式（15.2）求出功能残气量

获准引自：Wanger J，et al. Eur Respir J，2005，26（3）：511-522.

（三）参考正常值

肺容积参数FRC、RV、TLC一般略高于开放N_2洗出试验，这与He分子量小、弥散性强有关，但差异未达显著性水平。无气体分布不均参数。

（四）临床意义

同"二、多重呼吸开放N_2洗出试验"。

四、六氟化硫洗入/洗出试验

六氟化硫（SF_6）洗入/洗出技术（sulfur hexafluoride wash-in and washout test）由Jonmarker等[13]于1985年首次报道用于成人功能残气量测量。婴幼儿功能残气量及气体分布不均检查选择此法有增加趋势，原因与发现N_2洗出试验中的纯O_2冲洗引起婴幼儿潮气量降低等副作用有关[9]。

（一）基本原理

SF_6是一种无色、无味、无毒的有机气体，不溶于水，化学性质不活泼，类似惰性气体。吸入SF_6几乎不被吸收消耗，仅仅是被稀释后再呼出。因此，让受试者在开放呼吸回路中平静呼吸恒定浓度的SF_6（洗入），随着每次残留的累积，最终达到吸入的浓度（恒定状态），此时肺内SF_6的滞留总量等于功能残气量与SF_6浓度的乘积。如果在达到恒定状态后停止SF_6的供给，肺内滞留SF_6将随后的呼吸气体稀释排出（洗出），最终将被冲洗"干净"。只要测出SF_6洗出的总量，即可求出功能残气量。

如同开放N_2洗出试验，SF_6洗入/洗出试验适用于气体分布不均分析，详见本章第三节。

（二）基本方法

仪器装置参见第八章图8-2，具体操作见指南及所用仪器说明[7-9]。一般地，接口器连接SF_6气泵、肺量计和快速SF_6测定仪，通过开放回路平静呼吸空气，适应后，在电脑控制下吸入固定浓度（如4%或0.5%）SF_6直至呼气SF_6浓度恒定等于洗入浓度，转而恢复呼吸空气直到呼气SF_6浓度下降到洗入浓度的1/40（如0.1%或0.005%）后3次呼吸为止。仪器自动感应肺容量、SF_6浓度变化，并以曲线下面积法求出SF_6累积洗出总量。功能残气量计算公式如下：

$$FRC = \frac{V_{cum}}{F_{ein} - F_{eout}}$$

（15.3）

式中，F_{ein}和F_{eout}分别代表洗入和洗出结束时的SF_6浓度，V_{cum}代表SF_6洗出总量。

余同多重呼吸开放N_2洗出试验。

（三）参考正常值

同"二、多重呼吸开放N_2洗出试验"。

（四）临床意义

同"二、多重呼吸开放 N_2 洗出试验"。

五、其他气体稀释试验

（一）闭合 H_2 稀释平衡试验

这是第一个测量呼气末肺内剩余气量的稀释试验，由英国生理学家 Humphry Davy 于 1800 年发明并第一个自测，距今已有 200 多年[1, 2]。操作方案是将 H_2 定量充入气袋或肺量筒，受试者于深呼气末含接口开通连接，深快呼吸 5～7 次后取样用化学滴定法测定 H_2 浓度变化。因为 H_2 不溶于水也几乎不为机体代谢利用，吸入肺内几无吸收而仅被稀释再呼出，推断在闭合通路中用力重复呼吸数次便达到稀释平衡，所以根据物质稀释后质量不变的基本原理，只要测出气袋或肺量筒重复呼吸前后浓度变化即可求出用力呼气末的肺内剩余气量，即残气量。100 多年后，Van Slyke 等[14]将试验改造成虚弱患者也能完成的检查，办法是在肺量筒内加注 O_2、在呼气通路填充 CO_2 吸收剂，这样受试者可以在 5～7min 的长时间潮式呼吸条件下实现指示气体的稀释平衡，进而求出平静呼气末的肺内剩余气量，即功能残气量。

因担心氢氧混合气的燃爆风险及制氢过程砷污染的可能，在 20 世纪 40 年代功能残气量测量进入临床常规后，H_2 稀释试验便逐渐被 N_2、He 等惰性气体稀释试验取代。

（二）闭合 N_2 稀释平衡试验

这是第二个测量呼气末肺内剩余气量的惰性气体稀释试验，由德国的 Durig 于 1903 年率先报道，距今已有 100 多年[2]。和闭合性 H_2 稀释平衡试验一样，闭合性 N_2 稀释平衡试验最初也是在深快呼吸条件进行的，后被改造成在平静呼吸状态下完成。1932 年，Christie[2]将实验特别是计算公式基本定型。N_2 是空气中含量最高的气体，不参与肺的气体交换利用，所以肺内气体的 N_2 浓度与大气基本相等。在有 O_2 供保障和 CO_2 吸收的闭合通路中平静重复呼吸，时间通常是 7min，肺内 N_2 将在不断的呼出－吸入过程中被稀释，最终整个回路达到平衡。根据物质稀释后质量不变的基本原理，测出体外通路肺量筒在平衡点时的 N_2 浓度，便可算出肺内呼气末的气体量。

无须准备外源气体是闭合性 N_2 稀释平衡试验的突出优点，但试验问世不久就发现肺内气体分布不均特别是肺气肿患者短时内难以实现 N_2 稀释平衡。此外，测量误差还来自试验过程的氧耗引起肺量计容积减少、闭合通路 N_2 稀释引起组织血液 N_2 储备释放及制备纯 O_2 时的 N_2 污染等[4-6]。因设备要求不高，加上各种计算校正，闭合性 N_2 稀释平衡试验在临床应用了很长时间。

（三）开放性 He 洗入/洗出技术

这是 1954 年 Hickam 等[15]为了避免闭合性 N_2 稀释平衡试验的缺点而开发的新试验。受试者首先呼吸 50% He 和 50% O_2 的混合气 15min，使肺内 He 浓度达到恒定状态，转而切换到呼吸 7min 纯 O_2 将 He 逐渐洗出，最后根据洗出总量计算功能残气量。虽然结果优于闭合性N_2稀释平衡试验，但开放性冲洗法不仅比快速He分析仪昂贵，而且开放冲洗消耗的He成本也不低，所以开放冲洗现多选用廉价的SF_6进行，He则采用闭合稀释性方案。

（四）惰性气体单次呼气洗出试验

可以进行残气量、肺总量、闭合容积及气体分布测定（详见本章第二节），但不能测出功能残气量，因为试验操作方案是在深呼气末（残气位）而不是在平静呼气末（功能残气位）开始。

（五）开放性O_2洗入或洗出技术

机械通气患者有功能残气量的必要，但现有专门仪器价格昂贵，脱机转送测量也不方便，美国的Mitchell等[16]利用高级呼吸机现成配套的流量计、快速O_2/CO_2分析仪于1982年报道了开放性O_2冲洗技术。此后几十年间，陆续有一些学者跟进改良，皆称无论是在机械通气患者还是普通清醒患者，结果均与标准法一致[17, 18]。所谓的O_2冲洗技术或O_2稀释试验实质上是开放N_2冲洗技术的翻版或镜像技术，利用开放N_2冲洗稀释平衡原理但又不直接测量N_2而是通过O_2、CO_2测量换算完成。因为呼气主要由N_2、O_2、CO_2组成，所以只要测出O_2、CO_2的浓度与容积，就意味着也求出了N_2的浓度与容积。其实，早年先辈们在进行闭合N_2稀释平衡试验、开放N_2洗出试验时，就是根据气样CO_2、O_2化学吸收所余容积求取气样N_2浓度的，该方法在快速N_2分析仪出现后停用。

开放性O_2稀释试验分为洗入法和洗出法两种，基本操作如下：吸氧，浓度依次自高向低（如从100%至70%或从100%至60%，洗入）或自低向高（如从70%至100%或从21%至60%，洗出）调节，直至呼气和吸气O_2在高点或低点相等。通路肺量计和气体分析仪可自动感应肺容量和O_2、CO_2浓度变化，算出每次洗入量或洗出量及累积量，代入开放N_2冲洗稀释平衡原理变换计算公式可求出功能残气量[17, 18]。应当看到，Mitchell等的发明并非简单的回归传统，而是将过去烦琐的采样离线分析改为电脑控制下的实时在线自动测量运算。这值得继续探讨。

开放性O_2冲洗技术最近的一次大改造发生在2021年，意大利的Vinetti[19]报道了一口气O_2稀释试验（single-breath oxygen dilution test），在平静呼吸空气的基础上改为定容吸一口纯O_2后深呼气，根据稀释质量守恒原理，比较呼吸纯O_2前后的肺泡气O_2浓度，求出功能残气量和肺总量，不仅试验操作从多次冲洗变成了单次冲洗，稀释原理也由N_2稀释变为O_2稀释。正常人结果与标准方法相同。研究者未在患者中应用过。虽然吸氧前后肺泡气O_2浓度可测、FRC不变，O_2吸入量也是确定的，但研究者似乎没有明确交代如何校正肺泡O_2弥散入血消耗量以确保稀释质量守恒。期待更多报道。

六、讨论

呼吸过程中的肺容积变化是呼吸病学必须了解的基本内容。呼出气量的测定较为简单，只要肺量筒（袋）和（或）气流计足够准确灵敏，各种呼吸模式的呼出气量和吸入气量均可轻易直接定量。然而，呼气末肺内所含气量的测量却是一大难题。Humphry Davy于1800年首创的气体稀释试验间接测量肺内残气是一项了不起的发明[1, 2]。200多年来，检查方案从闭合稀释平衡试验扩展到开放冲洗技术，气体分析从采样化验转变为实时在线监测，临床意义从着眼于肺容量变化转变为更关注气体分布不均。简言之，检查过程越来越简单，而临床价值越来越大。遗憾的是，能开展功能残气量测量的单位迄今仍基本限于三级医院。临床普及任重道远。

另外，应当看到，功能残气量及残气量包括肺泡与气道相通和不相通两部分，不溶惰性气体冲洗技术只能测出与气道相通的部分。能将呼气末全部肺内残留气量测出的是 1882 年德国生理学家 Pflüger 首创的全身体积描记术 [2]。根据 Boyle 定律，一定质量的气体在温度恒定的条件下，压力与容积的乘积始终是一个常数。因此，让受试者在密闭的压力测定舱内张口平静呼吸，胸廓内气体容积的变化必然引起舱内气体容积和压力变化，据此可算出整个胸腔内的气量（包括少量口腔和上腹气体）。体积描记设备昂贵，但被视为功能残气量测量的金标准。在正常人，两种方法所测功能残气量基本相等，但在气道不畅、部分肺区通气不良患者如慢性阻塞性肺疾病等患者，惰性气体冲洗技术测定值小于体积描记术。

那么临床应如何选择？目前没有明确答案。需结合检查目的、设备供应、经济条件等因素综合决定。就适应证或检查目的而言，如果主要关注肺的生长发育或者气道疾病总气量的评估，首选似应为体积描记术。如果主要关注的不是可压缩肺容积而是可接触肺容积即可交换气体量，惰性气体稀释试验似乎更合适。有时两项同时检查或许能提供更多的信息，如肺囊肿、肺气肿及慢性阻塞性肺疾病，根据两项检查测量结果可知囊肿具体容积及气体滞留量。

七、小结

功能残气量是指平静呼气末肺内所含气量，而用力呼气末肺内所含的气量则为残气量，二者均包括与气道相通和不相通的两部分气量。各种不溶惰性气体冲洗技术所测得的量是与气道相通的气量。而体积容积描记则可测出总的残留气量。残气大小取决于胸廓弹性回缩力和肺弹性回缩力之间的平衡，功能残气量检查的目的是区分通气障碍的类型及程度。限制性肺部疾病残气减少，阻塞性肺部疾病残气增加，即残气过多或过少均不利于肺的气体交换。

第二节　闭合容积测量

一、闭合容积

相较于功能残气量、残气量，闭合容积（closing volume，CV）是很晚（1967～1972 年）才提出的一个肺容积组分概念，是指平静深呼气末下肺区小气道开始关闭至呼气结束（残气位）时所呼出的气量。另外，小气道开始闭合时的肺内气量则称为闭合总量（closing capacity，CC）。因此，闭合总量等于闭合容积与残气量之和（CC ＝ CV ＋ RV）。后来发现，小气道关闭其实贯穿于整个呼气过程，将闭合容积起点定义为呼气期小气道关闭率突然加大一刻较下肺区开始关闭更为贴切 [20, 21]。

中央大气道因有软骨支撑，不会发生生理性闭合，相反，缺乏软骨的外周小气道的开放闭合与否主要取决于跨肺压力（trans-pulmonary pressure，pL），其因素还有气道本身的弹性抗塌力、气道周围肺组织弹性回缩生成的径向牵引力及气道腔内状态等。深呼气末小气道关闭的生理意义在于防止肺泡完全塌陷闭合、维持气体交换连续性，但平静呼吸也发生气道关闭即所谓的潮气性气道关闭（tidal airway closure）则属病理性改变，干扰气体交换和损伤气道。闭合容积测量目的就是发现潮气性气道关闭，闭合容积越大，发生风险越高。

闭合容积测量有单次呼气洗出试验和强迫振荡技术两类，以一口气N_2洗出试验常用。

二、一口气N_2洗出试验

一口气N_2洗出试验（single breath nitrogen washout test，SBN_2）是Fowler[22]于1948首创用于无效腔测量的N_2稀释试验。第二年，Fowler[23]又将该试验用于气体分布研究，发现呼气N_2浓度曲线平台在深呼气末骤然抬高的奇特现象。1967年，应用放射性核素^{133}Xe示踪测量技术，Dollfuss等[24]证实"抬尾"为下肺区气道突然关闭所致。此后，一口气N_2洗出试验便成为最常用的闭合容积测量试验，沿用至今并被视为金标准。

（一）基本原理

N_2虽然不参与肺呼吸气体交换，但肺泡气N_2浓度会随着O_2的弥散消耗而升高。胸腔负压梯度的存在使得呼吸气体在上肺区先进后出、下肺区后进先出，肺泡气N_2浓度也因O_2弥散消耗时间差异形成自下而上升高的梯度。从呼吸空气的条件突然改为吸一口纯O_2稀释，随后的呼气N_2浓度变化轨迹自然反映全肺气体分布状态及肺区自下而上的排气过程。

（二）基本方法

受试者取坐位，在开放呼吸回路呼吸，回路接肺量计、快速N_2分析仪及电脑控制供氧装置，习惯了平静呼吸后开始试验。用力呼气至残气位，然后吸入纯O_2至肺总量位，接着以缓慢匀速（0.3～0.5/L）呼气至残气位。自动记录整个呼气过程的N_2浓度和肺容量变化，生成N_2浓度闭合容积曲线，求出闭合容积、气体分布等相关参数（图15-4）。每隔10min再重复，共测2～3次，结果取平均值。

【附】一口气N_2洗出试验测量RV原理

试验前肺内N_2浓度为78.9%，残气位肺内总N_2量则为78.9%RV；吸入一口纯O_2后肺内N_2平均浓度为C、肺活量为VC，则洗出N_2量为$C \times VC$，余量为$C \times RV$。因为78.9%RV$= C \times VC + C \times RV$，所以，RV$= C \times CV/（78.9\% - C）$。

（三）参考正常值

1.肺容积相关参数　包括闭合容积、残气量、闭合总量、肺总量四项。闭合容积随

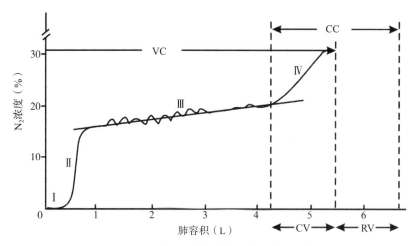

图15-4 一口气N_2洗出试验之肺闭合容积曲线

肺闭合容积曲线分为4相: I相为不含N_2的气道无效腔气; II相为无效腔与下肺区混合气, N_2浓度急剧上升; III相呈平台, 为上下肺区肺泡同时排气, 因下肺区呼出气在总呼气中的比例逐渐减少, 而上肺区呼出气所占比例相对逐渐增加, N_2浓度逐渐缓慢升高, 曲线表现为轻度上斜, 称为肺泡坪, 还可见到心源性波动(cardiogenic oscillation); IV相为下肺区小气道开始闭合, 上肺区继续排气, N_2浓度突然上扬。相关报告指标如下: ①III相和IV相交叉点至呼气结束所呼出的气量为闭合容积(CV); ②闭合容积与残气量之和为闭合总量(CC, CC = CV + RV); ③闭合容积占潮气量的百分比(CV/VC, %); ④闭合总量占肺总量的百分比(CC/TLC, %); ⑤III相斜率(S_{III}, N_2%/L), ⑥呼气750~1250ml时的N_2浓度差(ΔN_2%); ⑦残气量[RV = $C \times$CV/(78.9%-C)], 见前文【附】; ⑧肺总量(TLV = VC + RV), 见图15-1

年龄增加, 有性别差异[25, 26]。成人平均闭合容积一般占肺活量15%以下、平均闭合总量占肺总量35%以下。最关键的正常标志是闭合容积应小于补呼气量(CV<ERV)或者闭合总量应小于功能残气量(CC<FRC)[26]。择Teculescu[27]实验室正常值列于表15-3。

2.气体分布相关参数 主要有750~1250ml呼气N_2浓度差(ΔN_2%)和III相斜率(S_{III}), 正常人ΔN_2%<1%、S_{III}<2% N_2/L。详见本章第三节。

表15-3 成人一口气N_2洗出试验结果(Teculescu[27])

	男(n = 90)			女(n = 68)		
	均值	标准差	范围	均值	标准差	范围
S_{III}($\%N_2$/L)	0.67	0.26	0.32~1.50	1.01	0.42	0.42~2.20
CV(L)	0.580	0.218	0.087~1.050	0.424	0.168	0.103~0.757
CV/VC(%)	12.5	4.8	1.7~24.9	12.9	4.9	3.1~23.1
CC(L)	1.974	0.445	1.110~3.100	1.628	0.355	0.905~2.480
CC/TLC(%)	32.3	6.2	19.9~53.6	35.9	6.2	21.1~47.6
预计值						
CV/VC(%)	0.326·A-0.75(±3.17)			0.362·A-3.69(±3.44)		
CC/TLC(%)	13.77 + 0.457·A±3.52			12.47 + 0.512·A±3.52		

注: A, 年龄。

（四）临床意义

闭合容积最初被认为是早期气道病变的敏感指标，但人们很快发现其并不可靠。当前闭合容积测量的目的主要是预测潮气性气道关闭风险，当闭合总量大于功能残气量（CC＞FRC）或者闭合容积大于补呼气量（CV＞ERV）时，表明发生潮气性气道关闭，见于闭合容积增加（如慢性阻塞性肺疾病、哮喘、高龄等）和（或）功能残气量减少（如肥胖、慢性心力衰竭、急性呼吸窘迫综合征等）等[25, 26]。

潮气性气道关闭的后果是气体交换障碍和气道损伤。正常人绝大部分气道在整个潮式呼吸周期均保持开放状态，如果出现大量的潮气性气道关闭，意味着部分气道在下次吸气时开放延迟甚至整个呼吸周期都处于闭合状态，这将导致相应肺单位在随后再开放时换气量减少或根本没有换气。另一方面，气道反复开启、闭合产生的低容量气压冲击会致黏膜损伤。急性呼吸窘迫综合征是潮气性气道关闭最典型的代表，而呼气末正压通气治疗阻止气道关闭不仅起到改善通气的作用，还能预防气压冲击伤的发生[28]。

另外，一口气 N_2 洗出试验所测 RV、TLC 的临床意义在本章第一节和表15-2中已有介绍，此处不再赘述，而有关气体分布评估的临床意义将在本章第三节介绍。

三、惰性气体弹丸试验

如前文所述，惰性气体弹丸试验测量闭合容积始于 Dollfuss 等[24]于1967年进行的放射性核素 ^{133}Xe 示踪测量。

（一）基本原理

胸膜腔负压梯度的存在使得呼吸气体在上肺区先进后出、下肺区后进先出。如果在吸气开始时枪击般地注入小剂量的惰性气体（故名弹丸试验，single bolus test），随后继续吸气，惰性气体将随吸气自上而下进入肺泡，在肺泡的分配量也相应地自上而下减少。随后的呼气自然显示出自下而上的排气过程（图15-5，图15-6）。

（二）基本方法

受试者取坐位，在开放呼吸回路呼吸，回路接肺量计、快速惰性气体分析仪及电脑控制惰性气体注射枪，待受试者习惯于平静呼吸后开始试验。用力呼气至残气位，在吸气开始时迅速注入小剂量惰性气体（He、Ar 或 ^{133}Xc 等，其中以 He 常用，50ml 或相当于10%潮气量），继续吸气至肺总量位，接着以缓慢匀速（0.3～0.5/L）呼气回到残气位。余同"一口气 N_2 洗出试验"。

（三）参考正常值

同"一口气 N_2 洗出试验"。

（四）临床意义

同"一口气 N_2 洗出试验"。

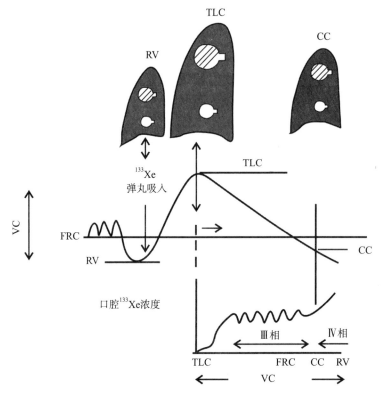

图15-5 闭合容积与 ^{133}Xe 弹丸试验

上、中、下三部分分别表示呼吸过程中肺的舒缩状态、容量曲线、闭合曲线

TLC，肺总量；CC，闭合总量；RV，残气量；VC，肺活量；FRC，功能残气量

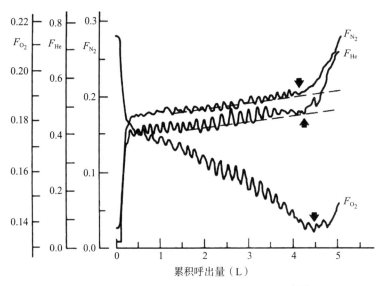

图15-6 三种单次呼气试验闭合容积曲线[29]

同一个体间隔 10min 先后进行了一口气 N_2 洗出试验、He 弹丸试验及空气法单次呼气试验，箭头所指为Ⅳ相起点

获准引自：Flores XF et al. Chest，1992，102（2）：438-443.

四、空气法单次呼气试验

空气法单次呼气试验测量闭合容积乃Flores[29]的博士学位论文课题，未见跟进者，但值得在此一提。基于前人发现立位肺尖与肺底氧分压差高达49mmHg和深呼气末O_2浓度有上升现象，Flores尝试以呼吸空气的方式来进行闭合容积测量，结果发现呼气末O_2升高拐点恰与Ⅲ、Ⅳ相拐点重叠，所测闭合容积与一口气N_2洗出试验、He弹丸试验是一致的（图15-6）。空气法测量的最大优势在于无须准备试验气体和廉价的O_2检测仪，社区诊室即可检测。

五、讨论

平静呼气末肺内残留气体已为人所熟知，用力呼气末肺内还有气体残留也不再令大多数人感到意外，然而，即便再用力挤压离体肺表面也无法将肺内的气体排尽则鲜为人知。200多年前的Laennec正是据此断定这是气道关闭的结果[26]。

1949年，Fowler[23]利用吸入一口纯O_2后的呼气N_2浓度曲线分析肺内气体分布时意外发现，呼气N_2浓度在经历短暂的零水平、急速上升和长时程平台后在呼气末又突然上抬，前段可解释为无效腔、气道肺泡移行区和肺泡相继排气所致，最后的"抬尾"则不知何故。1967年，Dollfuss等[24]应用^{133}Xe放射性肺显像技术令人信服地直接证实了通气在正常人各肺区并非均匀分布，也无可争议地证实了气道闭合的客观存在。在深呼气后转深吸气，0～15%潮气量吸入阶段^{133}Xe大部分进入上肺区，16%～26%潮气量吸入阶段^{133}Xe在肺内各区域大致均匀分布，而>26%潮气量吸入阶段^{133}Xe大部分进入肺下区；呼气过程则相反，下肺区内的^{133}Xe先被呼出，继而上下肺区一并向外呼出，接近呼气末时下肺区停止排气而上肺区仍继续。简言之，上肺气体"先进后出"而下肺气体"后进先出"，呼气末下肺区气道关闭停止排气。如此，呼气末N_2浓度突然升高的现象显然是因为上肺区气体先进后出致更多O_2吸收而N_2被浓缩。根据^{133}Xe放射性肺显像研究结果，Dollfuss等[24]将在深呼气过程指示剂浓度突然升高这一阶段称为Ⅳ相，它标志着下肺区小气道闭合后的上肺区继续排气。第二年，Ⅳ相呼气容积被命名为闭合容积，代表气道关闭开始至呼气结束的呼出气量[30]。1972年，人们又将闭合容积与残气量之和命名为闭合总量（CC＝CV＋RV）。

现已清楚，操控直立位或坐位自上而下吸气、自下而上呼气的机制缘于重力因素生成的自上而下降低的胸膜腔负压梯度，而促发下肺区小气道呼气末突然大量闭合、停止排气的机制是跨肺压力。一旦变换体位，气体分布和小气道关闭将会随着重力方向的改变而调整。此外，在相同跨肺压力下，小气道能否关闭则综合受制于气道弹性、径向牵引和腔内状况等。深呼气末小气道关闭具有防止肺泡完全塌陷闭合的作用，但潮气性气道关闭则会干扰气体交换和损伤气道，闭合容积增大提示潮气性气道关闭的存在。

氮气法和惰性气体弹丸法闭合容积测定的结果基本一致，但原理有一定差异。氮气法以上次呼气末残留在肺内的N_2作为指示剂，因此呼出气体的N_2浓度不仅取决于本次呼气末下肺区小气道闭合迟早、多少，也取决于吸氧前上下肺区局部残气量的大小及吸入氧的多少，因此，氮气法只能间接反映下肺区小气道的闭合状况。弹丸法则是在吸气之初注入少量外源指示剂，它在肺内的分布主要取决于前次呼气末各肺区小气道的闭合情况，自上而下的浓度梯度较N_2梯度更为明显，所以弹丸法可以较为直接、准确地反映呼气过程中下肺区小气道的闭合情况。此外，放射性弹丸法还能同步体外显像检查。不过，弹丸法的指示剂需专门准备，价格较高，研究和临床实践中应用更多的是一口气N_2洗出试验。

呼气试验法测量闭合容积的主要缺点是最需检查人群的完成率太低[26, 27]。据报道，高达43%的老年人无法完成连续两次的用力深呼气，迫切需要了解气道关闭状态的机械通气患者、急性呼吸窘迫综合征患者则更不可能完成检查。为此，有人建议用"开放容量（open capacity，OC）"替代"闭合总量（closing capacity，CC）"，也就是测量呼气开始到Ⅲ相与Ⅳ相拐点的呼出气量，其等于肺总量与闭合总量之差（OC = TLC-CC）[26]。因为潮气性气道关闭会使拐点提前（图15-4），所以无须第二次深呼气，于是检查方案可从"呼尽吸满再呼尽"改为"呼尽吸满再平呼"。开放容量减少也就意味着闭合容积及闭合总量增加。遗憾的是，此建议迄今未有响应者。

应用强迫振荡技术（forced oscillation technique），通过跟踪呼气电抗变化捕捉突然出现的大量气道关闭点是闭合容积测量方法的新探索。该法在操作上无须两次深呼气，在平静呼吸基础上进行一次缓慢"吸满呼尽"的肺活量测试即可，设备价格并不高昂，还可自测。比较测量发现，该方法的敏感性不及一口气N_2洗出试验，但特异性在检测肺大部气道闭合时则更高[21]。

六、小结

在平静深呼气过程中，从下肺区小气道开始关闭到残气位止所呼出的气量称为闭合容积，而小气道开始闭合时肺内留存的气体量称为闭合总量。一口气N_2洗出试验和惰性气体弹丸试验是测定闭合容积的主要方法，两者基本原理相同，都是利用指示气体在上肺区和下肺区的稀释浓度差异及非同步排空来测定闭合容积。闭合容积测量是为了发现潮气性气道关闭，闭合容积增大时，气道关闭风险增加。

第三节　气体分布测定

一、气体分布

气体分布，又称通气分布（ventilation distribution），是指吸入气体在各肺泡分布的均匀程度。人们很早就发现，即使是健康人，气体分布也并不均匀，原因主要有三点：重力形成的胸膜腔负压梯度、非对称分支气道等解剖因素造成的阻力差异、年龄等因素导致的肺顺应性改变等[31]。发生肺部疾病时，这些因素的不一致性加剧，分布不均将更为明显。胸膜腔负压梯度的整体波动一般不大，只是方向随体位变动而已，而气道阻力和肺的顺应性则可发生明显变化。气体分布不均的直接后果是通气/血流比值失调和气体交换障碍。

气体分布通过对流和扩散进行。气体分布不均的生成机制也主要有三方面：①对流相关性分布不均（convection-dependent inhomogeneity，CDI），发生在传导气道区，是因共享气道分支点各肺单位之间通气量及充排时序差异所致；②扩散限制性分布不均，仅发生在病理性大肺泡，罕见；③对流-扩散互动相关性分布不均（diffusion convection-interaction-dependent inhomogeneity，DCDI），发生在肺腺泡与传导气道之间的交界区，相当于呼吸性细支气管、肺泡管开口部，同样是由共享气道分支点结构非对称性所致，如各肺泡管横切面和（或）相应泡容积的差异[8]。

气体分布不均检查大致分为直接的通气显像和间接的不溶惰性气体洗出试验两大类，通气显像主要包括放射性肺通气显像及MRI/CT通气成像，不溶惰性气体洗出试验有多重呼吸开放冲洗和单次呼吸冲洗两种方案，异常结果表现为指示剂洗出延迟、Ⅲ相斜率升高，其中肺清除指数已被证明可较FEV_1更早更敏感地反映小气道功能。有关试验操作已在本章第一节、第二节介绍，本节重点介绍气体分布相关参数。

二、肺清除指数

肺清除指数（lung clearance index，LCI）是一项在惰性气体多重呼吸开放洗出试验测量功能残气量过程中衍生的、用于描述总体气体分布不均的参数，等于累积呼气容积（CEV）除以功能残气量（FRC），其含义为肺内功能性残气需要更换多少次才能将指示气体浓度降至预定冲洗终点。

$$LCI = CEV/FRC \qquad (15.4)$$

预定冲洗终点规定为初始浓度的1/40。开放N_2洗出的起始呼气的N_2浓度与空气相同，即78.9%，预定冲洗终点便是2%。当SF_6洗出试验的洗入浓度设定为4%时，预定洗出终点浓度则是0.1%，若洗入浓度改为0.2%，则洗出终点浓度需调至0.005%（图15-7）。规定预定冲洗终点为初始浓度的1/40，理由主要与早年N_2分析仪的线性工作范围是

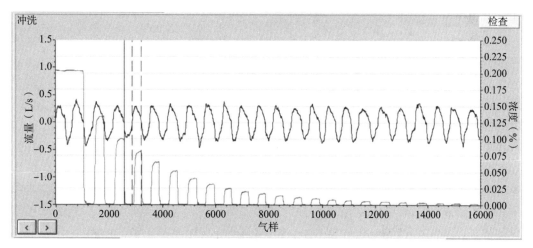

图15-7　SF_6多重呼吸洗出试验测定FRC和LCI[32]

在开放通路平静呼吸空气适应后，吸气变为0.2%的SF_6（$F_{起}$），当呼气SF_6浓度逐步上升0.2%并稳定后停止SF_6供给，改回原来的呼吸空气并将SF_6洗出，直至呼气SF_6降至小于0.005%（$F_{止}$）后3次呼气结束（截图仅显示SF_6洗入至恒态和洗出部分）。本例在第20次呼气、累积呼出容积（CEV）1400ml达到预定冲洗终点，SF_6累积洗出总量（$V_{总}$）为4.50ml，则功能残气量（FRC）＝$V_{总}$/（$F_{起}-F_{止}$）＝4.50/（0.2%-0.005%）＝2308ml，LCI＝CEV/FRC＝14 000/2308＝6.1

获准引自：Horsley A. Respir Med，2009，103（6）：793-799.

2%～80%有关。虽然后来仪器有了进步，但该标准仍被沿用，因为它恰好平衡了冲洗时间过短使得敏感性下降而冲洗过长又令人不适之间的矛盾。

　　LCI是少有的因变异很小而无须多变量回归构建正常预测值的肺功能指标，3岁之后人体的LCI基本恒定在5～8，3岁之前稍大，为6～9（图15-8）。LCI升高表示指示气体清除效率下降、清除延迟。

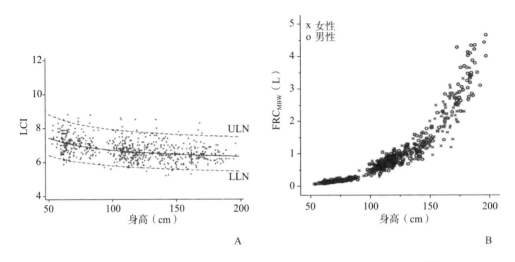

图15-8　497名数月至19岁正常人SF$_6$洗出试验的LCI、FRC结果[9]

A、B分别为肺清除指数（LCI）和多次冲洗法功能残气量（FRC$_{MBW}$）结果。实线代表不同身高的预计值（中位数），上下虚线分别为正常值的上界（97.5百分位）和下界（2.5百分位）。学龄前儿童（2～6岁）身高多在75～125cm。与功能残气量等肺活量测量参数明显受身高、性别影响不同的是，肺清除指数在很大年龄段内的正常值都很窄小，这是因为利用功能残气量计算肺清除指数的方式本身就是将容积影响校正消除，仅剩下气体混合因素

获准引自：Lum S，et al. Eur Respir J，2013，41（6）：1371-1377.

　　1952年，Becklake[33]提出LCI时并未引起太多关注，直到最近几十年人们在囊性纤维化（CF）的应用研究中发现它的价值是如此重大。CF临床医生都非常清楚肺活量尤其是FEV$_1$测定是气道阻塞检测、临床决策的重要辅助工具。然而，CF患儿在没有症状及FEV$_1$异常之前，LCI就可出现明显异常了；另外，CF有效治疗后LCI也随之改善。因此，LCI是备受专家推崇的CF早期筛查、疗效评价、病情随访等指标[9, 32, 34]。LCI在哮喘治疗中的应用价值近几年开始受到重视，其可能对特殊类型哮喘的识别有帮助，如病变主要发生在小气道而皮质激素吸入剂难以到达的类型[35, 36]。LCI还可能是反映哮喘小气道重塑的敏感指标。慢性阻塞性肺疾病（COPD）是典型的小气道病变，LCI也显示出潜在应用前景[37]。总之，肺清除指数是较FEV$_1$更敏感的反映小气道损害的指标。

【附】小气道[35]

　　根据功能，气道分为传导气道（conducting airway）和呼吸气道（respiratory airway）两部分。传导气道止于气管15级分支的终末细支气管。呼吸气道也称腺泡气道（acinar airway），包括呼吸性细支气管、肺泡管、肺泡囊和腺泡。

根据管径，气道可分为大气道和小气道两类。直径＜2mm的为小气道，大约起于8级分支，包括部分传导气道和全部肺腺泡气道。在正常人，小气道阻力在总气道阻力中所占的比例不大，低于10%[32]。

三、Ⅲ相斜率与标准化Ⅲ相斜率

（一）Ⅲ相斜率

1949年，Fowler[23]在利用他首创的一口气N_2洗出试验进行气体分布研究时发现，正常人在N_2洗出曲线代表肺泡气排放的Ⅲ相呈平台形，呼气容积750～1250ml的N_2浓度仅有1%左右的升高，而慢性阻塞性肺疾病患者Ⅲ相则变成明显的斜坡，N_2浓度升高幅度竟可超过10%（图15-9）。此后，Ⅲ相斜率（the slope of phase Ⅲ，$S_{Ⅲ}$）便作为评估气体分布不均的重要标志之一。

现规定，Ⅲ相斜率取值以25%～75%肺活量阶段的拟合直线斜率为准（图15-4），过早可能会混入Ⅱ相无效腔气，过晚则可能遇上Ⅳ相的气道开始关闭[8]。

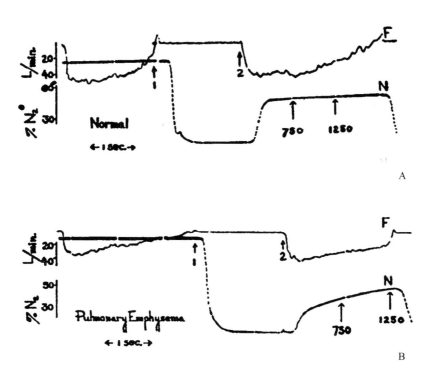

图15-9 最早的一口气N_2洗出试验示意图[23]

F和N分别为呼气流量和呼气N_2浓度。正常人（A）肺泡平台近于水平，750～1250ml肺泡气阶段N_2浓度升高仅1.0%，而肺气肿患者（B）录得升高9.0%。背后的机制解释如下：正常人肺泡扩张排空的速度较为一致，而高气道阻力的肺泡顺应性降低，吸入纯O_2时扩张速度较正常肺泡慢（慢肺泡），接受的纯O_2相对较少，所含N_2浓度较高，在呼气过程中肺泡排空延迟，呼出气N_2浓度较高，致肺泡平台斜率增大

获准引自：Fowler WS. J Appl Physiol, 1949, 2（6）: 283-299.

正常值方面，Ⅲ相斜率与年龄呈正相关，以最常用的一口气N_2洗出试验为例，年轻人$S_{Ⅲ}<2\% N_2/L$，$750 \sim 1250ml$呼气N_2浓度差（$\Delta N_2\%$）$<1.5\%$。大于正常值提示气体分布不均。

单次呼气洗出试验所测得的$S_{Ⅲ}$是CDI和DCDI的综合结果，如果要具体了解各自大小，则需同时用分子量相差很大的两种指示剂（如He和SF_6）进行试验，但更多的是通过多重呼气洗出试验计算标准化Ⅲ相斜率的方法解决。

如闭合容积测量部分所介绍的，因为单次呼气洗出试验为深呼吸模式操作，婴幼儿不可能应用，老年人及心肺功能障碍患者完成率太低。

（二）标准化Ⅲ相斜率

在惰性气体多重开放洗出试验过程中，按归一化浓度表达方式计算每次洗出浓度曲线的Ⅲ相斜率称为标准化或标准化Ⅲ相斜率（normalised slope of phase Ⅲ，$Sn_{Ⅲ}$）[8, 38.39]。理论、实验及数据建模基本证明，标准化Ⅲ相斜率能将DCDI机制与CDI机制引起的通气不均加以区分，临床参数可分别用肺泡区标准化Ⅲ相斜率（Sacin）和传导气道区Ⅲ相斜率（Scond）表达。

图15-10显示，实测标准化Ⅲ相斜率在整个冲洗过程中呈依次升高之势，可细分为

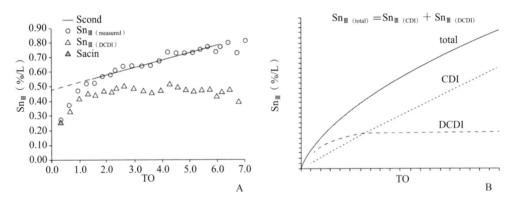

图15-10 标准化Ⅲ相斜率分析[38, 41]

A、B分别为某受试者测定结果和整体规律示意图。在此，纵坐标代表标准化Ⅲ相斜率，横坐标代表功能残气量更换次数值（TO: turnover，等于累积呼气容积除以功能残气量，TO = CEV/FRC）。①总标准化Ⅲ相斜率［$Sn_{Ⅲ(total)}$］：为每次实测的洗出标准化Ⅲ相斜率［$Sn_{Ⅲ(measured)}$］，呈随洗出次数增加依次升高之势，开始急升次数后转为缓升（第1 ~ 4次和第5次之后），需两条直线才能拟合（注：A未显示急升拟合直线），表明同时有两种不同的力量在发挥作用，换言之，通气气体分布不均是CDI机制和DCDI机制共同作用的结果［$Sn_{Ⅲ(total)}=Sn_{Ⅲ(CDI)}+Sn_{Ⅲ(DCDI)}$］。②CDI标准化Ⅲ相斜率［$Sn_{Ⅲ(CDI)}$］又称传导气道区Ⅲ相斜率（Scond）：选取功能残气量更换1.5 ~ 6.0次区间（图A，第5次呼气起）的标准化Ⅲ相斜率拟合直线求出（注：图B的CDI线是将拟合直线的截距去除后的结果，仅显示斜率部分，故从0开始）。③DCDI标准化Ⅲ相斜率［$Sn_{Ⅲ(DCDI)}$］：等于实测标准化Ⅲ相斜率减去CDI标准化Ⅲ相斜率［$Sn_{Ⅲ(DCDI)}=Sn_{Ⅲ(total)}-Sn_{Ⅲ(CDI)}$］，其中第1 ~ 4次扣减不包含拟合直线截距值，第5次后阶段则有（如果认定缓升斜率是CDI机制主导，那么急升斜率只能是DCDI主导，后者在第4次已至顶，此后不再有增加而呈平台，其值相当于回归直线的截距）。④肺泡区标准化Ⅲ相斜率（Sacin）：为第一呼气DCDI标准化Ⅲ相斜率（因为急升为DCDI机制主导，那么CDI机制对实测标准化Ⅲ相斜率贡献最小而DCDI机制贡献最大）

获准引自：Robinson PD，et al. Eur Respir J，2013，41（3）：507-522. Aurora P，et al. Respir Physiol Neurobiol，2005，148（1-2）：125-139.

开始的急升数次和尔后的缓升两个阶段，需两条直线才能拟合。在这里显然同时有两种不同的力量在发挥作用，每次的实测洗出斜率是两种力量叠加的结果。现已查明，开始急升的主导力量来自肺泡区的DCDI机制，它在功能残量更换约1.5次（或第4次呼气）时作用至顶，此后的缓升则基本由来自传导气道区的CDI机制主导。

标准化Ⅲ相斜率常未形成可推荐的参考正常值，择一近期报道介绍如下：49例正常儿童和92例轻中度CF患儿的Scond分别为0.02 ± 0.03和0.08 ± 0.04（$P<0.001$）、Sacin分别为0.11 ± 0.09和0.13 ± 0.12（$P=0.608$）[40]。结果提示，CF气体分布不均异常主要发生在气道而不是肺泡区。

四、闭合容积与滞留气量

（一）闭合容积

闭合容积是指深呼气过程中气道关闭率突然加大至呼气结束时呼出的气量，为单次呼吸洗出试验Ⅳ相时段的气量。闭合容积反映气道关闭时限及气道阻塞。详见本章第二节。

（二）滞留气量

平静呼吸状态下因气道关闭而失去交通的肺内气量称为滞留气量（volume of trapped gas，Vtg）。换言之，滞留气量就是功能残气量中与气道不通的那部分（功能残气量包括与气道相通和不相通气量两部分，见本章第一节）。正常情况下，绝大部分气道在平静呼气末仍保持着开放，只有在深呼气末接近残气位的肺单位发生气道关闭，所以正常人滞留气量接近于零。如果滞留气量异常增加，意味着平静呼吸时也有明显气道关闭，见于婴儿、老年人、肥胖及慢性阻塞性肺疾病等周围气道阻塞性疾病患者。

因为平静呼吸模式，标准惰性气体多重呼吸洗出试验所测定的功能残气量只是与气道相通的那部分。通常，要了解滞留气量，须行全身体积描记法测出总功能残气量，然后扣除洗出试验所测气量。正常人呼气试验所测功能残气量与全身体积描记法所测总功能残气量基本相等，差别加大表明气体分布不均扩大。同样，单次呼气洗出试验测定肺总量结果明显低于全身体积描记时也提示气体分布异常。

另一种解决方案是在标准N_2多重呼吸洗出试验结束后添加数次深吸气，迫使气道打开，从而将滞留气体洗出并测量[42]。如果使用外源惰性气体，则在潮式洗入达到平衡后添加几次深吸气洗入再开始潮式洗出，结束时又加几次深吸气将滞留气体洗出[43]。因涉及数次深吸气，操作难度大，而且也只能测出深吸气能打开气道所滞留的部分，故响应者不多。

五、其他参数

其他参数还有很多，其中较为人熟知的是7min多重呼吸开放N_2洗出试验测定功能残气量结束时，N_2浓度应从78.9%降至2.5%以下，大于此值表示气体分布不均加大，通气不良的肺泡需要更长的时间才能将N_2洗净。其他参数包括Becklaker指数（肺清除指数原型）、肺清除延迟率（pulmonary clearance delay，PCD）、多重呼吸肺泡混合无效率（multiple-breath alveolar mixing inefficiency，MBAMI）、瞬间比（moment ratio，M_1/M_0）、混合比（mixed ratio，MR）等[15]。

六、讨论

早在18世纪末19世纪初，一部分学者根据呼吸H_2稀释试验、X线透视上下肺亮度差异等方面的线索就怀疑即使是正常人，肺气体分布也并不均匀[23,24]。但直到1967年，Dollfuss等[24]的同步放射性^{133}Xe弹丸肺显像及呼气洗出测量才无懈可击地证实了生理性气体分布不均的存在：上下肺区间的放射性强度随着呼吸周期呈顺序性、差异性变换，^{133}Xe洗出曲线也对应呈一致性起伏。从此，气体分布测定从实验室进入临床。

通气肺显像和惰性气体洗出试验两类检查互相吻合，但并不意味着临床任意择一检查即可，二者反映的气体分布如同解剖学与生理学的差别，各有侧重，互不取代，前者主要用于显示通气障碍的具体位置，后者着重于总体分布不均程度及发生机制。

在众多衍生参数中，肺清除指数和标准化Ⅲ相斜率已被证实是较为理想的两项参数，恰好分别反映总体改变和区分CDI及DCDI机制。其中正常变异很小的肺清除指标在识别小气道损害方面早于经典肺活量检查指标FEV$_1$，实属难得。更巧的是，两项参数都衍生于多重呼吸开放洗出试验，因为在潮式呼吸模式下操作，幼儿及老年人、虚弱者或机械通气患者均可接受检查。

惰性气体多重呼吸开放洗出试验有内源N_2冲洗与SF_6等外源气冲洗两类可选，各有优劣，但基本可明确N_2洗出试验不适用于婴儿。已发现纯O_2冲洗引起婴儿潮气量显著降低，但要到什么年龄纯O_2冲洗才不会影响呼吸模式尚不得而知。此外，冲洗过程中组织N_2扩散到肺泡的影响的有效校正尚未圆满解决。关于SF_6等外源气有无负性影响，目前尚无法回答。

需要解决的问题：洗入曲线是否也可用于气体分布评估，预定冲洗终点是否从1/40缩减为1/20更好，气体分布评估与功能残气量检测的最佳结合点在哪里，检测质量控制的关键环节是什么，婴幼儿、老年人、机械通气患者的仪器适合性如何保证等[8,9]。

七、小结

气体分布或称通气分布是指吸入气体在各肺泡分布的均匀程度，正常人气体分布并不均匀。分布不均病理性加大的直接后果是通气/血流比值失调和气体交换障碍。单次或多次呼吸法惰性气体洗出试验通过指示剂的洗出效率及其呼气稀释浓度变化轨迹来分析气体分布不均程度和形成机制，其中肺清除指数和标准化Ⅲ相斜率是已证实较为理想的参数，肺清除指数反映总体气体分布不均，后者可用于区分CDI和DCDI机制。

第四节　通气/血流比值测定

一、通气/血流比值

有效的气体交换不仅要求足够的通气量和血流量，而且要求它们之间比例适当。通气/血流比值（ventilation/perfusion ratio）是指每分肺泡通气量（V_A）和肺血流量（Q）

的比值。平静状态下，健康成人 V_A 和 Q 分别约为4.2L和5L，故通气/血流比值（V_A/Q）约为0.84。然而，通气和灌注同步放射性肺显像清楚地显示，不同肺间区的 V_A/Q 并非都是0.84，其原因与重力、体位和肺容积有关，其中重力和体位影响尤为明显。直立位时，V_A/Q 从肺尖向肺底进行性降低（3.3→0.6），肺尖通气远远大于血流，肺底血流则明显大于通气。由于通气和血流的生理调节机制，整个肺的 V_A/Q 取得适当的比值，保证了有效的气体交换。

病理情况下，局部血流障碍而通气又未相应调节减少时（$V_A/Q > 0.8$），则无效肺泡增加，局部气道阻塞而血流灌注又未相应调节减少时（$V_A/Q < 0.8$），则如同动-静短路形成一样结局的功能性动-静分流增加。两种异常状态所致气体交换障碍的后果主要是缺氧。因缺氧刺激呼吸，通气/血流比值失调一般无 CO_2 潴留，甚至出现血液 CO_2 分压降低。通气/血流比值失调是许多常见肺部疾病的特征，如慢性阻塞性肺疾病、肺动脉高压、哮喘、肺水肿、肺纤维化、急性呼吸窘迫综合征。

V_A/Q 测定技术有气体交换测定法、肺显像、微球技术三大类[44]。气体交换法有被视为参考标准的多种惰性气体排出技术，还有利用血气分析及呼吸参数计算的间接评估。肺显像技术有放射性核素肺显像、单光子发射计算机断层成像（SPECT）、MRI、CT等。微球技术属于毁损性检查，仅限用于动物实验。

二、多种惰性气体排出技术

1951年，Kety[45] 发现惰性气体的溶解度与肺的 V_A/Q 存在关联，即低溶解度的惰性气体可探测低 V_A/Q 区域，高溶解度的惰性气体可探测高 V_A/Q 区域。1967年，Farhi[46] 首次使用三种惰性气体进行 V_A/Q 检查，但因沿用 Rahan 双肺区模型而未能获得 V_A/Q 连续分布曲线。1974年，Wagner 等[47-49] 建立了多种惰性气体排出技术（multiple inert gas elimination technique，MIGET），揭示了不同溶解度惰性气体在血液中的滞留量、溶解度和 V_A/Q 之间的函数关系，从而得到全肺 V_A/Q 的连续分布曲线，现成为其他测定方法的参考标准[44]。

（一）基本原理

静脉注射任何一种惰性气体，最终都会经过肺弥散而排出体外。从气体扩散平衡的角度分析气体溶解度与 V_A/Q 的关系可以发现：低溶解度气体扩散快，少量血液流经肺泡即可实现扩散平衡；而高溶解度气体扩散慢，只有较大血供或较小通气才能实现扩散平衡。也就是说，低溶解度气体能在 V_A/Q 低的肺泡实现扩散平衡，而高溶解度气体只能在 V_A/Q 大的肺泡达到扩散平衡。

根据 Fick 原理可知，如果血液自肺泡动脉端流至静脉端达到扩散平衡，那么该肺泡的血流量等于惰性气体排出量与动静脉血含量差之比。若以全肺作为一个肺泡考虑，以低溶解度气体计算所得的肺血流量便相当于低 V_A/Q 肺泡的血流量，而以高溶解度气体计算所得的肺血流量则相当于高 V_A/Q 肺泡的血流量。因为惰性气体排出量等于通气量与气体浓度的乘积，所以在计算血流量的同时，必然得出相应的通气量。

如果同时输入几种不同溶解度的惰性气体，结果便得到几种扩散平衡状态的肺血流量及通气量。经适当的数学函数分析自然得到 V_A/Q 的连续分布曲线。

（二）基本方法

6种不同溶解度的惰性气体（六氟化硫、乙烷、环丙烷、氟烷、乙烯乙醚和丙酮）溶于生理盐水，以2～5ml/min恒速静脉滴注。

20min后肺内气体达气体交换平衡，自桡动脉抽取肝素血样，同时采混合呼气样品，气相色谱仪检测6种示踪气体在动脉血、混合气中的含量，继而连同心输出量参数，按Fick原理推算出示踪气体在混合静脉血中的含量。

以6种示踪气体的动脉血和混合静脉血含量之比与溶解度绘制滞留-溶解度曲线；以6种示踪气体在混合呼气和混合静脉血含量之比与其溶解度相对应，绘制呼出-溶解度曲线。

通过数学处理，滞留-溶解度曲线和呼出-溶解度曲线分别转为血流量和通气量与V_A/Q相对应的连续曲线（图15-11）。

（三）参考正常值

青年人的通气量和血流量曲线对称高耸，离散度小，全肺V_A/Q趋于1.0。随着年龄的增长，离散度加大，高V_A/Q区域和低V_A/Q区域均有所增加。12名正常人中，95%的V_A/Q分布是0.3～2.1。

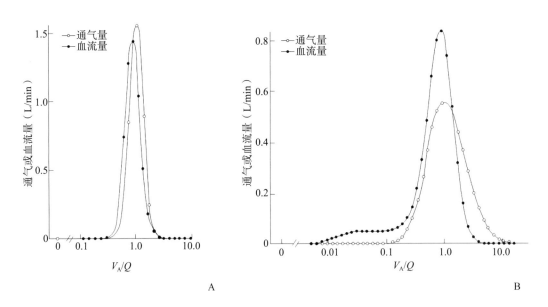

图15-11　正常V_A/Q连续曲线[48]

A. 一名22岁男性的结果，通气量曲线和血流量曲线的离散度都很小，全肺V_A/Q趋于1.0，无过高或过低V_A/Q区域；B. 一名44岁男性的结果，通气量曲线和血流量曲线的离散度增大，出现V_A/Q等于0.01（有通气但血流很少）的区域，但没有出现分流（$V_A/Q=0$），也没有出现V_A/Q大于10的区域，全部V_A/Q主要还是在1.0区域

获准引自：Wagner PD, et al. J Clin Invest, 1974, 54（1）: 54-68.

（四）临床意义

凡能引起肺通气量减少或气体分布不均、肺血流量减少或分布不均的因素，均可引起V_A/Q失调。前者见于各种原因引起的气道阻塞导致气流阻力不均性增加，以及各种原因引起的肺顺应性增加或减少；后者见于肺血管关闭，肺动脉栓塞，肺血管床受压、扭曲或减少等（图15-12）。

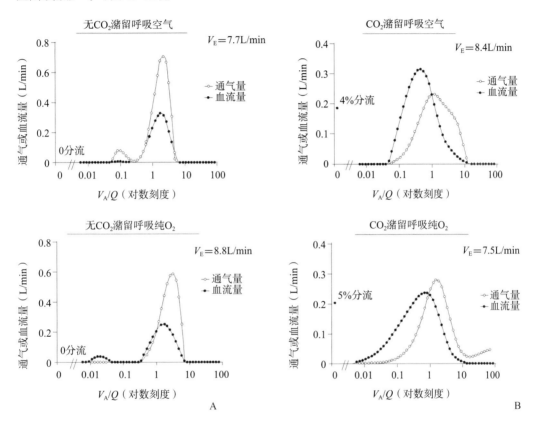

图15-12　慢性阻塞性肺疾病急性发作期通气/血流比曲线[50]

A、B分别代表无CO_2潴留的患者和有CO_2潴留的患者，上、下分别代表在呼吸空气和100%纯O_2时的通气/血流比曲线。可见，吸氧后两种情形均表现为原来通气/血流比低的区域血流量增加，但在CO_2潴留患者中还表现为肺泡无效腔增大和总通气量下降

获准引自：Robinson TD et al. Am J Respir Crit Care Med，2000，161（5）：1524-1529.

三、间接评估

（一）生理无效腔/潮气量比值

生理无效腔（或生理死腔）等于肺泡无效腔和解剖无效腔之和。因为解剖无效腔是固定的，所以生理无效腔与潮气量之比基本可反映肺泡无效腔的大小。利用Riley的肺三室模型（理想室、无通气室、无灌注室），V_D/V_T可根据Bohr公式计算如下：

$$\frac{V_D}{V_T} = \frac{P_A CO_2 - P_E CO_2}{P_A CO_2 - P_I CO_2}$$ （15.5）

式中，V_D/V_T 代表生理无效腔与潮气量的比值，$P_A CO_2$、$P_E CO_2$、$P_I CO_2$ 分别代表肺泡气、混合呼气、吸入气的 CO_2 分压。因空气 CO_2 浓度仅为 0.04%，故 $P_I CO_2$ 可忽略不计（760mmHg×0.0004＝0.3mmHg）；$P_A CO_2$ 不易测定，但可用动脉 CO_2 分压（$PaCO_2$）替代。

青年人平静呼吸时 V_D/V_T 约为 25%，老年人可增至 40%。V_D/V_T 增大意味着 V_A/Q 增大。对于健康人而言，V_D/V_T 主要反映解剖无效腔容积大小；对于 V_A/Q 增加的患者而言，V_D/V_T 增大则反映肺泡无效腔的增加。

根据 Bohr 公式，只要同时测定呼吸频率（RR），肺泡通气量（V_A）的绝对值也可同时算出，公式如下：

$$V_A = (V_T - V_D) \times RR$$ （15.6）

V_A 因呼吸状态而异，一般为 3 ～ 5L。

（二）氧合指数

氧合指数（oxygenation index）是动脉血氧分压（PaO_2）与吸入氧浓度（FiO_2）的比值（PaO_2/FiO_2）。正常人氧合指数大于 400mmHg。指数降低意味着肺泡无效腔加大或分流增加。

（三）其他

其他评估方法包括动静脉分流（Q_s/Q_t）测定和肺泡－动脉氧分压 [$P_{(A-a)}O_2$] 测定等。该方法因需要心导管采样或误差较大，临床应用不多。

四、讨论

目前临床上进行肺通气/血流比测定时，肺显像、间接评估、多种惰性气体排出技术均有使用，各有优缺点。肺显像技术能直接显示各肺区通气和血流的状态，可以发现血管栓塞或气道栓塞部位，对于病因诊断具有极高的价值。但是，其是以计算区域平均值的办法来测定通气/血流比，不能获得通气/血流比的连续性分布变化，且往往低估异常状态。生理无效腔、氧合指数等间接评估法从后果推测通气/血流比值状态，采样和测定都不复杂，可用于常规监测，但是只能反映总体通气/血流比值状态，且准确性不高。多种惰性气体排出技术可直接显示全肺通气和血流连续性分布变化，特别适用于研究各种因素对通气/血流比值的影响，但其并不具体显示某一区域的通气/血流比值状态。

五、小结

通气/血流比值是指每分钟肺泡通气量和肺血流量的比值。适当的通气/血流比值是完成气体交换的基本条件之一。多种惰性气体排出技术可以直接显示全肺通气/血流比值的连续性分布变化，是各种测定技术的参考标准。生理无效腔、氧合指数等间接评估法是从后果推测通气/血流比值状态。

第五节 肺弥散功能测定

一、肺扩散容量与呼吸膜

扩散是物质分子由高浓度区向低浓度区移动的物理过程。肺扩散则主要是指肺泡 O_2 和血液 CO_2 的跨呼吸膜扩散。肺扩散容量（diffusing capacity of lung，DL）[欧洲学者又称为肺转移因子（transfer factor of lung，TL）]，是指某种气体在单位分压（1mmHg，0.1333kPa）下，单位时间（1min）通过整个呼吸膜的容量[51-53]。公式表达如下：

$$DL = \frac{V}{|P_A - P_C|} \tag{15.7}$$

式中，V 代表每分钟通过呼吸膜扩散的气体量（ml/min），P_A 和 P_C 分别代表气体在肺泡和肺毛细血管血中的平均分压（mmHg）。正常成人安静时，O_2 的肺扩散容量（DL_{O_2}）约为 20ml/（min·mmHg），CO_2 的肺扩散容量约为 O_2 的20倍。运动时肺扩散容量增大，机制与缺氧刺激呼吸引起有效呼吸膜面积和有效肺血流量增大，以及通气/血流比得到改善有关。

如果没有呼吸膜的存在，肺扩散完全符合物理学的气-液扩散规律，即Fick第一扩散定律（扩散通量等于扩散系数与浓度梯度的乘积），公式表达为

$$J = D\frac{dC}{d\chi} \tag{15.8}$$

式中，J 代表扩散通量，即单位时间通过单位截面的分子数 [mmol/（$cm^2 \cdot s$）]；D 代表气体的扩散系数（cm^2/s），等于溶解度与分子量平方根之比；$dC/d\chi$ 为浓度梯度。

然而，肺扩散的特殊之处在于气血之间隔着层呼吸膜，如果气体分子扩散终止于红细胞血红蛋白（hemoglobin, Hb）结合，那么肺泡气体分子需要穿越肺泡上皮、基底膜、细胞间质、毛细血管内皮、血浆、红细胞膜共6层"膜"才能抵达目的地并最终被血流带走（图15-13）。如果将肺泡气体（X）扩散过程简单归纳为跨膜传导和血液传导两大连续步骤，跨膜传导仅涉及分子扩散，其传导率 [或称呼吸膜扩散通量（D_m）] 可表达为单位分压（1mmHg）下单位时间（1min）通过呼吸膜的容量（ml），血液传导涉及气体分子与Hb结合速率（θ）和肺泡毛细血管血流量（V_C），其传导率（Db）显然是二者之乘积（$Db = \theta V_C$）。如此，肺扩散的总阻力（肺扩散容量DL_X的倒数）便等于跨膜扩散阻力（呼吸膜扩散通量倒数 $1/D_m$）与血液传导阻力（红细胞扩散容量倒数 $1/\theta V_C$）之和，等式表达为

$$1/DL_X = 1/D_m + 1/\theta V_C \tag{15.9}$$

这便是诞生于1957年的经典的Roughton-Forster等式[54]。简单地从气-液扩散的角度来看，肺扩散容量测定大致可理解为某种气体分子在肺的气-膜扩散系数与气-血扩散系数的综合测定。

但是，肺弥散功能检查的初衷是了解呼吸膜的阻滞性，即Roughton-Forster等式中的 $1/D_m$。1987年，Guenard[55] 报道的 $1/D_m$ 求解思路是扩散容量测定选择一种血液结合

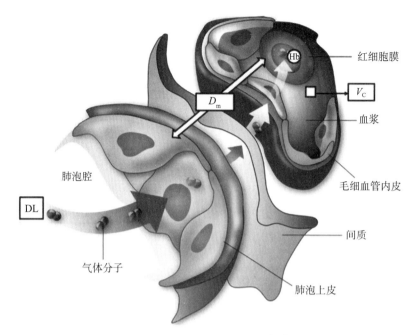

图 15-13　肺血扩散膜结构[58]

肺泡气体扩散过程可简单归纳为跨膜传导和血液传导两大连续步骤。DL 是指某种气体分子在单位肺泡－血液分压差之下的肺血扩散流量；D_m 代表总跨膜传递，包括肺泡上皮、基底膜、细胞间质、毛细血管内皮、血浆、红细胞膜共 6 层；V_C 代表毛细血管血流量，如气体与 Hb 化学结合速率为 θ，θV_C 便是气体的血液传递量；三者关系可表达为：$1/DL = 1/D_m + 1/\theta V_C$。DL 测定的目的是评估呼气膜（肺泡上皮、基底膜、间质、毛细血管内皮 4 层）功能，大致相当于 D_m，所以一切 DL 试验方案改良均朝着力图消除 V_C 影响的方向发展，尽管很困难

获准引自：Martinot JB，et al. Clin Physiol Funct Imaging，2017，37（4）：357-365.

速率（θ）接近于无穷大的试验气体或者选择两种不同血液结合速率（θ_X，θ_Y）的试验气体，血液结合率（θ）接近于无穷大意味着血液阻力（$1/\theta V_C$）接近于 0，而使用两种不同血液结合速率的气体则可通过它们之间的比例关系（二元一次方程组）解出跨膜阻力（$1/D_m$）和血液传导阻力（$1/\theta V_C$），如下：

$$1/DL_X = 1/D_{mX} + 1/\theta_X V_C \tag{15.10}$$

$$1/DL_Y = 1/\alpha D_{mX} + 1/\theta_Y V_C \tag{15.11}$$

式中，α 为两种气体的跨膜扩散容量比，等于两种气体扩散系数比 [$\alpha = D_{mY}/D_{mX} = (Mw_X/Mw_Y)\cdot(\alpha_Y/\alpha_X)$；Mw 为分子量，$\alpha$ 为溶解度]。例如，NO 和 CO 的分子量分别是 30 和 28，37℃下血浆溶解度分别是 0.0439 和 0.0215，则 $\alpha = 1.97$。

　　回到原点，肺扩散主要是指肺泡 O_2 和血液 CO_2 的跨呼吸膜扩散。由于 CO_2 的扩散系数是 O_2 的 21 倍，呼吸膜增厚或有效总面积减少导致的肺扩散障碍首先是 O_2 扩散障碍和缺氧，而 CO_2 扩散障碍和 CO_2 潴留只有在显著的呼吸膜增厚或有效总面积减少时才会发生。因此，肺扩散容量测定应主要考虑肺泡 O_2 扩散阻滞，换言之，肺扩散容量测定实际上是氧扩散容量测定（DL_{O_2}）。

　　根据肺扩散容量定义，DL_{O_2} 测定需要两项参数：单位时间耗氧量和肺泡气－肺泡

毛细血管动脉端血液氧分压差。单位时间耗氧量测量很简单，等于吸-呼氧浓度差与通气量的乘积；不可能直接测量肺泡气-肺泡毛细血管动脉端血液氧分压差，间接方法换算需外周动脉采样血气分析，实施场景有限[56]。如果能有一种气体的扩散容量和O_2相近而血液浓度又可以忽略不计，肺泡-血液压分压差测定便可省却采血测量的痛苦和不便，单纯无创的呼气试验便可完成扩散容量测定。CO、NO被发现正是这样的气体。20世纪60年代后再无DL_{O_2}测量，代之以DL_{CO}、DL_{NO}测量。研究发现，DL_{CO}以血液红细胞阻力为主（70%～80%），后者则以呼吸膜阻力为主（约60%）[57]。

二、肺CO扩散容量测定

1915年，丹麦的Marie Krogh[51-53]报道了单次呼气法测定肺CO摄取量。当时的实验是为了证明氧气自肺泡到肺毛细血管转移过程属于物理学上的被动扩散。该实验在1954～1957年被Forster、Ogilvie等[59, 60]重新启用并进行了简单化和标准化改造，其中最重要的举措是实验吸入气中加入示踪不溶惰性气体，从而可根据示踪气的稀释度准确算出屏气初始的肺泡容积和肺泡CO浓度，使得根据呼吸差计算的CO摄取量更为准确。1954年，描述肺泡-血扩散阻力构成的Roughton-Forster等式[59]问世，肺CO扩散容量（DL_{CO}）测定从此逐步用于评估呼吸膜阻力。随着快速反应气体分析仪的出现，实时在线自动测定逐渐取代了烦琐的采样分析，临床肺CO扩散容量测定在近十余年获得较广泛的推广。

具体操作应按最新指南和所用仪器说明执行[53, 61]。

（一）基本原理

肺CO扩散容量测定属于可溶性气体吸收试验范畴（参见第九章）。已知肺扩散容量是指某种气体在单位分压、单位时间内通过整个呼吸膜的容量，一定程度上反映了呼吸膜对气体交换的阻滞程度。呼吸膜的阻滞作用主要影响O_2的扩散。虽然直接测定O_2肺扩散容量在理论上是可行的，但血液中大量的溶解O_2给实际测定带来很大困难。

CO的理化特性类似于O_2，可通过呼吸膜扩散，能与Hb结合，结合力约为O_2的210倍，血液溶解度和扩散系数均显著高于O_2；正常人血液CO含量极微，可以忽略不计，便于计算实验时的CO摄取量；此外，吸入少量CO也不会发生中毒。因此，CO肺扩散容量测定可作为反映O_2肺扩散状态的替代指标。

（二）基本方法

1.检测仪与试验气体 检测设备要求配置快速反应气体分析仪的肺功能仪，快速反应气体分析仪有红外吸收分析仪、质谱仪等，应维护校正在最佳状态。试验混合气体由四部分组成：扩散量测定气（0.3%CO）、稀释校正示踪气即不溶惰性气体（10%He或0.3%CH_4）、21%O_2和N_2平衡气。若还加入乙炔（C_2H_2），则可同时完成心输出量、气道黏膜血流量、肺血管外水量等心肺功能参数测定。

2.受试者准备 基本围绕着校正扩散系数、呼吸膜总面积（或者说试验气血液溶解度与肺血流量之变动）两大干扰因素进行。主要包括称体重、测身高（等于双臂平展时两手中指间距）、记录最近的Hb值、禁烟24h、禁酒4h、避免剧烈运动且空腹2h，以及学习掌握检查靠背正坐姿势和呼吸动作、测定肺活量或用力肺活量、检查前10min停止吸氧（或记录吸氧）、安静休息不少于5min。

3.单次呼气法检测 受试者取靠背正坐位，上鼻夹，口含连接测试仪的咬嘴，检查有无漏气，平静经口潮式呼吸4～5次适应，基线平稳后，令受试者平静深呼气（＜12s）至残气位，转而快速（＜4s）深吸实验混合气体至肺总量位，屏气8～12s后再匀速（＜12s）呼气至残气量位。流量计和快速反应气体分析仪分别记录全程测定时间-容积及时间-浓度曲线（图15-14），联机电脑按内置公式及取值标准自动计算 DL_{CO}、肺CO转移系数（K_{CO}）等参数。隔5～10min重复测定一次，误差不应超过5%。 DL_{CO}、K_{CO}计算公式（北美，旧制）分别如下：

$$DL_{CO} = \frac{V_{A,\ STPD}}{t_{BH} \cdot (P_B - 47)} \cdot \ln\left(\frac{F_{ICO}}{F_{ACO}} \cdot \frac{F_{ATr}}{F_{ITr}}\right) \cdot 60\ 000 \qquad (15.12)$$

$$K_{CO} = \ln\left(\frac{F_{ICO}}{F_{ACO}} \cdot \frac{F_{ATr}}{F_{ITr}}\right) \cdot \frac{1}{t_{BH}} \cdot 69.52 \qquad (15.13)$$

式中，t_{BH}为屏气时间即肺泡CO的扩散时间，V_A为屏气期间恒定的肺泡容积，$\ln\left[(F_{ICO}/F_{ACO}) \cdot (F_{ATr}/F_{ITr})\right]$为屏气期内肺泡气CO浓度的指数变化（其中$F_{ICO}$、$F_{ITr}$分别为吸入气CO、示踪气体浓度，取值于Ⅰ相和Ⅱ相交点呼气，F_{ACO}、F_{ATr}分别为呼出肺泡气CO、示踪气体浓度，取值于Ⅲ相肺泡气）。DL_{CO}的单位是ml（STPD）/（min·mmHg），K_{CO}的单位是ml（STPD）/[min·mmHg·L（BTPS）]。需要特别注意的是，K_{CO}的计算虽然不使用参数肺泡容积（V_A），数值却恰等于DL_{CO}/V_A，但报告术语不可以用DL_{CO}/V_A代替，否则K_{CO}很容易被误解为肺泡容积校正的DL_{CO}。有关公式推导及参数取值标准见【附】"DL_{CO}公式推导与参数取值标准"。

上述DL_{CO}结果为原始测定值，需将各种影响因素校正成预计值后方可一并报告。在必须校正的因素中，涉及血液溶解度的有Hb、碳氧血红蛋白浓度（COHb）、吸入肺泡气O_2分压（PiO_2）、海拔大气压，涉及呼吸膜面积的有肺泡容积（V_A）。其中，标准

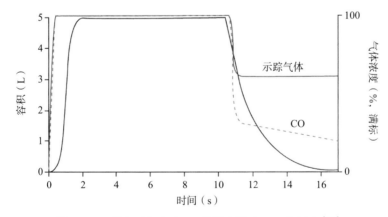

图15-14　单次呼气法肺CO扩散容量（DL_{CO}）测定[61]

平静呼气至残气位，转而猛然深吸实验混合气体至肺总量位，屏气数秒后再匀速呼气至残气位。流量计和快速反应气体分析仪分别全程测定记录时间-容积及时间-浓度曲线，并按内置取值标准和公式自动计算报告DL_{CO}等参数

获准引自：Graham BL，et al. Eur Respir J，2017，49（1）：1600016.

Hb预计值成年男性规定为14.6g/dl，成年女性及儿童为13.4g/dl，其他几项因素校正具体算法尚未取得一致意见，选择可参考欧美于2017年发布的DL_{CO}测定相关指南[61]。

（三）参考正常值

见后续肺NO扩散容量（DL_{NO}）测定参考正常值，DL_{CO}和DL_{NO}一并列出。

（四）临床意义

DL_{CO}小于正常预计值的80%，提示肺扩散功能障碍。临床DL_{CO}测定主要用于肺间质性疾病、气道阻塞性疾病和肺血管疾病的辅助诊断及病情分析。必须指出的是，决定肺CO扩散容量的因素并非呼吸膜改变一种因素，只有排除各种非呼吸膜干扰因素之后，才能做出正确诊断（表15-4）。目前，只有DL_{CO}和DL_{NO}双测才有可能直接获得呼吸膜阻滞参数（见后文）。

表15-4 DL_{CO}异常的常见原因

DL_{CO}升高	DL_{CO}降低
左向右分流	贫血
运动（平静状态测定）	肺气肿
高原	肺血管疾病
仰卧位	肺叶切除
红细胞增多症	肺泡蛋白沉着症
肺泡出血	肺间质疾病
哮喘	肺水肿
	神经肌肉疾病
	胸腔疾病

三、肺NO扩散量测定

1983年，英国的Borland等[62-64]在研究NO毒性机制的同时率先探索肺NO扩散量（DL_{NO}）测定评估肺弥散功能的可能性。曾有学者一度兴奋地认为NO肺扩散的阻力几乎完全来自呼吸膜阻滞性而不像CO扩散那样基本反映的是肺血流量，然而，最近证明NO扩散并非不受肺血流量影响，只是阻力主要来自呼吸膜[55,57,58]。不过，法国的Guenard等[55]于1987通过DL_{CO}和DL_{NO}双测定、利用两条Roughton-Forster方程（二元一次方程组）分别成功解出呼吸膜阻力和肺血流。1989年，Borland等[64]进一步推出了单次呼气法同时进行DL_{CO}和DL_{NO}双测定。DL_{NO}临床应用自此开始。

具体操作应按最新指南和所用仪器说明执行[57]。

（一）基本原理

肺NO扩散容量测定属于可溶性气体吸收试验范畴（参见第九章）。NO是一种血液浓度可忽略不计的可溶性气体，能透过呼吸膜与血液红细胞Hb迅速结合，速度是CO的1500倍，而且还不像CO那样会受到O_2的竞争性抑制。根据Roughton-Forster方程（$1/DL = 1/D_m + 1/\theta V_C$）可知，$\theta$越大，则$1/\theta V_C$越小，$DL_{NO}$将更多地取决于呼吸膜阻滞$1/D_m$，更能反映呼吸膜功能，而不像$DL_{CO}$那样更多地取决于肺泡毛细血管血流量（$V_C$）。然而，CO肺扩散更接近于$O_2$肺扩散，但通过同时测定$DL_{CO}$和$DL_{NO}$，利用二者对应指标之间的比例关系（二元一次方程组）可以算出CO扩散时的呼吸膜阻滞（D_{mCO}）和肺泡毛细血管血流量（V_C）。

（二）基本方法

单次呼气法DL_{CO}和DL_{NO}双测定操作过程与单项DL_{CO}测定完全相同，只是试验混合气加入氮平衡40～60ppm NO，仪器自动测定计算DL_{CO}、DL_{NO}、D_{mCO}和V_C等参数。

DL_{NO}算式类同于DL_{CO}计算的算式（15.12）。

D_{mCO}与V_C则根据两个Roughton-Forster方程（$1/DL_{CO} = 1/D_{mCO} + 1/\theta_{CO}V_C$，$1/DL_{NO} = 1/\alpha \cdot D_{mCO} + 1/\theta_{NO}V_C$）求解如下：

$$D_{mCO} = DL_{NO} \times DL_{CO}(\kappa - \alpha)/\alpha(\kappa \cdot DL_{CO} - DL_{NO}) \tag{15.14}$$

$$V_C = (1/\theta_{NO} - 1/\alpha \cdot \theta_{CO})/(1/DL_{NO} - 1/\alpha \cdot DL_{CO}) \tag{15.15}$$

式中，$\alpha = D_{mNO}/D_{mCO} = 1.97$；$\kappa = \theta_{NO}/\theta_{CO}$；$\theta_{NO} = 4.5$ml/（min·mmHg·ml）；$\theta_{CO} = 1/[(0.0062 \cdot P_AO_2 + 1.16) \cdot （标准Hb/实测Hb）]$。$P_AO_2$为肺泡氧分压。取值依据在2017年欧洲呼吸学会$DL_{NO}$标准化专家小组声明中有详细解释，强调任何修改必须有充分的科学依据[57]。

（三）参考正常值

DL_{CO}和DL_{NO}参考正常值见表15-5。

表15-5 DL_{CO}和DL_{NO}参考正常值（欧美）[57]

	男（$n = 248$）	女（$n = 242$）
DL_{NO}［ml/（min·mmHg）］	164±31（67～235）	119±25（47～186）
DL_{CO}［ml/（min·mmHg）］	34.1±6.3（11.9～49.9）	25.1±5.3（11.3～38.6）
DL_{NO}/DL_{CO}	4.83±0.40（3.83～5.82）	4.74±0.39（3.85～5.78）
D_{mCO}［ml/（min·mmHg）］	161±39（72～250）	104±26（33～182）
V_C（ml）	78±16（25～121）	65±15（30～105）
D_{mCO}/V_C［/（min·mmHg）］	2.11±0.57（1.01～4.03）	1.63±0.40（0.88～2.96）
K_{CO}［ml/（min·mmHg·L）］	4.9±0.8（2.7～7.1）	4.8±0.7（3.0～6.8）
K_{NO}［ml/（min·mmHg·L）］	23.8±3.9（13.7～34.2）	22.8±3.2（13.5～31.5）

（四）临床意义

临床初步应用观察发现DL_{NO}的确可较DL_{CO}更好地反映呼吸膜阻滞。例如，肺动脉高压和结节病患者均见DL_{NO}、DL_{CO}不同程度下降，但以微血管病变为主的肺动脉高压患者DL_{NO}/DL_{CO}、D_{mCO}/V_C升高，而以间质病变为主的结节病患者则表现为DL_{NO}/DL_{CO}、D_{mCO}/V_C下降。

四、讨论

肺CO扩散容量测定经历了100多年的发展，当其应用被定位于呼吸膜弥散功能评估后，人们很快就发现呼吸膜总面积、肺泡毛细血管血流量两大因素严重制约着这一目标的实现。

首先发现的是，肺CO扩散容量将全肺作为单位面积考核并不合理，呼吸膜总面积有明显的个体差异。呼吸膜总面积一般与肺容积有关，肺容积越大，呼吸膜总面积也越大，这使得儿童肺CO扩散容量低于成人、女性低于男性、肺叶切除患者低于肺叶完整者，但这并不意味着前者的呼吸膜功能也相应如此，它可以完全正常。于是用吸气末肺泡容积（V_A）校正测量结果的办法弥补，以单位肺容积表达肺扩散容量（DL_{CO}/V_A）。然而，呼吸膜总面积有时未必与肺容积呈正相关，胸腔疾病和神经肌肉疾病等患者的呼吸膜总面积并无异常，只因肺泡通气量锐减而导致肺CO扩散容量显著下降。实践证明，当肺活量小于1L时将无法测出DL_{CO}。

随后发现的是，肺泡毛细血管血流量或更准确地说Hb流量的影响更大，甚至是肺CO扩散容量的决定性因素。贫血患者肺CO扩散容量明显下降，红细胞增多症显著升高，这显然与呼吸膜功能关系不大。另外，分段测试发现肺CO扩散容量自肺尖到肺底逐渐增加近30%，这种上肺区通气先进后出扩散容量远不及通气为后进先出的下肺区的现象，只能用上肺区可吸收CO的血流量供给不及下肺区来解释，而并非呼吸膜功能差异所致。如此，运动期间肺CO扩散容量显著大于静息状态（也约近30%）的主因也只能是运动时肺血流增大而非通气量增加（图15-15）[65]。统一在平静状态下进行检查并以标准Hb值校正测量值虽然可增加结果的一致性，但改变不了血流量发挥决定性影响的现实。

鉴于CO和O_2与Hb的结合位点均为血红素，互为竞争抑制，提高氧分压势必降低CO的Hb结合速率，进而降低扩散通量，于是有学者通过测量至少两种氧分压即两种Hb结合速率（θ）状态下的肺CO扩散容量（DL_{CO}），绘制了扩散通量倒数（1/DL_{CO}）-结合率倒数（1/θ）曲线，求出肺血流量（V_C）和呼吸膜扩散通量（D_m），从而直接了解呼吸膜阻滞性[55, 58]。可惜，按肺泡氧分压等于毛细血管平均氧分压进而选取相应Hb结合速率（θ）的误差会高估阻力[58]。

肺NO扩散容量被发现不像CO扩散容量那样随Hb、氧分压波动，其不仅在Hb正常值范围波动时无变化，严重贫血患者输血后其也并无增加，似乎肺NO扩散阻力全部来自呼吸膜而与肺血流量无关。体外试验测出NO与游离Hb的结合速度是CO的1500倍更是证实了这种观点。按Roughton-Forster方程（1/DL = 1/D_m + 1/θV_C）来解读的结论如下：Hb几乎"无限地"与NO结合（$\theta = \infty$），意味着血液扩散阻力"无限地"小（1/$\theta V_C = -\infty$），阻力来源仅剩呼吸膜（1/DL $\approx$ 1/D_m）。

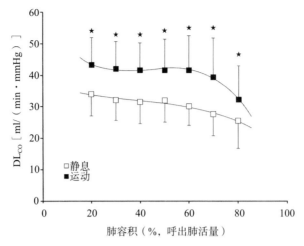

图 15-15　呼气间期 DL_{CO} 曲线

在 20%～80% 通气量范围内，每隔 10% 通气量计算一次 DL_{CO}；同时计算 35%～45% 通气量的 DL_{CO}，即中部肺容积 DL_{CO}（$DL_{CO}MLV$）；以 $DL_{CO}MLV$ 为 100% 基准，比较各时段 DL_{CO} 增减。结果发现，无论是运动状态（■）还是静息状态（□），下肺区（前部分）DL_{CO} 明显高于上肺区，变化幅度大于 30%。这主要是因为血流量自上而下递增[65]

然而，随后的试验发现，NO 与完整红细胞的结合速率并不等于与游离 Hb 的结合速率，后者是前者的 500～1000 倍[57]。单凭这一点就足以否定此前肺 NO 扩散的肺血流阻力接近于 0 的结论，而是和肺 CO 扩散一样，其阻力来自呼吸膜和肺血流两方面，最多是所占权重不同而已。

所幸 NO、CO 与红细胞 Hb 的结合位点不同，互无干扰，使用混合气体一次性同步测出两种气体的肺扩散容量（DL_{NO} 和 DL_{CO}），利用二元一次方程组即可轻易求解 Roughton-Forster 方程中肺血流量（V_C）和呼吸膜扩散通量（D_m）[55, 57]。因为两种气体的扩散容量是在相同肺血流量状态下同时完成的，结果将比不同氧分压下的测量更加可靠。肺 CO 扩散容量测定评价肺弥散功能的设想经过 100 多年的探索终于实现。

五、小结

肺扩散容量是指某种气体在单位分压（1mmHg，0.1333kPa）下，于单位时间（1min）内通过整个呼吸膜的容量（DL）。肺扩散容量测定的目的是了解呼吸膜功能，特别是对 O_2 扩散阻力的大小。肺扩散的阻力来自呼吸膜和肺血流两方面。肺 CO 扩散容量测定主要反映肺血流量，而肺 NO 扩散容量测定主要反映呼吸膜阻力，二者同时测定则可通过方程算出具体的呼吸膜阻力和肺血流量。

┌─ 【附】DL_{CO} 公式推导与参数取值标准 ─

一、公式推导

1. 肺 CO 扩散容量（DL_{CO}）　欧洲称为肺 CO 转移因子（TL_{CO}），是指单位分压下单位时间肺泡向血液扩散或转移的 CO 容量，等于 CO 跨肺扩散速率除以肺泡气-肺泡毛细血管血液 CO 分压梯度：

$$DL_{CO} = CO 跨肺扩散速率 / 肺血 CO 分压梯度 \qquad (15.16)$$

CO跨肺扩散速率等于扩散量/扩散时间（Δt），扩散量则等于肺泡容积（V_A）乘以浓度差；另外，假设血液CO分压为0、肺血分压梯度即肺泡内的CO分压（P_ACO），于是有等式：

$$DL_{CO} = \frac{(V_A \cdot \Delta F_{ACO})}{\Delta t} / P_ACO \tag{15.17}$$

将式（15.17）用微积分记法（calculus notation）表示并将肺泡CO分压P_ACO转换为干空气状态，则

$$d(V_A \cdot F_{ACO})/dt = DL_{CO} \cdot F_{ACO}(P_B - P_{H_2O}) \tag{15.18}$$

求解DL_{CO}得

$$DL_{CO} = \frac{V_A}{t \cdot (P_B - PH_2O)} \cdot \ln\left(\frac{F_{ACO,0}}{F_{ACO,t}}\right) \tag{15.19}$$

式中，$F_{ACO,0}$和$F_{ACO,t}$分别是时间0和时间t时的肺泡CO浓度。在这里，时间0和时间t分别是初始至测定点即屏气起止时间。因为呼气末肺内残余气，吸入CO将被稀释，其稀释度等于不溶惰性气体（示踪气，仅被稀释而无扩散吸收消耗）的呼出肺泡气浓度（F_{ATr}）/吸入气浓度（F_{ITr}），所以，式（15.19）中时间0和时间t时的肺泡CO浓度经稀释校正后将转为

$$DL_{CO} = \frac{V_A}{t_{BH} \cdot (P_B - PH_2O)} \cdot \ln\left(\frac{F_{ICO}}{F_{ACO}} \cdot \frac{F_{ATr}}{F_{ITr}}\right) \tag{15.20}$$

式中，t_{BH}为屏气时间，单位为s；肺泡容积（V_A）的单位为L，为37℃环境大气压水蒸气饱和状态值（BTPS值）。将时间改为mim、容积改为ml并校正到标准状态（STPD），则

$$DL_{CO} = \frac{V_{A,STPD}}{t_{BH} \cdot (P_B - 47)} \cdot \ln\left(\frac{F_{ICO}}{F_{ACO}} \cdot \frac{F_{ATr}}{F_{ITr}}\right) \cdot 60\,000 \tag{15.21}$$

式中，DL_{CO}单位为ml（STPD）/（min·mmHg），为传统旧制单位，在北美及我国等地使用，式中的60 000为单位转换系数。在欧洲，DL_{CO}测定称为TL_{CO}测定并使用标准国际单位（SI）mmol（STPD）/（min·kPa），转换公式如下：

$$TL_{CO} = \frac{V_{A,STPD}}{t_{BH} \cdot (P_B - 6.28)} \cdot \ln\left(\frac{F_{ICO}}{F_{ACO}} \cdot \frac{F_{ATr}}{F_{ITr}}\right) \cdot 60\,000/22.4 \tag{15.22}$$

2.肺CO转移系数（K_{CO}） 是指每升CO气体在单位分压下于单位时间内由肺泡向血液扩散（或称转移）的容量{ml（STPD）/[min·mmHg·L（BTPS）]，mmol/[min·kPa·L（BTPS）]}，等于单次呼气法肺CO扩散容量测定屏气阶段CO浓度的对数变化除以屏气时间（t_{BH}）和干气大气压（P_B）。DL_{CO}等式（15.20）在不使用参数肺泡通气量V_A时，结果如下：

$$K_{CO} = \ln\left(\frac{F_{ICO}}{F_{ACO}} \cdot \frac{F_{ATr}}{F_{ITr}}\right) \cdot \frac{1}{t_{BH}/60 \cdot (P_B - PH_2O)} \cdot \frac{1000ml}{1L} \cdot \frac{273}{310} \cdot \frac{(P_B - PH_2O)}{760} \tag{15.23}$$

$$K_{CO} = \ln\left(\frac{F_{ICO}}{F_{ACO}} \cdot \frac{F_{ATr}}{F_{ITr}}\right) \cdot \frac{1}{t_{BH}} \cdot 69.52 \tag{15.24}$$

如果使用国际单位，则算式调整为

$$K_{CO} = \ln\left(\frac{F_{ICO}}{F_{ACO}} \cdot \frac{F_{ATr}}{F_{ITr}}\right) \cdot \frac{1}{t_{BH}/60 \cdot (P_B - PH_2O)} \cdot \frac{1000ml}{1L} \cdot \frac{273}{310} \cdot \frac{(P_B - PH_2O)}{101.3} \cdot \frac{1mmol}{22.4ml}$$

（15.25）

$$K_{CO} = \ln\left(\frac{F_{ICO}}{F_{ACO}} \cdot \frac{F_{ATr}}{F_{ITr}}\right) \cdot \frac{1}{t_{BH}} \cdot 23.29$$

（15.26）

鉴于肺CO扩散容量（DL_{CO}）受到呼吸膜总面积即肺泡通气量的影响，而肺CO转移系数（K_{CO}）则完全与肺泡通气量无关，一些学者更倾向于使用后者以避免肺泡通气量的不确定性。另外，从K_{CO}计算公式来看，只是DL_{CO}等式不使用参数肺泡通气量V_A而已［式（15.20）］，于是，从数学角度分析便是$DL_{CO} = V_A \cdot K_{CO}$，$K_{CO} = DL_{CO}/V_A$。然而，报告$K_{CO}$结果不可使用$DL_{CO}/V_A$，否则容易将$K_{CO}$误解为$DL_{CO}$校正。

二、参数取值标准

1.深吸气末屏气期肺泡容积（V_A）　V_A等于深吸气末肺总量（TLC）减去解剖无效腔（V_{Danat}），即$V_A = \text{TLC} - V_{Danat}$。而TLC等于呼出气量（$V_E$，肺活量）与呼气末肺内剩余气量（$V_{ee}$，残气量RV）之和减去仪器无效腔（$V_{Dequip}$），即$\text{TLC} = V_E + V_{ee} - V_{Dequip}$，代入前式，则

$$V_A = V_E + V_{ee} - V_{Danat} - V_{Dequip}$$

（15.27）

式中，V_E通过肺量计直接测出，V_{Danat}有多种算法，最新指南建议按Fowler法测定求出（图15-16），V_{Dequip}可从仪器参数查出，呼气末肺内剩余气量即残气量（V_{ee}）可根据不溶惰性气体（示踪气）吸呼浓度稀释变化按下式算出（参见第八章）。

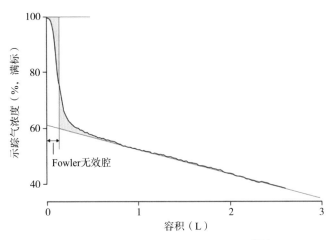

图15-16　Fowler法解剖无效腔测定[61]

在（不溶惰性）示踪气呼出浓度-肺容积曲线上，过无效腔终点垂直线与Ⅲ相回归函数的拟合直线交叉，曲线上下阴影部分容积即为解剖无效腔

获准引自：Graham BL, et al. Eur Respir J, 2017, 49（1）: 1600016.

$$V_{ee} = \frac{1}{(Tr_{ee} - Tr_R)} \int_{t_0}^{t_f} (Tr(t) - Tr_R) \cdot flow(t) dt \qquad (15.28)$$

2. 屏气时间（t_{BH}）　也就是CO肺血扩散持续时间。t_{BH}涉及初始（吸气末屏气开始）和屏气止点的肺泡气CO浓度（$F_{ACO, 0}$、$F_{ACO, t}$）的理论计算。如果肺泡可以瞬时充盈和瞬时排空或者说吸气和呼气均可瞬时完成，那么屏气时间便是简单的从吸气到呼气的时间。然而，实际的吸气和呼气均需数秒才能完成，而且CO扩散从吸入一刻就开始发生了，这使得起止点的选取变得复杂。有多种解决方案，最新指南建议采用Jones法和Meade法，即从吸气时间的30%开始到呼气采样50%的时间，而吸气时间定为从反推理论0时到90%吸气容量时止（图15-17）。

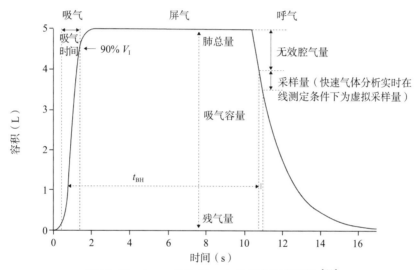

图15-17　Jones法和Meade法屏气时间取值[61]

屏气时间取值标准有多种，首创者Ogilvie取值于吸气开始到肺泡气采样开始，流行病学标准化项目则从50%吸气量到肺泡气采样开始。Jones和Meade于1961年介绍的是从吸气时间的30%开始到呼气采样50%的时间，而吸气时间则从时间-呼气容积曲线反推理论0时到90%吸气容量时止。Jones和Meade取值法不仅从理论上考虑了吸气和呼气时间对扩散的影响，而且适用于吸气流速低至1L/s、屏气时间短至5s、呼气流速低至0.5 L/s的情况

获准引自：Graham BL，et al. Eur Respir J，2017，49（1）：1600016.

3. 虚拟呼气采样测定点　呼气采样是为了测定肺泡气CO和示踪气浓度。快速反应气体分析仪条件下，采样是虚拟的，只需选择采纳目标时段数据计算而无须实际采样测定（图15-18）。

如果全肺均一性通气、混合、扩散，那么采集无效腔后任何时段的肺泡气样，测定结果都是一样的。但事实上全肺扩散并不均一，所采气样结果仅反映样本肺区的扩散特性，而全程肺泡气测定则是全肺平均状态。现统一规定在无效腔气之后示踪气浓度达平台的起点时开始采样，至于采样量（V_s）则尚未统一，可选择85～500ml，200ml似乎较好。有学者通过分段采样测定获得全肺自下而上呼气间期DL_{CO}（图15-15）。

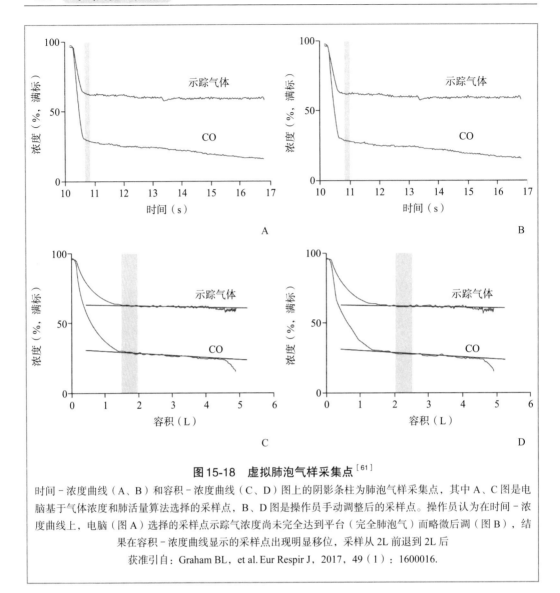

图15-18　虚拟肺泡气样采集点[61]

时间－浓度曲线（A、B）和容积－浓度曲线（C、D）图上的阴影条柱为肺泡气样采集点，其中A、C图是电脑基于气体浓度和肺活量算法选择的采样点，B、D图是操作员手动调整后的采样点。操作员认为在时间－浓度曲线上，电脑（图A）选择的采样点示踪气浓度尚未完全达到平台（完全肺泡气）而略微后调（图B），结果在容积－浓度曲线显示的采样点出现明显移位，采样从2L前退到2L后

获准引自：Graham BL, et al. Eur Respir J，2017，49（1）：1600016.

第六节　呼气NO检测的临床意义

一、NO生物学

1935年，Humphrey在研究氧化亚氮（N$_2$O）毒性过程中发现了一氧化氮（NO），当时它同样被视为有毒气体。20世纪70～80年代，Furchgot、Ignarro、Murad三位药理学家的独立系列研究逐步证实了哺乳动物细胞存在内源性NO生物合成，并因此共享了1998年的诺贝尔生理学或医学奖[66]。呼气中存在内源性NO则是Gustafsson等[67-69]于1991年率先报道肯定的。

（一）理化特性

NO是一种无色、无味的气体，分子量30.1，沸点-151.5℃。NO脂溶性极大，能通过生物膜自由弥散。在NO分子中，N原子外层的5个电子与O原子外层的6个电子形成共价键后，分子轨道上还有一个不成对的电子，使其成为自由基，化学性质极为活泼，遇到其他分子则迅速反应，生物半衰期仅为3～5s（图15-19）。

NO极高的脂溶性和不成对电子两大特点与其生物作用密切相关。前者使得细胞产生的NO迅速弥散到邻近细胞；后者使其产生多种生物学效应，同时迅速消失于局部而不发生远处组织效应。例如，NO吸入治疗肺动脉高压的机制就是NO接触肺血管内皮后引发血管扩张，但又立即氧化红细胞内的血红蛋白生成高铁血红蛋白，从而不发生全身血管扩张作用。如果NO吸入量过大，高铁血红蛋白生成过多，便会造成组织缺氧，即NO中毒。

（二）生物代谢

NO在体内经一氧化氮合酶（NOS）催化L-精氨酸氧化生成（图15-19）[70]。NOS分布极为广泛，目前已发现3种同工酶，包括两种结构型同工酶（cNOS）和一种诱导型同工酶（iNOS，NOS_2）。两种cNOS分别是神经型NOS（nNOS，NOS_1）和内皮型NOS（eNOS，NOS_3），多种细胞表达cNOS，但主要分别表达于神经元和血管内皮细胞。cNOS活性依赖Ca^{2+}和钙调蛋白，生理状态下合成少量NO（pmol水平），作为神经递质和信息分子发挥正常生理调节作用，如参与信息传递、调节血管紧张度、调节血小板聚集等。iNOS的活性并不依赖于Ca^{2+}和钙调蛋白，常在病理状态下被内外毒性和细胞因子激活，千倍于cNOS效率合成NO（nmol水平），作用持续时间相对较长，行使免疫信使和细胞毒双重作用。

（三）呼气来源

呼气内源性NO的研究开始于1991年Gustafsson等[67]的报道。应用化学发光重氮质谱实时测量发现，麻醉兔、豚鼠在吸入NO零污染合成空气条件下，呼气NO浓度却大于20ppb。降低吸氧浓度、注射NOS抑制剂，呼气NO浓度随之下降，特别是注射NOS抑制剂时，其降幅超过一半，然而，注射精氨酸后NO浓度又迅速恢复。人体试验结果也一样，在NO浓度约1ppb的空气环境中呼吸，正常人呼气NO浓度却接近10ppb。动物和人的实验结果均清楚地表明，呼气中存在内源性NO。此后不久，Alving等[71]报道哮喘患者呼气NO较正常人升高2～3倍，提出呼气NO可能是很有前途的气道炎症生物标志，呼气NO与哮喘等肺部疾病关系的研究从此开展起来。关于呼气内源性NO的来源有三种可能：一是血液NO经肺泡弥散排出；二是肺泡及气道上皮的合成释放；三是气道微生物代谢释放。

某些细菌确有NO合成能力，但临床实践发现抗生素治疗没有降低呼气NO的作用，而类固醇有此作用，这足以排除内源性NO主要由气道细菌产生的可能。将10名健康志愿者的吸气NO浓度设置成0、20ppb、40ppb、80ppb、150ppb，测量呼气NO浓度仅从3ppb左右上升至15ppb左右，短时间内多次重复未见呼气NO出现累积性升高[72]。

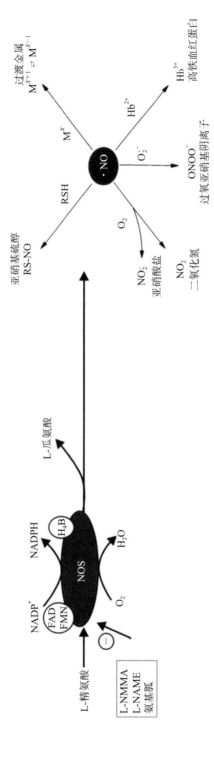

图15-19 NO的生物合成及常见化学反应

一氧化氮合酶（NOS）催化L-精氨酸氧化生成NO。NO通过与各种不同靶分子反应而介导相应的生物学效应。NO与各种过渡金属反应而改变其化合价，如将血红素中的 Fe^{2+} 氧化生成 Fe^{3+}，使血红蛋白转化为高铁血红蛋白；NO与过氧化阴离子反应生成过氧亚硝基阴离子（peroxynitrite），后者进一步还原破坏各种生物分子的共价键，生成亚硝基加合物，如3-硝基酪氨酸（3-nitrotyrosine）；NO与 O_2 反应，处于气相时生成氧化性气体 NO_2，NO与巯基相则生成亚硝基硫醇。在体内各部位，NO的具体反应途径取决于所处环境的生物化学特性。L-NMMA，NG-单甲基L-精氨酸乙酸盐；L-NAME，N-硝基-L-精氨酸甲酯显然，吸入的NO绝大部分迅速在肺内被吸收。如此这般，呼气内源性NO也就不太可能来自血液NO的肺泡弥散排出，况且血液细胞即使有NO的生物合成，也会因其活泼的性质而迅速反应消失，呼气内源性NO只能主要来自肺泡和（或）传导气道的产生释放。

在发现呼气内源性NO后不久，就有医生发现鼻腔气NO浓度明显高于口腔气，鼻旁窦患者尤为突出，其鼻腔气NO浓度超过空气1000倍，而伴严重鼻旁窦炎的卡塔格内综合征（Kartagener syndrome）患者鼻腔气NO几乎消失，这不仅证明了上气道有NO生成释放，还提示了鼻旁窦相对无菌状态的维持可能与超高NO水平杀菌有关[73、74]。另外，因为鼻腔气NO明显高于口呼气，口呼气NO浓度曲线又表现为一开始即达峰、旋即迅速下降至平台水平，所以一度有人认为不排除口呼气NO实则来自鼻腔吸入再呼出的可能。然而，后来的实验发现，NO高峰不出现在呼气Ⅰ相而是在Ⅱ相（图15-20A），屏气可使呼气NO峰值升高1倍而平台水平却不变，还有实验发现呼气越快，NO峰值和平台水平就越低，这些现象明显与上气道来源解释相冲突，而更多的证据证实下气道也有NO的合成释放，但肺泡则很可能缺如[75]。更强力的证据来自支气管镜引导下肺内实时采样测量（图15-20B）[76]。支气管镜插至肺内气道指定位置，聚四氟乙烯采样导管经内镜活检孔送入，导管连接化学发光法NO测量仪，自动以每秒抽吸20次的速度实时测量，结果如下：第一，鼻呼吸模式时肺内气道NO峰值是口呼气模式的3倍，而且在

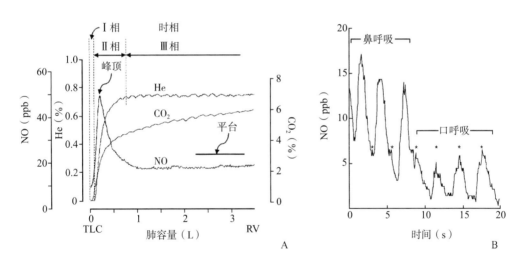

图15-20　口呼气NO测量（A）[75] 与肺内测量（B）[76]

A. 呼气He、CO_2、NO浓度曲线。"氦弹"注射下深吸气后屏气10s再呼气，记录呼气He、CO_2、NO浓度变化。根据He、CO_2指示，Ⅰ相为无效腔气，Ⅱ相为无效腔与下肺区肺泡的混合气，Ⅲ相为上下肺区同时排放的肺泡气。Ⅳ相（此处未显示）为下肺区小气道闭合、上肺区继续排放的终末肺泡气。口呼气的NO高峰出现在Ⅱ相而非Ⅰ相，说明NO源于下气道而不是上气道NO吸入污染［获准引自：Shinkai M，et al. Chest，2002，121（6）：1847-1852.］
B. 肺内气道NO测量。支气管镜插至肺内气道指定位置，聚四氟乙烯采样导管经内镜活检孔送入，导管连接化学发光法NO测量仪，自动以每秒抽吸20次的速度实时测量。1名健康成人在低NO污染环境、支气管镜插至段支气管、正常潮式呼吸下的测量结果。在鼻呼吸期间，NO峰值在吸气相、谷值在呼气末，可能与吸入高浓度鼻旁窦所产NO有关；改为口呼吸后，NO峰值则在呼气相、谷值在吸气末。此外，在鼻呼吸期间还能看到呼出NO峰值（＊）埋藏在呼气阶段。由此可见，通过口呼吸可以有效排除鼻腔NO对下呼吸道NO的干扰［获准引自：Dweik RA，et al. J Clin Invest，1998，101（3）：660-666.］

鼻呼吸时NO浓度变化曲线是吸气上升、呼气下降，结合此前早就发现正常人鼻腔气含高浓度NO[71.73、74]，呼气NO似乎不过是鼻气倒吸后再呼出而已。但是，口呼吸的NO峰值虽然不及鼻呼吸的1/3，但它的浓度变化曲线却恰好相反，表现为呼气上升、吸气下降。那么，合理的解释应该是下呼吸道也有NO产生，只是产量不及上气道而已。第二，口呼吸模式下段支气管采样测量，无论是潮式呼吸还是深吸气屏气后再呼气，所测呼气末NO均近于0，说明呼气内源性NO即便含有血液弥散来源或肺泡生成，也是微乎其微。第三，口呼吸模式下，由浅而深插镜测量，结果口腔、气管上段、气管下段、主支气管、肺叶支气管、肺段支气管各处NO峰浓度相同，表明临床口呼气测量完全可以准确代表下气道NO水平。

最后是来自组织细胞学及分子生物学方面的证据。正常人的上呼吸道和下呼吸道柱状上皮细胞均同时有eNOS、iNOS、nNOS 3种同工酶的高表达，但肺泡上皮细胞只见nNOS一种同工酶的微弱表达[77-79]。口服选择性iNOS活性抑制剂SC-51，15min内无论正常人还是哮喘患者，呼气NO均大幅下降至2ppb以下[80]。至此明确，呼气NO几乎全部来自气道黏膜上皮的生成释放。更准确地说，无论是正常情况还是病理状态下，呼气NO均主要来自气道黏膜上皮iNOS的生成释放。

（四）交换动力学双室模型

人们很早就观察到，呼气NO浓度呈明显的呼气流速依赖性，呼气流速越快，浓度越低，当然NO的清除率也就越高（图15-21）。换言之，呼气NO浓度与呼气流速呈负相关，而呼气NO清除率与呼气流速呈正相关。事实上，鼻腔气NO浓度也呈明显的流速依赖性。

为了解释这种现象，1998年加州大学的George等[81]提出用双室数学模型来描述呼气NO交换动力学，基本思路如下：呼气NO来源于肺泡和气道两个联通的间室，气道室NO浓度高于肺泡室，肺泡气在经过气道向外呼出的途中，既有来自气道壁NO释放的加入，也有气道中NO向气道壁弥散消失，因此，呼气NO浓度在任何呼气流速下都是双室NO贡献的总和，取决于稳态肺泡NO浓度、气道壁NO释放最大流量、气道中NO的弥散容量三大参数（图15-22）。这些参数之间的关系可用流体函数方程表达，通过实测不同流速的呼气NO浓度并按所定函数方程拟合，便可算出这些无法实测的参数。

相关数学模型有线性和非线性两类，并且仍在不断修改。各研究的具体操作不同，常见的是测量高、中、低三个流速下呼气NO浓度并进行拟合计算。2017年《欧洲呼吸学会肺部疾病呼气生物标志物技术标准》指出，任何改良都应和原始模型比较[82]。如下是基本公式，各参数含义见图15-22中的注解。

$$V'_{NO} = V'_E \times F_{eNO} = V'_E \times \left[Caw_{NO} + (CA_{NO} - Caw_{NO}) \times \exp\left(-\frac{Daw_{NO}}{V'_E}\right) \right] \quad (15.29)$$

$$Jaw_{NO} = (Caw_{NO} - CA_{NO}) \times Daw_{NO} \quad (15.30)$$

$$V'_{NO} = CA_{NO} \times V'_E + Jaw_{NO} \quad (15.31)$$

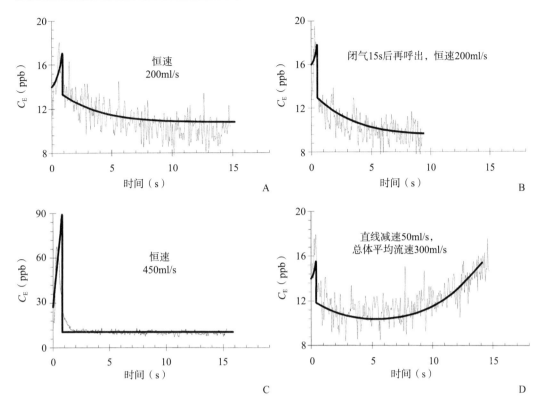

图15-21　呼气NO浓度与流速的关系[81]

A、B为吸气后即恒速呼气，二者峰浓度相同，但平台期快速降低；C为吸气屏气一段时间后再呼气，峰值呈数倍上升，但迅速下跌至平台接近于0（注：根据前述，段支气管呼气末NO接近于0，肺泡上皮不表达iNOS，说明肺泡NO主要来自气道NO吸入；实验证明屏气8s，肺泡NO弥散可达到稳态）；D为吸气后即以直线减速呼气，峰值与A、B相同，之后呈逐渐上升之势而无平台出现。浅色纹线为化学发光法实测呼气NO，黑色粗线为模型拟合曲线

获准引自：Tsoukias NM，George SC. J Appl Physiol（1985），1998，85（2）：653-666.

$$Jaw_{NO} = J'aw_{NO} - Daw_{NO}C_{NO}$$

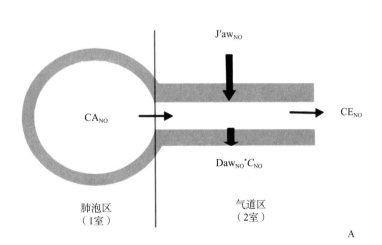

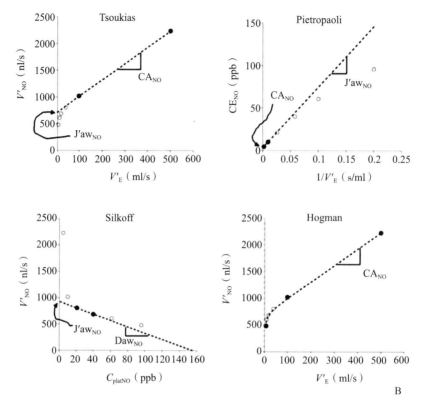

图 15-22 双室模型[83]

A. 双室模型基本思路。一定流速下的口呼气 NO 浓度（CE_{NO}，ppb，现用 FeNO）是肺泡室和气道室 NO 的总和，取决于 3 个非流量依赖参数：气道壁 NO 释放最大流量（$J'aw_{NO}$，ml/s）、气道中 NO 的弥散容量（Daw_{NO}，ml/s）和稳态肺泡 NO 浓度（CA_{NO}，ppb）。Jaw_{NO}（nl/s），气道壁组织和气道之间的 NO 交换总通量（pl/s），它与呼气流速（V'_E，ml/s）呈反函数，即呼气流速越快，交换通量越小。Caw_{NO}，气道壁组织 NO 浓度（ppb）；C_{NO}，气道室 NO 浓度（ppb）；V'_{NO}：NO 清除速率（pl/s 或 nl/s）。B. 几种具体模型

获准引自：George SC，et al. J Appl Physiol（1985），2004，96（3）：831-839.

二、呼气 NO 检测

具体操作方案建议参考各地指南及仪器说明执行[82, 84-88]。一般性简介如下。

（一）检测仪

呼气 NO 商用仪器检测方法包括化学发光法和电化学法两类。化学发光法的基本原理是利用 NO 与臭氧反应产生的光子进行测量（$NO + O_3 \longrightarrow e + O_2 + NO_2$）。化学发光法的特点是检测灵敏度高（检测下限 0.1 ～ 0.5ppb）、响应时间短（0.5 ～ 0.7s），能实时测出呼吸周期变化曲线，被视为检测金标准。缺点是仪器价格均较高（图 15-23），化学发光易受 NH_3、CO_2、水蒸气等气体干扰，需每日校正。

电化学法又称离子电极测量，NO 穿越电化学传感器半透膜与水反应产生电解质与电流（$NO + 2H_2O \longrightarrow NO_3^- + 4H^+ + 3e$），电流大小与 NO 成正比。电化学法检测的灵敏

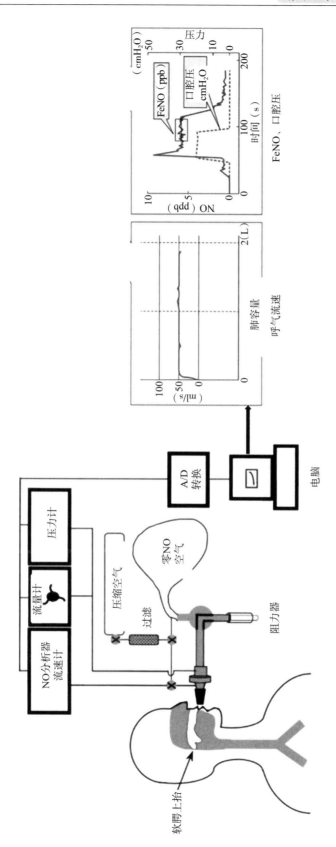

图15-23 化学发光法 FeNO 测量系统

正压呼气条件下，起始峰应是高浓度鼻咽无效腔 NO 所致，之后的平台才代表下气道所产 NO，故取此段测量值代表 FeNO（电化学法只能是峰值与平台的综合结果）

度约为5ppb、响应时间较长（＜10s）、分析时间较长（60～100s），无法测出实时呼吸周期变化曲线，只能进行总体水平测量。仪器价格不贵、出厂预校正，适用于一般临床检验。

其他仪器还有激光红外测量、固态微传感器等，其中激光红外测量性能不亚于化学发光法，甚至更优。

（二）受试者准备

影响FeNO水平的生理因素主要有3个：年龄、性别和运动（呼吸）。FeNO随年龄增长而增加，至12岁时达成人水平。成年男性略高于女性，但是否需要分别制定正常值尚无定论。用力深呼气如肺活量测量可使FeNO瞬间较基线下降10%以上，1h才能恢复，机制不明，但可能与气道关闭、NO排出受阻有关。事实上，已发现气道管径与FeNO水平高低有关，组织胺、生理盐水等激发支气管收缩可引起FeNO下降，而雾化吸入支气管扩张剂则可引起FeNO升高。年龄与性别对FeNO水平的影响或许也和气道管径有关。正因为如此，FeNO检测前1h应避免剧烈运动，所有肺功能检查应安排在FeNO检测结束之后。也因为如此，急性呼吸障碍如哮喘加重期通常不进行FeNO测量，如果测量后结果较低就要考虑气道收缩影响的可能，并慎重解释。其他尚有争议的生理影响包括月经周期、妊娠、昼夜节律、体重指数等。

影响FeNO水平的外源性因素主要也有三个：吸烟、摄入亚硝酸食物和急性呼吸道感染。检查前1h禁烟，吸烟可使FeNO下降30%～60%，机制不明，或许是由于烟雾刺激气道痉挛；检测前一餐应禁止绿叶蔬菜、腌菜及含亚硝酸食物的摄入，因为口腔细菌可将亚硝酸还原并释放NO；急性呼吸道感染期不宜检查，感染可诱导FeNO显著上升，如鼻病毒感染者FeNO升幅可达60%，若已检测，则建议2～4周后复查。此外，应记录2周内用药史以利于结果分析，因为皮质激素等药物可通过调节气道炎症和气道管径影响FeNO水平。

（三）检测方案

1. FnNO　为一定流速的鼻腔气NO浓度，其测量方案分为鼻腔抽气法和鼻呼气法两大类，前者常用流速为5ml/s、10ml/s，分别记作FnNO5、FnNO10，后者常用流速为50ml/s，记作FnNO50。

鼻腔抽气法的具体操作方案有阻力呼气法、屏气法、潮气法、哼曲法等多种，重复性最好的是10ml/s、10s阻力呼气法[89]。基本过程如下：清洁双侧鼻孔，确认双侧通气，封闭一侧鼻孔，口含哨子，口部深吸气后持续吹响哨子，从而形成口腔正压（≥10cmH$_2$O），迫使软腭保持关闭，由仪器恒速（10ml/s）抽气10s、实时在线测量NO，可见浓度渐升，约7s达平台，取值于平台期。

鼻呼气法基本过程如下：戴呼吸面罩、深吸一口零NO污染空气，闭口，持续平缓鼻呼气大于10s，流速45～55 ml/s，实时在线测量NO浓度，取值于平台期。

2. FeNO　一定流速下的口呼气NO浓度。基本过程如下：在口腔正压呼气设计通路上含仪器接口，口呼吸方式深吸气后恒速呼气，实时在线测量NO浓度，取值于峰后第一平台期，结果以ppb表达（图15-23）。口腔正压选择≥10cmH$_2$O，呼气流速可选

50ml/s、100ml/s、200ml/s时，结果分别记作FeNO50、FeNO100、FeNO200，习惯将最常用的FeNO50简记为FeNO。

3. CaNO　测量几个不同流速下的FeNO，按双室模型计算CaNO（见前文所述）。

（四）参考正常值

世界各地所定呼气NO参考正常值差异较大（表15-6），关于FnNO、CaNO尚需更多资料。

表15-6　世界各地呼气NO参考正常值（儿童）

	美国	中国	欧洲
FnNO10（ppb）	—	—	300～500[84]
FeNO50（ppb）	5～25（5～20）[85]	5～30（5～24）[90]	25～50（20～35）[82]
CaNO（ppb）	1.9±0.9[83]	—	—

三、临床意义

如前述，无论是正常还是病理状态，呼气NO均主要来自气道黏膜上皮iNOS的生产释放。从普通感冒到肺癌，几乎所有上下气道疾病均伴有呼气NO的变化。作为气道炎症标志物，呼气NO异常升高以2型炎症为基础的支气管哮喘、过敏性鼻炎最为突出（图15-24）；作为气道黏膜完整性标志物，呼气NO下降或消失以原发性纤毛运动不良症（PCD）、囊性纤维化（CF）最为明显。CaNO等指标尚未成熟，以下重点介绍FeNO和FnNO的临床意义。

（一）支气管哮喘

支气管哮喘（简称哮喘）是一种以慢性气道炎症、气道高反应性及可逆性气流受限为特征的异质性疾病，好发于儿童及青壮年。FeNO与哮喘关系的相关研究广泛而深入[91-95]。最初认为哮喘患者FeNO升高的主要机制与嗜酸性粒细胞性气道炎症有关，现已查明，由辅助性T细胞（Th2细胞）驱动的气道炎症（简称2型炎症）才是关键（图15-24）。实践证明，FeNO检查在临床症状、肺功能检查、传统哮喘评价工具基础上，对于哮喘的诊断分型、用药选择、病情监测等方面均有辅助价值。简言之，对于初诊患者，FeNO越高，则诊断2型炎症哮喘、皮质激素有效的可能性越大，反之亦然；对于治疗中的哮喘患者，FeNO从高降至正常提示抗炎有效，可考虑治疗降级，FeNO未降甚至反升则提示炎症未受控制、恶化风险增加，应检查用药依从性、环境暴露、药物剂量调整或更换其他抗炎治疗如单抗等（表15-7）。需说明的是，FeNO虽可以预测哮喘的急性发作，但必须是每2～3个月检测一次才有可能产生减少急性发作次数的效果，有条件者酌情使用。此外，暂不推荐FeNO常规用于婴幼儿喘息未来是否会发展为哮喘的预测，因为FeNO的预测效率并未超过当前临床上常用哮喘预测指数。

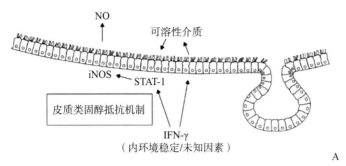

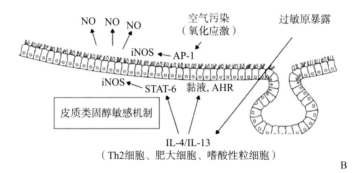

图15-24 气道上皮诱导型NO合酶（iNOS）表达[86]

无论是健康人还是哮喘患者，呼气NO均主要来自气道黏膜细胞iNOS的合成释放，但通路各有不同。A. 健康个体iNOS表达主要由IFN-γ经STAT-1诱导，该通路对皮质激素抵抗。B. 哮喘病iNOS表达主要由Th2细胞释放IL-4/IL-13经STAT-6通路诱导，该通路对皮质激素敏感。使用抗IL-4受体单抗（IL-4Rα）、抗IL-13单抗或皮质激素可下调IL-4/IL-13表达，降低哮喘患者的FeNO。因嗜酸性粒细胞等炎症细胞本身也有iNOS表达，所以哮喘患者呼气NO明显高于正常人。FeNO与诱痰、肺泡灌洗液、气道黏膜组织中的嗜酸性粒细胞数呈中度正相关

获准引自：Alving K，Malinovschi A. Basic aspects of exhaled nitric oxide. Eur Respir Monogr，2010，49：1-31

表15-7 FeNO测量与哮喘临床决策

FeNO水平与炎症			
FeNO[a]	正常下限	偏高	很高
成人（儿童）FeNO（ppb）	<25（20）	25～50（20～35）	>50（35）
Th2-诱导炎症	不可能	可能	肯定
初诊患者评估			
辅助诊断	不支持哮喘诊断[b①]	根据临床谨慎解释[b②]	支持哮喘诊断[b③]
治疗选择	皮质激素无效	皮质激素可能有效，建议从低剂量开始试用	皮质激素很可能有效，建议从中等剂量开始试用
确诊患者决策[c]			
处置指引	Th2-诱导炎症受到控制	检查依从性、吸入技术及过敏原暴露	检查依从性、吸入技术及过敏原暴露；无论临床病史如何，均预示加重风险增加

续表

换药指引[c]	如果哮喘已控制至少3～6个月，可考虑皮质激素逐步减量以减少副作用；如果症状未控制，可能合并其他病症	若有加重史，升级抗炎治疗	升级抗炎治疗，尤其是伴有血嗜酸性粒细胞计数升高；考虑细粒型皮质激素；提示皮质激素抵抗，需要增加全身抗炎治疗

a. 采用2017年《欧洲呼吸学会肺部疾病呼气生物标志物技术标准》。

b. ①注意哮喘的异质性，FeNO正常可见于非2型炎症或非嗜酸性粒细胞性哮喘及哮喘已被皮质激素吸入疗法控制；②之前指南为支持诊断，2017年后多数指南为谨慎解释、根据临床综合判断；③不可单凭FeNO升高诊断为哮喘，因为过敏性鼻炎和特应性患者即便不伴发哮喘，也可因高浓度鼻腔气NO的吸入而引起FeNO显著升高。联合FnNO检测有助于鉴别。

c. FeNO在用药决策中只起辅助作用，上述推荐证据强度仍属低级别，特别强调不能单凭FeNO水平正常就否决皮质激素吸入治疗。

（二）慢性阻塞性肺疾病

慢性阻塞性肺疾病（COPD），简称慢阻肺，是一种异质性肺病，临床特征表现为慢性咳嗽、咳痰、呼吸困难、急性加重等呼吸道症状，其原因与支气管炎、细支气管炎等气道异常和（或）肺泡异常即肺气肿导致的持续性、进行性气流受阻有关。FeNO与慢阻肺关系的研究有限，但发现FeNO升高对哮喘与慢阻肺重叠（asthma-COPD overlap，ACO）的诊断、皮质激素选用有辅助价值，其机制仍与2型炎症有关。在慢阻肺患者中ACO发生率高达20%～30%，所以该发现意义重大。通常慢阻肺稳定期FeNO正常或轻微升高，显著升高者强烈提示ACO可能，日本相关指南推荐的诊断阈值是>35ppb[86]。联合血清IgE检测等可进一步提高检出率。注意，慢阻肺急性加重期不检测FeNO。

（三）慢性咳嗽

慢性咳嗽是指以咳嗽为主要或唯一症状，病程≥8周，胸部影像学无明显异常者，临床常见，病因多样，FeNO具有很高的辅助鉴别诊断价值[95, 96]。气道炎症是慢性咳嗽的共同病理特征，分为EOS性（皮质激素敏感性）和非EOS性（非皮质激素敏感性，中性粒细胞、肥大细胞、淋巴细胞等）两大类。EOS性气道性炎症FeNO多有异常升高，属于2型炎症，见于咳嗽变异性哮喘、嗜酸性粒细胞性支气管炎、过敏性鼻炎性鼻后滴流综合征。相反，非EOS性气道性炎症FeNO大多正常或仅轻微升高，见于胃食管反流性咳嗽、变应性咳嗽、非过敏性鼻炎性鼻后滴流综合征、感染后咳嗽等。关于慢性咳嗽FeNO异常升高的最佳诊断阈值尚无共识，一般将高于正常视为有意义，数值越大，特异性越高。

（四）其他肺部疾病

1. 弥漫性间质性肺病　包括嗜酸性粒细胞性肺炎、隐源性机化性肺炎、超敏反应性肺炎、结节病等，其中嗜酸性粒细胞性肺炎FeNO显著升高，检测有助于鉴别[86]。

2. 闭塞性细支气管炎综合征 骨髓移植、肺移植后的肺排斥反应。肺移植术后定期监测 FeNO，升高＞10ppb 可有效预测感染或闭塞性细支气管炎综合征的发生，后者机制可能与嗜酸性粒细胞浸润及 2 型炎症有关[86]。

3. 插管期间支气管痉挛 即便过去无哮喘病史，FeNO 升高者行全身麻醉插管期间支气管痉挛的风险也较大[86]。

4. 其他 变应性支气管肺曲霉病、嗜酸性粒细胞性肉芽肿性多血管炎、放射性肺炎患者 FeNO 显著升高。支气管扩张症患者 FeNO 无明显变化，但 CaNO、FeNO200 升高。感染甲型 H1N1 流感病毒后 FeNO 可升高，但感染呼吸道合胞病毒、肺炎支原体后 FeNO 可下降。感染结核杆菌后 FeNO200 升高。

（五）上气道疾病

2019 年《欧洲鼻科诊断工具立场文件》指出，FnNO 显著下降是 PCD 高度敏感和特异的标志，FnNO 下降对于 CF 诊断可能也有辅助价值；另外，对于过敏性鼻炎和慢性鼻窦炎，FnNO 检测一般不用于诊断，但似乎可用于监测治疗反应[84]。

1. PCD 和 CF 等气道黏膜完整性受损 PCD 是一种罕见的常染色体隐性遗传病，因气道黏膜上皮纤毛运动障碍、黏液滞留而诱发气道反复感染，尤以鼻旁窦严重，多在儿童期发病，表现为嗅觉丧失、慢性鼻窦炎、慢性扁桃体炎等上呼吸道症状，一些个体合并支气管扩张症、内脏转位者则又称为 Kartagener 综合征。过去，PCD 确诊十分困难，需要综合临床表现、鼻黏膜纤毛超微结构和功能检查、基因检查等才能明确。有趣的是，在发现哮喘患者呼气 NO 升高后的第 2 年就又发现 PCD 患者鼻腔气 NO 浓度极低的现象[74]。现在，若患者能配合检查（＞5 岁），FnNO＜77ppb 已是最简单有效的 PCD 筛查指标。

CF 是一种常染色体隐性遗传性外分泌腺疾病，主要影响呼吸系统和胃肠道，患儿表现为反复支气管感染和气道阻塞、胰腺外分泌功能不良、汗液电解质异常升高等。CF 患者 FnNO 低于正常，77～300ppb 具有诊断意义。

FnNO 显著下降还见于鼻旁窦发育不良、放射性鼻窦炎。

PCD、CF、鼻旁窦发育不良、放射性鼻窦炎的共同特征是气道黏膜完整性受损，FnNO 下降机制尚未阐明，研究报道也不多，推测机制有鼻旁窦上皮 iNOS 表达下降、黏液层过厚致 NO 弥散障碍等。

2. 过敏性鼻炎 是 IgE 介导的非感染性慢性鼻炎，全球患病率高达 10%～25%。除非鼻旁窦口阻塞，否则绝大多数过敏性鼻炎患者在 2 型炎症机制下 FnNO 水平显著升高，而非过敏性鼻炎患者则正常或降低。此外，部分过敏性鼻炎患者在 FnNO 升高的同时合并 FeNO 升高，FeNO 水平越高预示着合并气道高反应性和发展为哮喘的可能性越大，或患者本已是哮喘。

3. 慢性鼻窦炎 慢性鼻窦炎患者 FnNO 变化不定，可以正常，可以下降，下降的原因可能是鼻旁窦开口受阻，也可能是鼻旁窦黏膜完整性严重毁损。

四、讨论

在呼气试验发展史上，呼气 NO 检测是继 $^{13/14}$C-尿素呼气试验之后的又一次巨大成功。但应清醒地意识到，与尿素呼气试验可作为幽门螺杆菌感染诊断金标准不同的是，呼气NO检测在呼吸系统疾病的诊治决策过程中只能起到辅助作用，因为几乎整个呼吸系统的所有疾病均伴有呼气NO变化。也正是因为呼气NO变化涉及面广，临床和基础研究领域都还有很多方面需要努力。

临床意义方面，我们已经知道呼气NO可作为气道炎症标志和气道黏膜完整性标志。虽然相关论文很多，但大多以观察性报道和开放性研究为主，总体质量不高，无论是辅助诊断、用药选择、疗效评估、病情监测、复发预测等方面的结论，还是推荐，基本上都属于条件性的。对于最基本的正常值、诊断阈值目前仍尚无一致意见。所以，当务之急是针对相关临床问题开展大量的随机对照研究等高质量研究，尽早获得确切结论。

在变化机制方面，已知呼气NO主要由iNOS所致，但其具体通路除了2型炎症机制，对其他机制仍了解甚少，特别是下降机制不明。以最著名的PCD为例，FnNO显著下降，但相关机制研究很少，且结果相互冲突，一些报道称NOS表达下降提示NO生成减少，另一些报道则称NOS正常表达提示NO生成正常，怀疑FnNO下降与纤毛运动障碍、黏液层过厚有关。

在测量技术方面，已知呼气NO浓度为速度依赖性，并且认为速度越快越能反映远端气道NO，甚至用数学模型估算末梢气道NO浓度。然而，气道内插管采样测量却显示从气管到段支气管NO浓度处处相等。显然，呼气流速与呼气NO浓度关系的本质有待更令人信服的解释。

五、小结

呼气NO主要来自气道黏膜上皮iNOS催化L-精氨酸氧化生成释放，鼻旁窦浓度最高，气道次之，肺泡近于零。几乎所有上下气道疾病都伴有呼气NO的变化。作为气道炎症标志物，呼气NO异常升高在以2型炎症为基础的支气管哮喘、过敏性鼻炎中最为突出，可作为诊断分型、皮质激素选用、病情监测等方面的重要参考；作为气道黏膜完整性标志物，鼻呼气NO下降或消失以原发性纤毛运动不良症、囊性纤维化最为明显，是简单有效的初筛指标。

第七节　气道黏膜血流量测定及呼气温度测量

一、气道黏膜血流量测定

肺有双重血液供应，气道黏膜血液来自体循环，从胸主动脉或肋间动脉发出支气管动脉入肺后与支气管伴行，沿途不断分支并穿越管壁，形成管壁外毛细血管网和黏膜毛细血管网，最终汇集支气管静脉回流于右心房[97, 98]。气道血流量占心输出量的0.5%～1%，似乎微不足道，但气道组织容积校正后会发现血流量是很大的。切片观测显示，气道黏膜毛细血管丰富且集中在近上皮层，黏膜血流量在气道总血流量中的比例高达85%。黏膜血流的生理功能主要和热交换、水交换、气道防御、炎症过程等有关。气道黏膜血流和气道外层血流的调节系统及机制可能不同，局部因素在黏膜血流调节中可能发挥主导作用，对肺内生理和病理变化非常敏感。因此，气道黏膜血流量测定在气道疾病如哮喘、慢性阻塞性肺疾病等发病机制研究中越来越受重视。

气道黏膜血流测定的参考标准是微球注射计数，限于动物实验：经左心房定量注射放射性或非放射性彩色微球，处死动物，取气道黏膜作微球计数。人和动物实验均可使用但难以常规实施的技术有支气管动脉造影术、内镜引导下激光多普勒黏膜血流测定术等。1989年，美国的Wanner[98]报道首创呼气试验法气道黏膜血流量测定，其原理类同于Fick心输出量测量，属于可溶性气体稀释试验（参见第九章），完全无创，操作简单，准确性接近金标准，已被用于临床研究，正常成人为（34.5±2.68）μl/（min·ml），哮喘患者显著升高，药物干预数分钟即见血流明显改变。唯一的缺点是当前气体浓度检测需要快速反应质谱仪，其价格太高。原理及技术详细介绍见第九章第二节。

二、呼气温度测量

气道热交换研究可追溯至20世纪60年代，到了20世纪80年代，人们已注意到支气管不同层级的温差，以及这种温差与吸入空气温度之间的关系[99]。2002年，英国的Paredi[100]和意大利的Piacentini[101]分别独立报道了呼气温度（exhaled breath temperature）的直接测量（图15-25），而且两位学者都发现哮喘患者呼气温度升高与呼气NO升高相关，提出呼气温度作为气道炎症生物标志的可能。2003年，Paredi[102]又报道了具有气道黏膜血管毁损的COPD患者呼气温度上升速度减缓。2005年，通过气道黏膜血流量测量证实了哮喘患者呼气温度上升加速与血流量相关[103]。至此，呼气温度可以反映气道黏膜血流量和气道炎症概念基本确立。因为呼气温度测量仪价格不高、检查方便，很多学者相继加入研究行列，研究几乎涉及所有肺部疾病，发表论文不计其数，但结果差异很大，尚不具备临床常规应用条件。

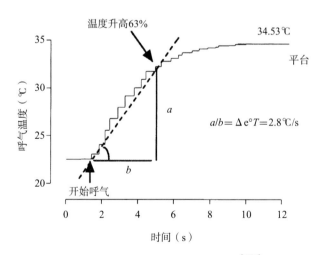

图 15-25　呼气温度变化速率测量[100]

获准引自：Paredi P，et al. Am J Respir Crit Care Med，2002，165（2）：181-184.

第八节 肺癌等呼气生物标志物检测

挥发性有机物（VOC）分析、呼气冷凝液分析（EBC）、气溶胶微粒分析是20世纪80年代肺病呼气生物标志物检测研究热点，但尚无一个项目获准常规用于临床，有关内容在第五章至第七章介绍。

（校阅：洪永忠　巫翠华　冼美兰）

参 考 文 献

[1] Sprigge JS. Sir Humphry Davy; his researches in respiratory physiology and his debt to Antoine Lavoisier. Anaesthesia, 2002, 57 (4): 357-364.

[2] Christie RV. The lung volume and its subdivisions: i. methods of measurement. J Clin Invest, 1932, 11 (6): 1099-1118.

[3] Wanger J, Clausen JL, Coates A, et al. Standardisation of the measurement of lung volumes. Eur Respir J, 2005, 26 (3): 511-522.

[4] Cournand A, Darling RC, Mansfield JS, et al. Studies on the intrapulmonary mixture of gases. II. analysis of the rebreathing method (closed circuit) for measuring residual air. J Clin Invest, 1940, 19 (4): 599-608.

[5] Darling RC, Cournand A, Mansfield JS, et al. Studies on intrapulmonary mixing of gases. I. Nitrogen elimination from the blood and body tissues during high oxygen breathing. J Clin Invest, 1940, 19 (4): 591-597.

[6] Darling RC, Cournand A, Richards DW. Studies on the intrapulmonary mixture of gases. III. an open circuit method for measuring residual air. J Clin Invest, 1940; 19 (4): 609-618.

[7] Newth CJ, Enright P, Johnson RL. Multiple-breath nitrogen washout techniques: including measurements with patients on ventilators. Eur Respir J, 1997, 10 (9): 2174-2185.

[8] Robinson PD, Latzin P, Verbanck S, et al. Consensus statement for inert gas washout measurement using multiple-and single-breath tests. Eur Respir J, 2013, 41 (3): 507-522.

[9] Lum S, Stocks J, Stanojevic S, et al. Age and height dependence of lung clearance index and functional residual capacity. Eur Respir J, 2013, 41 (6): 1371-1377.

[10] Stocks J, Quanjer PH. Reference values for residual volume, functional residual capacity and total lung capacity. ATS workshop on lung volume measurements. Official statement of the European Respiratory Society. Eur Respir J, 1995, 8 (3): 492-506.

[11] Stanojevic S, Kaminsky DA, Miller MR, et al. ERS/ATS technical standard on interpretive strategies for routine lung function tests. Eur Respir J, 2022, 60 (1): 2101499.

[12] Meneely GR, Kaltreider NL. The volume of the lung determined by helium dilution. Description of the method and comparison with other procedures. J Clin Invest, 1949, 28 (1): 129-139.

[13] Jonmarker C, Jansson L, Jonson B, et al. Measurement of functional residual capacity by sulfur hexafluoride washout. Anesthesiology, 1985, 63 (1): 89-95.

[14] Van Slyke DD, Binger CA. The determination of lung volume without forced breathing. J Exp Med, 1923, 37 (4): 457-470.

［15］Hickam JB，Blair E，Frayser R. An open-circuit helium method for measuring functional residual capacity and defective intrapulmonary gas mixing. J Clin Invest，1954，33（9）：1277-1286.

［16］Mitchell RR，Wilson RM，Holzapfel L，et al. Oxygen wash-in method for monitoring functional residual capacity. Crit Care Med，1982，10（8）：529-533.

［17］Fretschner R，Deusch H，Weitnauer A，et al. A simple method to estimate functional residual capacity in mechanically ventilated patients. Intensive Care Med，1993，19（7）：372-376.

［18］Weismann D，Reissmann H，Maisch S，et al. Monitoring of functional residual capacity by an oxygen washin/washout；technical description and evaluation. J Clin Monit Comput，2006，20（4）：251-260.

［19］Vinetti G，Ferrarini G，Taboni A，et al. Single-breath oxygen dilution for the measurement of total lung capacity：technical description and preliminary results in healthy subjects. Physiol Meas，2021，42（6）.

［20］Forkert L，Dhingra S，Anthonisen NR. Airway closure and closing volume. J Appl Physiol Respir Environ Exerc Physiol，1979，46（1）：24-30.

［21］Veneroni C，Van Muylem A，Malinovschi A，et al. Closing volume detection by single-breath gas washout and forced oscillation technique. J Appl Physiol（1985），2021，130（4）：903-913.

［22］Fowler WS. Lung function studies；the respiratory dead space. Am J Physiol，1948，154（3）：405-416.

［23］Fowler WS. Lung function studies；uneven pulmonary ventilation in normal subjects and in patients with pulmonary disease. J Appl Physiol，1949，2（6）：283-299.

［24］Dollfuss RE，Milic-Emili J，Bates DV. Regional ventilation of the lung，studied with boluses of ^{133}Xenon. Respir Physiol，1967，2（2）：234-246.

［25］Drummond GB，Milic-Emili J. Forty years of closing volume. Br J Anaesth，2007，99（6）：772-774.

［26］Milic-Emili J，Torchio R，D'Angelo E. Closing volume：a reappraisal（1967—2007）. Eur J Appl Physiol，2007，99（6）：567-583.

［27］Teculescu DB，Damel MC，Costantino E，et al. Computerized single-breath nitrogen washout：predicted values in a rural French community. Lung，1996，174（1）：43-55.

［28］Guérin C，Cour M，Argaud L. Airway Closure and expiratory flow limitation in acute respiratory distress syndrome. Front Physiol，2022，12：815601.

［29］Flores XF，Cruz JC. Single-breath，room-air method for measuring closing volume（phase 4）in the normal human lung. Chest，1992，102（2）：438-443.

［30］Holland J，Milic-Emili J，Macklem PT，et al. Regional distribution of pulmonary ventilation and perfusion in elderly subjects. J Clin Invest，1968，47（1）：81-92.

［31］Galvin I，Drummond GB，Nirmalan M. Distribution of blood flow and ventilation in the lung：gravity is not the only factor. Br J Anaesth，2007，98（4）：420-428.

［32］Horsley A. Lung clearance index in the assessment of airways disease. Respir Med，2009，103（6）：793-799.

［33］Becklake MR. A new index of the intrapulmonary mixture of inspired air. Thorax，1952，7（1）：111-116.

［34］Spano J，Milla CE. Defining the clinical utility of the lung clearance index. Are we there yet? Am J Respir Crit Care Med，2021，203（8）：937-939.

［35］Nuttall AGL，Velásquez W，Beardsmore CS，et al. Lung clearance index：assessment and utility in children with asthma. Eur Respir Rev，2019，28（154）：190046.

［36］Cherrez-Ojeda I，Robles-Velasco K，Osorio MF，et al. Current needs assessment for using lung clearance index for asthma in clinical practice. Curr Allergy Asthma Rep，2022，22（2）：13-20.

［37］Chukowry PS，Spittle DA，Turner AM. Small airways disease，biomarkers and COPD：Where are we? Int J Chron Obstruct Pulmon Dis，2021，16：351-365.

［38］Aurora P，Kozlowska W，Stocks J. Gas mixing efficiency from birth to adulthood measured by multiple-breath washout. Respir Physiol Neurobiol，2005，148（1-2）：125-139.

［39］Verbanck S，Paiva M. Gas mixing in the airways and airspaces. Compr Physiol，2011，1（2）：809-834.

［40］Nyilas S，Bigler A，Yammine S，et al. Alternate gas washout indices：Assessment of ventilation inhomogeneity in mild to moderate pediatric cystic fibrosis lung disease. Pediatr Pulmonol，2018，53（11）：1485-1491.

［41］Larsson A，Jonmarker C，Werner O. Ventilation inhomogeneity during controlled ventilation. Which index should be used? J Appl Physiol（1985），1988，65（5）：2030-2039.

［42］Gustafsson PM，Johansson HJ，Dahlbäck GO. Pneumotachographic nitrogen washout method for measurement of the volume of trapped gas in the lungs. Pediatr Pulmonol，1994，17（4）：258-268.

［43］Gustafsson PM，Källman S，Ljungberg H，et al. Method for assessment of volume of trapped gas in infants during multiple-breath inert gas washout. Pediatr Pulmonol，2003，35（1）：42-49.

［44］Hopkins SR. Ventilation/perfusion relationships and gas exchange：measurement approaches. Compr Physiol，2020，10（3）：1155-1205.

［45］Kety SS. The theory and applications of the exchange of inert gas at the lungs and tissues. Pharmacol Rev，1951，3（1）：1-41.

［46］Farhi LE. Elimination of inert gas by the lung. Respir Physiol，1967，3（1）：1-11.

［47］Wagner PD，Saltzman HA，West JB. Measurement of continuous distributions of ventilation-perfusion ratios：theory. J Appl Physiol，1974，36（5）：588-599.

［48］Wagner PD，Laravuso RB，Uhl RR，West JB. Continuous distributions of ventilation-perfusion ratios in normal subjects breathing air and 100 percent O_2. J Clin Invest，1974，54（1）：54-68.

［49］Wagner PD. The multiple inert gas elimination technique（MIGET）. Intensive Care Med，2008，34（6）：994-1001.

［50］Robinson TD，Freiberg DB，Regnis JA，et al. The role of hypoventilation and ventilation-perfusion redistribution in oxygen-induced hypercapnia during acute exacerbations of chronic obstructive pulmonary disease. Am J Respir Crit Care Med，2000，161（5）：1524-1529.

［51］Krogh M. The diffusion of gases through the lungs of man. J Physiol，1915，49（4）：271-300.

［52］Hughes JM，Borland CD. The centenary（2015）of the transfer factor for carbon monoxide（T（LCO））：Marie Krogh's legacy. Thorax，2015，70（4）：391-394.

［53］Macintyre N，Crapo RO，Viegi G，et al. Standardisation of the single-breath determination of carbon monoxide uptake in the lung. Eur Respir J，2005，26（4）：720-735.

［54］Roughton F，Forster R. Relative importance of diffusion and chemical reaction rates in determining rate of exchange of gases in the human lung，with special reference to true diffusing capacity of pulmonary membrane and issue of blood in the lung capillaries. J Appl Physiol，1957，11（2）：290-302.

［55］Guenard H，Varene N，Vaida P. Determination of lung capillary blood volume and membrane diffusing capacity in man by the measurements of NO and CO transfer. Respir Physiol，1987，70（1）：113-120.

［56］Lilienthal JL Jr，Riley RL，Proemmel DD，et al. An experimental analysis in man of the oxygen pressure gradient from alveolar air to arterial blood during rest and exercise at sea level and at altitude. Am J Physiol，1946，147：199-216.

［57］Zavorsky GS，Hsia CC，Hughes JM，et al. Standardisation and application of the single-breath determination of nitric oxide uptake in the lung. Eur Respir J，2017，49（2）：1600962.

［58］Martinot JB，Guénard H，Dinh-Xuan AT，et al. Nitrogen monoxide and carbon monoxide transfer interpretation：state of the art. Clin Physiol Funct Imaging，2017，37（4）：357-365.

［59］Forster RE，Fowler WS，Bates DV，et al. The absorption of carbon monoxide by the lungs during breath-holding. J Clin Invest，1954，33（8）：1135-1145.

［60］Blakemore WS，Forster RE，Morton JW，et al. A standardized breath-holding technique for the clinical measurement of the diffusing capacity of the lung for carbon monoxide. J Clin Invest，1957，36（1 Part 1）：1-17.

［61］Graham BL，Brusasco V，Burgos F，et al. 2017 ERS/ATS standards for single-breath carbon monoxide uptake in the lung. Eur Respir J，2017，49（1）：1600016.

［62］Borland C，Chamberlain A，Higenbottam T. The fate of inhaled nitric oxide. Clin Sci，1983，65：37P.

［63］Borland C，Cracknell N，Higenbottam T. Is the measurment of "DLNO" a true measure of membrane diffusing capacity? Clin Sci，1984，67（s9）：41P.

［64］Borland CD，Higenbottam TW. A simultaneous single breath measurement of pulmonary diffusing capacity with nitric oxide and carbon monoxide. Eur Respir J，1989，2（1）：56-63.

［65］Huang YC，O'Brien SR，MacIntyre NR. Intrabreath diffusing capacity of the lung in healthy individuals at rest and during exercise. Chest，2002，122（1）：177-185.

［66］Ignarro LJ. Nitric oxide is not just blowing in the wind. Br J Pharmacol，2019，176（2）：131-134.

［67］Gustafsson LE，Leone AM，Persson MG，et al. Endogenous nitric oxide is present in the exhaled air of rabbits，guinea pigs and humans. Biochem Biophys Res Commun，1991，181（2）：852-857.

［68］Kharitonov SA，Barnes PJ. Exhaled markers of pulmonary disease. Am J Respir Crit Care Med，2001，163（7）：1693-1722.

［69］Hart CM. Nitric oxide in adult lung disease. Chest，1999，115（5）：1407-1417.

［70］Stuehr DJ，Haque MM. Nitric oxide synthase enzymology in the 20 years after the Nobel Prize. Br J Pharmacol，2019，176（2）：177-188.

［71］Alving K，Weitzberg E，Lundberg JM. Increased amount of nitric oxide in exhaled air of asthmatics. Eur Respir J，1993，6（9）：1368-1370.

［72］Therminarias A，Flore P，Favre-Juvin A，et al. Air contamination with nitric oxide：effect on exhaled nitric oxide response. Am J Respir Crit Care Med，1998，157（3 Pt 1）：791-795.

［73］Lundberg JO，Rinder J，Weitzberg E，et al. Nasally exhaled nitric oxide in humans originates mainly in the paranasal sinuses. Acta Physiol Scand，1994，152（4）：431-432.

［74］Lundberg JO，Weitzberg E，Nordvall SL，et al. Primarily nasal origin of exhaled nitric oxide and absence in Kartagener's syndrome. Eur Respir J，1994，7（8）：1501-1504.

［75］Shinkai M，Suzuki S，Miyashita A，et al. Analysis of exhaled nitric oxide by the helium bolus method. Chest. 2002，121（6）：1847-1852.

［76］Dweik RA，Laskowski D，Abu-Soud HM，et al. Nitric oxide synthesis in the lung. Regulation by oxygen through a kinetic mechanism. J Clin Invest，1998，101（3）：660-666.

［77］Lundberg JO，Farkas-Szallasi T，Weitzberg E，et al．High nitric oxide production in human paranasal sinuses．Nat Med，1995，1（4）：370-373．

［78］Watkins DN，Peroni DJ，Basclain KA，et al．Expression and activity of nitric oxide synthases in human airway epithelium．Am J Respir Cell Mol Biol，1997，16（6）：629-639．

［79］Sherman TS，Chen Z，Yuhanna IS，et al．Nitric oxide synthase isoform expression in the developing lung epithelium．Am J Physiol，1999，276（2）：L383-L390．

［80］Hansel TT，Kharitonov SA，Donnelly LE，et al．A selective inhibitor of inducible nitric oxide synthase inhibits exhaled breath nitric oxide in healthy volunteers and asthmatics．FASEB J．2003，17（10）：1298-1300．

［81］Tsoukias NM，George SC．A two-compartment model of pulmonary nitric oxide exchange dynamics．J Appl Physiol（1985），1998，85（2）：653-666．

［82］Horváth I，Barnes PJ，Loukides S，et al．A European Respiratory Society technical standard：Exhaled biomarkers in lung disease．Eur Respir J，2017，49（4）：1600965．

［83］George SC，Hogman M，Permutt S，et al．Modeling pulmonary nitric oxide exchange．J Appl Physiol（1985），2004，96（3）：831-839．

［84］Rimmer J，Hellings P，Lund VJ，et al．European position paper on diagnostic tools in rhinology．Rhinology，2019，57（Suppl S28）：1-41．

［85］Dweik RA，Boggs PB，Erzurum SC，et al．An official ATS clinical practice guideline：Interpretation of exhaled nitric oxide levels（FENO）for clinical applications．Am J Respir Crit Care Med，2011，184（5）：602-615．

［86］Matsunaga K，Kuwahira I，Hanaoka M，et al．An official JRS statement：The principles of fractional exhaled nitric oxide（FeNO）measurement and interpretation of the results in clinical practice．Respir Investig，2021，59（1）：34-52．

［87］中国医药教育协会慢性气道疾病专业委员会，中国哮喘联盟．呼出气一氧化氮检测及其在气道疾病诊治中应用的中国专家共识．中华医学杂志，2021，101（38）：3092-3114．

［88］中华医学会儿科学分会呼吸学组哮喘协作组．儿童呼出气一氧化氮检测及临床应用专家共识（2021版）．中华实用儿科临床杂志，2021，36（6）：417-423．

［89］Beydon N，Ferkol T，Harris AL，et al．An international survey on nasal nitric oxide measurement practices for the diagnosis of primary ciliary dyskinesia．ERJ Open Res，2022，8（2）：00708-2021

［90］广州呼吸疾病研究所，首都医科大学附属北京儿童医院，卫生部中日友好医院，等．中国人呼出气一氧化氮（FeNO）正常值全国多中心研究．中华全科医学，2013，11（3）：341-345．

［91］Bjermer L，Alving K，Diamant Z，et al．Current evidence and future research needs for FeNO measurement in respiratory diseases．Respir Med，2014，108（6）：830-841．

［92］Expert Panel Working Group of the National Heart，Lung，and Blood Institute（NHLBI）administered and coordinated National Asthma Education and Prevention Program Coordinating Committee（NAEPPCC），Michelle M.Cloutier，Alan P.Baptist，et al．2020 Focused updates to the asthma management guidelines：A report from the National Asthma Education and Prevention Program Coordinating Committee Expert Panel Working Group．J Allergy Clin Immunol，2020，146（6）：1217-1270．

［93］Cloutier MM，Teach SJ，Lemanske RF Jr，et al．The 2020 focused updates to the NIH asthma management guidelines：Key points for pediatricians．Pediatrics，2021，147（6）：e2021050286．

［94］Khatri SB，Iaccarino JM，Barochia A，et al．Use of fractional exhaled nitric oxide to guide the treatment of asthma：An official American Thoracic Society clinical practice guideline．Am J Respir Crit Care Med，2021，204（10）：e97-e109．

［95］Côté A，Russell RJ，Boulet LP，et al. Managing chronic cough due to asthma and NAEB in adults and adolescents：CHEST guideline and expert panel report. Chest，2020，158（1）：68-96.

［96］Morice AH，Millqvist E，Bieksiene K，et al. ERS guidelines on the diagnosis and treatment of chronic cough in adults and children. Eur Resptffuir J，2020，55（1）：1901136.

［97］Deffebach ME，Charan NB，Lakshminarayan S，et al. The bronchial circulation. Small，but a vital attribute of the lung. Am Rev Respir Dis，1987，135（2）：463-481.

［98］Wanner A. Circulation of the airway mucosa. J Appl Physiol（1985），1989，67（3）：917-925.

［99］McFadden ER Jr，Pichurko BM，Bowman HF，et al. Thermal mapping of the airways in humans. J Appl Physiol（1985），1985，58（2）：564-570.

［100］Paredi P，Kharitonov SA，Barnes PJ. Faster rise of exhaled breath temperature in asthma：A novel marker of airway inflammation？Am J Respir Crit Care Med，2002，165（2）：181-184.

［101］Piacentini GL，Bodini A，Zerman L，et al. Relationship between exhaled air temperature and exhaled nitric oxide in childhood asthma. Eur Respir J，2002，20（1）：108-111.

［102］Paredi P，Caramori G，Cramer D，et al. Slower rise of exhaled breath temperature in chronic obstructive pulmonary disease. Eur Respir J，2003，21（3）：439-443.

［103］Paredi P，Kharitonov SA，Barnes PJ. Correlation of exhaled breath temperature with bronchial blood flow in asthma. Respir Res，2005，6（1）：15.

第十六章 口臭诊断

- 口臭是从口腔或鼻腔发出的难闻异味，病因复杂多样，但80%～90%的真性口臭归因于口腔舌苔厌氧菌过度生长，而不是普遍认为的胃肠道失调、幽门螺杆菌感染。挥发性硫化物是最重要的口臭异味分子，稀释过氧化氢溶液含漱对口腔性口臭有很好的疗效。
- 嗅诊是口臭诊断的金标准，分为无、可疑、轻微、中度、重度和强烈6个等级，中度以上口臭一般是需要处理的对象。嗅诊在病因类型确认方面的应用有限。
- Halimeter®、OralChroma™是两款当前最主要的商品化口臭检测仪。心理因素使假性口臭和心因性口臭患者相信仪器诊断更为客观，但更重要的是只有仪器检测才能区别生理性口臭、病理性口臭、血源性口臭。

口臭（halitosis）是指从口腔和（或）鼻腔发出的难闻异味。口臭可以是疾病的信号，如希波克拉底描述的肝病性口臭和近代认识的糖尿病酮症酸中毒时发出的烂苹果味。口臭会影响交际，千百年来，有关口臭的故事流传甚多，但认真考究者甚少，人们普遍相信口臭是胃肠功能失调的结果。现代口臭科学研究始于20世纪20～30年代并在50～60年代逐渐明朗，口臭多数源于口腔，是细菌腐败的结果，口腔清洁有效[1, 2]。1971年，现代口臭研究之父、不列颠哥伦比亚大学口腔生物学教授Joseph Tonzetich[1, 2]，利用高灵敏度气相色谱分析率先在口腔气中检出硫化氢等挥发性硫化物（volatile sulfur compound，VSC），并令人叹服地证实VSC就是口臭最主要的异味分子，从而证明了前辈们有关口臭主要来源于口腔细菌腐败的推测。又一位口臭领域的重要开拓者，特拉维夫大学微生物学家Mel Rosenberg[3, 4]，从20世纪80年代中期开始聚焦于口臭诊疗并在1991年发明诊室口臭诊断仪，组织国际口臭研讨会，创办呼气分析专业杂志，极大地促进了口臭的科学诊治及知识普及。如今，欧美多国及日本等国家已发展到了按照指南共识对口臭进行规范化诊疗的阶段。但在我国，熟悉口臭的医生仍为数不多，普遍相信口臭乃胃肠失调所致的情形没有根本改变，近年更是盛传幽门螺杆菌可致口臭。口臭科普刻不容缓。

一、口臭诊治概要

（一）口臭分类

在Miyazaki-Yaegaki方案基础上稍加调整，口臭可划分为真性、假性和心因性三大类[5, 6]。真性口臭是能被客观感知到的口臭，进一步细分为一过性口臭、口腔性口臭、口腔外来源口臭，后者可再分为非血源性和血源性两个亚类。假性口臭是各种因素引起的误解，最终主客观均认可未能感受到口臭的情形。心因性口臭则是一种心理疾病，无口臭的客观存在证据，但患者主观感受到或者长期坚持认为存在。

（二）流行病学

目前尚无全球权威调查结果，荟萃分析或检测调查文献估算人群口臭发生率是31.8%（95% CI: 24.6% ～ 39.0%），可见口臭是十分普遍的[7]。年长者口臭发病率较高，男女性别则无显著差异。在以口臭为主诉的就诊患者中，近90%为口腔原因引起，口腔外原因占比很低。例如，比利时一家口臭诊所连续2000例患者的病因构成如下：76%属于口腔源性，4%为口腔外口臭，混合性占4%，其余16%为假性口臭或心因性口臭[8]。这样的统计结果在普遍认为口臭是胃肠功能失调引起的情况下着实不易理解，更何况流行病学调查早就发现超过半数的消化不良主诉者伴有口臭。其实，这不过是调查对象主诉为口臭或消化不良的差异导致的，简言之，真实情形是"看胃病者常有口臭，看口臭者不常患胃病"。认识这一点对于口臭诊疗过程中的病因查找和解释甚为重要。

（三）异味分子

VSC是最主要的口臭气味分子，主要包括硫化氢、甲硫醇和二甲硫醚3种，分别呈坏鸡蛋味、烂包菜味和霉甜味，有报道指出三者的人类感知阈值分别为95ppb、12ppb和24ppb[9]。二甲硫醚化学性质稳定，可以通过血液肺泡弥散排出，是血源性口臭如肝病性口臭的重要异味分子。硫化氢、甲硫醇化学性质活泼，代谢生成后即刻与其他分子反应成结合型，无法通过血液肺泡弥散排放，故口气或呼气中的硫化氢、甲硫醇完全来自局部代谢释放[10, 11]。这样，口气或呼气中的二甲硫醚既可来源于血，也可来自口腔气道局部释放。进食大蒜（烯丙基甲基硫醚）、洋葱（甲基丙基硫醚）后的口臭亦属血源性，是食物成分在体内代谢的结果。其他VSC还有丙硫醚、二甲二硫、二甲三硫等。内源性VSC来自蛋氨酸、半胱氨酸、谷胱甘肽等巯基化合物的代谢释放，有关VSC的代谢来源和排放细节详见第五章第二节。

除了VSC，口腔气能检测出的挥发性有机物还有很多，但这些分子偶尔可能是口臭的主要异味分子（表16-1）。尸胺、腐胺、吲哚、粪臭素、脂肪酸、氨等确有异味，而且在唾液中也可检出高浓度存在，一度被认为是主要口臭异味分子。但后来发现，它们在中性pH时的挥发性很低，口腔气或体外唾液孵育顶气均无法检出它们的存在[2, 12]。

表16-1　口臭异味分子[13]

化合物	气味	生成来源
挥发性硫化物		蛋氨基酸等含硫化合物
硫化氢（H_2S）	坏鸡蛋味	
甲硫醇（CH_3SH）	烂包菜味	
二甲硫醚 [$(CH_3)_2SH$]	霉甜味（肝病性口臭）	
短链脂肪酸		
丙酸、丁酸、戊酸	酸败味	葡萄糖、脂肪酸

续表

化合物	气味	生成来源
多胺		
尸胺、腐胺	腐尸味	赖氨酸、鸟氨酸
三甲胺	鱼腥味	胆碱
苯基化合物		
吲哚、粪臭素	粪臭味	色氨酸
酮类		
丙酮	烂苹果味	生酮代谢
含氮化合物		
氨	尿味	尿素

（四）病因与发病机制

1. 口腔性口臭（intra-oral halitosis） 80%～90%的真性口臭属于此类。1971年，在体外唾液腐败顶气模拟口臭基础上，Tonzetich[1, 2]应用高灵敏气相色谱仪在15名志愿者口腔气中检出了3种VSC（硫化氢、甲硫醇和二甲硫醚），否定了过去通常认为的粪臭素、吲哚、硫化物和胺类是导致口臭的主要异味化合物的观点。3种VSC在刷牙和清水漱口后1min再测近乎消失，随后又逐步回升，至60min时完全恢复至原来的水平。这些志愿者的唾液体外孵育顶气同样检出3种相同的VSC，而且浓度随孵育时间延长而上升，至60min时3种VSC的浓度及比例与同一个体的口腔气样相同（图16-1）。Tonzetich[1, 2]认为，口腔气和唾液顶气VSC构成的一致性支持异味源于口内细菌腐败之说，而刷牙和漱口能暂时清除异味则清楚表明VSC来自口腔。2007年，Tangerman等[9]报道了58名以口臭为主诉连续病例口腔气和鼻腔气VSC比较，结果发现53例真性口臭中47例（88.7%）鼻腔气3种VSC完全缺如而仅在口腔气中有高浓度检出，强力佐证了多数口臭源于口腔之说。血液等体液中不存在口臭主要成分游离型硫化氢、甲硫醇同样让人无法否定绝大多数口臭来自口腔的论断[10, 11]。

口臭来源于何处？对于有明显口腔疾患或不良口腔卫生状态的患者，将口臭归因于病灶细菌腐败是容易理解的，如牙龈炎、牙周炎、龋齿、食物嵌塞、义齿不清洁、不良修复体、口腔恶性肿瘤等。然而，接近半数口臭患者无明显口腔疾患可查，口腔卫生状态通常也是良好的，这些患者的口臭（生理性口臭）来源于哪里？日本的Yaegaki等[14-16]给出的答案是在舌苔！多项口腔疾病及卫生指标的相关性分析显示，口气VSC浓度与舌苔厚度相关性最高，牙周病伴口臭者均为厚苔[15, 16]；健康志愿者滴加半胱氨酸诱发口臭的研究发现，以滴加舌面时最重[17]；口腔清除物臭味持续时间，以舌苔刮取物最长[18]；分析多项口腔清洁措施除臭，以刮舌苔效果最明显[19]。据此推断，舌苔异常乃口臭的主要根源[5]。

舌苔何以成为口臭的"主产地"？放大观察舌面，绒毛丛生、裂隙纵横、碎屑滞留。毫无疑问，舌苔是细菌和真菌的极佳寄居环境。舌苔由脱落的上皮细胞、血细胞、

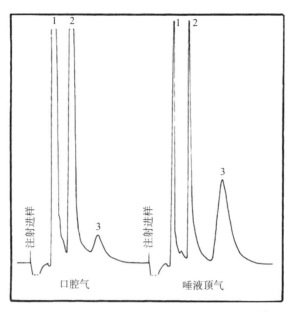

图16-1　VSC火焰光度检测器气相色谱分析[2]

这是一名成人晨起口腔气及其体外孵育1h唾液顶气VSC的火焰光度检测器气相色谱分析,两份图谱几乎完全一致,
表明口腔气中的 VSC 来自口腔细菌腐败过程。色谱峰 1 = H_2S、2 = CH_3SH、3 =（CH_3）$_2SH$

获准引自：Tonzetich J. J Periodontol，1977，48（1）：13-20.

碎屑、各种细菌、真菌等构成。细菌最早就是在口腔标本中观察到的，舌苔的微生态系统十分复杂：①细菌量大，每一个上皮细胞至少附着100个细菌，而口腔其他部位的上皮细胞仅约25个[5]；②种类多，非培养基因扩增测序鉴定的细菌多达600余种[20, 21]；③革兰氏阳性球菌为优势菌，浅层舌苔以需氧菌为主，舌深层舌苔则以厌氧菌为主[13]。总之，舌苔菌群密度不亚于结肠，且细菌种类较结肠复杂，由此推断舌苔微生物群是口咽部各处微生物的主要来源显然是可以接受的[13]。口臭者舌苔微生物总量进一步明显增加，可达正常值的25倍以上，分类上表现为革兰氏阳性需氧球菌减少、革兰氏阴性厌氧杆菌显著增加[13]。过氧化氢液含漱、口服甲硝唑等抗厌氧菌药物对口臭常有明显疗效也是间接证明。可以设想口腔性口臭的两种发病机制：第一，各种原因引起舌苔以革兰氏阴性厌氧菌为主的细菌过度生长，伴随着腐败加剧和VSC等异味分子释放增多；第二，舌苔细菌随唾液流动而迁移定植于牙周袋等部位遇厌氧等合适条件时便出现过度生长，进而引发牙周炎、牙龈炎、牙周脓肿等口腔感染，同时散发异味。简言之，口臭是舌苔细菌过度生长的结果[13]。

　　什么因素会导致舌苔细菌过度生长？口腔自洁能力下降是最重要的诱因。唾液对食物残渣、细菌的冲刷与灭活作用是口腔维持自洁的关键机制，一切减少唾液分泌的因素都容易引发舌苔细菌过度生长。干燥综合征患者明显口臭的原因就在于唾液腺的损毁。晨起口臭、早餐后减轻消失、午餐前又加重就是夜间唾液分泌近于停止、进餐刺激分泌和分泌刺激中止的结果[22]。唾液减少的另一后果是VSC结合减少、散发增加。正常吞咽是维持口腔自洁的另一关键机制，吞咽异常者毫无例外会发生口臭。个人卫生习惯在口臭防治中的地位不言自明。但要注意，刷牙、刮舌苔过多过于用力会伤及牙龈、舌苔而诱发炎症，同样会加重口臭。

什么样的舌苔细菌过度生长会释放VSC？已分离的VSC所生产细菌有80余株，有的产生硫化氢，有的产生甲硫醇，高产菌株均为革兰氏阴性厌氧菌[23]。产生脂肪酸、尸胺、腐胺等异味分子的菌种也不少。目前仍不断有学者试图分离特异性口臭致病菌，已分离的"口臭细菌"在非口臭者口腔中也大都存在，只是数量较口臭者少而已。可见，口臭是微生态学上典型的细菌过度生长现象，而不是某一种特异性致病菌引发的结果。至于各种菌群之间的相互关系、信息通路，尚待分析[24]。例如，已发现某些乳杆菌通过产生过氧化氢可强烈抑制厌氧菌的生长[25]。

幽门螺杆菌（*Helicobacter pylori*，*Hp*）与口臭的关系在我国是热门话题。*Hp*在人群中的感染率很高，是常见胃十二指肠疾病的主要致病菌。*Hp*也能寄居于舌苔、牙周袋。一些患者在成功根除*Hp*感染后高兴地发现，多年的口臭也随之消失。低质量流行病学调查显示，*Hp*感染者的口臭发生率和口气VSC水平的确显著高于*Hp*阴性者[26]。有学者还从体外培养检测证实某些*Hp*菌株产生各种VSC，但可以肯定，产量不高，因为*Hp*分离培养时并无明显异味，生化反应鉴定中的硫化氢生产反应也呈阴性。所以，成功根除*Hp*感染而口臭消失的原因最大可能在于药物特别是甲硝唑等抗菌药对舌苔厌氧菌过度生长同时有效。

异味分子的生产底物主要来源于食物残留、唾液蛋白和组织液。其中含硫氨基酸是VSC的生产底物，包括半胱氨酸、胱氨酸和蛋氨酸，其他含硫化合物可能也很重要。鼻腔分泌物中的含硫氨基酸也特别丰富，故后鼻滴涕（postnasal drip）也是口臭的重要诱因。讲话过程中频频吸鼻者强烈提示后鼻滴涕、慢性鼻窦炎的存在。

2. 口腔外口臭（extra-oral halitosis） 5%～10%的真性口臭属于此类，Tangerman[9-11]将其进一步细分为非血源性和血源性两个亚类。口臭来自口腔邻近组织器官的属于非血源性，如咽喉炎、扁桃体炎、鼻窦炎、幼儿鼻腔异物、肺脓肿、支气管扩张症、食管巨大Zenker憩室、胃结肠瘘等。因多为个案报道，有关非血源性口臭的异味分子罕有明确鉴定者。

血源性口臭是指全身各系统疾病或代谢异常释放的异味分子进入血液最后经肺排出引起的口臭。临床医生最熟悉的血源性口臭案例莫过于糖尿病酮症酸中毒的烂苹果味（丙酮）、肾功能不全的尿臭味（氨）、肝硬化晚期肝病性口臭（二甲硫醚）的霉甜味。已发现三种罕见的释放明显异味的先天代谢障碍，分别是三甲胺尿症（鱼腥味）、持续性孤立性高蛋氨酸血症（二甲硫醚）和硒结合蛋白1（SELENBP1）缺乏症[27-29]。含硫药物引起口臭的报道屡见不鲜，如半胱氨酸（化痰）、双硫仑（戒酒）、二甲基亚砜（消炎）、甲磺司特（平喘）等，除了双硫仑的异味分子为二硫化碳（CS_2），其余几种均为霉甜味的二甲硫醚，类似于肝病性口臭。二甲硫醚为口臭主要分子是日本Murata医生[30]于2003年在1例因使用甲磺司特而发生口臭的患者中证实的。进食大蒜（烯丙基甲基硫醚）、洋葱（甲基丙基硫醚）后的口臭亦属血源性，是食物成分在体内代谢的结果。

还有不少人坚持认为口臭是胃肠道功能失调引起的，绝大多数口臭的异味分子硫化氢和甲硫醇无法从胃肠道进入血液这一证据足以否定这种观点。至于胃肠疾病是否更容易引起舌苔菌群异常则又是不同的概念了。

3.一过性口臭（temporary halitosis） 特指进食大蒜、洋葱、榴莲等气味食物所引起的口臭，属于真性口臭范畴[5, 10]。因大多自知原因，停食异味即消失，罕有因此就诊者。

4.假性口臭（pseudo-halitosis） 高达30%的口臭主诉者最终证实并无口臭。然而，因为接诊医生缺乏经验，不少假性口臭者接受了很多不必要的检查和治疗。Seemann[31] 的报道颇具代表性，407例主诉口臭就诊者中，293例为最终检测到异味的真性口臭，占比72.0%，其中口腔性口臭和口外性口臭分别是272例（92.8%）和21例（7.2%）；114例为假性口臭，占比高达28.0%。在这些假性口臭患者中，76.3%的患者接受过其他医生的口臭相关治疗，36%的患者接受过一次以上的胃镜检查，14%的患者接受过一次耳鼻咽喉科手术，令人遗憾的是，仅有10例患者（8.8%）接受过医生的口臭嗅诊。

"我有口臭"是很不可靠的就医主诉，因为口腔异味分子并不容易抵达鼻腔。不少患者是因为误解他人的言语和表情而就诊，经诊断排除和解释后释然。真性口臭也少有自我感觉者，常为至亲或密友告之而就诊。不排除部分真性口臭者就诊时口臭已消失的可能，所以切不可仅凭一次检查就轻易断言假性口臭或心因性口臭。

5.心因性口臭（halitophobia） 属于心理疾病，是嗅觉牵涉综合征（olfactory reference syndrome）的一种类型，并非罕见，Pryse-Phillips[32] 从近10名心理科医生那里收集到18个月内36例就诊心因性口臭患者，而Phillips医生本人[33] 在8年间共诊断了20例心因性口臭。心因性口臭以青少年发病居多，男女性别无差异。患者持续和错误地认为自己患有严重的口臭，但事实上口臭并不存在或有极其轻微异味，部分患者还坚称同时伴腋臭、生殖器恶臭等，因而重复刷牙、反复漱口、过度淋浴、频繁更服、施用香水等。这类患者常常错误地认为人们远离他们坐着、开窗或掩鼻等行为就是针对异味做出的反应。患者内心痛苦、自卑感重，担心冒犯他人，回避社交场合。约半数患者有自杀倾向。患者虽有求医行为，但大多前往非精神科医生处寻求治疗，结果不但无济于事，往往还会造成伤害，如切除扁桃体、鼻窦穿刺冲洗等。偶伴真性口臭者，治愈后并不能改变其信念。心因性口臭的发病机制不明，治疗较为棘手，最近有药物及行为治疗成功的案例报道[34]。在此需强调的是，心因性口臭毕竟少见，临床医生切不可因未闻到异味、一次解释患者不接受就高度怀疑该病，特别是在没有仪器检测时。心因性口臭诊断只能由心理科医生做出。

（五）诊断要点

证实口臭、查明来源是口臭诊断的两大原则[35, 36]。假性口臭的存在使得主诉不能作为口臭的诊断依据。直接证据是客观闻诊和仪器检测异味气体；间接证据是发现可引起口臭的口腔内、口腔外或全身性疾病，其中体检发现舌苔厚腻对口腔性口臭有一定提示价值，N-苯甲酰-DL-精氨酸-β-萘酰胺（BANA）试验阳性对诊断可能也有帮助。

多数情况下，将口臭门诊设立在口腔科是合适的。另外，基于我国现状，消化科医生应具备一定的诊治口臭的能力。欧美国家规范化诊治流程、多学科口臭诊室的经验值得我们借鉴（图16-2）。

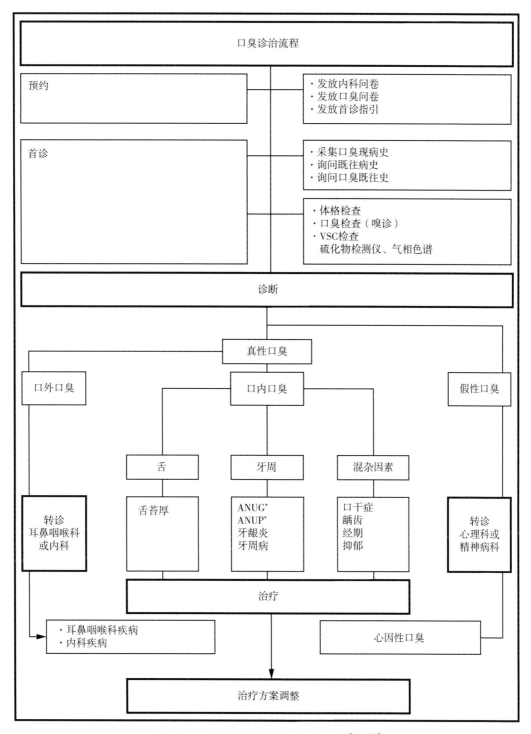

图 16-2 欧美国家牙科口臭诊治流程[35, 36]

AUNG，急性坏死性溃疡性龈炎；ANUP，急性坏死性溃疡性牙周病

这是 2014 年首发、2020 年再次确认沿用的国际牙科口臭诊治专家共识中的流程图

获准引自：Seemann R，et al. J Breath Res，2014，8（1）：017101.

【附】BANA 试验[37]

慢性牙周炎患者口腔常可分离到以下3种革兰氏阴性厌氧菌：牙龈卟啉单胞菌、牙密螺旋体菌和福塞类杆菌。这些细菌高活性表达类胰蛋白酶，可水解人工合成的胰蛋白酶底物BANA生成蓝色化合物。利用这一生化反应，可对舌苔、牙菌斑等标本进行快速半定量检验。BANA试验与口臭及VSC之间的关系待定，有些研究提示这些细菌释放的VSC以甲硫醇为主（Halimeter®检测不敏感），而甲硫醇是病理性口臭的标志。

（六）防治原则

根据不同的病因采取相应的治疗方案[35, 36]。对于最常见的口腔性口臭，除了牙周炎等明显病灶的处置，最关键的是迅速控制舌苔厌氧细菌过度生长。口服甲硝唑等全身用药不宜常规使用。氯己定（洗必泰）、氯己定/乙酸锌含漱液是比较有效的局部用药，但导致口腔溃疡和牙体着色的缺点限制了它们的应用。市售漱口水大多疗效不确切，含二氧化氯者似乎有一定效果[38]。笔者所在医院口臭门诊常用处方是日本最先报道的稀释过氧化氢液含漱，疗效较好，值得推荐[39-41]。具体方法如下：取医用3%过氧化氢溶液5ml直接含漱3～5min，早晚刷牙后各一次，持续3～5天，下次发作时再用有效；也可取3%过氧化氢溶液10ml加水15～20ml，分3～5次含漱，每次持续约5min，早晚刷牙后各一次。过氧化氢有刺激性，长期使用有诱发舌体肥大的可能，故不可用于预防。合并Hp感染者应按消化病指南决定是否根除。关于刮舌苔，不建议本无此习惯者采用，有此习惯者也应特别注意动作轻柔。猛力刷牙和刮舌苔易伤及牙龈和舌面，更易诱发口臭，还可能有诱发舌癌的风险。益生菌疗法对口臭的防治效果缺乏强力证据[42]，但能产过氧化氢的乳杆菌值得关注[25]。

维持口腔自洁能力是预防口腔性口臭的关键。进食后漱口以减少口臭底物来源；坚持吃早餐、常叩齿、多鼓腮、多饮水或咀嚼口香糖以刺激唾液持续分泌和保持口腔湿润；戒烟酒、少饮浓咖啡以防止口腔干燥，茶有抗菌除臭作用，可常饮，但不宜过浓；治愈慢性鼻炎、鼻窦炎以防后鼻滴涕；有条件者，6～12个月例行一次口腔检查。

二、嗅诊

嗅诊指检查者对被检者气味的主观感知评判，是口臭诊断的金标准[35, 36, 43, 44]。

（一）医生嗅诊

方案一：受检者取坐位，头稍向后仰，闭口鼻呼吸2min后张口轻轻哈气，医生正面距其口部5～10cm吸气嗅之，共2～3次；受检者改为口呼吸2min后经鼻轻轻呼气，医生亦正面吸气嗅之。分别记录口腔气、鼻腔气的异味程度，按6级方案记分（表16-2）。临床上，一般将中度（3分）以上口臭视为需要处理的对象。

方案二：为了消除正面嗅诊的不便，Kim医生[45]通过注射器采样嗅诊（图16-3）。

表16-2 口臭嗅诊分级评分[3, 5]

记分	含义	描述
0	无气味	没闻到气味
1	可疑气味	闻到了气味，但不认为是口臭
2	轻微口臭	闻到了异味，但轻微
3	中度口臭	十分肯定的口臭
4	重度口臭	臭味很重，但尚可忍受
5	极重口臭	恶臭，不可忍受，检者本能地捂鼻

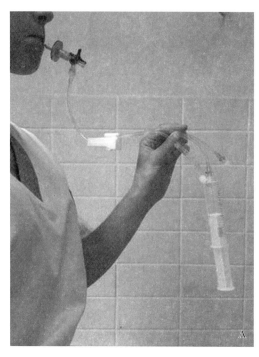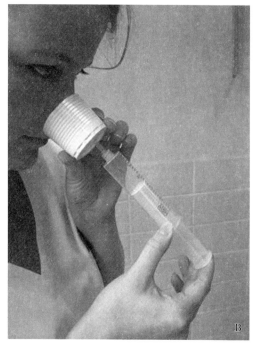

图16-3 插管抽气嗅诊[44]

获准引自：Laleman I, et al. J Breath Res, 2014, 8（1）: 017103.

方案三：受试者张口呼气，医生于100cm、30cm、10cm距离分别嗅之，若闻到异味分别记为3级、2级、1级，若10cm距离仍未闻异味则记作0，判为无口臭。此法适用于入门者和流行病学调查[37]。

嗅诊前要求：早上来检，3周内未用过抗菌药，前1天禁刮舌苔，当天早晨可用清水漱口，但禁刷牙、禁食、禁饮、禁烟、禁香水、禁化妆。在我国，这些限制似乎只适合于预约复诊，酌情掌握为宜。

检查医生要求嗅觉正常，标准是一般嗅觉体检合格即可，并注意定期复核。吸烟、饮酒显然不适合于嗅诊医生。至于气味鉴定师，其上岗条件则有更严格的规定，仅限于研究。

（二）自我嗅诊[22]

方法一：捂鼻自闻，手掌捂口鼻，闭气数秒后哈气，吸气闻之。

方法二：舔腕自闻，尽可能伸长舌头舔自己的手腕10s，干燥后检者闻之，此法又名舔腕试验（lick wrist test）。

方法三：牙线自闻，每洁一处牙缝后闻之，有助于臭源定位。

VSC对嗅觉神经有毒性作用，加上嗅觉适应，自我嗅诊并不十分可靠，但仍为值得推广普及的自我保健方法，特别是捂鼻自闻，口臭诊治医生应经常在晨起自检以校验嗅觉。

三、仪器检测

仪器检测是对异味分子的客观测量。已知VSC是最主要的口臭分子，所以仪器检测主要是指VSC检测[35, 36, 43, 44]。

（一）Halimeter® 口臭检测仪

Halimeter®是由Rosenberg研发、美国Interscan公司生产的全球第一款诊室型口臭检测仪（图16-4）。自它面世起，口臭诊所在20世纪90年代如雨后春笋般在欧美涌现。

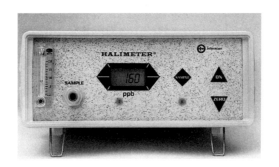

图16-4　Halimeter® 口臭检测仪

1.工作原理　液体电解质传感器感应挥发性硫化物。

2.基本操作　闭口呼吸2～3min后将连接仪器的一次性采样管插入口中，启动采样开关，仪器自动抽吸口腔气测量，约15s完成。重复测量3次，取平均值或最高数值报告。

3.诊断阈值　制造商建议＞150ppb可判为异常，但有的学者建议阳性阈值应定为105ppb[44]。

4.应用评价　该检测仪简单易操作，与嗅诊分级相关系数为0.37～0.82。其最大的缺点是传感器仅对高浓度硫化氢敏感，而对甲硫醇、二甲硫醚的感应性差，以致口臭已很明显而仪器却无反应的情形时有发生[44]。

【附】其他传感器口臭检测仪

诊室用传感器口臭检测仪品牌众多，如西班牙生产的Breathtron®，其采用氧化锌半导体传感器，如同Halimeter®感应VSC总量，制造商建议结果大于250ppb可判为口臭。如U盘大小的市售口臭自检仪器也有很多品牌，可随身携带、随时使用，其工作原理均为利用气体传感器。传感器检测的共同缺点是敏感性和特异性均不高，常有漏报误报。

（二）OralChroma™口臭检测仪

这是首款诊室型气相色谱法口臭检测仪，由日本几位知名口臭专家参与研发[46,47]。该检测仪于2010年前后投放市场，现有两种型号（CHM-1、CHM-2），大有取代传统电子传感器口臭检测仪之势。

1.工作原理 以空气为载气，用配有In_2O_3半导体检测器的气相色谱仪检测。

2.基本操作 用注射器抽取鼻腔气或者口腔气，从进样孔进样，一次检测耗时约8min，结果显示3种VSC色谱图，依次为硫化氢、甲硫醇和二甲硫醚（图16-5）。

3.诊断阈值 制造商建议的异常阈值如下：硫化氢＞110ppb、甲硫醇＞26ppb、二甲硫醚＞8ppb[43]。甲硫醇、二甲硫醚的诊断阈值可能定得太低，因为此前有报道称正常人口腔气浓度可达此水平，人类感知阈值报道也高于此值[9,48]。

4.应用评价 简单易行，CHM-1与嗅诊分级的相关系数为0.67～0.77（CHM-2资料待报）[43]。色谱检测的最大优点是对3种VSC具有极高的敏感性和特异性，能呈现不同类型口臭的VSC指纹特征性，配合鼻腔气和口腔气比较、干预后比较，有助于口臭病因确认（图16-6）。缺点是仪器较昂贵，需经常校正和定期更换传感器等。

（三）科研仪器

并非所有真性口臭均由VSC引起，引起口臭的VSC也并不是只有3种，其他VSC和异味分子的检测同样重要，但目前还没有相应的简易检测设备。对于这类分子的检测和研究只能通过大型科研仪器完成，如气相色谱-质谱仪。

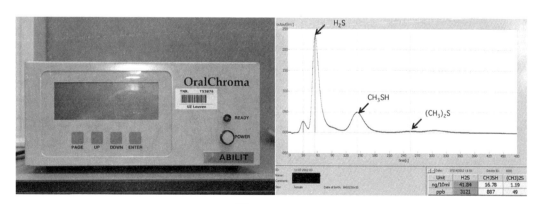

图16-5 OralChroma™口臭检测仪（3种VSC分离测量）

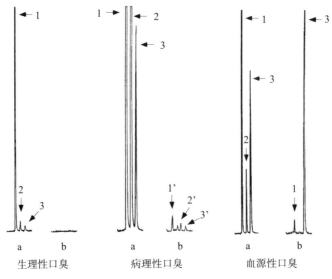

图16-6　口臭VSC指纹

VSC 火焰光度检测器气相色谱分析。1 和 1' ＝ H_2S；2 和 2' ＝ CH_3SH；3 和 3' ＝（CH_3）$_2S$；a. 口腔清洁前；b. 口腔清洁后。如果同时进行口腔气和鼻腔气分析，将会得到口腔、臭源、血源、不同混合多种口臭 VSC 图谱[30]

四、讨论

一部分研究者认为，既然嗅诊是口臭诊断的金标准，检查也很简单，日常临床工作似乎没必要再做仪器检测，但事实正相反。第一，口臭可能源于心理因素，需要仪器检测作为诊断补充。在以口臭为主诉的患者中，假性口臭的比例可高达30% ～ 40%，虽然嗅诊可以确定他们并不存在口臭，但就诊者常怀疑医生的嗅觉是否灵敏，仪器检测可为他们提供更为客观的证据，心因性口臭患者更是如此。第二，直面嗅诊让医患双方都感到尴尬、难以接受。第三，医生嗅诊水平有差异，嗅诊加仪器无疑是理想的搭配。事实上，正是口臭检测仪 Halimeter® 促成口臭诊所"遍地开花"。

更为重要的是，嗅觉的局限性使仪器检查无可替代。绝大多数口臭给人的感受都是臭鸡蛋样异味，但气相色谱分析图谱展示的不同病因口臭 VSC 指纹特征，让训练有素的气味品鉴师也望尘莫及：仅有舌苔变厚的生理性口臭是硫化氢单项升高，既有舌苔增厚又有牙周病的病理性口臭则显示为硫化氢、甲硫醇同时升高，而单纯的血源性口臭则仅见二甲硫醚升高，口腔性口臭合并血源性口臭、口腔性口臭的口腔气与鼻腔气的VSC图谱又与其他不同（图16-6）。明确原因是有效治疗口臭的基础，研发同时感应多种异味分子的口臭诊断仪是今后的努力方向。

五、小结

口臭是从口腔或鼻腔发出的难闻异味，VSC是其最主要的气味分子。口臭原因虽众多，但主诉口臭者多为口腔性，关键发病机制是舌苔厌氧菌过度生长、含硫化合物腐败降解释放增加。嗅诊是确认口臭的金标准，仪器检测是明确病因的关键方法。

（校阅：肖　鹏　周　伟　郑展超）

参 考 文 献

［1］ Tonzetich J. Direct gas chromatographic analysis of sulphur compounds in mouth air in man. Arch Oral Biol, 1971, 16（6）: 587-597.

［2］ Tonzetich J. Production and origin of oral malodor: a review of mechanisms and methods of analysis. J Periodontol, 1977, 48（1）: 13-20.

［3］ Rosenberg M, Septon I, Eli I, et al. Halitosis measurement by an industrial sulphide monitor. J Periodontol, 1991, 62（8）: 487-489.

［4］ Amann A, van Steenberghe D. Outgoing editor-in-chief, Mel Rosenberg. J Breath Res, 2013, 7（2）: 020201.

［5］ Yaegaki K, Coil JM. Examination, classification, and treatment of halitosis: clinical perspectives. J Can Dent Assoc, 2000, 66（5）: 257-261.

［6］ Yaegaki K. Advances in breath odor research: re-evaluation and newly-arising sciences. J Breath Res, 2012, 6（1）: 010201.

［7］ Silva MF, Leite FRM, Ferreira LB, et al. Estimated prevalence of halitosis: a systematic review and meta-regression analysis. Clin Oral Investig, 2018, 22（1）: 47-55.

［8］ Quirynen M, Dadamio J, Van den Velde S, et al. Characteristics of 2000 patients who visited a halitosis clinic. J Clin Periodontol, 2009, 36（11）: 970-975.

［9］ Tangerman A, Winkel EG. Intra-and extra-oral halitosis: finding of a new form of extra-oral blood-borne halitosis caused by dimethyl sulphide. J Clin Periodontol, 2007, 34（9）: 748-755.

［10］ Tangerman A. Measurement and biological significance of the volatile sulfur compounds hydrogen sulfide, methanethiol and dimethyl sulfide in various biological matrices. J Chromatogr B Analyt Technol Biomed Life Sci, 2009, 877（28）: 3366-3377.

［11］ Tangerman A, Winkel EG. Extra-oral halitosis: an overview. J Breath Res, 2010, 4（1）: 017003.

［12］ Van den Velde S, van Steenberghe D, Van Hee P, et al. Detection of odorous compounds in breath. J Dent Res, 2009, 88（3）: 285-289.

［13］ Loesche WJ, Kazor C. Microbiology and treatment of halitosis. Periodontol 2000, 2002, 28: 256-279.

［14］ Yaegaki K, Sanada K. Biochemical and clinical factors influencing oral malodor in periodontal patients. J Periodontol, 1992, 63（9）: 783-789.

［15］ Miyazaki H, Sakao S, Katoh Y, et al. Correlation between volatile sulphur compounds and certain oral health measurements in the general population. J Periodontol, 1995, 66（8）: 679-684.

［16］ Yaegaki K, Sanada K. Volatile sulfur compounds in mouth air from clinically healthy subjects and patients with periodontal disease. J Periodontal Res, 1992, 27（4 Pt 1）: 233-238.

［17］ Wåler SM. On the transformation of sulfur-containing amino acids and peptides to volatile sulfur compounds（VSC）in the human mouth. Eur J Oral Sci, 1997, 105（5 Pt 2）: 534-537.

［18］ Kaizu T, Tsunoda M, Aoki H, et al. Analysis of volatile sulphur compounds in mouth air by gas chromatography. Bull Tokyo Dent Coll, 1978, 19（1）: 43-52.

［19］ Tonzetich J, Ng SK. Reduction of malodor by oral cleansing procedures. Oral Surg Oral Med Oral Pathol, 1976, 42（2）: 172-181.

［20］ Kazor CE, Mitchell PM, Lee AM, et al. Diversity of bacterial populations on the tongue dorsa of patients with halitosis and healthy patients. J Clin Microbiol, 2003, 41（2）：558-563.

［21］Riggio MP, Lennon A, Rolph HJ, et al. Molecular identification of bacteria on the tongue dorsum of subjects with and without halitosis. Oral Dis, 2008, 14（3）：251-258.

［22］Rosenberg M, McCulloch CA. Measurement of oral malodor：current methods and future prospects. J Periodontol, 1992, 63（9）：776-782.

［23］Persson S, Edlund MB, Claesson R, et al. The formation of hydrogen sulfide and methyl mercaptan by oral bacteria. Oral Microbiol Immunol, 1990, 5（4）：195-201.

［24］Saad S, Beauchamp J. A spate of bad breath：report from the International Conference on Oral Malodour 2019. J Breath Res, 2020, 14（4）：040201.

［25］Mann S, Park MS, Johnston TV, et al. Oral probiotic activities and biosafety of Lactobacillus gasseri HHuMIN D. Microb Cell Fact, 2021, 20（1）：75.

［26］Dou W, Li J, Xu L, et al. Halitosis and helicobacter pylori infection：a meta-analysis. Medicine（Baltimore）, 2016, 95（39）：e4223.

［27］Humbert JA, Hammond KB, Hathaway WE. Trimethylaminuria：the fish-odour syndrome. Lancet, 1970, 2（7676）：770-771.

［28］Mudd SH, Levy HL, Tangerman A, et al. Isolated persistent hypermethioninemia. Am J Hum Genet, 1995, 57（4）：882-892.

［29］Pol A, Renkema GH, Tangerman A, et al. Mutations in SELENBP1, encoding a novel human methanethiol oxidase, cause extraoral halitosis. Nat Genet, 2018, 50（1）：120-129.

［30］Murata T, Fujiyama Y, Yamaga T, et al. Breath malodor in an asthmatic patient caused by side-effects of medication：a case report and review of the literature. Oral Dis, 2003, 9（5）：273-276.

［31］Seemann R, Bizhang M, Djamchidi C, et al. The proportion of pseudo-halitosis patients in a multidisciplinary breath malodour consultation. Int Dent J, 2006, 56（2）：77-81.

［32］Pryse-Phillips W. An olfactory reference syndrome. Acta Psychiatr Scand, 1971, 47（4）：484-509.

［33］Phillips KA, Menard W. Olfactory reference syndrome：demographic and clinical features of imagined body odor. Gen Hosp Psychiatry, 2011, 33（4）：398-406.

［34］Takenoshita M, Motomura H, Toyofuku A. Olfactory reference syndrome（halitophobia）with oral cenesthopathy treated with low-dose aripiprazole：a case report. Clin Neuropharmacol, 2021, 44（6）：235-237.

［35］Seemann R, Conceicao MD, Filippi A, et al. Halitosis management by the general dental practitioner—results of an international consensus workshop. J Breath Res, 2014, 8（1）：017101.

［36］Renvert S, Noack MJ, Lequart C, et al. The Underestimated problem of intra-oral halitosis in dental practice：an expert consensus review. Clin Cosmet Investig Dent, 2020, 12：251-262.

［37］Bornstein MM, Kislig K, Hoti BB, et al. Prevalence of halitosis in the population of the city of Bern, Switzerland：a study comparing self-reported and clinical data. Eur J Oral Sci, 2009, 117（3）：261-267.

［38］Szalai E, Tajti P, Szabó B, et al. Daily use of chlorine dioxide effectively treats halitosis：a meta-analysis of randomised controlled trials. PLoS One, 2023, 18（1）：e0280377.

［39］Kaizu T, Tsunoda M, Sato H, et al. Reduction of bad breath from periodontal patients by dilute hydrogen peroxide solution. Bull Tokyo Dent Coll, 1978, 19（4）：209-216.

［40］Grigor J, Roberts AJ. Reduction in the levels of oral malodor precursors by hydrogen peroxide：in-vitro and in-vivo assessments. J Clin Dent, 1992, 3（4）：111-115.

［41］Suarez FL, Furne JK, Springfield J, et al. Morning breath odor：influence of treatments on sulfur gases. J Dent Res, 2000, 79（10）: 1773-1777.

［42］Tay JRH, Ng E, Lai CWM, et al. The efficacy of probiotics in the management of intra-oral halitosis: a systematic review. Clin Oral Investig, 2022, 26（7）: 4687-4700.

［43］Greenman J, Lenton P, Seemann R, et al. Organoleptic assessment of halitosis for dental professionals—general recommendations. J Breath Res, 2014, 8（1）: 017102.

［44］Laleman I, Dadamio J, De Geest S, et al. Instrumental assessment of halitosis for the general dental practitioner. J Breath Res, 2014, 8（1）: 017103.

［45］Kim DJ, Lee JY, Kho HS, et al. A new organoleptic testing method for evaluating halitosis. J Periodontol, 2009, 80（1）: 93-97.

［46］Hanada M, Koda H, Onaga K, et al. Portable oral malodor analyzer using highly sensitive In_2O_3 gas sensor combined with a simple gas chromatography system. Anal Chim Acta, 2003, 475（S1-1）: 27-35.

［47］Murata T, Rahardjo A, Fujiyama Y, et al. Development of a compact and simple gas chromatography for oral malodor measurement. J Periodontol, 2006, 77（7）: 1142-1147.

［48］Tangerman A, Meuwese-Arends MT, van Tongeren JH. A new sensitive assay for measuring volatile sulphur compounds in human breath by Tenax trapping and gas chromatography and its application in liver cirrhosis. Clin Chim Acta, 1983, 130（1）: 103-110.

第十七章　消化病学应用

- 幽门螺杆菌感染是常见胃病的主要病因，$^{13/14}$C-尿素呼气试验（$^{13/14}$C-UBT）在成人胃幽门螺杆菌感染诊断和根除治疗后复查中均为首选，但在儿童中单项^{13}C-UBT用于诊断时需谨慎，仅建议根除治疗后复查时首选^{13}C-UBT。
- 胃蠕动将胃内容物排入小肠的过程称为胃排空，^{13}C-螺旋藻呼气试验测定固体胃排空获准上市，乳果糖晚餐后次日晨空腹呼气H_2测定辅助诊断胃轻瘫简便易行。
- 小肠传递时间为食物自十二指肠到达盲肠所需的时间，乳果糖H_2呼气试验可测量口-盲肠通过时间，准确性不高但简便易行，是胃肠动力学研究的常用工具，但不推荐临床诊断使用。
- 碳水化合物吸收不良大多表现为功能性胃肠病，糖H_2呼气试验具有很高的辅助诊断价值，但建议先除外小肠细菌过度生长后再检查。
- 小肠细菌过度生长是一组因小肠细菌过多引起胃肠道及全身症状的临床综合征。十二指肠液菌落计数培养并非诊断金标准，葡萄糖H_2呼气试验和乳果糖H_2呼气试验是推荐的、临床可以常规开展的项目。
- 肝储备功能试验是一类测定功能肝细胞总数的定量肝功能试验，获准临床有条件使用的静脉给药法^{13}C-美沙西丁呼气试验（LiMAx test）不亚于终末期肝病模型（MELD）评分，优于血液吲哚菁绿（ICG）清除率测定。
- 胰腺外分泌功能不全是指胰腺腺泡分泌的胰酶和（或）胰腺导管分泌的碳酸氢钠不足以维持正常消化的情形。^{13}C-混合甘油三酯呼气试验诊断的敏感性接近金标准胰泌素-促胰酶素试验，特异性媲美72h粪脂定量。

　　呼气试验在消化病学中的应用可追溯至古希腊医生希波克拉底描述的"肝病性口臭"，一种晚期肝脏病患者发出的难闻霉甜味（异味分子为二甲硫，参见第五章第二节）。几乎所有现代呼气试验技术在消化病学中皆有应用，如$^{13/14}$C-呼气试验、非碳核素标记呼气试验、H_2呼气试验、呼气指纹分析等，本章重点介绍呼气试验技术在消化病学领域七个方面的常规临床应用，分别是幽门螺杆菌感染诊断、胃排空测定、小肠传递时间测定、碳水化合物吸收不良诊断、小肠细菌过度生长诊断、肝储备功能评估和胰腺外分泌功能评估。

第一节 胃幽门螺杆菌感染诊断

一、幽门螺杆菌

1983年，澳大利亚病理科医生Robin Warren和消化科医生Barry Marshall[1]在人的胃黏膜标本中发现并分离培养出了一种后来被命名为幽门螺杆菌（*Helicobacter pylori*，*Hp*）的细菌，彻底改变了许多胃肠道疾病的基本理论，消化病学领域开始了一场新的革命。

*Hp*是一种革兰氏阴性微需氧螺杆菌，经口感染，依靠鞭毛动力定植于人胃黏膜黏液层和上皮之间，依靠菌体所含高活性尿素酶水解体液尿素形成"氨云"中和胃酸而存活，通过释放细胞毒素致病。能长期定植于胃黏膜的细菌还包括十分少见的海尔曼螺杆菌（*Helicobacter heilmannii*，*Hh*），其生物学特性与*Hp*相近，也分泌尿素酶。

人群*Hp*感染率为10%～90%，感染率高低与卫生条件相关，全球约半数人口感染此菌。*Hp*感染几乎与常见的胃十二指肠病都有关系，它是消化性溃疡主要病因、慢性活动性胃炎的重要致病因子、胃黏膜相关性淋巴瘤确切病因、胃癌I类危险因子。流行病学研究提示*Hp*感染可能还与某些胃肠道以外的疾病有关，如特发性血小板减少症、特发性缺铁性贫血、儿童生长发育不良、酒渣鼻、荨麻疹等。但流行病学研究同时也提示*Hp*似乎并非百害而无一利，它对胃食管反流、克罗恩病、过敏性疾病等可能有保护作用。

胃*Hp*感染诊断检测方法可大致分为侵入性检查和非侵入性检查两大类，两类方法各有利弊（表17-1）。成人临床诊断根据具体情形选择1～2项；科研诊断标准从严，一般采纳下列标准：单独细菌培养阳性或其他两项检查同时阳性诊断为*Hp*感染阳性，两项检查阴性诊断为*Hp*感染阴性，单项阳性者剔除。儿童临床诊断从严，按科研标准执行为宜，单项阳性者涉及根治时需谨慎。至于根除治疗后复查，无论成人、儿童复查还是科研用途，均首选$^{13/14}$C-UBT。

表17-1 临床幽门螺杆菌感染检测方法优缺点比较

方法	优点	缺点
非侵入性检查		
血清抗体检测	阴性预测值高，价廉	低流行区阳性预测值低，无法判断细菌是否已根除
$^{13/14}$C-尿素呼气试验	准确性高，治疗前诊断和治疗后复查均适用	PPI、抗生素及急性上消化道出血等影响其准确性
粪便抗原检测	准确性高，治疗前诊断和治疗后复查均适用	PPI、抗生素及急性上消化道出血等影响其准确性，采样不便
内镜取样检查		
组织学检测	准确性高，同时提供胃黏膜病理信息	取样少时会漏检，观察者之间有差异

续表

方法	优点	缺点
快速尿素酶试验	快速、费用低	准确性偏低，PPI、抗生素及出血影响明显
细菌培养	特异度接近100%，可做药敏试验	培养技术条件要求高，报告时间太长
PCR	高敏感度和特异性，可检测抗生素耐药性	实验室技术条件要求高

注：PPI，质子泵抑制剂。

Hp是胃癌的致病因子，在成人采取"检查–治疗"策略，一旦发现Hp感染，原则上一律根除。儿童，特别是6岁以下儿童，不仅诊断要从严，治疗也不可轻易实施，但具体实施方法在东西方有较大差异。Hp根除方案目前主要是"四联疗法"，即1种质子泵抑制剂加1种铋剂再联合2种抗生素连续口服治疗10～14天。停药1个月后复查阴性即为根除。

二、$^{13/14}$C-尿素呼气试验

1986年5月，美国的Graham等[2]在《柳叶刀》杂志报道了^{13}C-尿素呼气试验（^{13}C-urea breath test，^{13}C-UBT）诊断Hp感染获得成功，同年6月，英国的Bell等[3]即以信稿的方式报道了费用不高的^{14}C-尿素呼气试验（^{14}C-UBT），结果同样准确。由于当时正值Hp研究高潮，$^{13/14}$C-UBT这种不用胃镜检查取样就能准确查出细菌的"吹气看病术"迅速风靡全球[4-6]。在我国，$^{13/14}$C-UBT由广州中山医科大学的胡品津教授[7]于1992年率先报道引进。$^{13/14}$C-UBT不仅是最成功的$^{13/14}$CO$_2$呼气试验，也是呼气试验知识科普的最强推手。

（一）基本原理

哺乳动物细胞不含尿素酶（urease），任何组织尿素酶活性阳性即表明细菌的存在[8]。能分泌尿素酶的细菌虽有多种，但能在胃黏膜长期定植的细菌只有Hp和偶见的Hh，其他细菌很难在高胃酸环境下生存。胃黏膜或胃液尿素酶阳性几乎就是Hp存在的同义语[9]。因此，Hp感染者口服一定剂量的$^{13/14}$C-尿素，将被Hp的高活性尿素酶水解生成$^{13/14}$C-碳酸氢离子（H$^{13/14}$CO$_3$）和铵离子（NH$_4^+$），前者可从胃吸收入血液，最终引起呼气$^{13/14}$CO$_2$含量明显升高（图17-1）。

（二）基本方法

1. ^{13}C-UBT　基于国内主要产品说明介绍。清晨空腹或无^{13}C-富集食物（药物）餐后2h，采集0时肺泡气样于试管或气袋中；100ml水送服75mg尿素胶囊一粒，静坐30min；同法采集气样；用气体同位素比值仪或红外光谱测定仪测定服药前后^{13}CO$_2$/^{12}CO$_2$丰度比上升幅度，结果表达为DOB，≥4.0判为阳性。

2. ^{14}C-UBT　基于国内主要产品说明介绍。清晨空腹或餐后2h，100ml水送服^{14}C-尿素胶囊一粒，剂量0.75μCi或1.0μCi（27.8kBq或37.0kBq），静坐30min；用吹气泡法采集气样于装有CO$_2$吸收剂的液体闪烁计数瓶中；加闪烁液暗适应30min；作^{14}CO$_2$

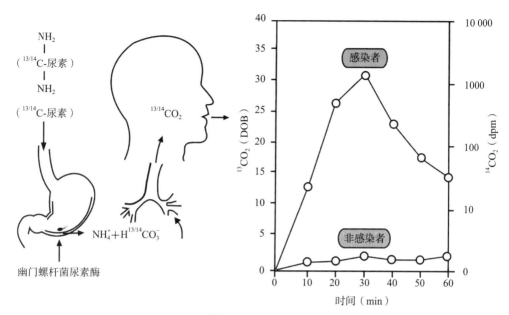

图 17-1 $^{13/14}$C-尿素呼气试验基本原理

包括人类在内的哺乳动物细胞不含尿素酶，任何组织尿素酶活性阳性即表明细菌的存在。能在胃内高酸环境定植的细菌基本只有 *Hp* 一种。因此，口服一定剂量的 $^{13/14}$C- 尿素后出现呼气 $^{13/14}$CO$_2$ 含量显著升高几乎就代表 *Hp* 感染。*Hp* 阳性者（感染者）呼气 $^{13/14}$CO$_2$ 含量高峰出现在服用 $^{13/14}$C- 尿素后 10 ~ 30min，高浓度维持 60min 以上，而 *Hp* 阴性者（非感染者）则一直处于低水平状态，所服尿素最终由肠道细菌尿素酶分解

放射性活度计数，扣除统一本底（约40dpm）；结果表达为dpm/mmol CO$_2$；1.0μCi法 ≥200dpm/mmol CO$_2$、0.75μCi法≥100dpm/mmol CO$_2$判为阳性。

（三）参考正常值

^{13}C-UBT（75mg）：阴性，DOB＜4.0。

^{14}C-UBT（0.75μCi，1.0μCi）：阴性，放射性活度＜100dpm/mmol CO$_2$，200dpm/mmol CO$_2$。

（四）临床意义

阳性见于胃幽门螺杆菌感染。

假阳性主要见于口腔细菌污染、^{13}C-富集食物（药物）摄入和检测缺陷等情况，检测缺陷包括试药质量不合格如剂量过大、仪器异常、阈值过低如儿童使用成人阈值等方面。

假阴性见于近期使用抗生素及PPI、急性上消化道大出血、残胃、试药食管停留等。

（五）相关说明

1.检查适应证 在成人，临床*Hp*感染诊断、根除治疗后复查、健康体检均推荐$^{13/14}$C-UBT作为首选[5]。在儿童，鉴于试验的假阳性率偏高（特别是在6岁以下儿童），2022年欧洲ESPGHAN儿童指南仅推荐^{13}C-UBT用于*Hp*根除治疗后复查，不建

议 ^{13}C-UBT用于诊断[6]。不过，^{13}C-UBT或粪便抗原检测加血清抗体检测用于诊断，^{13}C-UBT或粪便抗原检测根除治疗后复查的策略更合适。

2. 禁忌证　^{14}C-UBT放射性剂量微小，对孕妇和儿童均安全[10-12]，但基于公众普遍恐核心理，免检为宜。

3. 影响因素　①抗菌药、PPI可直接抑杀 *Hp*，原则上停药4周方可检查，偶尔使用又急需检查诊断时，建议使用酸化剂方案以减少假阴性概率；H_2受体拮抗剂和碱性胃酸中和剂通过提升胃pH来抑制 *Hp*，影响较小，酸化剂方案解除抑制[13-24]。②急性上消化道出血对 *Hp* 具有强烈的抑制作用，出血停止后检查时应常规使用酸化剂，否则假阴性率很高[25,26]。③肾衰竭血液透析患者可能因长期使用富含 ^{13}C-葡萄糖透析液而致基础水平 ^{13}CO$_2$升高，^{13}C-UBT诊断阈值定为DOB≥3.0阳性时特异性下降，改用DOB≥5.0为宜，但 ^{14}C-UBT不受影响[27,28]。④残胃患者将胶囊或片剂溶解后口服对试验的准确性影响不大[29,30]。⑤^{13}C-富集食物及药物能明显提高基础呼气 ^{13}CO$_2$水平，但它对 ^{13}C-UBT的影响一直被忽略（对 ^{14}C-UBT无影响）。建议医生开具检查申请时特别提醒受试者，若进食或使用 ^{13}C-富集食物及药物，空腹12h后才能检查，而不是常规的空腹2～4h。^{13}C-富集食物及药物来自三碳作物［常见的如甘蔗、甘蔗产蔗糖（甜菜产蔗糖 ^{13}C不高）、菠萝、花椰菜、玉米及玉米相关制品］，如果葡糖浆、牛奶、葡萄糖粉、葡萄糖注射液及透析液等[5,31]。^{14}C-UBT不存在食物富集现象。⑥口腔细菌表达尿素酶的菌种并不少，胃内细菌过度生长也是其来源之一，使用非接触剂型、酸化水、延迟采样是应对办法[32,33]。

4. 酸化水　*Hp* 尿素酶活力最适pH约为2.0，遇碱活力受抑制；普通细菌的尿素酶活力最适pH在中性范围，遇酸则被抑制。用酸化水送服 $^{13/14}$C-尿素，一方面激活 *Hp* 尿素酶，另一方面则灭活非 *Hp* 尿素酶，既可提高试验的敏感度，又可提高试验的特异度[20-24]。最初认为柠檬酸通过延缓胃排空增加敏感性的观点有误。服药前15min先饮酸化水100ml有助于提高检查的敏感度和特异度，特别是对于急性上消化道出血的患者。

酸化水配方如下：食用柠檬酸19.2g、安赛蜜2.4g，1000ml饮用水摇匀溶解后使用，柠檬酸终浓度是0.1mol。可供10人次使用。注意：使用普通市售酸性饮料无效。

5. 底物剂量与剂型　^{13}C-尿素获准使用剂量现有4种规格：100mg、75mg、50mg和45mg[4,34-37]。2022年欧洲《ESPGHAN儿童呼气立场文件》建议体重＜50kg的儿童使用50mg的剂量，＞50kg的儿童使用75mg的剂量[6]。^{14}C-尿素获准使用剂量有1.0μCi（37.0kBq）、0.75μCi（27.8kBq）两种[38-41]。剂量越小，结果受环境和机体CO$_2$波动影响的程度将越明显，并非精确测量所能解决，特别是在 ^{13}C-UBT。其实，在不减少^{13}C-尿素摄入总量前提下选用廉价的低丰度 ^{13}C-尿素是降低成本的有效办法[42]。

剂型有胶囊、片剂和散剂3种。胶囊剂型能防止口腔污染。散剂则易受口腔污染，应常规使用酸化剂并注意漱口，否则假阳性率太高[43,44]。残胃患者检测时，无论何种剂型，均以溶解后服用为宜。

6. 采样时间　因剂型差异，*Hp* 阳性患者呼气 $^{13/14}$CO$_2$高峰出现在10～30min，高浓度持续时间长达60min以上，而 *Hp* 阴性患者一直处于低水平。选用20～30min作为试验采样测量点，可避开口腔污染引起的早期 $^{13/14}$CO$_2$升高[4]。

7.测量仪器 $^{13}CO_2$ 丰度测量的参考标准是气体同位素比值质谱测量仪，1994年德国率先推出同位素选择性非色散红外光谱法，该方法灵敏度稍低，但完全满足临床诊断需要，而且价格较低、操作更方便[45, 46]。

$^{14}CO_2$ 放射性活度测量的标准方法是液体闪烁计数。^{14}C-电离测量法气样以氢氧化锂粉采集（$2LiOH + CO_2 = Li_2CO_3 + H_2O$），测量仪器便宜，但计数效率低、结果波动大，有条件的诊室应尽量避免使用[47]。

8.本底扣除 若近期未接触 ^{14}C-标记物质，人的呼气 $^{14}CO_2$ 放射性水平和环境空气水平应基本相等，约为40dpm。因为 *Hp* 阳性患者在服用 ^{14}C-尿素后的呼气水平变化是极为巨大的，所以在 ^{14}C-UBT检查时，没有必要常规采集服药前呼气样本进行本底水平测试，扣除统一本底即可。这种处理不会影响试验诊断结论，反而可将试验简化[39]。

但基础呼气 $^{13}CO_2$ 丰度受到食物类型的严重影响，因此在进行 ^{13}C-UBT检查时，必须每例常规测量服药前呼气本底 $^{13}CO_2$ 水平。

9.内源性 CO_2 校正 呼气 $^{13}CO_2$ 丰度表达为 $^{13}CO_2/^{12}CO_2$，呼气 $^{14}CO_2$ 放射性活度表达为dpm/mmol CO_2。二者均属于比浓度范畴。不难发现，在 $^{13/14}C$-尿素剂量相同的情况下，呼气 $^{13/14}CO_2$ 浓度不仅取决于 $^{13/14}C$-尿素的代谢率大小，还取决于机体代谢的 CO_2 产量大小。机体代谢率高的个体 CO_2 呼出量大，$^{13/14}CO_2$ 浓度下降，反之亦然。因此，相同的呼气 $^{13/14}CO_2$ 浓度并不一定代表相同的 $^{13/14}C$-尿素代谢率。为了准确反映标记物的代谢率，消除个体 CO_2 产量对浓度的影响，一般 $^{13/14}CO_2$ 呼气试验大多将比浓度测量结果校正为呼出速率表达，即某一时刻的 $^{13/14}CO_2$ 呼出量占总摄入剂量的百分比（%dose/min 或%dose/h）。但成人相关实践证明，校正与否并不影响 $^{13/14}C$-UBT的诊断结论，省略校正反而简化了试验[34, 41, 48]。但是，儿童检查是否需要校正和如何校正尚无统一意见。儿童基础代谢率随着生长发育变化很大，若不进行 CO_2 产率测量而直接按Schofield公式计算，校正也不易准确[49]。

10.诊断阈值 成人 ^{13}C-UBT的诊断阈值：在我国获准上市品牌的 ^{13}C-尿素剂量为45～100mg，阳性诊断阈值均定为DOB≥4.0，而欧美国家则多取DOB≥5.0。其实，取值2.0～5.0对诊断的影响都不大，因为UBT的结果呈两极分化，落在灰区的例数＜5%[4]。然而，儿童特别是6岁以下儿童使用相同标准时将产生较高的假阳性率，但如何校正缺乏统一意见[49]。

^{14}C-UBT的诊断阈值无争议，1.0μCi法计数≥200dpm/mmol CO_2，0.75μCi法计数≥100dpm/mmol CO_2。

11.诊断效能 荟萃分析显示，在固定特异度为0.90（四项试验研究的中位数）的情况下估计敏感度，^{13}C-UBT为0.94（95%CI: 0.89～0.97），^{14}C-UBT为0.92（95%CI: 0.8～0.94），血清抗体检测为0.84（95%CI: 0.74～0.91），粪便抗原试验为0.83（95%CI: 0.7～0.90）[50]。

三、其他呼气试验

$^{13/14}C$-UBT虽然简单、快速又准确，但 ^{13}C-UBT的高成本及对 ^{14}C-UBT放射性的担心在其问世之初便十分突出。在以改良 $^{13/14}C$-UBT为主流的同时，一些学者另辟蹊径，探索替代性呼气试验的可能性。下文选择几项相关研究介绍如下。

2001年英国的Dun等[51]尝试了口服氢氧化镁乳剂（镁乳）后通过测呼气NH_3诊断Hp。该法的设计原理如下：Hp感染者胃液铵离子（NH_4^+）浓度因尿素的持续水解而明显高于正常人，口服$Mg(OH)_2$使胃液pH上升，铵离子转化成氨气（$NH_4^+ + OH^- \longrightarrow NH_3\uparrow + H_2O$），漏过并不严实的贲门到达口腔。为了增加$Hp$阳性者的胃液铵浓度，美国的Kearney等[52]在口服镁乳前先口服普通非标记尿素胶囊300mg。笔者团队重复过该试验，发现Hp阴阳性之间确有差别，但其敏感度与特异度根本无法媲美核素示踪[53]。

除了尿素酶，Hp还高表达氢化酶（hydrogenase），催化H_2分解供能（$H_2 \longrightarrow 2H^+ + 2e^-$）。2016年印度学者报道通过比较饮用柠檬酸水前后呼气H_2变化诊断Hp，无感染者呼气H_2无变化，Hp感染者呼气H_2或升高或降低，超100例测试的敏感度和特异度均达100%[54]。利用氢化酶催化产物氢离子与水分子中氘之间的同位素分馏（$2H^+ + HDO \rightleftharpoons HD + H_2O$），2020年又一印度学者报道通过饮用200ml自来水后的呼气半重水丰度降低来诊断Hp感染，58名受试者中仅1例判断失误[55]。笔者团队用娃哈哈等品牌的矿泉水对第二项试验进行超100例次的重复（未发表），结果并不理想，但确实有一部分人饮水后呼气半重水丰度显著下降，且1周后还能重复结果。

呼气挥发性有机物（VOC）分析诊断研究近年越发流行，中外都有学者试图通过直接呼气VOC分析诊断Hp感染[56]。考虑到非标志性呼气试验特异性高于核素示踪的可能性不大，笔者团队没有跟进。

四、讨论

$^{13/14}$C-UBT的问世是呼气试验历史上具有划时代意义的事件，$^{13/14}$C-UBT是第一个通过呼气检测而准确判断细菌感染的非侵入性试验，也是第一个成功进入临床使用的$^{13/14}$C-标记呼气试验，它让世人知道"吹气可看病"。

$^{13/14}$C-UBT检测Hp感染为什么有如此高的敏感度和特异度？哺乳动物细胞不产生尿素酶、Hp的耐受高胃酸定植能力和分泌高活性尿素酶是三大决定因素。哺乳动物细胞不产生尿素酶，体内分解尿素必为细菌所致；Hp以外的细菌很难在高酸性的胃内存活定植。分泌尿素酶的细菌虽然远远不止Hp一种，但Hp尿素酶活性不仅是普通细菌的400倍以上，而且其最适pH为$1 \sim 2$，遇酸则激活；相反，普通细菌的尿素酶不仅活性低下，而且最适pH为$7.0 \sim 7.4$，遇酸则失活。因此，在口服$^{13/14}$C-尿素后，特别是在以酸化水送服的条件下，激活Hp尿素酶的同时灭活非Hp尿素酶，既增加敏感度又增加特异度，Hp感染者和非感染者的呼气$^{13/14}CO_2$浓度显示出巨大的差别。众多干扰$^{13/14}CO_2$呼气试验的因素如CO_2运输与排放、本底波动、基础代谢等都被这种巨大的差别所抵消。

两种UBT一样准确，那么临床选择哪一种更好？对于该问题的争论迄今未平息，相关争论又使得两种试验不断得以改良。^{13}C属于稳定核素，对人体安全，但^{13}C-尿素制备成本高，气体同位素比值仪昂贵且操作复杂，报告时间长；^{14}C属于放射性核素，半衰期长达5600多年，但^{14}C-尿素制备成本低，液体闪烁计数测试简单快捷，能够实现现场报告。为了消除^{13}C-UBT的弊端，学者们首先尝试降低^{13}C-尿素用量的可行性，研究发现用量从350mg减少到15mg仍可显示很好的准确性，临床常规使用$50 \sim 100$mg足以保证检验的可靠性[37]；其次是研制出$^{13}CO_2$红外测定仪，实现了快速测量和现场报告。

为了消除 ^{14}C-UBT 的弊端，学者们首先也尝试了降低 ^{14}C-尿素用量，研究证实剂量从最初的 10μCi 减少到 0.5μCi，准确性仍不受影响，最终选定用量为 0.75 ～ 1.0μCi。如此低的剂量还不及人体一天接受的天然本底辐射、1/1800 次胸部 X 线片或者乘坐 1h 飞机的辐射量，加上尿素是代谢终产物，不在人体内停留，对包括孕妇、儿童在内的人群和环境的安全性显而易见。美国 FDA 等早已将 ^{14}C-UBT 免除放射性药品管理，但仍有相当一部分医生和患者恐惧 ^{14}C-UBT。因此，两种 UBT 将长期并存。

当前的主要问题是 ^{13}C-UBT 在儿童检查中最佳判断阈值的确立，使用成人标准将产生较高的假阳性率，内源性 CO_2 产率对结果的影响不能像成人那样可忽略不计，但究竟是通过代谢率校正还是调整 DOB 值尚无一致意见，各家报道的病例数均不多，急需多中心大样本研究。在未取得一致意见前，稳妥的办法是诊断采取两项检查联合而不单独使用 ^{13}C-UBT。另外，假阳性率上升会引起假阴性率相应下降，故可大胆选择单项 ^{13}C-UBT 用于根除治疗后复查。

五、小结

Hp 是一种定植于胃黏膜的革兰氏阴性微需氧杆菌，是消化性溃疡、慢性活动性胃炎、胃癌等常见胃十二指肠疾病的重要病因。$^{13/14}$C-UBT 检测 *Hp* 感染的基本原理如下：哺乳动物细胞不含尿素酶，而能分泌高活性尿素酶且又能在胃黏膜长期定植的细菌只有 *Hp*。因此，*Hp* 感染者口服一定剂量的 $^{13/14}$C-尿素，将被 *Hp* 的高活性尿素酶水解生成 $H^{13/14}CO_3^-$ 和 NH_4^+，前者可从胃吸收入血液，最终引起呼气 $^{13/14}CO_2$ 含量明显升高。^{13}C-UBT 和 ^{14}C-UBT 的准确性相同，是成人感染诊断和根除治疗后复查的首选方法。但单项 ^{13}C-UBT 用于儿童诊断时需谨慎，根除治疗后复查则属首选。

（校阅：林木贤 白 肃 卿 晶 陈 凯 张仕勋）

第二节 胃排空测定

一、胃排空

（一）胃排空生理学

胃蠕动将胃内容物排入小肠的过程称为胃排空（gastric emptying）。空腹期间，胃排空是通过消化间期Ⅲ相复合运动模式将消化液和大的非消化固体颗粒清除；而餐后的胃排空则通过餐后运动模式完成，一般在食物进入胃后 5min 就开始有部分排入十二指肠。通过放射性试餐标记体外动态胃闪烁显像发现，餐后胃排空从始至终并非匀速进行。进食后一段时间内排空速度很缓慢，随后出现稳定的快速排空时相，在接近完全排空时，速度又变得缓慢。分别将这 3 个时期称为延迟排空相、稳定排空相、残余排空相（图 17-2）。一般认为延迟排空相时间与大部分固体食物研磨成 1 ～ 2mm 食糜颗粒所需的时间或胃窦充满时间有关。单独饮水或热量极低的液体，延迟排空相多不明显，一开始就进入快速排空。残余排空相的形成则与胃排空接近完成时，反馈机制又使胃蠕动减慢，逐步进入消化间期复合运动模式有关。

整个胃排空过程的速率变化轨迹几乎与某种数学模型吻合（图17-2），说明胃排空的调控远比我们想象的要精细得多。胃排空的调控以胃肠神经系统为中心，通过整合食物理化刺激信号、自主神经系统信息及中枢神经系统和体液内分泌系统等信息而完成。从食物理化性状方面而言，流质食物较固体食物排空快，密度小的较密度大的排空快，切碎的、颗粒小的食物要比大块的食物排空快，大的非消化固体颗粒很少在餐后运动模式下排出。在一定范围内，胃的排空速度与胃内容物体积呈线性相关。在物理性状相同时，热量低的食物较热量高的食物排空快。三大营养物质以糖类排空最快，蛋白质次之，脂肪最慢。对于混合食物，胃完全排空通常需要4～6h。

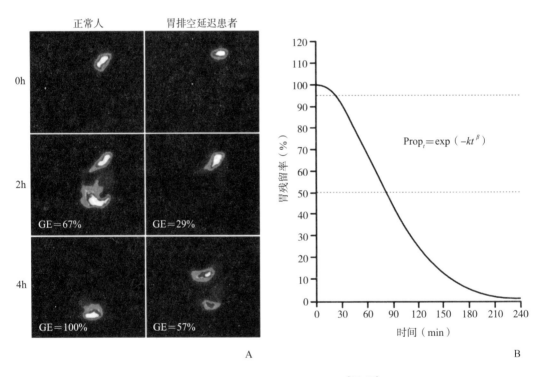

图17-2 标准固体胃排空闪烁显像 [57, 58]

A. 标准放射性标记试餐固体胃排空闪烁显像（梅奥诊所方案：320kcal ^{99m}Tc 标记炒鸡蛋）。正常人餐后 2h 胃内食物已所剩无几，4h 完全排空，而胃排空延迟患者 4h 后还有超过 1/3 的食物滞留。基于 319 名健康志愿者的标准值；临床胃排空延迟定义为 2h 滞留 > 75%，4h 滞留 > 25%〔获准引自：Keller J，et al. Nat Rev Gastroenterol Hepatol，2018，15（5）：291-308.〕B. 时间－胃残留率曲线（本例为正常人）。进食后一段时间内排空速度很缓慢（延迟排空相），随后出现稳定的快速排空时相（稳定排空相），在接近完全排空时，速度又变得缓慢起来（残余排空相）。整个排空过程的胃残留率变化轨迹可用幂指数模型拟合。式中，$Prop_t$ 代表餐后 t 时间的胃内残留率，指数 k 是曲线瞬时斜率，β 是曲线形状的指数（$\beta \leqslant 1$ 意味着简单的指数排空模型），两者通过最小二乘法求取。将 $Prop_t$ 设置为 0.5，解方程可求出半量胃排空时间（$t_{1/2}$）。其他排空率时间算法类推

（二）胃排空失常

胃排空调控中的任何环节出现故障都会导致胃排空失常，如胃排空亢进、胃排空迟缓。前者见于胃手术后、特发性倾倒综合征、糖尿病早期及佐林格－埃利森综合征等引起的继发性倾倒综合征等，后者见于胃轻瘫（gastroparesis，日文翻译为"胃不全麻痹"更准确）、功能性消化不良等。虽然病史对胃排空失常的类型有一定预测价值，如低血糖发作多见于倾倒综合征患者，恶心和呕吐则在严重胃轻瘫患者中较为突出，但总体而言，临床症状与胃排空加速或延迟的关联性不大，只有胃动力学检查才能明确胃排空的快慢类型[59]。

常让临床医生感到困惑的是胃轻瘫与功能性消化不良的鉴别。胃轻瘫是一组伴有胃排空延迟但无机械梗阻的上腹不适症状的综合征，包括恶心、呕吐、餐后饱胀、早饱等，多数是特发性的，少数继发于糖尿病、结缔组织病等（表17-2）[59]。功能性消化不良是一组令人不适的、缺乏器质性病因可解释的餐后饱胀、早饱、上腹痛、上腹烧灼感等上腹综合征，现在认为是肠－脑功能异常所致。两者的症状是重叠的，只是胃轻瘫患者的恶心、呕吐表现得更突出，功能性消化不良并非不可以有恶心、呕吐的症状[59]。诊断胃轻瘫必须有胃排空检查显示延迟的客观证据，而功能性消化不良的诊断却无须常规进行胃排空检查，若检查则有近1/3的患者显示胃排空延迟，按定义可诊断为胃轻瘫[59]。约翰斯·霍普金斯大学医学院最近更是发现，两种患者在1年内都有很高的比例变得符合对方的标准而可转换诊断[60]。因为胃轻瘫治疗明显有别于功能性消化不良，所以哈佛医学院的医生们建议将伴有体重下降、营养不良的患者诊断为胃轻瘫，其余的诊断为功能性消化不良[61]；梅奥诊所的医生们则建议将胃轻瘫并入功能性消化不良，分为伴胃轻瘫和不伴胃轻瘫两种类型[62]。总之，胃轻瘫与功能性消化不良的症状群高度重叠，对两者鉴别诊断尚无共识，临床上对于功能性消化不良疗效不佳者，有条件时应行胃排空检查。

表 17-2　胃轻瘫的病因[59]

特发性
多数，占50%以上
继发性
①内分泌疾病：糖尿病、甲状腺功能减退症等；②急性病毒性胃肠炎；③伤及食管、胃神经的手术：食管切除术、抗反流胃底折叠术、切胃减重手术、胃大部切除术、胰十二指肠切除术、肺移植术等；④神经系统疾病：帕金森病、多发性硬化症、淀粉样神经变性；⑤结缔组织病：系统性硬化症、硬皮病等；⑥药物：阿片类药物、左旋多巴等

（三）胃排空检查

已报道的胃排空测定方法数不胜数，其中获得美国FDA批准的有3项：放射性标记试餐胃闪烁显像（图17-2）、无绳动力胶囊检查（图17-3）和^{13}C-螺旋藻呼气试验。胃闪烁显像是在完全符合生理状态下的直接观察，是公认的金标准，320kcal ^{99m}Tc标记炒鸡蛋餐后2h滞留＞75%和（或）4h滞留＞25%可诊断胃排空延迟（梅奥诊所方案）[57]。

需特别说明的是，虽然胃闪烁显像是胃排空检查的金标准，但胃排空本身变异性是很大的，据报道2周内重复检查有1/3患者的诊断（正常、加速、延迟）结论会发生改变，所以仅凭一次检查结果就肯定或者排除胃轻瘫的诊断并非绝对可靠[63]。无绳动力胶囊检查相当于检测餐后非消化固体颗粒清除时间，正常人餐后5h胶囊应从胃内排出（图17-3）[58]。13C-螺旋藻呼气试验可代替胃闪烁显像，但目前收费较高，效果与后者相差不大。

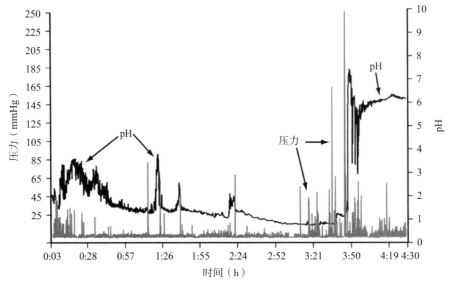

图 17-3　无绳动力胶囊检查[58]

进食试餐后吞服无绳动力胶囊，胶囊动态传感胃内压力和 pH。餐后食物的中和作用使胃内 pH 维持在 3 左右，然后逐渐降至 1 左右，在 3h50min 前后伴随着强烈的收缩，pH 突然升高，表明胶囊排入小肠

获准引自：Feldman M，et al. Sleisenger and Fordtran's gastrointestinal and liver disease，11th ed. 2021，744.

上述3项胃排空检查均缺乏时，胃轻瘫诊断能力有限。以下线索对诊断有所帮助：消化不良患者体检时发现体形消瘦、上腹振水音，排除幽门梗阻可诊断重度胃轻瘫。空腹呼气 H_2 水平升高常见原因之一是胃轻瘫、小肠动力障碍。胃镜检查时发现食物残留、胃液过多同样提示胃排空障碍，敏感度虽低但特异度中等[59]。超声、MRI胃动力检查尚需更多经验总结，但若空腹时间足够，检查时还发现明显胃潴留，其原因通常是幽门梗阻或严重的胃动力障碍。

二、13C-螺旋藻呼气试验

美国梅奥诊所消化科医生 Lee 等[64] 于2000年率先报道13C-螺旋藻呼气试验（13C-spirulina platensis breath test）测定固相胃排空，该试验初步效果令人满意，经持续改进和验证，终于在2015年获得FDA批准上市。不过，迄今未见美国以外市场有售。

（一）基本原理

各种 $^{13/14}CO_2$ 呼气试验测定胃排空的基本原理相同：进食 $^{13/14}C$ 示踪剂标记的试餐后，

其中的示踪剂在胃内不被消化吸收，而是原形随着试餐食糜排入小肠消化吸收，进而由肝脏代谢生成 $^{13/14}CO_2$，后者最终从肺呼出。在这一系列过程中，胃排空是一个限速步骤，所以定期测量呼气 $^{13/14}CO_2$ 浓度变化可以间接反映胃排空速率（图17-4）。

钝顶螺旋藻（*Spirulina platensis*）是一种极易生长的单细胞植物，被人类广泛采集食用已有很长历史。在密封的螺旋藻培养基中充入纯 $^{13}CO_2$，螺旋藻 ^{13}C 丰度即从天然的1%增至99%。螺旋藻可以很方便地加入固体食物中混匀，从胃排入十二指肠后开始消化吸收。

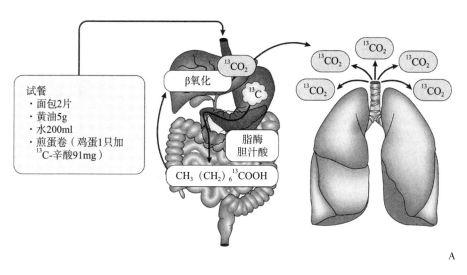

A

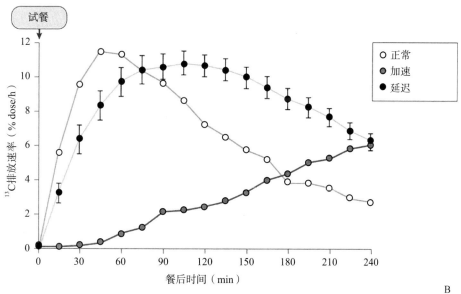

B

图17-4　^{13}C-胃排空呼气试验基本原理[57]

胃排空是 ^{13}C- 标记食物从胃排入十二指肠经消化吸收和肝脏代谢生成 $^{13}CO_2$，并最终通过肺呼出一系列过程的限速步骤。本例试餐（左上角方框）使用 ^{13}C- 辛酸（^{13}C-octanoic acid）标记，无须消化而直接经小肠血液吸收在肝脏线粒体 β 氧化

获准引自：Keller J，et al. Nat Rev Gastroenterol Hepatol，2018，15（5）：291-308.

（二）基本方法

1.试餐配制 ^{13}C-钝顶螺旋藻100mg、鸡蛋冻干粉27g、苏打饼干6块、水180ml，混匀加热即进食。该试餐总能量223kcal，含碳水化合物19.2g、蛋白质12.0g、脂肪10.9g。钝顶螺旋藻含碳量约为43%，故100mg ^{13}C-钝顶螺旋藻的 ^{13}C含量为43mg。

2.测试步骤 试验前准备按 ^{13}C-呼气试验通用规定执行，在此特别强调检查前一天停用胃肠动力药（药物疗效观察者除外）。清晨空腹12h，量身高、称体重、记性别，据公式计算体重指数（BMI）、体表面积（Haycock公式）和机体 CO_2 产率（Schofield公式）；采集0时肺泡气样，10min内将试餐进食完毕，按5点法或9点法采集餐后4h肺泡气样，分别是45min、90min、120min、180min、240min或15min、30min、45min、60min、90min、120min、150min、180min、240min。测量各气样 $^{13}CO_2/^{12}CO_2$ 比值（ δ ），按下式换算成 $^{13}CO_2$ 时点呼出速率。

$$kPCD = \frac{DOB \times CO_2PR \times Rs \times 13}{10 \times dose} \times 1000 \qquad (17.1)$$

式中，kPCD代表某采样时间的 $^{13}CO_2$ 呼出速率，其中PCD（percent dose）代表时点百分呼出剂量、k代表前者扩大千倍表达（×1000）；DOB（data over base）为餐后与餐前 $^{13}CO_2/^{12}CO_2$ 比值千分差（ δ ）比较的差值；CO_2PR 代表按Schofield公式计算的机体静息状态 CO_2 产率（mmol CO_2/min）；Rs = 0.011 237 2，代表PDB石灰石（pee dee belemnite limestone）标准参照气体 $^{13}CO_2/^{12}CO_2$ 丰度比；dose为 ^{13}C摄入剂量（43mg）；13为 ^{13}C的原子量；10为单位转换常数。

3.计算胃排空参数 将kPCD代入Szarka模型[65, 66]求出各种残留率时间，如半量胃排空时间（GEt_{50}）等。

$$GEProp_t = a + b \times Gender + c \times BMI + d1kPCD1 + d2kPCD2 + \cdots + dmkPCDm \qquad (17.2)$$

（三）参考正常值

与胃闪烁显像标准相同，因为呼气试验预测结果与前者无显著性差异（图17-5）。9点采样法测定延迟相胃排空时间（GEt_{10}、GEt_{30}）较5点采样法可靠，半量胃排空（GEt_{50}）则9点采样法和5点采样结果相同[67]。

（四）临床意义

延长见于胃排空延迟，缩短见于胃排空加速。

和其他胃排空检查一样，胃排空呼气试验主要适应证是：①临床疑诊胃轻瘫者，如体瘦者出现恶心、呕吐、早饱等消化不良症状而无器质性梗阻的证据；②糖尿病患者出现不明原因的血糖控制障碍，即便缺乏消化道症状；③功能性消化不良疗效不佳者[5]。此外，呼气试验对倾倒综合征的诊断可能有一定辅助价值。

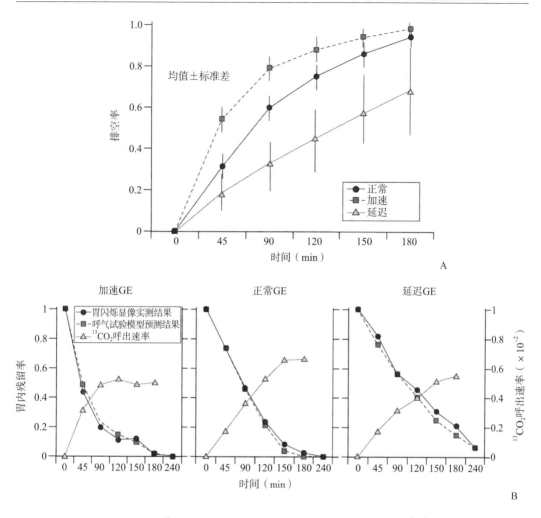

图17-5 ^{13}C-螺旋藻呼气试验与胃闪烁显像同步检查比较[65]

A. 累积排出率曲线。B. 胃内残留率曲线与^{13}CO$_2$呼出速率曲线

获准引自：Szarka LA，et al. Clin Gastroenterol Hepatol，2008，6（6）：635-643.

三、其他$^{13/14}$C-胃排空呼气试验

1987年4月，也就是在《柳叶刀》刊发^{13}C-UBT前1个月，^{13}C-UBT发明团队重要成员Klein[68]在一次学术会议上报道了^{13}C-碳酸氢钠呼气试验测定胃排空的初步结果。可惜，他们的后续研究发现该方法效果不佳。同年，Pressman等[69]无意中也成了呼气试验胃排空测量的开拓者，他们在探讨^{14}C-乳果糖呼气试验测量小肠传递时间可能性的研究中，将^{13}C-甘氨酸同时加入试餐，利用^{13}C-甘氨酸从胃排入十二指肠吸收氧化引起的呼气^{13}CO$_2$升高作为小肠传输时间计算的起点。1993年，$^{13/14}$C-辛酸呼气试验测定固体胃排空取得成功[70]。此后，^{13}C-乙酸呼气试验[71]、^{13}C-螺旋藻呼气试验[64]被相继推出。为了能同时测量固体胃排空和液体胃排空，有人报道了^{13}C-甘氨酸/^{14}C-辛酸呼气试验、^{14}C-乙酸/^{13}C-辛酸呼气试验[72, 73]。为了能同时进行胃排空和小肠传输时间测量，有人推出了^{13}C-辛酸/乳果糖H$_2$呼气试验[74]、^{13}C-乙酸/乳果糖H$_2$呼气试验[75]。

如今，$^{13/14}$C-胃排空呼气试验基本上只剩下三种：测量固体胃排空的^{13}C-螺旋藻呼气试验、^{13}C-辛酸呼气试验和测量液体胃排空的^{13}C-乙酸呼气试验。标准化的^{13}C-螺旋藻呼气试验已获美国FDA批准上市，欧洲各国则继续使用^{13}C-辛酸呼气试验和^{13}C-乙酸呼气试验，但因各医院所用方案不同，同一种试验的结果难以相互比较[76]。

四、空腹呼气H₂水平测量

呼气H_2来自结肠细菌对残余碳水化合物的发酵。空腹12h，正常人肠内可发酵碳水化合物消耗完毕，呼气H_2浓度恢复到大气水平。如果空腹12h呼气H_2水平仍维持在高位水平，表明外源性碳水化合物尚未耗竭或者内源性碳水化合物增多，主要有胃小肠动力障碍、碳水化合物吸收不良、小肠细菌过度生长三大原因。

根据相同原理，Burge等[77, 78]设计土豆/乳果糖H_2呼气试验诊断糖尿病患者胃轻瘫。以固体试餐胃闪烁显像为标准（$t_{1/2}>90min$），10例糖尿病胃轻瘫患者普通晚餐后次日空腹呼气H_2显著高于20例对照。土豆加20g乳果糖餐后12h呼气H_2水平则差异更明显，以ROC≥18ppm为阳性，10例糖尿病胃轻瘫患者全部阳性，而20例对照仅2例无胃轻瘫的糖尿病患者阳性（图17-6）。Burge的研究是在白天进行的，我们将方案简化为晚餐低FODMAP加服乳果糖10g、次日晨测一次空腹呼气H_2即可。在缺乏更多胃动力检查项目的情况下，本法无疑是一种简单可行的选择。

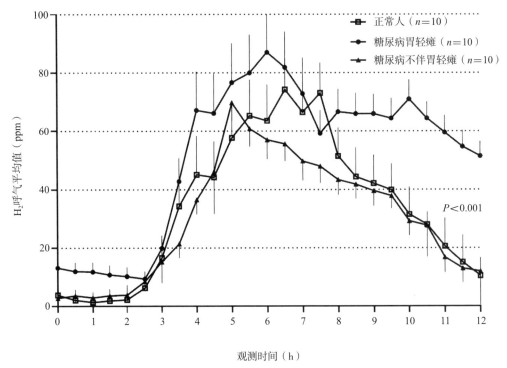

图17-6 12h土豆-乳果糖H₂呼气试验诊断胃轻瘫[77]

552g土豆（含淀粉100g）添加20g乳果糖餐后12h呼气H_2浓度变化，糖尿病胃轻瘫患者餐后12h呼气H_2仍维持高位，而正常人及无胃轻瘫糖尿病患者已降至低水平（根据Burge等[77]报道的资料绘制）

五、讨论

胃闪烁显像自问世起就被视为胃排空测量的金标准方法，因为它几乎是在完全符合生理状态下的直接观察，目前的争议仅限于数学模型的改进，特别是延迟相时间的计算问题。胃闪烁显像虽然准确性高，但昂贵的设备、有害的射线接触和长时间检查的人力成本限制了它的常规应用。探索过的替代方法数不胜数，其中 ^{13}C-胃排空呼气试验获得认可，除了非侵入性和无放射伤害这些显而易见的优势，关键还在于 ^{13}C-胃排空呼气试验与金标准胃闪烁显像有高度一致性。

验证 ^{13}C-胃排空呼气试验准确性的方法也是其他试验无法比拟的，因为它可以用胃闪烁显像示踪剂和呼气试验示踪剂标记同一份试餐，进行胃闪烁显像和呼气试验同步测定（图17-5）。比较呼气试验法的体内残留率曲线和胃闪烁显像的残留率曲线发现，二者几乎互为翻版，延迟相、稳定相、残余相清晰可辨，表明 ^{13}C-呼气试验测定胃排空是完全可行的。

唯一存在的问题是 ^{13}C-胃排空呼气试验测量的主要胃排空参数如延迟相胃排空时间、半量胃排空时间等与胃闪烁显像的测量结果一直存在着明显的系统性偏差。研究发现，胃排空后过程的干扰和数学模型的选择是两大关键影响因素。关于胃排空后过程的影响，2002年问世的 ^{2}H-辛酸血液试验很能说明问题，用 ^{13}C-辛酸、^{2}H-辛酸、^{99m}Tc-SC 标记同一份试餐，同步进行呼气试验、血液试验和胃闪烁显像，结果 ^{2}H-辛酸血液试验的测定值与 ^{99m}Tc-闪烁显像相差无几，而 ^{13}C-辛酸呼气试验只呈现中度相关[79]。数学模型的选择对结果的影响更是决定性的，来自美国梅奥诊所的报道充分证明了这一问题，用5种不同数学模型计算同一组 ^{13}C-螺旋藻呼气试验原始数据，结果早期推出的3种算法明显偏离同步胃闪烁显像，之后面世的两个数学模型则与之相同[66]。胃排空后过程的干扰是呼气试验本身无法避免的，而构建数学模型时却可以将这些因素纳入校正，如性别、年龄、BMI、机体 CO_2 产率等[65-67, 80]。正是由于构建了新的数学模型、结果与同步胃闪烁显像无明显差别，^{13}C-螺旋藻呼气试验才获得FDA批准进入临床。遗憾的是，^{13}C-辛酸呼气试验、^{13}C-乙酸呼气试验一直沿用早期推出的3种算法，可以推测，更换新的数学模型也有望大幅提高其准确性。

^{13}C-胃排空呼气试验检查时间长达 4～6h，多次采样，患者检查时虽不痛苦但操作烦琐，大量消耗医疗人力成本。在美国，其收费和金标准胃闪烁显像相同，普及有限。简化是必需的，但只有建立在准确性不变基础之上的简化才有意义。胃排空本身就不是一个短暂的过程，极短的观测期或极少的观测点使用任何数学模型都不太可能准确预测胃排空的相关参数。发展穿戴式自动检测可能是未来方向之一。对于胃轻瘫诊断，在没有更好的解决方案之前，乳果糖添加晚餐、次日晨空腹呼气 H_2 检测辅助诊断不失为一种简单易行的选择。

六、小结

胃蠕动将胃内容物排入小肠的过程称为胃排空，包括空腹胃排空和餐后胃排空两种模式。餐后胃排空过程分为延迟相、稳定相、残余相三个时相。放射性试餐标记，动态胃闪烁显像是胃排空测定的金标准方法。$^{13/14}CO_2$ 呼气试验间接测定胃排空的基本原理如下：进食 $^{13/14}$C 示踪剂标记的试餐后，其中的示踪剂在胃内不被消化吸收，而是原形随着试餐食糜排入小肠消化吸收，进而由肝脏代谢生成 $^{13/14}CO_2$，后者最终从肺呼出。在这一系列过程中，胃排空是一个限速步骤，所以定期测量呼气 $^{13/14}CO_2$ 浓度变化便可间接反映胃排空速率。现有试验主要有测定固相胃排空的 ^{13}C-螺旋藻呼气试验和 ^{13}C-辛酸呼气试验，以及测定液相胃排空的 ^{13}C-乙酸呼气试验。^{13}C-螺旋藻呼气试验已获准进入临床，其他两种测定结果与胃闪烁显像仍有明显系统性差距，原因很可能与数学模型选择不当有关。^{13}C-胃排空呼气试验检查时间长达 4～6h，现行人工检测方案难以临床推广。发展穿戴式自动检测可能是未来方向之一。对于胃轻瘫诊断，乳果糖添加晚餐、次日晨空腹呼气 H_2 检测是一种简单易行的选择。

（校阅：康凌玲　潘红艳）

第三节　小肠传递时间测定

小肠传递时间（SBTT）为食物自十二指肠到达盲肠所需的时间，而口-盲肠通过时间（OCTT）是指从进食开始到食物到达盲肠所需的时间，二者都是反映小肠动力状态的重要指标。受胃排空的影响，OCTT 反映小肠传递状态不如 SBTT 精确，但测定较为容易。SBTT 长短由小肠的腔道解剖通畅程度、小肠动力、食物理化性状、神经体液调控等因素决定。SBTT 缩短主要由小肠动力亢进引起，见于胃肠道炎症、甲状腺功能亢进症等疾病，而延长的原因则既可以是机械梗阻也可以是小肠动力障碍。

小肠动力障碍性疾病是临床诊治难点，严重小肠动力障碍患者即使符合慢性假性肠梗阻（chronic intestinal pseudo-obstruction，CIPO）诊断标准，其症状也是非特异性的，如腹痛（80%）、呕吐（75%）、便秘（40%）和腹泻（20%）。正因如此，80% 以上的初诊患者会被误诊为机械性肠梗阻或难治性便秘，最后要等到慢性胃肠道症状、营养不良相关肠段扩张，经内镜、放射检查甚至手术探查结果阴性才考虑到小肠动力障碍。所以，SBTT 测定和小肠压力测量等小肠动力学检查的主要临床适应证就是疑诊重度慢性小肠动力障碍。SBTT 测定方法主要有三：一是放射性核素显像，该检查最符合生理状态，是其他检查的参考标准；二是无绳动力胶囊检查，一次性完成胃排空、小肠传递、结肠传输时间测定，但约有 10% 的受检者因为胶囊无法区分回-盲交界导致测量失败；三是乳果糖 H_2 呼气试验（lactulose hydrogen breath test，LHBT），准确性不高但简便易行，是胃肠动力研究的常选工具，但无论是成人还是儿童，均不推荐临床诊断使用[6, 81, 82]。

呼气试验测定法始于 1975 年 Bond 和 Levitt[83] 介绍的乳果糖 H_2 呼气试验，现有 H_2 呼气试验和 $^{13/14}$C-呼气试验两类，基本原理相同：口服一种能被结肠细菌酵解产生标志性气体的化合物，从口服到呼气标志性气体明显升高的时间便是该化合物的口-盲肠通过时间。以最常用的乳果糖 H_2 呼气试验为例介绍如下：乳果糖是一种人工合成的双糖，由半乳糖和果糖以 β-1,4 糖苷键相连而成，是临床治疗便秘和肝性脑病的常用药物。人类小肠没有水解乳果糖的乳果糖酶，口服乳果糖只能以原形排入结肠，被结肠细菌酵解产生大量有机酸并释放由肺呼吸排出的 H_2、CH_4、CO_2 等气体。另外，哺乳动物细胞代谢不产生

H_2、CH_4，正常人胃和小肠的细菌又很少，故结肠细菌对碳水化合物的酵解几乎是呼气H_2、CH_4的唯一来源。口服乳果糖/硫酸钡混悬液X线透视证实，在混悬液头端进入盲肠5min内即可测出呼气H_2、CH_4浓度急速升高[84]。所以，从口服乳果糖溶液至呼气H_2明显升高所需的时间便是OCTT。正常人乳果糖OCTT是80～120min。这一数值远远短于金标准放射性核素显像测量的正常值（4～5h）。造成这种明显差异的根本原因后来被证实是乳果糖高渗非吸收性刺激肠蠕动。但这并不影响该试验的应用，因为乳果糖H_2呼气试验之间的结果是可以比较的，OCTT缩短提示小肠动力亢进，延长提示小肠动力障碍。我国在缺乏乳果糖的年代，华西医科大学的牟建钊等[85]使用甘露醇替代，效果相同。

为了使测量更符合生理状态，有人将乳果糖H_2呼气试验换成菊粉H_2呼气试验[86]、菊粉[14]C-羧酸呼气试验[87]、乳糖-[13]C-酰脲呼气试验[88]，后两种是检测结肠细菌发酵底物释放的[13/14]CO_2。结果显示，使用这些非消化性、非高渗性、细菌可发酵性大分子底物的呼气试验测得的OCTT与金标准放射性核素显像测量结果的确十分接近。为了消除胃排空的影响，使小肠段的传输时间测量更准确，有学者又尝试了胃排空和OCTT联合检测，乳果糖在结肠产气，另一种[13]C-化合物在十二指肠吸收代谢释放[13]CO_2，将OCTT减去胃排入十二指肠的时间便获得从十二指肠至盲肠的小肠传递时间，即SBTT。报道过的有[13]C-甘氨酸/[14]C-乳果糖呼气试验[89]、[13]C-辛酸/乳果糖H_2呼气试验[74]、[13]C-乙酸/乳果糖H_2呼气试验[75]。

然而，无论如何改良，前提都是胃和小肠内没有或只有很少细菌。一旦发生小肠细菌过度生长，就面临着小肠产气和结肠产气的区别问题。1979年，英国的Rhodes[90]惊喜地发现，小肠细菌过度生长患者在进行乳果糖H_2呼气试验时会出现双峰图形，即第1峰的小肠产气和第2峰的结肠产气（图17-7）。于是乳果糖H_2呼气试验变成了一次

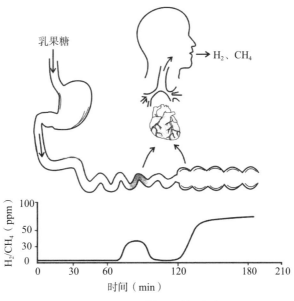

图17-7 乳果糖H_2呼气试验

人体内没有消化乳果糖的酶类，口服的乳果糖只能在到达回盲部后才被结肠细菌酵解产气。从口服乳果糖到呼气H_2/CH_4升高的时间代表了口-盲肠通过时间，主要反映小肠动力状态。若受试者存在小肠细菌过度生长，则口服乳果糖后可发生两次发酵产气，出现"双峰"图形

试验能同时完成小肠细菌过度生长诊断和口-盲肠通过时间测量的检查。但后来的实践发现，相当一部分小肠细菌过度生长只有单峰，双峰图形也未必是小肠细菌过度生长所致，口腔污染或乳果糖在大肠内发酵也可出现两次高峰[91, 92]。这样，在小肠细菌过度生长存在的情况下，口-盲肠通过时间测量并不可靠。由于临床上小肠传输时间测定的主要目的是诊断严重小肠动力障碍，所选诊断方法必须有很高的特异性，对于因淤滞而几乎毫无例外会发生小肠细菌过度生长的严重小肠动力障碍的诊断，呼气试验测量法显然不宜选用，因为它们会给出大量OCTT正常甚至是缩短的假阴性结果[25]。相反，利用小肠细菌提前产气的原理，乳果糖H_2呼气试验在临床上更适合小肠细菌过度生长的辅助诊断（参见本章第五节）。

（校阅：潘红艳　康凌玲）

第四节　碳水化合物吸收不良诊断

一、碳水化合物吸收不良

碳水化合物吸收不良（carbohydrate malabsorption）是指未能在小肠完成生理量消化吸收的碳水化合物过多排入大肠的情形，由此而引起腹胀、腹痛、腹泻等一系列胃肠不适症状则称为碳水化合物不耐受症（carbohydrate intolerance）。因乳糖酶缺乏导致的乳糖不耐受症是第一个被阐明发病机制的，同时也是最常见的碳水化合物吸收不良症[93]。碳水化合物吸收不良症在临床十分常见，容易误诊为或并存于急性胃肠炎、功能性胃肠病，特别是肠易激综合征、功能性腹泻、儿童功能性腹痛等之中。

（一）碳水化合物的消化吸收

1.食物中的碳水化合物及FODMAP　根据构成单元糖的数目，食物中的碳水化合物（或称糖类）可分为单元糖数目≥10的多糖、单元糖数为2～9的寡糖和单糖三类，单元糖数为2的寡糖常被称为二糖或双糖。单糖能被小肠直接吸收，而多糖、寡糖则必须先水解成单糖后才能被吸收，故按能否被小肠消化酶水解，多糖、寡糖又分为可消化性和非消化性两类。人类小肠可消化性碳水化合物的种类极其有限，仅有α淀粉一种多糖和屈指可数的几种寡糖，如乳糖、蔗糖、麦芽糖；相反，非消化性碳水化合物的种类数不胜数，虽不被人类小肠消化吸收，却可被大肠细菌分解发酵利用，是肠道菌群的主要碳源和能量来源。

非消化性多糖又名膳食纤维，包括水溶性和非水溶性两大类。水溶性非消化性多糖有抗性淀粉、果聚糖、甘露聚糖等，麦类、玉米、薯类含量较高；非水溶性非消化性多糖有纤维素、木聚糖等各种半纤维素，全谷种皮含量最高。水溶性非消化性多糖的吸水量、肠道细菌分解发酵速度均大于非水溶性非消化性多糖，较易诱发腹胀、排气多等不耐受症状。非消化性寡糖有棉子糖、水苏糖、毛蕊花糖、低聚果糖、低聚木糖、低聚半乳糖等，其含量很高的食物主要集中在麦类、豆类及某些果蔬。非消化性寡糖均为水溶性，分子量小而晶体渗透压高，肠道细菌发酵产气速度也快，摄入过量极易发生不耐受症。乳果糖就是人工合成的非消化性双糖，是人们熟悉的通便药。

FODMAP是澳大利亚莫纳什大学Gibson等[94]于2004年创造的英文缩略词，意为"可发酵性寡糖、二糖、单糖和多元醇（fermentable oligosaccharides，disaccharides，monosaccharides and polyols，FODMAP）"，囊括了所有在小肠未能消化和吸收缓慢的短链碳水化合物，未能消化者可以是非消化性寡糖和二糖，如果聚糖、乳果糖等，也可以是本身属消化性但因水解酶缺乏而无法消化者，如乳糖酶、蔗糖酶缺乏时的乳糖、蔗糖。FODMAP的共同特征是水溶性大、晶体渗透压高、细菌发酵快，是碳水化合物吸收不良的主要致病糖类。注意：形容词"fermentable（可发酵性）"以理解为"发酵较快的"为宜，因为所有碳水化合物皆可被大肠细菌发酵，只是速度快慢不同而已。

2.碳水化合物的消化吸收 α淀粉是最重要的碳水化合物，其消化过程如下：唾液淀粉酶在口腔、胰腺淀粉酶在小肠腔将α淀粉水解成线性寡糖及分支寡糖。这些寡糖进一步在小肠上皮细胞纹状缘上的两种水解酶（蔗糖酶-异麦芽糖酶、麦芽糖酶-葡萄糖淀粉酶）催化下水解生成可吸收的单分子葡萄糖（图17-8）。因为食物在口腔内停留时间短暂，胃酸又能迅速灭活淀粉酶，所以淀粉腔内消化主要依靠胰腺淀粉酶。在小肠膜

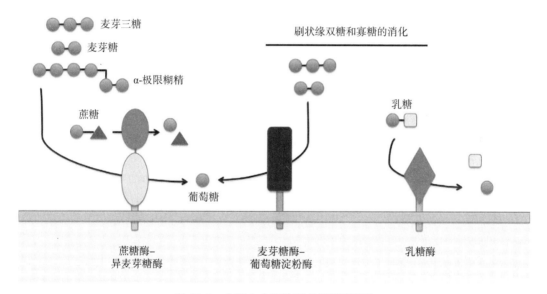

图17-8 小肠上皮细胞刷状缘糖类消化

食物α淀粉分子内部的α-1,4糖苷键在口腔和小肠腔经α淀粉酶水解生成直线寡糖如麦芽糖、麦芽三糖等，以及分支寡糖（α-1,6糖苷键）如异麦芽糖、α-极限糊精等。小肠上皮细胞刷状缘上的两种葡萄糖苷酶即蔗糖酶-异麦芽糖酶（SI）和麦芽糖酶-葡萄糖淀粉酶（MGA）将寡糖进一步水解成可吸收的单分子葡萄糖，其中前者承担80%的线性寡糖、几乎全部分支寡糖及全部蔗糖的水解，后者则负责约20%线性寡糖的水解。此外，刷状缘另有乳糖酶、海藻糖酶（trehalase，本图未显示）两种双糖酶，分别水解乳糖和海藻糖生成单糖（乳糖由葡萄糖和半乳糖α-1,4糖苷键连接而成，海藻糖则为两分子葡萄糖以α-1,1糖苷键连接而成）。注意，蔗糖与帕拉金糖（palatinose，又名异麦芽酮糖，isomaltulose）为同分异构体，前者由1分子葡萄糖和1分子果糖按α-1,4糖苷键连接而成被SI的蔗糖酶功能域水解，

后者则按α-1,6糖苷键连接而成被SI的异麦芽糖酶功能域水解。异麦芽糖酶又称帕拉金糖酶（paltinase）

获准引自：科罗拉多州大学生物医学科学系Richard Bowen教授电子书Hypertexts for Biomedical Sciences，http：//www.vivo.colostate.edu/hbooks/pathphys/digestion/smallgut/bbenzymes.html

相消化，蔗糖酶-异麦芽糖酶承担80%的线性寡糖和几乎全部分支寡糖及蔗糖的水解，麦芽糖酶-葡萄糖淀粉酶则仅负责20%线性寡糖的水解。简言之，蔗糖酶-异麦芽糖酶承担了全部蔗糖和大部分淀粉的肠腔相后的继续水解[95]。因此，蔗糖酶-异麦芽糖酶缺乏的后果不亚于胰腺淀粉酶缺乏，但长期被忽略，近年才在难治性肠易激综合征病例诊治中引起关注。

小肠上皮细胞刷状缘还有2种双糖酶，即乳糖酶和海藻糖酶，分别水解同名双糖生成单糖。需要指出的是，正常人并不能将所有进食的可消化碳水化合物消化吸收。肠道置管采样实测发现，每日20～40g(2%～20%)的摄入淀粉"逃逸"消化进入大肠[96]；从H_2呼气试验间接推算显示，稻米淀粉是最容易消化的，而麦类、玉米、薯类则有较多剩余排入大肠[97]。

单糖均可被小肠吸收，但吸收方式和效率大不相同，吸收方式有主动吸收、易化扩散和简单扩散三种，各种单糖的吸收速率依次如下：半乳糖＞葡萄糖＞果糖＞甘露糖＞木糖＞山梨醇、甘露醇、阿拉伯糖等。半乳糖、葡萄糖为主动吸收，其吸收耗能、逆浓度差进行，通过特异性葡萄糖转运载体完成，效率高，除非短肠或小肠蠕动亢进，短时大剂量摄入也罕见吸收饱和而有多余进入大肠；果糖、木糖需要量不大，通过易化扩散被动吸收，也需特异性转运载体，但不耗能、顺浓度差扩散，效率远不及主动吸收，容易发生吸收饱和；山梨醇、甘露醇、阿拉伯糖等需要量极少或无须单糖而依靠简单自由弥散方式微量吸收，量稍大即易诱发渗透性腹泻。

3.大肠细菌的发酵 人类大肠的功能类似于草食动物的瘤胃，可发酵并利用来自小肠排入的食物残渣，同时也为宿主提供一定能量、维生素及各种生理调节因子。就碳水化合物利用而言，人类小肠分泌的水解酶仅有17种，只能水解淀粉、乳糖、蔗糖等几种α-糖苷键连接的碳水化合物，但大肠菌群可总共表达6万种以上的糖类降解酶，可以分解任何复杂结构的碳水化合物，只是程度和速率不同而已，顺序为短链碳水化合物＞淀粉＞水溶性非消化性多糖＞非水溶性非消化性多糖。所谓非水溶性非消化性多糖不发酵的观点是错误的[98]。至于发酵过程，细菌先将多糖、寡糖降解为双糖、单糖，进一步代谢生成乳酸、短链脂肪酸（如乙酸、丙酸、丁酸等）和气体（如H_2、CH_4、CO_2等）。

据估算，大肠细菌的淀粉发酵正常上限约为80g/d[99]。各种碳水化合物的发酵速率与大肠菌群结构有关，而塑造肠道菌群结构的原始动力是长期饮食模式诱导的。久服乳果糖通便失效即是生动的例子，机制就在于相关代谢菌群及代谢通路受诱导增加，最终产生适应[99]。在平衡膳食的条件下，大肠所获碳水化合物的总量及类型也是平衡的，肠道微生态系统的生理平衡也由此得到维持。任何一种碳水化合物过多、过少都有可能诱导肠道微生态失衡[98]。

（二）碳水化合物吸收不良

1.病因和发病机制 碳水化合物吸收不良的概念处于发展之中，命名和分类混乱，最初一般限定于可消化碳水化合物的消化吸收障碍，现已将非消化性碳水化合物引起的不耐受症也纳入其中，在发现人类普遍存在乳糖酶缺乏症后又将碳水化合物吸收不良的概念从疾病范畴扩展到包括生理现象。从疾病角度叙述，碳水化合物吸收不良可大致分为淀粉及非淀粉多糖吸收不良、FODMAP不耐受症两大类，其病因有原发性、继发性和混合性等（表17-3）。多糖吸收不良有淀粉吸收不良和膳食纤维不耐受症，其中淀粉吸收不良的主要原因是胰淀粉酶、小肠多糖蔗糖酶-异麦芽糖酶缺乏，而膳食纤维不耐受症的主要原因是摄入过多和耐受力下降。在众多FODMAP不耐受症中，乳糖酶缺乏引起的乳糖不耐受症和乳果糖通便分别是可消化性和非消化性寡糖吸收不良的典型代表，而果糖、山梨醇不耐受症则是最常见的单糖吸收不良（图17-9）。

表17-3 碳水化合物吸收不良症的病因

原发性

酶缺乏消化障碍：乳糖酶缺乏症（获得性、早产儿暂时性、先天性）、先天性麦芽糖酶-葡萄糖淀粉酶缺乏、先天性蔗糖酶-异麦芽糖酶缺乏（蔗糖、淀粉消化不良）、先天性海藻糖酶缺乏症

单糖吸收障碍：果糖吸收不良症、山梨醇吸收不良症、先天性葡萄糖-半乳糖吸收不良症

非消化性糖类不耐受症

    非消化性多糖（膳食纤维）吸收不良：非水溶性非消化性多糖如纤维素、木聚糖等；水溶性非消化性多糖如抗性淀粉、菊粉、魔芋胶、瓜尔胶等。非消化性多糖渗透性低，多食可有饱腹感，但不会发生腹泻

    FODMAP不耐受症：低聚果糖、低聚木糖、低聚半乳糖、低聚帕拉金糖、棉子糖、水苏糖、毛蕊花糖、麦芽糖醇（巧克力甜味剂）、乳糖（乳糖酶缺乏时）、蔗糖（蔗糖酶缺乏时）、海藻糖（海藻糖酶缺乏时）、乳果糖、果糖、山梨醇、甘露醇等。FODMAP渗透性高、发酵快，很容易引起腹痛、腹泻等不耐受症

继发性

胰腺疾病：慢性胰腺炎、囊性纤维化、胰腺癌、全胰切除导致胰淀粉酶缺乏、淀粉消化不良

小肠疾病：急性胃肠炎、蓝氏贾第鞭毛虫病、小肠细菌过度生长、乳糜泻、热带口炎性腹泻、Whipple病、Crohn病、结核、淋巴瘤、放射性肠病等引起小肠酶缺乏、单糖吸收障碍，其中继发性蔗糖酶缺乏导致的淀粉、蔗糖消化吸收不良常被忽略

全身性疾病：严重营养不良、慢性酒精中毒、获得性免疫缺陷综合征、药物（头孢呋辛、克林霉素、甲硝唑、卡那霉素、秋水仙碱、氨苄西林、化疗药等）引起的小肠酶缺乏、单糖吸收障碍

混合性

如慢性胰腺炎合并乳糖酶缺乏症或合并蔗糖酶-异麦芽糖酶缺乏症等

未消化吸收碳水化合物引发不耐受症状的主要机制有二：一是渗透性腹泻，二是大肠细菌发酵产酸、产气的刺激。但不耐受症发生与否还与个体肠道敏感性、肠道菌群结构等因素明显相关。例如，乳糖吸收不良的健康人和肠易激综合征患者对相同剂量的乳糖反应完全不同。不同个体、同一个体不同时期的差异很大。

一般而言，多糖吸收不良主要表现为腹胀，而腹泻很少见或者轻微。这是因为淀粉和膳食纤维几乎没有晶体渗透压，不耐受症状主要与胃排空延迟和大肠细菌异常发酵有关。相反，FODMAP吸收不良由于渗透吸水和发酵的双重作用，腹痛、腹泻、矢气等不耐受症状较为明显。

2.诊断方法 尚无公认的金标准，需综合分析。

胃肠道症状是碳水化合物不耐受症最重要的诊断线索，但与临床常见的急性胃肠炎、功能性消化不良、肠易激综合征腹泻型、功能性腹泻、儿童功能性腹痛等功能性胃肠病的症状并无显著差异。膳食史对诊断有极大帮助，剔除可疑食物后胃肠道症状明显好转，高度提示诊断。

一般化验异常有粪便pH＜5.5、还原糖定性强阳性，但敏感度和特异度均不高。粪

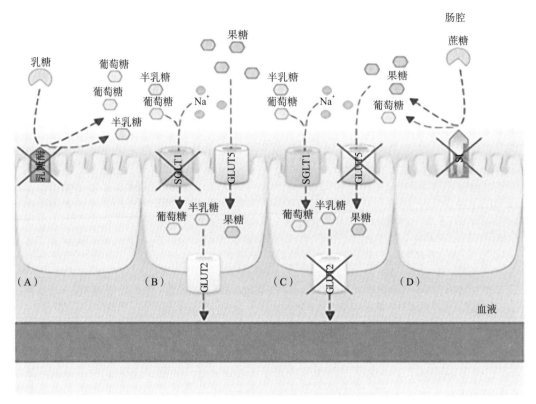

图17-9　主要碳水化合物吸收不良机制[100]

（A）乳糖酶缺乏引起乳糖不耐受；（B）遗传性 *SGLT1* 基因缺陷导致葡萄糖－半乳糖吸收不良；（C）剂量依赖性转运蛋白超载促发果糖吸收不良；（D）遗传性蔗糖酶－异麦芽糖酶（SI）活性缺失致蔗糖酶吸收不良。

GLUT，葡萄糖转运体；SGLT1，钠－葡萄糖协同转运蛋白1

获准引自：Berni Canani R，et al. Nutrients，2016，8（3）：157.

便糖类定量仅限于研究。

口服糖耐量试验对双糖酶缺乏症有一定意义。口服一定量试验糖后未见血糖升高提示相应双糖酶缺乏。尿半乳糖定性试验对乳糖酶缺乏症诊断有帮助，特别是无法配合 H_2 呼气试验的婴幼儿。半乳糖在消化道吸收快而在体内代谢转化缓慢，正常人进食乳糖后、半乳糖不耐受症患者空腹时有大量半乳糖从尿中排泄，乳糖酶缺乏症个体则没有这种情况。

呼气试验诊断价值总体不亚于口服糖耐量试验。糖 H_2 呼气试验的基本原理是未消化吸收糖在大肠被细菌发酵释放 H_2、CH_4，导致进食试餐糖后呼气 H_2、CH_4 明显升高；^{13}C-糖呼气试验的原理则是吸收减少致机体可氧化量减少，结果进食试餐糖后呼气 $^{13/14}CO_2$ 升高不及正常人不明显。

小肠黏膜酶学活力测定被认为是双糖酶缺乏症诊断的金标准[101, 102]。原发性双糖酶缺乏症一般仅显示个别酶活力下降而黏膜病理正常，而继发性双糖酶缺乏症则是多个酶的活力普遍下降且常伴有黏膜病理异常。值得注意的是，已发现小肠黏膜乳糖酶的表达呈灶状分布，小块黏膜活检未必能反映全貌[103]。有人尝试通过细胞刷采样的办法克服此问题。经典酶活力测定法涉及组织匀浆制备、蛋白质定量、产物葡萄糖测量、酶活力计算等一系列复杂过程，罕有实验室常规开展。有人建议采用病理室可常规开展的免疫组织化学染色半定量显示小肠黏膜上皮蔗糖酶表达强度[104]。芬兰学者则推出了商品化内镜室现场检测的十二指肠活检黏膜快速乳糖酶活力测定法（quick lactase test），该方法可在20min内报告结果，十分方便[105]。受此启发，笔者所在实验室最近成功开发了2h蔗糖酶活力测定，将十二指肠降段肠末段活检黏膜投入盛有蔗糖和变色剂反应液的小试管中，室温孵育2h后观察结果，蓝色为酶活力正常，淡蓝色为酶活力下降，无色为酶活力缺乏，结果与经典测定法一致（待发表）。

基因诊断发展惊人，特别是二代基因测序技术，为先天性碳水化合物吸收不良症确诊带来了极大的便利。

3.治疗原则 基本原则如下：剔除或减少致病性FODMAP的摄入、补充消化酶、使用益生菌和治疗原发病。

（三）肠易激综合征与碳水化合物吸收不良

肠易激综合征（irritable bowel syndrome，IBS）是指一组持续或间歇发作的、以腹痛或腹部不适伴排便习惯和（或）大便性状改变为临床表现，但缺乏胃肠道结构和生化异常的肠道功能紊乱性疾病。临床诊断十分常见，一般占消化科门诊量的10%以上。虽然是功能性疾病，但临床诊断过程却不按传统的排除法进行，而是按纳入性流程建立：有上述胃肠道症状者，胃肠镜检查明显正常、常规血液生化检验正常、身体一般状态良好即纳入诊断，随访过程发现具体病因时再予以纠正剔除。如此一来，相当数量临床诊断的肠易激综合征特别是腹泻型患者经细查深究还是可以发现具体病因的，特别是慢性胆汁酸腹泻、小肠细菌过度生长、碳水化合物吸收不耐受症较为多见。来自西班牙的一篇报道很能说明问题[106]。62例症状类似功能性胃肠病的慢性腹泻患者，经过*HLA-DQ2/DQ8*基因检测（乳糜泻易感基因）、小肠黏膜活检病理检查、小肠黏膜双糖酶活性测定、胆汁酸潴留试验（SeHCAT）和小剂量的复合果糖/山梨醇H_2呼气试验等一系列检查，再加上12个月治疗效果随访，结果50例获得明确诊断，包括28例（45.2%）慢性胆汁酸腹泻、10例（16.1%）碳水化合物不耐受症、2例（3.2%）慢性胆汁酸腹泻合并碳水化合物不耐受症和10例（16.1%）乳糜泻，仅12例（19.4%）未发现明确原因而考虑诊断为功能性胃肠病。假如再查小肠细菌过度生长，估计功能性胃肠病的诊断比例还会进一步降低。

讨论碳水化合物吸收不良与肠易激综合征腹泻型、功能腹泻等功能性胃肠病关系时，乳糖不耐受症是最早受到关注的，在北欧等乳糖酶缺乏症低流行区，现已普遍应用乳糖H_2呼气试验或十二指肠活检黏膜快速乳糖酶活力测定对肠易激综合征患者进行筛查。随后受到重视的是果糖、山梨醇等单糖吸收不良，直到澳大利亚的Gibson教授提出FODMAP概念，这一概念囊括了所有小肠未能消化、吸收缓慢的可发酵性短链碳水化合物[94, 107, 108]。《美国胃肠病学会肠易激综合征临床指南》（2021年发布）正式推荐低FODMAP饮食方案作为肠易激综合征腹泻型治疗选择之一[109]。最近几年的另一重要新进展是发现遗传多态性蔗糖酶-异麦芽糖酶不足并不少见，且与肠易激综合征之间的关系密切，肠易激综合征患者对低FODMAP饮食反应不明显的原因即可能在此[110-118]。通过限制蔗糖及淀粉摄入、补充蔗糖酶等纠正淀粉消化不良不失为肠易激综合征、儿童功能性腹痛治疗的又一选择[118]。

二、乳糖H$_2$呼气试验

乳糖H$_2$呼气试验是第一个用于临床诊断的H$_2$呼气试验。1969年，也就是乳糖酶缺乏症发现后的第10年，美国的Calloway等[119]率先报道了乳糖H$_2$呼气试验诊断，5名中国本土人在饮入980ml巴氏消毒奶后呼气H$_2$有显著上升，而另5名美国白种人则均无反应。1975年，Newcomer等[120]以空肠黏膜乳糖酶活力测定为金标准，50g非标记乳糖冲水250ml再添微量（10μci）^{14}C-乳糖制成试餐，比较餐后血糖水平、呼气$^{14}CO_2$放射性活度、呼气H$_2$浓度三大指标的区分效果，结果呼气H$_2$表现最佳，判别阈值为餐后升高≥20ppm。从此，乳糖H$_2$呼气试验便逐步取代了血液糖耐量试验、尿半乳糖定性试验、小肠黏膜活检酶活力测定及基因检测，成为乳糖酶缺乏症临床诊断的首选。随后，各种诊断碳水化合物吸收不良的糖H$_2$呼气试验相继出现，如淀粉H$_2$呼气试验、蔗糖H$_2$呼气试验、果糖H$_2$呼气试验、山梨醇H$_2$呼气试验等。原苏州市第三人民医院的郑家驹教授是我国早期开展碳水化合物吸收不良症和H$_2$呼气试验诊断的杰出代表[121]。

（一）基本原理

乳糖（lactose）是乳汁特有的双糖，由小肠上皮细胞刷状缘乳糖酶水解生成半乳糖和葡萄糖后吸收。因乳糖酶缺乏症等原因引起的乳糖吸收不良个体在摄入乳糖后将有更多未消化的乳糖原形排入大肠，被结肠细菌酵解产生大量有机酸和释放由肺呼吸排出的H$_2$、CH$_4$、CO$_2$等气体。另外，哺乳动物细胞代谢不产生H$_2$、CH$_4$，正常人胃和小肠的细菌又很少，呼气H$_2$、CH$_4$的唯一来源是结肠细菌对碳水化合物的酵解。口服一定剂量的乳糖后出现呼气H$_2$、CH$_4$明显升高，若除外口腔污染、小肠细菌过度生长，可判为受试剂量的乳糖吸收不良。

（二）基本方法

1.成人方案（参见第十章第二节） 基于最新欧美指南共识综合推荐[81, 82]。H$_2$试验常规试验前准备，清晨空腹8～12h，用氯己定或过氧化氢漱口后采集0时肺泡气样测量，合格者继续下述步骤：乳糖25g溶于250ml温水（或500ml牛奶）中，5min左右饮毕，再用清水彻底漱口，于饮后3h内每30min采集肺泡气测量一次，阳性标准为试餐后呼气H$_2$浓度升高≥20ppm，或CH$_4$≥10ppm。结果为阴性者可将采样测量延长到4～5h。

试验期间询问并记录腹胀、腹痛、腹泻等胃肠道症状及全身症状。有条件者，次日最好随访一次以发现迟发的胃肠道症状，但需注意试验后饮食的影响。

2.儿童方案（参见第十章第二节） 基于2022年欧洲ESPGHAN共识推荐[6]，参照成人方案实施，乳糖剂量1.0g/kg，配成浓度为10%的溶液或用牛奶送服，最大使用量不超过成人剂量。大龄儿童的空腹时间和成人一样（8～12h），1岁以下婴儿空腹时间4h，其间应特别注意喂水。

（三）参考正常值

阴性。

（四）临床意义

阳性提示乳糖吸收不良，同时出现胃肠道症状可诊断为乳糖不耐受症；结果阴性但又出现胃肠道症状者仍提示功能性乳糖不耐受症，也可能是内脏过敏等原因所致。假阳性主要见于口腔细菌污染、小肠细菌过度生长、小肠传输过快，表现为呼气 H_2、CH_4 升高提前（＜90min，特别是 $30 \sim 60min$），应注意综合分析。排除小肠细菌过度生长后再检查是较好的策略[81]。假阴性主要见于非产 H_2 者、近期使用抗菌药、小肠传输太慢等。

在欧美乳糖酶缺乏症低流行地区，试验有助于从肠易激综合征、功能性腹泻、儿童功能性腹痛等功能性胃肠病患者中甄别阳性者，但尚缺乏足够证据推荐其作为功能性胃肠病诊断流程中的常规检查[6, 109]。我国为乳糖酶缺乏症高流行区，标准试验方案并无临床实际意义，探索小剂量试验或许对临床有帮助[122]。

（五）相关说明

1.流行病学　乳糖酶缺乏症分为原发性和继发性两类，分别由基因决定和小肠黏膜受损引起。成人原发性获得性乳糖酶缺乏症是最常见的类型，荟萃分析估计平均流行率为68%，但各地流行率差异巨大，北欧、新西兰流行率小于5%，白种人发生率偏低，其他人种发生率则很高，我国汉族成人几乎100%乳糖酶缺乏[123, 124]。获得性乳糖酶缺乏个体在出生时小肠上皮细胞刷状缘乳糖酶正常表达，但断乳后于 $3 \sim 5$ 岁乳糖酶表达逐渐下降甚至完全消失。持续高表达个体获益于基因突变。原发性乳糖酶缺乏症还有罕见的先天性乳糖酶缺乏症和早产儿一过性不足，前者出生后哺乳时即出现严重的不耐受症，须立即无乳糖喂养，后者则随发育而改善。

2.牛奶乳糖含量　牛奶乳糖含量约为5%。市售单次饮用包装剂量以250ml居多，含乳糖12.5g。我国乳糖酶缺乏症流行率接近100%，对此剂量牛奶不耐受的人群比例并不是很高，主要发生在肠易激综合征肠道敏感性升高的患者。乳糖 H_2 呼气试验所用乳糖剂量为25g，相当于500ml牛奶。一些实验室倾向于使用50g剂量试验，相当于1000ml牛奶，大大超出了绝大多数西方人的日常饮用量。虽然呼气阳性率和不耐受症发生率可大幅提高，试验中发生的明显不耐受症也可能会使受试者更信服乳糖就是造成临床不适的原因，但真实原因并不一定如此。

三、果糖 H_2 呼气试验

（一）基本原理

果糖（fructose）是一种首先在水果中发现的单糖，通过小肠上皮特异性载体通路，以顺浓度差非耗能方式扩散吸收，即易化扩散（图17-9）。当载体饱和而发生吸收不良时，超载的果糖将排入大肠，被结肠细菌酵解释放 H_2、CH_4、CO_2 等气体。因此，口服一定剂量的果糖后出现呼气 H_2、CH_4 明显升高，可判为受试剂量的果糖吸收不良。

（二）基本方法

果糖剂量：成人25g、儿童0.5g/kg，余同乳糖 H_2 呼气试验。

（三）参考正常值

阴性。

（四）临床意义

阳性提示果糖吸收不良，同时出现胃肠道症状可诊断为果糖不耐受症。假阳性和假阴性情况与乳糖 H_2 呼气试验相同。果糖 H_2 呼气试验有助于从肠易激综合征、功能性腹泻、儿童功能性腹痛等功能性胃肠病患者中甄别阳性者，临床一般是在乳糖 H_2 呼气试验阴性后或不考虑乳糖不耐受症时选用，但尚缺乏足够证据推荐其作为功能性胃肠病诊断流程中的常规检查[6, 122]。另外，在已知所有被动吸收的单糖中，果糖的吸收速度是最快的。临床上，果糖吸收不良和不耐受症者往往同时也对其他FODMAP不耐受，果糖 H_2 呼气试验或可成为FODMAP不耐受症的代表性诊断试验[125, 126]。

（五）相关说明

1.果糖的易化扩散　扩散是一种物质分子从高浓度区域向低浓度区域转移，直到均匀分布的现象。除了半乳糖、葡萄糖，其他单糖从小肠到血液的吸收过程均属于扩散。因为上皮细胞层的阻隔，扩散的速度是很慢的。然而，在小肠上皮细胞的肠腔面和基底面，人类进化出了果糖的专门扩散通道，使其扩散较其他单糖变得容易，故称易化扩散。事实上，在所有被动吸收的单糖中，果糖的吸收速度是最快的。

果糖的这种专门扩散通道的本质是葡萄糖转运蛋白（GLUT），GLUT5是已知最主要的肠道果糖转运体，GLUT2和SGLT4可能也起作用（见图17-9）。等量葡萄糖刺激果糖吸收，果糖超过葡萄糖时则吸收受抑制。此外，山梨醇严重干扰果糖吸收。婴儿果糖吸收能力很弱，但随年龄增长吸收能力会增加，恰与乳糖酶活性变化相反。易化扩散虽然使果糖吸收加速，但对果糖的吸收能力仍远逊于半乳糖、葡萄糖的主动耗能"泵入"式吸收。成人果糖单剂吸收能力为5～50g，吸收饱和差别这么大的原因尚不清楚；同样，果糖吸收不良的病理生理机制迄今不明，或许为GLUT表达下降等因素所致[127]。评判果糖吸收不良也缺乏统一标准，现主要依靠 H_2 呼气试验和胃肠道不耐受症状。

2.食物中的果糖　果糖天然存在于多种日常食物中，如水果、蔬菜、蜂蜜。有些水果同时富含山梨醇，如梨、苹果，多食易致泻。蜂蜜主要成分是果糖和葡萄糖，果糖含量高于葡萄糖，蜂蜜通便实则是由于果糖吸收不良。玉米糖浆为生物化工制造的果糖含量更高的"蜂蜜"，广泛用于餐饮、糕点、糖果，是果糖不耐受症十分重要的原因。蔗糖消化后也会释放出果糖，但同时会释放等量的葡萄糖，吸收得以促进，故耐受量较大。

3.遗传性果糖不耐受症　并非果糖不耐受症的别称，而是一种果糖体内代谢异常疾病，其小肠果糖吸收正常。

四、其他糖 H_2 呼气试验

（一）淀粉 H_2 呼气试验

淀粉（starch）消化至少涉及4种酶，即唾液淀粉酶、胰淀粉酶、小肠蔗糖酶-异麦芽糖酶和小肠麦芽糖酶-葡萄糖淀粉酶，其中以胰淀粉酶和小肠蔗糖酶-异麦芽糖酶最为重要（见图17-8）。

Mackie[128]于1981年首先介绍100g米粉 H_2 呼气试验诊断胰腺外分泌功能不全，试餐配方是生米粉加水360ml饮服。1984年Kerlin等[129]将试餐改为100g米粉加蛋、黄油烤饼，发现慢性胰腺病、小肠细菌过度生长患者餐后呼气 H_2 显著高于健康对照人群。此后的报道也都证实米粉 H_2 呼气试验有助于胰腺外分泌功能不全诊断和疗效评估[130-132]。但剂量减少后，无论胰腺外分泌功能评估还是小肠细菌过度生长诊断，均告失败[133, 134]。最近，日本报道空腹呼气 H_2 水平升高诊断胰腺外分泌功能不全的敏感度达到73.3%[135]。

虽然所有报道的淀粉 H_2 呼气试验应用研究为评估胰腺外分泌功能，但从实验原理分析，无论是胰淀粉酶分泌不足还是小肠麦芽糖酶-葡萄糖淀粉酶缺乏，只要是淀粉消化不良试验，结果就可能为阳性。

（二）蔗糖 H_2 呼气试验

蔗糖（sucrose）是由1分子葡萄糖和1分子果糖以α-1,2糖苷键连接构成的双糖，由小肠上皮细胞刷状缘蔗糖酶-异麦芽糖酶（sucrase-isomaltase，SI）中的同名功能域水解成单糖吸收（见图17-8）。如前所述，蔗糖酶-异麦芽糖酶不仅负责全部蔗糖的水解，其异麦芽糖酶功能域承担了大部分淀粉的唾液、胰腺淀粉酶水解产物——寡糖的继续水解，包括80%的直链寡糖和100%的分支寡糖[95]。蔗糖酶-异麦芽糖酶缺乏不只是引起蔗糖不耐受，还同时引发淀粉消化不良。过去认为，蔗糖酶-异麦芽糖酶缺乏主要继发于小肠疾病，往往与其他双糖酶减少并存，先天性蔗糖酶-异麦芽糖酶缺乏症罕见。但最近几年发现，该酶基因突变呈多态性（图17-10），其表型除了罕见的完全酶缺乏外，还有大量的低表达个体。成人肠易激综合征腹泻型患者蔗糖酶-异麦芽糖酶基因突变率显著高于对照，10%～35%的患者检出小肠酶活力不足。这类患者对低FODMAP饮食治疗反应欠佳，而补充蔗糖酶、限制蔗糖及淀粉摄入后有所缓解[110-118]。

Metz等[136]于1976年率先报道蔗糖 H_2 呼气试验诊断先天性蔗糖酶-异麦芽糖酶缺乏症。后续报道可重复。

蔗糖 H_2 呼气试验近年有被新兴 ^{13}C-蔗糖呼气试验替代的趋势，这是因为后者可以避免蔗糖 H_2 呼气试验的一些重大缺点，如小肠细菌过度生长造成假阳性、非产 H_2 者导致假阴性和检查时间太长等。

（三）海藻糖 H_2 呼气试验

海藻糖（trehalose）是一种富含于蘑菇、藻类和昆虫等低等动植物中的双糖，由2分子葡萄糖通过α-1,1糖苷键连接，经小肠上皮海藻糖酶水解成单糖后吸收。先天性海

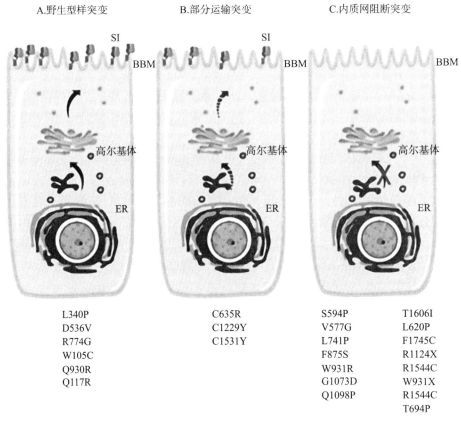

图 17-10　蔗糖酶-异麦芽糖酶（SI）的三种突变[112]

A. 野生型样突变：突变体能沿着分泌途径正常运输，并以与野生型 SI 类似的方式成熟，但目前还不清楚这些突变体是否能够有效地维持锚定在小肠上皮细胞刷状缘（BBM）上。B. 部分运输突变：突变体从内质网（ER）到高尔基体之间的转运效率下降，仅一部分能最终到达刷状缘。这是近年在肠易激综合征患者中发现的最常见类型，纯合子酶缺乏较杂合子严重。C. 内质网阻断突变：突变体完全滞留于内质网而无向外转运。经典先天性 SI 缺乏症罕见

获准引自：Husein DM，et al. Nutrients，2019，11（10）：2290.

藻糖酶缺乏症呈常染色体隐性遗传，除了格陵兰地区，其他地区罕见报道。部分蘑菇中毒病例可能属于此症。迄今仅见一篇海藻糖 H_2 呼气试验，64 名受试者口服 25g 海藻糖后，其中 19 例不耐受症患者呼气 H_2、CH_4 显著高于其他对照[137]。

（四）葡萄糖、半乳糖 H_2 呼气试验

葡萄糖（glucose）、半乳糖（galactose）是最重要的单糖，两者载体相同，均为主动吸收，除非有先天性葡萄糖、半乳糖吸收不良，少有吸收不良发生。先天性吸收不良少见，呈染色体隐性遗传，新生儿哺乳即泻、停哺即止，若不及时剔除乳糖、葡萄糖、半乳糖会很危险，也有临床表现较轻至成人才检出的报道。利用少有吸收不良发生的优势，葡萄糖 H_2 呼气试验主要用于小肠细菌过度生长的诊断。迄今仅有 2 例先天性吸收不良患儿接受过葡萄糖 H_2 呼气试验，结果恰好相反[138, 139]。注意：先天性半乳糖吸收不良和先天性半乳糖不耐受症是两种疾病，分别是半乳糖肠道吸收障碍和体内半乳糖代谢

障碍。

（五）山梨醇 H_2 呼气试验

山梨醇（sorbitol）是一种天然糖醇，自然分布与果糖基本相同，也以苹果、梨中的含量最高，还是普遍使用的廉价甜味剂。山梨醇通过简单扩散弥散微量吸收，量稍大或高浓度极易诱发不耐受症。

山梨醇 H_2 呼气试验可以发现吸收不良，不少实验室热衷于此项检查。以剂量10g进行试验，30名健康志愿者阳性率（ $H_2 > 20ppm$ ）竟高达90%[140]。当剂量降至5g、配制浓度为2%和16%时，试验阳性率分别为10%和43%，个别高浓度者还出现不耐受症状，同期乳糜泻（又称麦胶性肠病）患者100%阳性。让8例健康志愿者进一步服食含山梨醇3.4g的糖果再试验，结果全部出现腹胀、腹痛，还有1例呼气检测阳性。由此可见，山梨醇吸收不良普遍存在，呼气试验诊断没有任何实际意义，但将其作为小肠黏膜完整性的评估检查或许有应用前景[122]。

五、^{13}C-糖呼气试验

^{13}C-糖呼气试验诊断碳水化合物吸收不良有一些研究报道，如 ^{13}C-玉米淀粉呼气试验、^{13}C-乳糖呼气试验和 ^{13}C-蔗糖呼气试验等。试餐所用 ^{13}C-糖多为天然 ^{13}C 富集食物，价格和糖 H_2 呼气试验一样低廉，但 $^{13}CO_2$ 检测费用高于呼气 H_2、CH_4。^{13}C-糖呼气试验的基本原理和血液糖耐量试验是相似的：消化吸收不良者口服 ^{13}C-糖后因吸收减少，机体细胞可利用氧化者也相应减少，进而引起呼气 $^{13}CO_2$ 升高减慢。但是，^{13}C-乳糖呼气试验和 ^{13}C-玉米淀粉呼气试验的初步结果并不突出，现已很少见有报道[141, 142]。

而始创于2006年，从动物模型开始到人体应用的 ^{13}C-蔗糖呼气试验值得期待[143-147]。多项小样本儿童应用为主的试验结果显示，无论先天性蔗糖酶缺乏还是环境性肠病的继发性缺乏，^{13}C-蔗糖呼气试验都展现出不俗的识别能力。^{13}C-蔗糖呼气试验的优势之一是可以将试验时间大大缩短，根据餐后第90min累积 $^{13}CO_2$ 呼出率即可明确区分异常，而标准蔗糖 H_2 呼气试验的检查时间不小于3h，这是因为糖 H_2 呼气试验检测的是未吸收碳水化合物排入结肠后的发酵产气，而 ^{13}C-蔗糖呼气试验则可检测早期吸收后的体细胞氧化产气异常。此外，通过检测体细胞氧化释放 $^{13}CO_2$ 的机制可以避免糖 H_2 呼气试验中那种非产 H_2 者假阴性结果，以及大幅降低小肠细菌过度生长的干扰。不过，成人可能并不适合 ^{13}C-蔗糖呼气试验，因为胃黏膜肠上皮化生高表达蔗糖酶会让试餐发生提前分解，而胃排空障碍和胰岛素抵抗会致肠道消化吸收延缓和机体氧化障碍[5]。一项样本量高达600例儿童的前瞻性验证研究方案已经出台[148]，期待早日公布结果。

六、讨论

H_2 呼气试验诊断糖类吸收不良症的试验原理简单，操作不复杂，结果可信度也很高。现在最主要的问题是试验糖剂量的选择。因为无症状吸收不良同样存在于健康人中，一定剂量所做试验得出的阳性结果只能提示受检者对此剂量吸收不良，但并不能肯定其胃肠道症状即为试验糖不耐受症所致，而这恰恰是临床最关心的问题。浙江大学医学院附属邵逸夫医院的报道极具说服力[149]。报道样本包含肠易激综合征腹泻型和健康志愿者各60例,7～14天内盲法分别接受10g、20g、40g乳糖H_2呼气试验。揭盲结果显示,试验阳性率和乳糖不耐症发生率随乳糖剂量加大而升高,40g时患者组和健康对照组H_2呼气试验阳性率分别高达93.3%和91.1%,十分接近我国乳糖酶缺乏症流行率,两组试验的不耐受症发生率也分别高达85%和73%。从乳糖酶缺乏症诊断的角度来看,结果毫无疑问提示应选40g以上剂量。然而,研究同时考核风险比指标时却发现,10g时虽然呼气试验阳性和不耐受症发生率最低,但风险比却从40g时的2.6升至6.5(图17-11)[124, 149]。从症状的病因诊断角度来看,自然是选择10g剂量试验为优。十分有趣的是,西班牙医生应用小剂量复合果糖/山梨醇(20g/3.5g)H_2呼气试验发现,62例疑似功能性慢性腹泻患者中仅12例(19.4%)阳性,阳性率和邵逸夫医院10g乳糖剂量不耐受症发生率几乎相同(图17-11)。重要的是,这些阳性者经低FODMAP饮食治疗而痊愈,随访1年未复发[106]。毫无疑问,欧美最新指南推荐的25g剂量并不具备全球普适性[81, 82]。以风险比高而不是敏感度高为标准,探索各地试餐糖的最适剂量是今后的改进方向,低剂量阳性更具临床价值。

第二个问题是如何选择代表性糖H_2试验。让临床患者逐个尝试不切实际,两种策略值得重视:一部分医生以空腹呼气H_2水平测量筛查碳水化合物吸收不良,另一部分医生则采用小剂量果糖H_2呼气试验作为FODMAP代表性诊断[106, 123, 126]。已知,正常

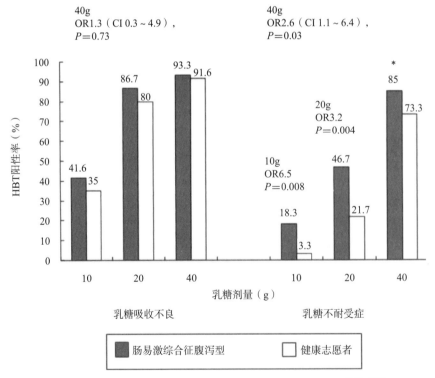

图17-11　乳糖吸收不良症状与剂量、内脏敏感性的关系[124, 149]

(Misselwitz[124]根据浙江大学医学院附属邵逸夫医院Yang[149]的报道制图)中国成人乳糖酶缺乏症流行率接近100%,比较健康人和肠易激综合征患者不同剂量乳糖H_2呼气试验的阳性率和不耐受症发生率。小剂量呼气试验阳性者发生不耐受症的风险高于大剂量呼气试验阳性者。OR,风险比

获准引自:Misselwitz B, et al. Gut, 2019, 68(11):2080-2091.

人空腹12h后的呼气H_2水平会降至大气水平，如果空腹呼气H_2水平明显升高，表明肠内尚有未消化完毕的碳水化合物。选择果糖代表FODMAP的理由如下：在被动吸收的单糖中，果糖的吸收速度是最快的，果糖吸收不良和不耐受症者往往同时也对其他FODMAP不耐受。

第三个问题是小肠细菌过度生长干扰问题。糖H_2呼气试验诊断碳水化合物吸收不良的基础是大肠细菌对来自小肠多余未消化碳水化合物的发酵产气。如果受试者患有小肠细菌过度生长，即便没有碳水化合物吸收不良也会出现产气反应。更为严重的是，碳水化合物吸收不良与小肠细菌过度生长常常互为因果、同时存在。如何区分小肠产气和大肠产气是所有糖H_2呼气试验的最大难题。一种解决方案是将提前出现的呼气H_2升高判定为小肠细菌过度生长，具体时限在有些实验室为取试餐后90min内，有些实验室选择30～60min[150, 151]；另一种是获得北美指南推荐的方案，通过葡萄糖H_2呼气试验等办法先除外小肠细菌过度生长再行检查[81, 152]。

第四个问题是试验时间太长，标准操作时间不低于2～3h，阴性者还需延长观测至4～5h，这不仅使患者明显感到不适，也严重挤占了医疗人力资源。开发穿戴式自动检测设备是未来的努力方向。将糖H_2呼气试验更换成相应耗时不长的[13]C-糖呼气试验如[13]C-蔗糖呼气试验也是可能的选择。

七、小结

碳水化合物吸收不良常见，容易并存于或误诊为急性胃肠炎、功能性胃肠病，特别是肠易激综合征、功能性腹泻、儿童功能性腹痛等。糖H_2呼气试验具有较高的辅助诊断价值，特别是空腹呼气H_2水平测定、乳糖H_2呼气试验和果糖H_2呼气试验。以风险比高而不是敏感性高为标准，探索各地各病种试餐糖的最适剂量是今后的主要改进方向，低剂量阳性更具临床价值。寻找FODMAP代表糖、排除小肠细菌过度生长、克服试验时间过长亦需重视。

（校阅：孙庭基　康凌玲）

第五节　小肠细菌过度生长诊断

一、小肠细菌过度生长

小肠细菌过度生长（small intestinal bacterial overgrowth，SIBO）是一组因小肠过多细菌引起胃肠道及全身症状的临床综合征，临床常见，初始描述始于1939年Barker和Hummel等[153]关于"肠狭窄和肠吻合术后患者大细胞性贫血"的报道，现已证实SIBO的主要成因是胃酸缺乏、小肠淤积和回盲瓣功能缺失。过去SIBO的诊治重点限于盲袢、假性肠梗阻等严重器质性疾病，而当前的热点和难点是十分常见的功能性胃肠病如肠易激综合征（IBS）、功能性消化不良（FD）等，以及糖尿病、肥胖、脂肪肝等代谢综合征相关性疾病。

（一）发病原理及诊治概要

小肠是消化和吸收食物的场所，通透性很高，保持肠内少菌状态有利于宿主防止不必要的营养竞争、最大限度地减少细菌毒素吸收及细菌易位。

维持小肠处于"清洁"状态的主要生理机制是：①胃酸对外来细菌的灭活；②空腹小肠推进性蠕动（消化间期移行性复合运动）的清淤防菌定植；③回盲瓣的防止大肠内容物倒灌功能。其他保护性因素还有小肠黏膜完整性、分泌型免疫球蛋白、胆胰正常分泌等。任何一个或多个机制发生异常均可导致SIBO（表17-4）。

表17-4　小肠细菌过度生长的病因[154]

主要病因	相关因素
胃酸缺乏症 全胃/胃大部切除术、广泛萎缩性胃炎、长期大剂量PPI	**免疫缺陷** 获得性免疫缺陷（如艾滋病、严重营养不良）、遗传性免疫缺陷
小肠淤积 解剖异常：梗阻与盲袢如Billroth Ⅱ式胃切除术、端侧吻合术、Roux-en-Y胃分流术、胃结肠瘘、胃空肠瘘、憩室病、狭窄（克罗恩病、结核）、肠粘连等 运动障碍：①内分泌病，如糖尿病肠神经病变、甲状腺功能减低等；②神经系统疾病，如肢端肥大症、多发性硬化症、淀粉样变性神经病等；③结缔组织病，如系统性硬化症、硬皮病、强直性肌营养不良等；④胃动力障碍性疾病，如特发性假性肠梗阻、胃轻瘫等；⑤药物，如阿片类、抗胆碱能类、大剂量三环类抗抑郁药等	**综合多因素** 高龄、乳糜泻、热带口炎性腹泻、Whipple病、放射性肠病、肠衰竭、肝硬化、慢性胰腺炎、终末期肾病、囊性纤维化 **关联性待定（当前热点）** 肠易激综合征、功能性消化不良、功能性腹痛、脂肪肝、肥胖、间质性膀胱炎、阿尔茨海默病、帕金森病、精神障碍（如焦虑、抑郁等）、不宁腿综合征、酒渣鼻、精子生成障碍[157]、婴幼儿发育不良[158]
回盲瓣功能缺失 回盲部病变、回盲瓣切除术	

SIBO的发病机制主要源于如下病理生理变化过程：①细菌和（或）其毒素引起的黏膜损伤；②肠内竞争宿主营养；③细菌代谢合成（表17-5）。

表17-5　小肠细菌过度生长的病理生理和临床表现[154]

病理生理	肠内后果	临床表现
小肠黏膜损伤	刷状缘双糖酶缺失，上皮屏障受损、通透性增强，炎症反应和炎性细胞因子产生	碳水化合物吸收不良症、蛋白丢失性肠病、细菌易位、内毒素血症、肝损害、全身炎症反应
肠内竞争宿主营养	消耗食物蛋白质，消耗维生素B_{12}，合成钴酰胺，消耗硫胺素（维生素B_1），消耗烟酰胺	低蛋白血症、水肿、维生素B_{12}缺乏、大细胞贫血、神经症状、硫胺素缺乏症/烟酰胺缺乏症
细菌代谢合成	发酵碳水化合物，解离初级胆酸，合成维生素K、叶酸、D-乳酸、乙醇、乙醛	腹胀、排气、自动酿酒综合征、胆汁酸性腹泻、胆酸池耗竭、脂溶性维生素吸收障碍、干扰维生素K拮抗剂如华法林的抗凝效果、高叶酸血症、D-乳酸酸中毒、肝损害

SIBO的诊断方法主要有十二指肠液菌落计数培养和 H_2 呼气试验，前者被一些人认为是金标准，其实不然，但它仍是各种诊断试验的重要参考标准，后者主要有葡萄糖 H_2 呼气试验和乳果糖 H_2 呼气试验两种。

SIBO的基本治疗原则是：①治疗原发病以祛除病因；②针对性补充营养以纠正代谢异常；③使用抗菌药或其他方法以降低小肠菌量[154-156]。

（二）诊断方法

1.小肠液菌落计数 起初采样是在X线透视引导下插管至十二指肠Treitz韧带10cm远处空肠或盲袢抽取小肠液标本2～5ml，后来发展为经胃镜活检孔插管抽吸十二指肠液1～2ml。对所得标本进行非选择性的需氧菌和厌氧菌菌落计数培养及各种选择性菌落计数培养，有些实验室还进行真菌培养（表17-6）。阳性标准各家不一，其中以需氧菌＋厌氧菌总菌落数＞ 10^5 CUF/ml 的标准最为普遍[154]。在此基础上，根据主要生长菌群类型分为口咽菌群型SIBO和结肠菌群型SIBO，当真菌计数超标时，诊断小肠真菌过度生长（small intestinal fungi overgrowth，SIFO）。

2017年北美 H_2 呼气试验指南和2020年美国胃肠病学会SIBO临床指南推荐使用新标准：仅做十二指肠液麦康凯（MacConkey）琼脂培养需氧菌落并计数，当 ＞ $1×10^3$ CUF/ml 时诊断为SIBO[81,155]。阳性标准从 10^5 CUF/ml 降至 10^3 CUF/ml，看似标准大幅放宽，实则更严。一是培养条件从过去的有氧和厌氧非选择性培养改为使用仅有肠杆菌科细菌可以生长的麦康凯琼脂选择性培养基培养，其 10^3 CUF/ml 的结果已类似于传统结肠菌群型SIBO的诊断标准；二是采样过程口咽菌污染带来的干扰较前大幅降低，因为口咽菌以革兰氏阳性菌为主，而革兰氏阳性菌是无法在选择性肠杆菌培养基生长的。虽然部分个体也能从口咽分离到肠杆菌科细菌，但密度一般很低，很难对计数结果造成实质性影响[159,160]。事实上，早在1984年就有研究发现，10%的正常成人和25%的健康儿童十二指肠液需氧菌与厌氧菌总菌落数＞ $1×10^5$ CUF/ml；相反，正常成人可检出肠杆菌科细菌的比例仅为5%，但无一例能达到 10^3 CUF/ml，健康儿童则无一例能分离到肠杆菌科细菌[161,162]。可见，新标准更为科学合理。

小肠液菌落计数通常被视为诊断SIBO的金标准，其实不然，因为还有大量细菌无法培养分离。此外，采样导管难以插到小肠远端、采样过程中难以避免口咽菌群污染、采样还常因肠液不足而失败等因素也冲击着金标准的地位。但小肠液菌落计数培养无疑是评价其他诊断方法的重要参考。二代基因测序为小肠液微生物丰度和多样性检查提供了便利，但目前尚未见诊断标准公布。

值得一提的是，由于胃镜十二指肠液采样有一定的失败率，有学者尝试用十二指肠黏膜活检培养方式诊断SIBO[163]。笔者团队则通过亲水导丝将导管引至十二指肠升部（左侧卧位最低点）抽液的办法解决，效果不错。

【附】SIBO阳性标准变迁

SIBO细菌学诊断标准由细菌类型和细菌数量两项指标构成。

1964年，《新英格兰医学杂志》（*NEJM*）刊发了美国波士顿大学医学院Donaldson[164]题为"肠道正常菌群及与肠道功能关系"的系列综述，文中介绍："几项研究综合结果显示，73例空腹对照中52例上段小肠是无菌的，有菌者所分离到的通常为口腔和呼吸道带来的污染菌且每毫升肠液很少超过10^5个。回肠末端的细菌通常为结肠型……"。此后，10^5CUF/ml便成为各种SIBO诊断标准最常采用的最低数量阈值，但具体细菌类型指标则各种各样，有些规定需氧菌＋厌氧菌总菌落数超标或任一超标，有些要求革兰氏阳性需氧菌＋革兰氏阴性需氧菌总菌落数超标或任一超标，另一些则特指结肠型细菌总菌落数超标等，其中梅奥诊所等医院使用的需氧菌＋厌氧菌总菌落数＞10^5CUF/ml的标准最为普遍[165]。

随着采样和培养技术的进步，丹麦哥本哈根大学的Justesen等[161,162]于1984年报道了上段小肠液菌群正常值的重新研究结果。受试者空腹6h以上，内外双层套管法插管至十二指肠Treitz韧带10cm远处空肠吸液培养。85例健康成人的结果如下：53例（62.4%）无菌生长（＜10CUF/ml），11%（$n＝9$）的个体总菌落数＞10^5CUF/ml，以口咽菌群为主，从5%（$n＝4$）的个体中分离到肠杆菌科细菌（*Enterobacteriaceae*），但计数无一例大于10^3CUF/ml。51例无胃肠病儿童结果如下：72.5%（$n＝37$）培养无菌，25%（$n＝13$例）的个体总菌落数计数＞10^5CUF/ml，以口咽菌群为主，3例分离出肠球菌，但无一例分离出肠杆菌科细菌。结合此前研究结果，此后报道的SIBO便常有口咽菌群型和结肠菌群型之分，且普遍认为结肠菌群型SIBO的危害更大。1986年，美国乔治华盛顿大学医学院的Simon[166]更是将SIBO定义为结肠菌群在近段小肠的增殖。1996年，澳大利亚新南威尔士大学的Riordan[91]根据Justesen报道的正常人的检测结果，将结肠菌群型SIBO的诊断标准规定为十二指肠液活菌总数＞10^5CUF/ml伴肠杆菌科细菌＞10^3CUF/ml或者拟杆菌属或梭菌属＞10^2CUF/ml。另将十二指肠液活菌总数及口咽菌数均＞10^5CUF/ml者诊断为口咽菌群型SIBO。Riordan标准的影响很大，被多数后续研究报道采用（表17-6）。

表17-6　小肠液菌落计数培养（37h、72h）[91]

有氧培养	标志菌	厌氧培养	标志菌
马血琼脂	总需氧菌	马血琼脂	总厌氧菌
选择性		选择性	
麦康凯琼脂	肠杆菌*	拟杆菌胆汁七叶苷琼脂	拟杆菌*
Mitis-Salivarius琼脂	唾液链球菌☆、微小链球菌☆	Nagler琼脂	梭菌*
甘露醇盐琼脂	金黄色葡萄球菌☆	Rogosa琼脂	乳杆菌☆
Sabouraud琼脂	真菌☆		

*结肠菌群标志菌。☆口咽菌群标志菌。

2012年，以研究SIBO与IBS关系著称的美国加州Cedars-Sinai医学中心的Pimentel[167]率先放弃传统有氧、厌氧及选择、非选择等多种培养方法，改成只用麦康凯琼脂一种有氧培养方式，并提出了十二指肠液结肠型需氧菌菌落计数＞10^3CUF/ml为SIBO诊断的新标准。虽然需氧结肠型细菌包括肠杆菌、肠球菌、假单胞菌等，但麦康凯琼脂仅有肠杆菌科细菌生长，所以Pimentel所指的结肠型需氧菌实际上仅限于肠杆菌科细菌。由此可见，Pimentel标准类似于传统结肠菌群型SIBO的诊断标准，但Pimentel标准简单易行且抗采样污染，不仅没有降低诊断标准，反而提升了特异性。2017年公布的H_2呼气试验北美相关指南正式推荐使用Pimentel标准[81]。2020年美国胃肠病学会发布的SIBO临床指南再次确认了该标准[155]。由于两份指南均没有描述培养条件，结果不少读者将新标准理解成需氧菌＋厌氧菌总菌落数＞10^3CUF/ml，进而引起不小的反对声和误用。SIBO亚太共识（2022年）仍坚持使用Riordan标准[168]。鉴于此，Pimentel[169]在2020年发表的新作中再次作了清晰的描述："SIBO定义为十二指肠液麦康凯琼脂需氧菌落计数培养＞$1×10^3$CUF/ml"（图17-12）。

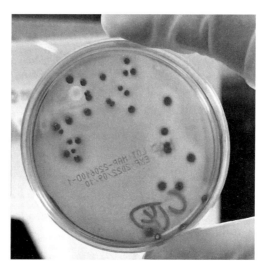

图17-12　十二指肠液麦康凯琼脂需氧菌落计数培养

女，46岁，肠易激综合征（腹泻型），接种十二指肠液20μl，长出33个菌落，换算结果为1.65×10^3CUF/ml，确诊SIBO（深圳南山医院消化科内镜中心供图）

2.呼气试验　呼气试验诊断SIBO始于1971年Fromm等[170]和Sherr等[171]报道的^{14}C-甘氨胆酸呼气试验，包括糖H_2呼气试验和$^{13/14}$C-呼气试验两大类，后一类试验现已基本被淘汰。葡萄糖H_2呼气试验和乳果糖H_2呼气试验是推荐的、临床可以常规开展的项目。一般认为，葡萄糖H_2呼气试验的敏感度低、特异度高，而乳果糖H_2呼气试验敏感度高、特异度低。近年来，欧美指南的相继推出与更新促进了试验的规范化[6, 81, 82, 172]。

3.生化检验　报道过的有血清胆汁酸测定、血清叶酸维生素B_{12}测定、尿蓝母测定、尿胆碱基PABA排泄率测定等[164]。无一经过严格验证。

(三）临床研究热点

1. IBS 临床医生怀疑IBS可能与SIBO有关最早可追溯至20世纪90年代初。但真正引起广泛关注的是2000年美国西奈山医学中心Pimentel等[173]的报道：以乳果糖H_2呼气试验诊断，78%的IBS患者SIBO阳性，经抗菌治疗后48%的病例不再符合IBS罗马标准。尽管研究未设对照，但被普遍认为这是IBS与肠道菌群失调相关研究的起点。笔者团队及他人紧随其后的重复研究结果与之相似[174]。但因使用H_2呼气试验诊断，SIBO与IBS的关系遭到部分学者的强烈质疑或坚决反对，直到有医生发表小肠液菌落计数结果：即便按 $> 10^6$ CUF/ml的高标准诊断，IBS患者SIBO阳性率也不低于12%[175]。

近期发表的病例-对照研究系统评价与荟萃分析是对过去20多年研究的很好总结[176]。分析纳入1996～2018年的合标报告共25篇，含IBS患者3192例、健康及非健康对照3320例。两组合并阳性率分别为31.0%（95% CI：29.4%～32.6%）和20.9%（95% CI：19.5%～22.2%），IBS的风险比（OR值）为3.7（95% CI：2.3～6.0；$P=$ 0.001），仅与健康对照比较则风险比高达4.9（95% CI：2.8～8.6；$P=$ 0.001）。各型IBS以腹泻型（IBS-D）阳性率最高。单独分析小肠菌落计数结果如下：以10^5 CFU/ml为阈值时两组阳性率分别为13.9%（95% CI：11.5%～16.4%）和5.0%（95% CI：3.9%～6.2%），风险比为1.9（95% CI：0.6～6.3），以10^3CFU/ml为阈值时，两组阳性率分别为33.5%（95% CI：30.1%～36.9%）和8.2%（95% CI：6.8%～9.6%），风险比升至3.7（95% CI：1.5～9.2）。单独分析呼气试验结果如下：葡萄糖H_2呼气试验两组阳性率分别为20.7%（95% CI：18.6%～22.8%）和4.4%（95% CI：3.0%～5.9%），风险比高达6.0（95% CI：4.1～8.8；$P=$0.001）；乳果糖H_2呼气试验阳性率分别为62.3%（95% CI：58.7%～65.9%）和33.5%（95% CI：27.5%～39.5%），风险比为3.5（95% CI：1.0～12.9；$P=$0.06）。3篇报告涉及PPI影响，结果146例PPI使用者阳性率为24.0%，与329例非PPI使用者的27.3%无差异。7篇报告介绍了抗菌药物疗效，症状改善率达81.6%（95% CI：76.7%～86.5%），其中4篇报告治疗后葡萄糖H_2呼气试验复常例数为147/158（93.0%），1篇菌落计数复常例数为5/7（71.4%），未发现明显副作用。在所有抗菌药物中，以利福昔明效果为优。

虽然纳入荟萃分析的这些研究质量普遍不高，异质性也大，不足以证明SIBO与IBS之间存在因果关系，但足以说明二者关系密切，更能肯定IBS患者肠道发生了显著的菌群失调[177]。正是基于这些中等质量证据，美国IBS临床指南（2021年）强烈推荐给予IBS-D患者利福昔明以控制症状[109]。

2. FD FD临床诊治长期停滞不前，突破需要新思路。越来越多的新数据提示，十二指肠可能才是FD病理生理的关键区域，它在胃十二指肠的控制和协调中起主要作用，其中黏膜低度炎症、菌群异常是重要的始发因素[178]。Gurusamy等[179]的荟萃分析表明FD和SIBO之间存在联系。检索1966～2020年7月发表的合规文献7篇，263例FD患者与84例对照比较的SIBO风险比为4.3（95% CI：1.1～17.5）。但该研究证据质量被评为低级别，主要理由是临床资料异质性大和使用H_2呼气试验诊断。

高级别证据来自大样本十二指肠液细菌定量检测。应用细菌16S rRNA基因定量PCR法检测，澳大利亚发现84例FD患者十二指肠液细菌载量远远高于63例对照（0.22 ± 0.03 vs 0.07 ± 0.05；$P = 0.007$）及90例炎症性肠病患者[180]。最新发表的两篇大样本十二指肠液麦康凯琼脂肠杆菌计数培养结果更能说明问题[169,181]。以菌落计数$> 10^3$CFU/ml为SIBO阳性，美国西奈山医学中心在140例连续门诊胃镜检查患者中检出42例阳性，占30.0%[169,181]。希腊的Tziatzios等[181]报道的样本量更大，227例幽门螺杆菌阴性FD患者中有44例SIBO阳性（19.4%），其中餐后不适型阳性率（31.6%）最高，而30例反流性食管炎仅1例阳性。此外，同期90例IBS中有15例阳性（16.7%）。可见，FD患者SIBO阳性率至少不低于IBS。

最后，香港大学的抗菌试验（clinicaltrials.org，NCT01643083）也支持SIBO与FD有关[182]。86例幽门螺杆菌阴性FD患者接受随机双盲利福昔明（400mg，一日3次，2周）安慰剂对照试验，第8周治疗组总体症状缓解率显著高于安慰剂对照组（78% vs 52%，$P = 0.02$）。最近，澳大利亚不仅发现利福昔明对FD有效，而且发现疗效不受FD合并IBS的影响[183]。正如IBS，SIBO在FD发病机制中的重要地位越来越获得肯定。

3.非酒精性脂肪性肝病 临床实践很早就发现，因胃肠道淤血、缺氧等因素，肝硬化特别是肝硬化腹水患者很容易并发SIBO，进而引起自发性细菌性腹膜炎，长期口服抗菌药喹诺酮控制肠道细菌数量是行之有效的预防办法。近年来发现，SIBO与非酒精性脂肪性肝病（nonalcoholic fatty liver disease，NAFLD）也有一定关系。截至2018年9月，10篇中等质量合规文献中共1093例的荟萃分析显示，SIBO阳性个体较对照组患NAFLD的风险比为3.82（95%CI：1.93 ～ 7.59；$P < 0.001$）[184]。儿童SIBO个体发生NAFLD的风险更高，截至2021年4月，前3篇中等质量合规文献中共205例荟萃分析显示的风险比为5.27（95%CI：1.66 ～ 16.68；$P < 0.001$）[185]。2021年10月至2022年6月，18篇合规文献中1263例NAFLD患者的SIBO随机总体事件率为0.350（95% CI：0.244 ～ 0.472；$P = 0.017$）[186]。至于SIBO与NAFLD的关联机制，尚待深入研究。

4.糖尿病 糖尿病易并发SIBO，截至2021年6月，14篇合规文献中共1417例糖尿病患者的SIBO合并阳性率为29%（95% CI：20% ～ 39%），与649例对照比较的风险比为2.91（95% CI：0.82 ～ 10.32；$P = 0.1$）[187]。糖尿病易患SIBO的机制明确，主要是胃肠动力障碍致小肠淤积、小肠液高糖使细菌易于增殖。治疗则以降糖清淤为主。

二、葡萄糖、乳果糖H₂呼气试验

葡萄糖H_2呼气试验和乳果糖H_2呼气试验是目前临床最常用的SIBO检查。葡萄糖H_2呼气试验由Metz[188]于1976年率先报道。乳果糖H_2呼气试验在推出之初并非用于SIBO诊断而是作为碳水化合物吸收量评估参考标准，后来又发展为口-盲肠通过时间测定试验[83,189]。直到1979年，英国Rhodes[90]才惊喜地发现，SIBO患者在进行乳果糖H_2呼气试验时会出现分别代表小肠产气和结肠产气的"双峰图形"。从此，乳果糖H_2呼气试验变成了一次试验能同时完成SIBO诊断和口-盲肠通过时间测量的检查。1996年Riordan[91]发现"双峰图形"并非SIBO绝对特有。现大多数实验室采用碳水化合物试餐后90min内呼气H_2较基础升高≥ 20ppm为阳性的标准。

（一）基本原理

人体组织细胞代谢无H_2、CH_4产生，正常人呼气中的H_2、CH_4主要来自大肠细菌对碳水化合物的酵解。当发生SIBO时，口服一种可发酵碳水化合物将在小肠被提前发酵，从而出现呼气H_2、CH_4升高提前的现象。

葡萄糖是一种单糖，主要在近端小肠主动吸收，效率极高，一次性摄入大剂量葡萄糖也基本可在小肠上段完成吸收，除非胃肠蠕动明显亢进，否则难以发生葡萄糖吸收不良。因此，口服一定剂量的葡萄糖后出现呼气H_2、CH_4浓度显著升高，在除外口腔污染的情况下，基本可判定为SIBO所致。乳果糖是一种人工合成的非吸收双糖，以原形通过小肠，所以相较于葡萄糖在小肠近端吸收，乳果糖可以探测更远端SIBO的存在。

（二）基本方法

1. 成人方案（参见第十章第二节） 基于欧美最新指南综合介绍[81, 82, 172]。H_2试验常规试验前准备（参见第十章），糖尿病并非试验禁忌证，但应注意按原有治疗方案在试餐前用药。清晨空腹12h，用氯己定漱口（10ml，20～30s）或1.5%过氧化氢漱口后采集0时肺泡气样测量，空腹呼气H_2水平符合要求者（$H_2 < 10ppm$）继续试验。葡萄糖75g（欧洲指南推荐50g）溶于温水350ml（确诊糖尿病者不宜检查，但行标准75g葡萄糖耐量检查时可同时做H_2呼气试验），5min左右饮毕，清水漱口；使用乳果糖时，剂量为10g（欧洲指南推荐10～20g），直接用250ml水送服，清水漱口。

于饮后30min、60min、90mim、120min各采集肺泡气测量一次（注意：有些实验室每次采样前常规用氯己定或过氧化氢漱口），计算较0时呼气H_2、CH_4升高的幅度。试餐后90min内$H_2 \geqslant 20ppm$或$CH_4 \geqslant 10ppm$判为阳性（图17-13）。

2. 儿童方案（参见第十章第二节） 基于2022年欧洲ESPGHAN儿童共识意见推荐[6, 82]。参照成人方案实施，葡萄糖剂量1.0g/kg，用水或牛奶配成10%的溶液，最大使用量不超过成人剂量。大龄儿童的空腹时间和成人一样为12h，1岁以下婴儿空腹时间4h，其间需特别注意喂水。如果使用乳果糖，统一剂量为10g，直接用水送服。

3. 作者实验室方案 基本按照北美方案执行，但观测时间从120min缩短为70min，采样数从5次以上减少至3次，分别为0时和餐后40min、70min。

（三）参考正常值

阴性。

（四）临床意义

阳性见于SIBO。假阳性主要见于胃肠传输亢进和口腔细菌污染，而假阴性主要见于低产H_2者、近期使用抗生素者等。

（五）相关说明

1. 空腹呼气H_2水平升高 正常人空腹12h，结肠细菌已将残余碳水化合物发酵消耗完毕，空腹呼气H_2浓度应降至大气水平。若空腹呼气H_2水平明显升高，表明肠内可

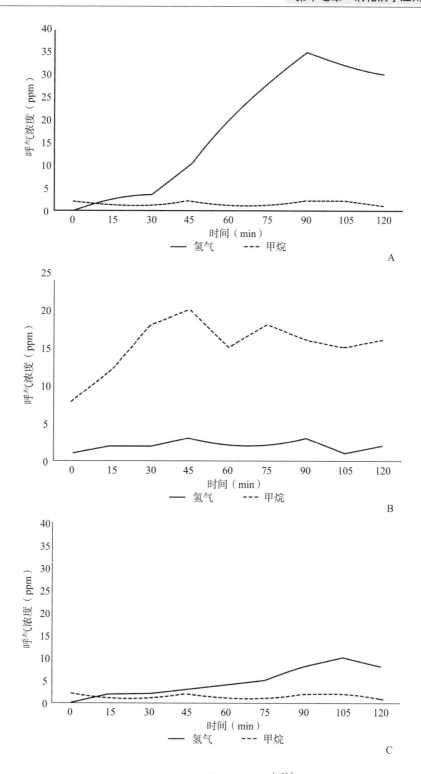

图 17-13 H₂ 呼气试验样例 [155]

A. 呼气 H₂ 阳性，提示小肠细菌过度生长；B. 呼气 CH₄ 阳性，提示肠道甲烷菌过度生长；C. 正常呼气

获准引自：Pimentel M，et al. Am J Gastroenterol，2020，115（2）：165-178.

发酵碳水化合物尚未消耗完毕或者肠道内源性碳水化合物分泌过多，前者见于碳水化合物吸收不良、胃肠动力障碍，后者见于SIBO。因为三者可以互为因果，故同时并存也并不少见。发现空腹呼气H_2超标，首先应询问试验前晚餐和空腹情况，对于未合格者，60min后再测或重新准备改日再测；若试验前准备符合要求，则应考虑病理性异常可能，具体原因则需综合分析。一般地，继续空腹60min再测，如果显著下降，提示碳水化合物吸收不良或胃排空障碍，无明显变化者则提示小肠细菌过度生长（参见第十章）[190-194]。

2.肠道甲烷菌过度生长 美国胃肠病学会在2020年发布的SIBO临床指南中建议，呼气CH_4超标（≥10ppm）时诊断肠道甲烷菌过度生长（intestinal methanogen overgrowth，IMO）[155, 156]。呼气H_2、CH_4同时超标者则诊断为SIBO/IMO。甲烷菌在生物分类上属于古菌（archaea），而不是细菌。人类肠道中的甲烷菌主要是史氏甲烷短杆菌（Methanobrevibacter smithii）。IMO多见于便秘患者，体外试验也发现CH_4有抑制肠蠕动的作用，但IMO与肠动力障碍之间的因果关系尚待阐明，究竟是甲烷菌过度生长引起肠动力障碍还是肠动力障碍引起甲烷菌过度生长？从呼气试验角度而言，75%～86%的糖H_2呼气试验过程中CH_4升高阳性者其实空腹呼气CH_4业已超标[195, 196]。Takakura等[197]报道，空腹呼气CH_4阳性者诊断IMO的敏感度和特异度分别高达86%和100%，抗菌治疗后可转阴，而未治者保持阳性。换言之，无论初诊还是治疗后复查，空腹呼气CH_4阳性者似乎没有必要再行餐后2h试验[172, 197]。

3.呼气H_2S测定 近年来有人报道在诊断SIBO的糖H_2呼气试验中同时测量呼气硫化氢（H_2S），甚至有"小肠H_2S生产菌过度生长"之说[155]。这其实是一个错误。肠道细菌代谢的确产生H_2S，而且可以利用碳水化合物发酵过程释放的H_2（$H_2 + SO_4^{2-} \longrightarrow H_2S$）。不过，$H_2S$化学性质活泼，代谢生成后迅速与其他分子结合消失，体液只有结合型H_2S而未能检出游离型H_2S，鼻呼气也无法检出H_2S（参见第五章第二节）[198]。据此不难得出结论，口腔气道局部释放是呼气H_2S的唯一来源，胃肠道等组织器官所产即便进入血液也将迅速反应消失。至于口腔气H_2S与肠道菌群是否有关则是另一个概念了，就如同舌苔与胃肠病的关系一样。

4.其他糖H_2呼气试验 根据糖H_2呼气试验检测SIBO原理，任何碳水化合物试餐后出现早期呼气H_2、CH_4升高（90min之内）现象均提示SIBO的可能，如米粉H_2呼气试验、菊粉H_2呼气试验、蔗糖H_2呼气试验、乳糖H_2呼气试验、果糖H_2呼气试验、山梨醇H_2呼气试验等。但是，除了葡萄糖H_2呼气试验和乳果糖H_2呼气试验，其他糖H_2呼气试验对SIBO诊断的准确性缺乏以小肠液菌落计数培养为标准的验证评估，它们大多是在呼气试验测量口-盲肠通过时间（参见本章第三节）、诊断碳水化合物吸收不良（参见本章第四节）的过程中意外发现的。

三、$^{13/14}C$-呼气试验

^{14}C-甘氨胆酸呼气试验是第一个用于SIBO诊断的呼气试验，问世于1971年，后来改用^{13}C-标记，但终因假阳性率太高而被放弃[170, 171, 199]。甘氨胆酸属于结合胆酸，生理状态下在回肠末端重吸收利用，肠道细菌可将其去结合并代谢释放CO_2。回肠末端病变引起胆盐丢失过多和结肠细菌分解是造成假阳性的主要原因。

^{14}C-木糖呼气试验诊断SIBO一度受到热捧，后也被改用^{13}C-标记，因报道IBS患者有很高的阳性率，以及与培养的一致性不高等因素而逐渐被人们淡忘[200, 201]。木糖是一种五碳单糖（戊糖），小肠吸收和机体代谢均极为有限、缓慢，但木糖这种半纤维素降解产物却是肠道细菌的主要碳源，所以摄入$^{13/14}$C-木糖后出现早期呼气$^{13/14}CO_2$升高则提示SIBO。人们推测木糖吸收不良和高代谢个体是造成假阳性的两大主要原因。

乳糖-^{13}C-酰脲呼气试验原来用于测定口–盲肠通过时间，因无乳果糖的高渗刺激肠蠕动作用，结果与标准放射性核素描述相同。2009年该试验被用于SIBO诊断，22例小样本测试效果优于葡萄糖H_2呼气试验[202]。鉴于葡萄糖、乳果糖呼气试验分别有吸收快致假阴性和肠刺激致假阳性的缺点，既容易吸收又不刺激肠蠕动的乳糖-^{13}C-酰脲呼气试验、菊粉H_2呼气试验似乎应获得更多关注。

四、讨论

临床有无必要常规开设SIBO检测项目？过去和现在的临床情境有所不同。过去，临床对SIBO的注意力限于严重的器质性疾病，诸如胃肠术后盲袢综合征、肝硬化腹水、硬皮病、假性肠梗阻等。这些器质性疾病发生SIBO的风险性极高，SIBO引起的临床表现也多明显，在缺乏检查条件时，诊断性治疗或经验性治疗都是可以接受的，实际上，临床多数情况下也是这样做的。例如，肝硬化腹水患者现今无须检测即可常规长期口服抗菌药预防SIBO引起自发性腹膜炎。然而，现在临床面对的SIBO相关疾病更多的是因果关系尚需更强证据阐明的功能性胃肠病、脂肪肝等。这些疾病发生SIBO的风险远低于传统器质性疾病，临床表现也轻微或不典型。如果没有SIBO检查试验，凭临床医生个人经验决定是否使用抗菌药，势必出现用药不足和滥用药物两种局面。小肠液菌落计数和糖H_2呼气试验尽管还存在各种不足，但总体还能为临床决策提供有益参考，况且H_2呼气试验简单易行。正因为如此，最近公布的美国IBS临床诊治指南明确建议：在建立真正的金标准之前，建议通过呼吸试验来评估胃肠道是否存在抗生素治疗反应的微生物定植[109]。换言之，呼气试验阳性未必一定是SIBO，但提示胃肠微生态异常，可作为选用抗生素治疗的参考标志[203]。欧洲H_2呼气试验指南也同样明确指出：在建立真正的金标准之前，H_2呼气试验可用于SIBO的诊断评估[82]。可以说，在功能性胃肠病占消化科门诊人数60%以上的今天，消化科医生比历史上任何时候都更迫切需要SIBO检查试验。

葡萄糖H_2呼气试验和乳果糖H_2呼气试验选哪一个好？一般情况下，葡萄糖H_2呼气试验敏感度低、特异度高，而乳果糖H_2呼气试验敏感度高、特异度低，原因是葡萄糖基本上在小肠近端迅速完成吸收，难以到达小肠远端及结肠，而非消化吸收性乳果糖则全程通过小肠后排入大肠。Shah等[176]于2020年报道的SIBO与IBS关系荟萃分析佐证了这种分析。葡萄糖H_2呼气试验在IBS患者和健康对照的合并阳性率分别为20.7%和4.4%，乳果糖H_2呼气试验则分别为62.3%和33.5%。另外，应用麦康凯十二指肠液菌落计数培养（>10^3CFU/ml），IBS患者和健康对照的合并阳性率分别33.5%和8.2%，与葡萄糖H_2呼气试验结果无显著性差异。意外的是，Losurdo等[204]于同年发表的H_2呼气试验诊断SIBO的荟萃分析显示，葡萄糖H_2呼气试验不仅特异性优于乳果糖H_2呼气试验，敏感性也优于后者。截至2019年1月底，14篇合规论文以空肠液菌落计数培养为标准（注：不是十二指肠液），葡萄糖H_2呼气试验诊断SIBO的合并敏感度和特异度分别为54.5%和83.2%，而乳果糖H_2呼气试验则分别为42.0%和70.6%。有腹部手术史的患者，葡萄糖H_2呼气试验敏感度更是高达81.7%，而特异度仍保持在78.8%。两篇荟萃分析结果有差异可能与研究的异质性有关。近年来，临床上似乎更倾向选用乳果糖H_2呼气试验，理由：一是糖尿病不宜使用大剂量葡萄糖，二是胃肠动力障碍时用葡萄糖易产生假阴性结果，三是已发现乳果糖试验结果能预测抗菌治疗反应而葡萄糖试验尚无类似报道[172]。

糖H_2呼气试验诊断SIBO的最大缺陷是产气定位。已知健康人呼气H_2主要来自结肠细菌对碳水化合物的酵解。但在未明确受试者是否健康的情况下，试餐糖后呼气H_2的显著上升可以来自口腔细菌发酵，可以来自胃SIBO，也可以来自结肠细菌发酵。试餐前后用杀菌剂漱口可以轻易消除口腔污染影响，剩下的难题是如何区分"提前出现的"小肠产气和结肠产气。乳果糖H_2呼气试验双峰图形是最早的SIBO诊断标志，试餐后出现两次呼气H_2升降过程，第一次和第二次分别代表SIBO产气和结肠产气[90]。可惜，后来实践发现，部分SIBO并未出现双峰图形，而是餐后呈持续性升高，双峰图形也未必是SIBO所致，口腔细菌污染、乳果糖在大肠内发酵等情况也可出现两次高峰[91]。第二种方案是借助同步传输标记物识别小肠产气：在试餐糖中加入硫酸钡或放射性核素标记物，餐后呼气H_2、CH_4升高≥5ppm时，立即进行腹部X线透视或体外核素扫描检查，若钡剂仍在小肠或进入盲肠的核素剂量小于5%，则判断为SIBO产气。大多数人认为该法能够提高诊断的准确性，特别是使用核素显像[82]。然而，呼气H_2排放的滞后性和标志物不同步两大问题可能让事实并非如此。少量标志物进入盲肠时的高水平呼气H_2完全可以是小肠产气所致，因为即便直接将乳果糖注入盲肠，呼气H_2浓度也需30min才能达峰[205]。如果所用标志物不同步，问题将变得更加复杂[84, 206]。此外，同步传输标志物的使用使简单的呼气试验变得复杂、昂贵且难以普及。第三种方案是北美指南建议的标准：餐后90min内呼气H_2升高≥20ppm[81]。标准基于过往实践证据和正常成人口-盲肠通过时间平均为120min的事实而提出，正获得越来越多的认同与采纳。当然，质疑和反对声也不小，主要是担心腹泻患者口-盲肠通过时间缩短，加上乳果糖又有加速肠蠕动的作用，取值于90min的假阳性率可能太高。有极端反对者甚至认为腹泻者取任何时点所测皆可能为缩短的口-盲肠通过时间，H_2呼气试验应废弃，且原有小肠液菌落计数SIBO诊断阈值标准10^5CFU/ml也不能改变[207, 208]。综合考虑各种意见，一些实验室将取值时间点缩短到60～80min[150]。如此取值虽然会引起阳性率下降，但在特定应用场景可能是有益的，如对于IBS-D的抗生素治疗决策、防止抗菌药滥用，宁缺毋滥。更大胆的尝试是近年报道的无绳胃肠道气体遥测胶囊，胶囊被吞服后可实时感测胃肠道内的H_2和O_2浓度变化并将信号发送到体外接收器。因为O_2浓度在胃（高）、小肠（低）、大肠（无）差异很大，异常H_2产生部位据此便很容易被锁定[209]。完全放弃气体测量，最新概念设计是直接自动采样、化学发光法细菌计数遥测胶囊[210]。

五、小结

SIBO是一组因小肠细菌过多引起胃肠道及全身症状的临床综合征，主要成因是胃酸缺乏、小肠淤积和回盲瓣功能缺失。IBS是当前临床诊治关注的重点。小肠液菌落计数和H_2呼气试验是现有的两项诊断试验，均非金标准。在建立真正的金标准之前，建议临床使用H_2呼吸试验来评估胃肠道是否存在抗生素反应性微生物定植。葡萄糖H_2呼气试验、乳果糖H_2呼气试验各有优缺点。如何更好地区分小肠产气和结肠产气是提高H_2呼气试验效能的关键。

（校阅：郭 靖 孙庭基 康凌玲）

第六节 肝储备功能评估

一、肝储备功能试验

肝脏的功能强大而复杂，肝功能试验也因此数不胜数。根据临床诊治需要，肝功能试验大致分为发现肝损害、识别肝病类型、评估肝脏储备功能和监测治疗效果四大类。因为肝储备功能取决于功能肝细胞总数，所以肝储备功能试验也称为定量肝功能试验。临床肝储备功能试验的意义在于风险管理和预后评估，临床在用的主要有三类：①临床预后评级系统。主要是Child-Pugh评分（表17-7）和终末期肝病模型评分（MELD评分，表17-8），综合数个生化参数和几项晚期肝硬化的临床症状而构建，属于静态结果评估。②动态定量肝功能试验。通过观测肝脏对某一分子的代谢清除速率评判肝储备能力，包括吲哚菁绿（ICG）清除试验、半乳糖消除试验和[13]C-美沙西丁呼气试验（[13]C-MBT）。③肝脏功能性显像。主要是指MRI肝脏功能显像，尚未成型。

表 17-7 肝功能 Child-Pugh 评分 *

指标	评分		
	1分	2分	3分
白蛋白（g/dl）	>35	28～35	<28
胆红素（mol/L）	<34	34～51	>51
凝血酶原时间延长（s）	<4	4～6	>6
腹水	无	少量	大量
肝性脑病	无	中	重

*A级6～8分，B级9～11分，C级≥12分。

表17-8　终末期肝病模型评分（MELD）

计算公式

$MELD = 3.78 \times \ln$（总胆红素）$+ 11.2 \times \ln$（INR）$+ 9.57 \times \ln$（血肌酐）$+ 6.43 \times$（胆汁性或酒精0，其他1）

注：若患者在过去1周接受至少2次透析治疗，则血肌酐自动设置为4mg/dl；任何小于1的数值默认为1，以防
　　评分为负数；适用于≥12岁的患者，＜12岁请使用PELD评分

风险评级：	说明：
MELD评分＞18分，高危 MELD评分15～18分，中危 MELD评分≤14分，低危	从2002年开始，美国以MELD评分取代Child-Pugh评分作为肝源分配的依据。MELD评分越高，提示预后越差，3个月病死率如下： MELD评分≥40分，71.3% MELD评分30～39分，52.6% MELD评分20～29分，19.6% MELD评分10～19分，6.0% MELD评分＜9分，1.9%

二、静脉给药法^{13}C-美沙西丁呼气试验

1973年出现的^{14}C-氨基比林呼气试验（^{14}C-aminopyrine breath test，^{14}C-ABT）是第一个核素标记肝脏功能呼气试验[211]。为了克服氨基比林两次脱甲基、代谢慢、代谢复杂的缺点及避免粒细胞减少症的风险，Schneider等[212]于1978年建议底物改用^{14}C-美沙西丁。美沙西丁一步脱甲基、代谢快，也没有类似毒性作用。为了孕妇、儿童可检，Krumbiegel等[213]于1985年进行了^{13}C-美沙西丁呼气试验和^{14}C-美沙西丁呼气试验比较，两者结果无显著性差异。为了消除胃肠道因素在药代动力学中的影响，德国的Stockmann等[214-216]于2003年启动了在线自动测量、名为最大肝功能容量测定（maximal liver function capacity test，LiMAx test）的静脉给药法^{13}C-美沙西丁呼气试验。2017年，LiMAx测定获准在欧盟具备药物临床试验质量管理规范（GCP）资质的医院中使用[217]。

（一）基本原理

美沙西丁化学名为对甲氧基乙酰苯胺（p-methoxy acetanilide），口服美沙西丁，小肠吸收完全，全身体液均匀分布，只在肝脏进行代谢，不以原形排出。未发现粒细胞减少症毒性，试验耐受剂量大。

在肝脏，肝细胞微粒体P450混合功能氧化酶1A2（CYP1A2）催化美沙西丁去除N-甲基，生成对乙酰氨基酚和甲醛，前者大部分通过葡萄糖醛酸Ⅱ相酶结合转化排泄及小部分通过微粒体CYP2E1氧化等通路继续代谢清除，后者则经甲酸等步骤彻底氧化，释放CO_2(图17-14)。在美沙西丁-甲醛氧化释放CO_2的通路上，N-去甲基化是限速步骤，甲醛系列氧化均为快速酶促反应。因此，使用^{13}C标记美沙西丁N-甲基，测定口服或静脉注射^{13}C-美沙西丁后呼气$^{13}CO_2$丰度变化速率可以特异性地检测肝脏微粒体CYP1A2活力。另外，静脉给药法的特异性将高于口服给药法，因为消除了胃肠道吸收在代谢动力学中的影响。

与细胞色素P450酶家族其他成员多脏器表达不同的是，CYP1A2表达仅限于肝脏而且肝腺泡区所有肝细胞均匀分布，个体差异小，通常不受常见药物诱导（例外见于口服避孕药、吸烟、喝咖啡），是评价肝储备功能较为理想的靶点。

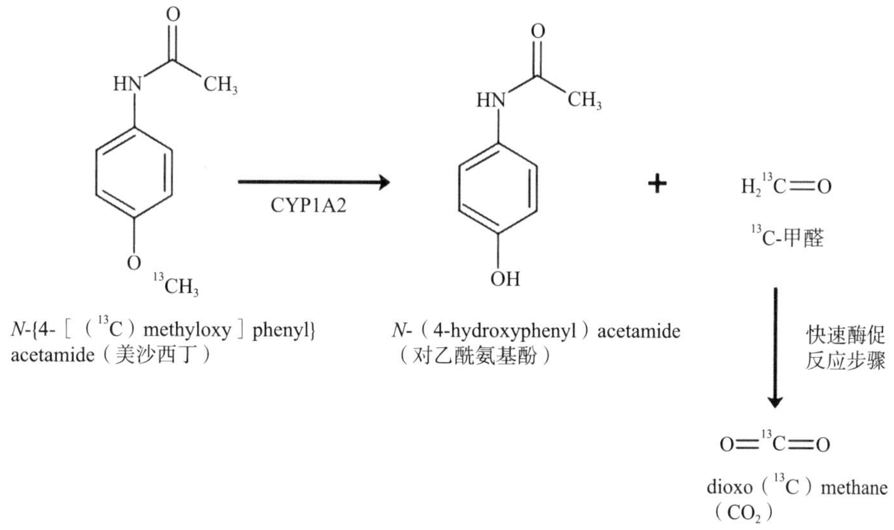

图17-14 ^{13}C-美沙西丁肝细胞代谢

【附】细胞色素 P450

细胞色素P450（cytochrome P450，CYP）是由一群基因超家族编码的色素蛋白，本质是酶蛋白，因其辅基的最大光谱吸收峰为450nm，故名。CYP是生物氧化反应的关键酶。其中，肝微粒体CYP在药物代谢过程中扮演极为关键的角色。CYP呈现极为复杂的多态性。

根据细胞内分布特征，哺乳动物细胞CYP分为三大类型：线粒体P450、微粒体P450、线粒体和微粒体同时分布的P450。

根据酶蛋白一级结构中氨基酸序列同源性程度，CYP超家族命名分为家族、亚家族和酶个体三级进行：同源性≤44%者划入不同家族，用阿拉伯数字表示，如CYP1、CYP2、CYP3等；同一家族中同源性≥55%者划入同一亚家族，用大写英文字母表示，如CYP3A、CYP3B、CYP3C等；同一亚家族中的每一个体按分离鉴定先后以阿拉伯数字顺序表示，如CYP3A1、CYP3A2、CYP3A3等；最后以*1表示野生型、*2表示变异型的变种，如CYP1A1*2。

（二）基本方法

空腹3h以上，平卧，平静呼吸，戴面罩，接红外呼气$^{13}CO_2/^{12}CO_2$比值自动在线测量仪（德国产FLIP、FANci2-db16，以色列产BreathID®）。启动仪器，测量10min基线DOB值，静脉注射^{13}C-美沙西丁（2mg/kg）、用20ml生理盐水冲管。在随后的60min，仪器每2min自动采样测量一次呼气$^{13}CO_2/^{12}CO_2$比值（图17-15）。为了保持血流动力学稳定，在整个测试过程中，受试者应保持静卧休息状态，但可以翻身。最后，仪器自动按照内置公式选取药物注射后呼气最大DOB值（一般在$10\sim20min$）求出最大肝功能容量（LiMAx），即最大药物清除速率计算（式17.3），结果以$\mu g/(kg\cdot h)$表示。

$$LiMAx=\frac{DOB_{max}\cdot R_{PDB}\cdot P\cdot M}{BW}$$

（17.3）

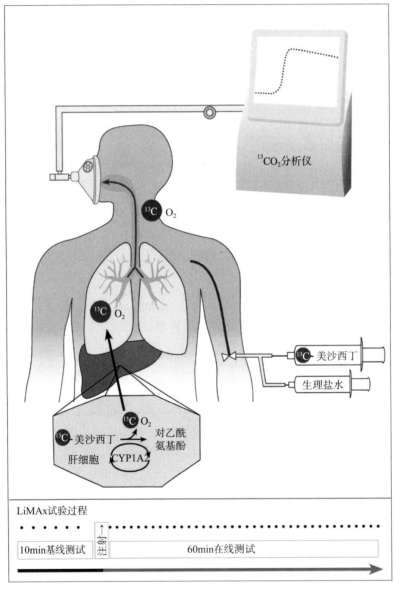

图17-15　最大肝功能容量测定（LiMAx test）

空腹3h，平卧，平静呼吸，戴面罩，呼气输入在线$^{13}CO_2/^{12}CO_2$比值自动测量仪，测量基线10min呼气DOB值后，静脉注射^{13}C-美沙西丁，用生理盐水冲管。试药将在肝脏CYP1A2作用下转化成对乙酰氨基酚并释放$^{13}CO_2$。以每2min一次间隔在线测量注射药物后60min的$^{13}CO_2/^{12}CO_2$比值测量，得出呼气最大DOB值[214]

式中，DOB_{max}代表注射药物后呼气最大DOB值，R_{PDB}代表PDB参考标准气体的$^{13}CO_2/^{12}CO_2$比值（$R_{PDB}=0.011\,237$）；P代表机体CO_2产率［$P=300mmol/（m^2\cdot h）$］，M代表注入^{13}C-美沙西丁质量数（mol），BW代表体重（kg）。

（三）参考正常值

基于86例数据建立的LiMAx正常下限值为315μg/（kg·h）[215]。基于329例肝癌切除术数据分析，将LiMAx划分三级：正常，＞315μg/（kg·h）；中度肝损害：140～315μg/（kg·h）；严重肝损害：＜140μg/（kg·h）[216]。

10 000例次LiMAx检测显示，男性结果略高于女性，未见年龄、身高、体重影响，生活习惯方面见吸烟者稍高[218]。但关于CYP12A诱导剂（如避孕药、咖啡）和CYP12A抑制剂（如喹诺酮类、普萘洛尔）的影响尚缺乏研究[5]。有关心力衰竭、门体分流等肝血流量明显变化对结果的影响也无相关资料。

（四）临床意义

1.估计肝功能容量　Stockmann等[214]首发论文报告，5例肝移植术患者于无肝期静脉注射^{13}C-美沙西丁，呼气$^{13}CO_2$仍处于基线状态，1例植入肝脏接通血管，呼气$^{13}CO_2$即刻飙升；23例肝叶切除术后残余容积率（RVL）与残余LiMAx率呈高度直线相关（$r=0.94$），远优于残余ICG清除率（$r=0.54$）；基于64例术前CT肝容积构建的LiMAx预测值与肝叶切除术后第一天残余LiMAx实测值相关系数$r=0.84$。结果表明，LiMAx的确可以估计肝功能容量且有很好的重复性。

2.预测肝切除术后风险　Stockmann等[216,219]基于329例肝癌切除术数据分析，不仅将LiMAx划分为三级，还构建了肝部分切除术LiMAx决策树，随后又进行了共计1170例患者为期6年的前瞻性应用验证。主要结果如下：对于伴肝损害和（或）拟切超过2段的肝切除患者常规进行术前LiMAx检查，LiMAx＞315μg/（kg·h）且拟切不大于4段者，常规手术；LiMAx＜140μg/（kg·h）者，取消手术；LiMAx结果为100～150μg/（kg·h）者和（或）拟切超过4段者，先行容积/功能分析，求出术后残余LiMAx预测值，预计残余LiMAx＞150μg/（kg·h）、100～150μg/（kg·h）、80～100μg/（kg·h）、＜80μg/（kg·h）时，分别按规则性切除、精准性切除、病灶切除、放弃手术处理。假如不用LiMAx决策指导，全部按过去的常规方案手术，其术后住院病死率分别为38%、11%、2%、0。然而，实施LiMAx决策树后，虽然医院手术量大幅增加、病情严重程度（MELD评分）不变，但肝部分切除术后肝衰竭发生率却从原来的24.7%（$n=77$）降至11.2%（$n=35$），肝衰竭相关病死率从3.8%（$n=12$）降至1.0%（$n=3$）。倾向性评分匹配分析显示，差异显著，表明降低确实是实施LiMAx决策树的结果。此外，大量小样本开放或腹腔镜肝脏手术、肝癌血管介入栓塞术等经验分享，无不支持LiMAx具有预测术后风险能力。

3.其他应用　LiMAx测定在肝纤维化检测、慢性肝病预后预测、危重患者肝功能监测等方面的应用报道也不少，而且评价多为正面。不过，研究以小样本观察居多，如Buechter等[220]报道，对102例慢性肝病患者以肝活检病理检查为标准，发现LiMAx诊断肝纤维化的能力优于当前常用指标TE、AST/ALT、AST/PT和FIB-4。Jara等[221]报道，对268例非癌慢性肝衰竭患者，联合LiMAx和血肌酐评分预测3个月死亡风险，结果与MELD评分相同。又如，Kreimeyer等[222]报道，34例急性肝衰竭患者LiMAx结果与血清纤维蛋白原、抗凝血酶Ⅲ呈正相关，与超声肝硬度呈负相关。再如，Praxenthaler等[223]报道，21例败血症或败血症休克患者在免疫吸附治疗24h后，LiMAx在常规血液肝功能检查尚未见改变时就已显示肝损害恢复。

> **【附】口服法 ^{13}C- 美沙西丁呼气试验**
>
> 　　传统口服法 ^{13}C-美沙西丁呼气试验尚无统一方案，近年一般如下：空腹8h，采集本底气样，^{13}C-美沙西丁75mg溶于150～200ml水中口服，危重患者可经鼻饲管给药，之后60min每隔10min采集一次，测量 $^{13}CO_2$ 丰度，最后计算1h累积呼出率（CPDR，%），正常人＞20%[224]。有条件时可使用自动在线采样分析仪，2～3min自动采样测量一次，计算高峰呼出率（PDR-peak），达峰时间在15～25min（较静脉法约迟5min），正常＞20%/h[225]。

三、其他 $^{13/14}$C-肝功能呼气试验

$^{13/14}$C-肝功能呼气试验项目众多，根据作用靶点大致可分为三类：①反映肝微粒体P450混合功能氧化酶（CYP）活力类，如氨基比林呼气试验（CYP2C19）、美沙西丁呼气试验（CYP1A2）、咖啡因呼气试验（CYP1A2）、红霉素呼气试验（CYP3A4）、泮托拉唑呼气试验（CYP2C19）、右美沙芬呼气试验（CYP2D6）等；②反映肝线粒体酶活力类，如酮异己酸呼气试验（Krebs循环）、蛋氨酸呼气试验（α-酮丁酸脱羧酶）等；③肝细胞质酶活力类，如苯丙氨酸呼气试验（苯丙氨酸羟化酶）、半乳糖呼气试验（半乳糖激酶）等[5]。

从药代动力学应用而言，每一单项呼气试验的确能够反映所测靶点酶的活力水平，并且效果能达到血液酶学测定或血液清除率测定的水平。

$^{13/14}$C-肝功能呼气试验的临床应用探索包括发现肝损害、检测肝纤维化、评估肝储备功能、预测肝病预后等方面。研究结果多数是正面的，但除了静脉给药法 ^{13}C-美沙西丁呼气试验，其他尚未达到进入临床常规使用的水平。

四、肝病相关性呼气分子分析

临床医生熟悉的"肝病性口臭"是一种晚期肝脏病患者发出的难闻霉甜味，由古希腊的希波克拉底第一个描述，现已证实其异味分子为二甲硫（参见第六章第二节）。有人尝试通过无创呼气 NH_3 检测替代血氨化验用于肝性脑病监测。但最近几年证实，呼气 NH_3 主要来自口腔释放，与血氨关系不大（参见第六章第二节）。此外，呼气挥发性有机物分析、呼气冷凝液检查应用于肝病也有所报道。不过，临床应用为时尚早。有关内容可参阅第五章及第六章。

五、讨论

肝脏是人体最重要的代谢器官之一，肝功能的检查不仅在肝病诊治中起重要作用，

而且在其他疾病诊治中也是需要考虑的重要因素。然而，每一种肝功能试验只能反映肝功能状态的某一方面，临床通常需要综合评估肝脏代偿功能或储备功能，如同需要整体评估心、肺、肾功能一样。实践发现，转氨酶是反映肝细胞损害的敏感指标，但与肝储备功能关系不大，而白蛋白、胆红素、凝血酶原时间等指标却刚好相反，虽然单项指标并不十分理想，但这些指标与有无腹水、肝性脑病、营养状态等临床表现综合判断可以较为理想地估计肝脏代偿能力。以这几项指标组成的Child-Pugh分级一直沿用至今。Child-Pugh分级简便易行，但其中的临床表现评分不仅受主观判断影响较大，治疗也很快改变评估分值，与储备功能的原意不是很贴切。为此，临床医生研发了仅用客观检验指标构建的MELD评分，用于近期死亡风险预测和肝移植排期决断。Child-Pugh分级和MELD评分均属于静态评估，是过往肝损害的结果呈现而非当前肝功能动态的反映。

20世纪60年代出现了通过测定某种物质在血液中的消失速率而反映功能肝细胞总数的定量肝功能试验。众所周知，肝脏对某种物质的清除率取决于肝血流量和肝脏摄取率两方面的因素，高摄取率的物质又称流量限定性物质，通过肝脏时被瞬间摄取，其肝脏清除率受肝血流量的影响较大，如吲哚菁绿；低摄取率的物质则不易受肝血流量影响，肝脏清除速率主要取决于肝药酶代谢系统，如氨基比林。无论摄取率高低，如果血液浓度瞬间达到肝饱和摄取率时，物质在血液中的消失速率则完全取决于肝脏的摄取率。根据这一原理，设计出了各种快速静脉注射药物清除率试验。实践证明，这些试验在一定程度上的确能够定量反映肝储备功能，但整体效果并不比Child-Pugh分级、MELD评分更优越，加上清除率的确切数据需要反复采血测定和建立药代动力学曲线才能获得，使得这些试验一直局限在少数肝病研究中心偶尔使用，至今未见临床普及趋势，更多应用场景是药代动力学研究。最近几年，经皮吲哚菁绿自动检测仪的出现，使动态肝功能检查扩大应用成为可能。

血液法定量肝功能试验研究处于高潮时，1971年出现了^{14}C-甘氨胆酸呼气试验诊断小肠细菌过度生长的报道。受此启发，瑞士的Lauterburg等[211]于1973年率先尝试了大鼠^{14}C-氨基比林呼气试验，试验中切除大鼠半肝，结果呼气$^{14}CO_2$排放速率下降50%，定量肝功能试验由此从测定药物在血液中的消失速率改为通过呼气中的排放速率测定（标记药物转化为$^{13/14}CO_2$）而反映肝脏的摄取转化能力。本质虽然不变，但呼气测量的优势显而易见，定量肝功能呼气试验研究由此大量开展，$^{13/14}$C-氨基比林呼气试验的研究报告不计其数，基于肝微粒体CYP转化的其他$^{13/14}$C-呼气试验也层出不穷，如美沙西丁呼气试验、咖啡因呼气试验、红霉素呼气试验等。研究很快扩展到靶标肝细胞质酶活力测定的苯丙氨酸呼气试验、半乳糖呼气试验，锚定线粒体转化功能的酮异己酸呼气试验、蛋氨酸呼气试验等。因为非侵入性检查的优势，呼气试验检查的目标除了评估储备肝功能的初衷，还被进一步寄望于在反映肝损害、检查肝纤维、黄疸病因鉴别等方面发挥作用。

然而，近30余年的研究却始终未能促成一项$^{13/14}$C-肝功能呼气试验进入临床常规应用，尽管这些试验被证明确实可在一定程度上反映肝损害、提示肝纤维化、估计肝储备功能、预测慢性肝病预后，但总体效果并未超越血液清除率试验。道理其实很简单，在反映肝储备功能方面，各种单项药物血液清除率试验本身就不比由综合多项指标构建的

Child-Pugh分级或MELD评分更优越，不可能因为改成呼气试验法就变得更为可靠，况且呼气试验的影响因素更多、更难以控制，如胃肠吸收、机体CO_2代谢、肺功能等。还有一个很重要的制约因素，即过去[13/14]CO_2呼气试验的仪器检测价格高昂、操作复杂，成本效益比低，不支持临床常规开展。如同药物血液清除率测定，[13/14]C-肝功能呼气试验的实际用途是药代动力学动物模型研究，特别是在血标本量有限的小型动物实验中。

突破来自德国Stockmann等[216]于2003年启动的自动测量静脉给药法[13]C-美沙西丁呼气试验。美沙西丁仅限于肝脏代谢、靶向精确，口服法[13]C-美沙西丁呼气试验本身在评估肝储备等方面就表现不俗。静脉给药又规避了胃肠干扰，检测准确性大为提高，残余肝容积相关系数高达0.94，完胜吲哚菁绿清除率；自动测量更是将患者和检验人员从过去烦琐的反复采样测量的困扰中彻底解放出来，检查可接受性发生了根本转变。经过近半个世纪的探索，[13]C-肝功能呼气试验终于在近年进入临床。

LiMAx测定并非完美无缺，静脉给药的不便和风险限制了其普及。事实上，以色列学者研究了自动测量口服法[13]C-美沙西丁呼气试验的可行性，项目几乎与LiMAx测定同时启动，报告结果也颇具吸引力，其中一项为期7年纳入132例慢性丙型肝炎的前瞻性研究发现，口服法[13]C-美沙西丁呼气试验预测肝病相关性死亡和肝移植的能力不亚于肝活检随访[224, 225]。期盼进一步的好消息。

六、小结

肝功能多样而强大，肝储备功能试验是一类测定功能肝细胞总数的定量肝功能试验，临床主要用于慢性肝病风险管理和预后评估。肝病相关呼气主要是[13/14]C-肝功能呼气试验，人体试验已基本使用[13]C-标记，根据所针对靶点大致分为三类：肝微粒体P450混合功能氧化酶（CYP）类、肝线粒体酶类及肝细胞质酶类。其中，自动测量仪器在线检查的静脉给药法[13]C-美沙西丁呼气试验，又称最大肝功能容量测定（LiMAx test）获准有条件临床使用。美沙西丁作用靶点是微粒体CYP1A2，仅在肝脏表达。LiMAx测定对肝容量预测高度一致，结果远优于吲哚菁绿清除率，使用LiMAx决策树可显著降低肝切除术后病死率。[13]C-美沙西丁呼气试验在发现肝损害、检测肝纤维化方面的表现也不俗。肝病相关性呼气分子分析有所报道，其中肝病性口臭相关分子已被证实是二甲硫。

（校阅：程春生　胡元佳　张　岖）

第七节　胰腺外分泌功能评估

一、胰腺外分泌功能不全

胰腺外分泌部由腺泡和导管两部分组成，通过分泌胰液参与食物消化吸收。胰腺外分泌功能不全是指胰腺腺泡分泌的胰酶和（或）胰腺导管分泌的碳酸氢钠不足以维持正常消化的情形，分为轻度（个别酶缺乏）、中度（酶与碳酸氢钠减少）、重度（脂肪泻）三级。胰腺外分泌功能不全的病因有原发性和继发性两大类，过去认为成人慢性胰腺炎、儿童囊性纤维化是最常见的病因，现在发现继发性胰腺外分泌功能不全更为普遍（表17-9）。胰腺外分泌代偿功能强大，过去证实胰脂酶分泌减少90%以上的重度外分泌功能不全可出现脂肪泻，现在发现轻中度胰腺外分泌功能不全患者就存在血液维生素D显著下降等实验指标异常和消化不良等胃肠道症状。胰腺外分泌功能检查，过去主要是为了诊断胰腺疾病，现在主要用于评估已确诊胰腺疾病患者有无外分泌功能不全。关于胰腺外分泌功能检查项目，过去均属于实验室化验（表17-10），现在影像学检查也能进行胰腺外分泌功能评估，如半定量磁共振逆行胰胆管造影（s-MRCP）[226, 227]。有关胰腺外分泌功能不全的治疗，过去主要是胰酶补充替代，现在仍然如此。

表17-9　胰腺外分泌功能不全病因[226, 227]

1.胰腺实质毁损

慢性胰腺炎、囊性纤维化、胰腺癌、胰腺切除术、急性坏死性胰腺炎、脂肪胰、Shwachman-Diamond综合征、Johanson-Blizzard综合征、先天性胰酶缺乏症

2.主胰管阻塞

十二指肠乳头病变、壶腹部病变、胆总管外压、主胰管良恶性占位

3.胰腺分泌刺激减弱

糖尿病、乳糜泻、炎症性肠病、胃大部切除术后、严重低蛋白血症、生长抑素瘤、生长抑素治疗、艾滋病、肠易激综合征（？）

4.肠内胰酶灭活

高氯血症（如见于佐林格-埃利森综合征），阿卡波糖（淀粉酶抑制剂）、奥利司他（脂肪酶抑制剂）

表17-10　胰腺外分泌功能实验室检查[226, 227]

直接试验	间接试验
胰腺分泌刺激试验 胰泌素-胆囊收缩素试验、Lundh试餐试验	胰酶量测定 粪便弹性蛋白酶-1测定、粪便糜蛋白酶测定 胰酶活性测定 72h粪脂定量、^{13}C-混合甘油三酯呼气试验、空腹呼气H_2测定、粪便苏丹Ⅲ染色、NBT-PABA试验、月桂酸试验

二、^{13}C-混合甘油三酯呼气试验

胰腺外分泌功能呼气试验检查始于1974年Chen等[228]报道的^{14}C-甘油三酯呼气试验。^{13}C-混合甘油三酯呼气试验（^{13}C-mixed triglyceride breath test，^{13}C-MTG-BT）是目前唯一获得欧洲有关专家共识及指南推荐使用的项目[5, 6, 226, 227]。该试验由比利时的Ghoos等[229, 230]发明，1981年首次报道时使用放射性^{14}C标记，1989年标记改用稳定核素^{13}C。

（一）基本原理

^{13}C-混合甘油三酯化学名为2-辛酰基（1-^{13}C）-1,3-二硬脂酰基甘油 [2-octanoyl（1-^{13}C）-1,3 distearoyl glycerol]，因为在1,3位羟基上连接的是十八碳饱和脂肪酸，而

2位羟基位上连接的是八碳饱和脂肪酸，故名混合甘油三酯（图17-16）。

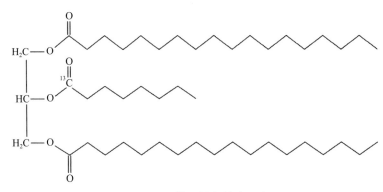

图17-16 ^{13}C-混合甘油三酯

^{13}C-混合甘油三酯在小肠被脂肪酶水解成甘油一酯，以及 ^{13}C-辛酸及硬脂酸两种脂肪酸，其中甘油一酯和硬脂酸经乳糜管吸收，而 ^{13}C-辛酸经血液吸收进入肝脏后经首过代谢再经血液分布至全身组织器官，进一步经线粒体β氧化释放 ^{13}CO$_2$。从摄入到早期呼气 ^{13}CO$_2$ 排放一系列过程中，胰脂肪酶水解是关键限速步骤。因此，测定进食 ^{13}C-混合甘油三酯后呼气 ^{13}CO$_2$ 排放速率可以间接反映胰腺外分泌功能。

【附】脂类的消化吸收

　　脂类包括脂肪（如甘油三酯）和类脂，后者又分为磷脂、糖脂、胆固醇及胆固醇酯。甘油三酯在日常食物脂类中占90%以上。

　　脂类消化酶有胃脂肪酶和各种胰脂酶，后者包括胰脂肪酶（pancreatic lipase）、胆固醇酯酶和磷脂酶A$_2$等。胃脂肪酶在婴儿期脂肪消化中起一定作用，成人则因胃酸的灭活而基本无活性，脂类消化酶基本只来源于胰腺。

　　脂类消化吸收在小肠进行。胆汁中的胆汁酸盐先将食物脂类乳化，胰液中的脂酶继而将其水解。胰脂肪酶催化甘油三酯生成甘油一酯和脂肪酸。胆固醇酯酶和磷脂酶A$_2$催化相应类脂水解。

　　脂类吸收较为特殊。甘油及中短链脂肪酸（≤10个碳原子，如辛酸）大部分直接由小肠毛细血管吸收入血，经门静脉进入肝脏；长链脂肪酸、甘油一酯、胆固醇等首先在小肠细胞内再酯化并生成乳糜微粒，然后进入淋巴系统，最终进入体循环血液供全身组织器官利用。

（二）基本方法

　　尚无统一方案，选择代表性方案调整简要介绍[231, 232]，具体可按相关指南建议调整执行[5, 6]。

　　1.试餐 成人：白面包2片、黄油20g、巧克力奶油30g（脂肪含量为31%）拌 ^{13}C-混合甘油三酯250mg、水200ml，试餐脂肪总量为26g[231]；儿童（3～10岁）：白面包1～2片、黄油5g、巧克力奶油15g拌 ^{13}C-混合甘油三酯250mg，全脂奶100ml，试餐脂肪总量11g[232]；婴儿：100mg ^{13}C-混合甘油三酯、1g聚乙二醇3350加入低 ^{13}C-本底奶粉适量，冲水[232]。

2.操作 清晨空腹8h，采集本底气样两份（结果取均值），进食试餐，10min内进食完毕，餐后每30min采集一次气样，共6h（婴儿4h），其间保持安静休息状态，禁食但可少量饮水。气样送检，用气体同位素比值质谱仪或红外光谱法测 ^{13}CO$_2$/^{12}CO$_2$比值。

3.计算 摄入剂量累积呼出率（CPDR），成人检测时间为6h，婴幼儿检测时间为4h。具体算法参见第十一章。

（三）参考正常值

CPDR 4h ＞ 19%[232]；CPDR 6h ＞ 28%[231, 232]。

（四）临床意义

1.胰腺外分泌功能不全诊断 6篇文献荟萃分析显示， ^{13}C-混合甘油三酯呼气试验对包括轻中度在内的胰腺外分泌功能不全的汇总诊断敏感度和特异度分别为84%（95% CI：73%～91%）和87%（95% CI：79%～93%）[233]。假阳性来自其他参与脂肪消化过程的非胰腺因素，如胃排空加速、胆汁分泌减少、广泛小肠病变。因 ^{13}C-辛酸在小肠经血液而非淋巴管吸收，故小肠疾病影响小，这便是 ^{13}C-混合甘油三酯呼气试验特异度高于其他 ^{13}C-脂类呼气试验的根本原因。

2.胰酶替代疗效评估 有效治疗结果应大幅提升。

3.慢性胰腺炎、囊性纤维化及胰腺切除术后管理 在成人，初诊慢性胰腺炎及胰腺切除术后患者，应常规进行胰腺外分泌功能检查，前者此后每年复查一次[5]；在儿童，囊性纤维化、慢性胰腺炎患儿初诊时及此后每6～12个月进行一次胰腺外分泌功能评估[5]。胰酶替代治疗后应作疗效评估。

4.慢性胰腺炎诊断 绝大多数慢性胰腺炎可见影像学改变，但也有例外，临床怀疑胰腺外分泌功能不全而无胰腺影像明显改变时，不能完全排除慢性胰腺炎，可考虑进行胰腺外分泌功能检查。

┌─ **【附】脂肪吸收不良症的原因** ─

1.胰腺外分泌功能不全 慢性胰腺炎、囊性纤维化、胰腺癌、胰腺大部切除术、脂肪胰等。

2.乳化障碍 胃排空过快会造成脂类乳化不全，而肝胆疾病引起的胆汁酸盐分泌不足和肠道病变引起的胆盐丢失最终会导致脂类乳化障碍。

3.小肠病变 广泛的小肠病变会导致明显的极性混合微团吸收障碍，见于热带脂肪泻、非热带脂肪泻、Whipple病、肠结核、淋巴瘤、克罗恩病、艾滋病、淀粉样变性等。

4.肠淋巴管回流障碍 肠淋巴管回流障碍的结果是乳糜微粒转运受阻，见于小肠淋巴管发育不良、淋巴管扩张症、淋巴管梗阻、右心回流障碍等。

三、空腹呼气 H_2 测定

日本学者报道，主胰管狭窄患者空腹呼气 H_2 水平显著升高，以大于 10.7ppm 为异常，诊断胰腺外分泌功能不全的敏感度和特异度分别为 73.3% 和 83.3%[135]。

众所周知，呼气 H_2 来自肠道细菌对碳水化合物的发酵。空腹 12h，正常人肠内可发酵碳水化合物消耗完毕，此时呼气 H_2 浓度应恢复至大气水平。如果仍然维持高位水平，表明外源性碳水化合物尚未消耗完和（或）内源性碳水化合物增多，见于胃肠动力障碍、碳水化合物吸收不良、小肠细菌过度生长三大原因。胰腺外分泌功能不全引起空腹呼气 H_2 升高的机制在于胰淀粉酶分泌减少、碳水化合物消化不良。总之，空腹呼气 H_2 水平测定简单易行，结果异常不除外胰腺外分泌功能不全的可能。

四、其他呼气试验

自 Chen 等[228] 于 1974 年报道 ^{14}C-甘油三酯呼气试验评估胰腺外分泌功能后，其他胰腺外分泌功能呼气试验研究的报道还有很多，根据底物化学结构分为脂类、蛋白质、淀粉三大类，试验方案基本采用 $^{13/14}C$-呼气试验，淀粉还有 H_2 呼气试验。

（一） $^{13/14}C$-脂类呼气试验

此类呼气试验是研究报道最多的一类，使用过的底物有 $^{13/14}C$-三棕榈酸甘油酯、$^{13/14}C$-三油酸甘油酯、^{13}C-Hiolein（长链脂肪酸，全碳标记，从 ^{13}CO 培养的螺旋藻中提取）、$^{13/14}C$-辛酸甘油酯、$^{13/14}C$-混合甘油三酯、$^{13/14}C$-胆固醇酰辛酸等。除后者由胰腺胆固醇脂酶水解外，其余均由脂肪酶水解。类脂水解酶只有胰腺单一来源，试验特异度较高。

（二）淀粉呼气试验

淀粉呼气试验有稻米粉 H_2 呼气试验、^{13}C-玉米粉淀粉呼气试验，前者基于吸收不良和肠道细菌发酵产 H_2 设计，后者除了消化吸收不良和肠道细菌代谢产气，还有吸收后机体细胞代谢释放的途径。因底物来自日常食物（玉米属于四碳类植物，富集 ^{13}C），成本可忽略不计。

（三）蛋白质呼气试验

仅见一篇 ^{13}C-鸡蛋白呼气试验，试餐取自高丰度 ^{13}C-饲料鸡蛋的蛋清（参见第十一章），价格不菲。食物蛋白质水解酶来源包括胃蛋白酶、胰蛋白酶、小肠二肽酶，蛋白质呼气试验针对胰腺外分泌的特异度不可能太高。

五、讨论

超声、MRI、ERCP 等现代影像学检查的出现与发展，使得胰腺外分泌功能检查的主要应用已从过去的诊断慢性胰腺炎等胰腺疾病转变为判断胰腺疾病确诊患者是否存在胰腺外分泌功能不全及评估其程度、评估胰酶补充疗效。

胰腺外分泌功能检查项目众多，分为直接试验和间接试验两类。测胰泌素－促胰酶素试验是当今最敏感和最特异的胰腺外分泌功能检查，是胰腺外分泌功能检查的金标准，估计胰腺毁损30%～60%时出现异常，需要静脉注射分泌刺激剂和十二指肠置管取样。改用Lundh试餐刺激分泌，节省了激素、避免了静脉注射，但仍需十二指肠置管采样，还因胃肠参与而致试验的敏感度和特异度下降。

间接试验包括胰酶定量和酶活力测定两方面。血清胰酶测定一般无明显异常。粪便糜蛋白酶和弹性蛋白酶-1下降较为突出，其中随机粪便弹性蛋白酶-1测定是最常用也是最方便的检查之一，中重度胰腺外分泌功能不全敏感度可达85%。NBT-PABA试验、月桂酸试验可反映弹性蛋白酶-1的活力，通过口服试药后采集血尿样本测量完成，一度盛行，后发现效果并不明显优于粪便酶定量，现少有实验室还保留这些试验。脂肪吸收不良是胰腺外分泌功能不全突出而又相对特异的表现，但临床脂肪泻是极为晚期的表现。据观察，在影像学已确诊的慢性胰腺炎患者，平均需要5～10年才会发生脂肪泻。因此，人们寄望于粪脂测定能够早期发现脂肪吸收不良。粪便苏丹Ⅲ染色镜检是最简单的粪脂检查，一般检查敏感度不高，据称改良定量镜检法可明显改善敏感度。72h粪脂定量又称脂肪吸收系数（CFA）测定，是诊断脂肪吸收不良的金标准检查，估计胰腺脂肪酶分泌量减少90%时可出现异常。尽管该试验是欧美官方唯一认定的胰酶替代疗效评价临床试验标准，但持续5天的规定饮食和连续3天全粪便收集测试，日常临床不可能接受。必须指出，脂肪吸收不良并非胰腺外分泌功能不全所特有，粪脂检查阳性必须除外肝胆、小肠等一切参与脂肪消化吸收的疾病后才能确定为胰源性。

始于1974年的呼气试验评定胰腺外分泌功能令人期待。在三大营养物质呼气试验中，淀粉呼气试验和蛋白质呼气试验虽可反映胰腺外分泌功能，但参与淀粉、蛋白质消化吸收的有决定性影响的因素实在太多，从理论上就可推断它们既不敏感、也不特异，作为胰腺外分泌功能评估的临床试验实属无益，充其量可作为胰酶替代治疗的疗效判断指标之一。最近报道发现的胰腺外分泌功能不全患者空腹呼气H_2升高的价值也只在于病因提醒，而不能用于疑诊检查。

脂类消化酶为胰腺所特有，$^{13/14}$C-脂类呼气试验的针对性远大于淀粉呼气试验和蛋白质呼气试验。实践证明，它们的敏感度总体上可与72h粪脂定量媲美，有些更是接近金标准胰泌素-胆囊收缩素试验。但从试验基本原理分析不难发现，$^{13/14}$C-脂类呼气试验和粪脂检查的本质是一样的，异常结果并非胰腺外分泌功能不全所特有，同样必须除外肝胆、小肠等一切参与脂肪消化吸收的疾病后才能确定为胰源性。在众多$^{13/14}$C-脂类呼气试验中，^{13}C-混合甘油三酯呼气试验凭肠内酶解产物^{13}C-辛酸经血液吸收、肠道病变影响小及制备工艺成熟而胜出。

^{13}C-混合甘油三酯呼气试验的敏感度接近胰泌素-促胰酶素试验，特异性媲美72h粪脂定量，操作不具有侵入性，时间缩短至6h，但迄今仍未见普及。人们对其6h的采样测量仍不胜其烦。像LiMAx测定肝储备肝功能一样（参见本章第六节），全自动在线测量或许是出路。

六、小结

胰腺外分泌功能不全是指胰腺腺泡分泌的胰酶和（或）胰腺导管分泌的碳酸氢钠不足以维持正常消化的情形。胰腺外分泌功能实验检查的主要功能从诊断胰腺疾病转变为评估胰腺疾病确诊患者的胰腺外分泌功能是否受损及受损程度，决定胰酶补充是否需要并判断疗效。根据底物化学性质，研究报道过的胰腺外分泌功能呼气试验包括脂类呼气试验、蛋白质呼气试验、淀粉呼气试验三大类。^{13}C-混合甘油三酯呼气试验诊断的敏感度接近金标准胰泌素－促胰酶素试验，特异性媲美72h粪脂定量。空腹呼气H_2水平升高的原因复杂多样，胰腺外分泌功能不全是其中之一。

（校阅：邰艳红 荆晓娟）

参 考 文 献

[1] Warren JR, Marshall B. Unidentified curved bacilli on gastric epithelium in active chronic gastritis. Lancet, 1983, 1（8336）: 1273-1275.

[2] Graham DY, Klein PD, Evans DJ Jr, et al. Campylobacter pylori detected noninvasively by the ^{13}C-urea breath test. Lancet, 1987, 1（8543）: 1174-1177.

[3] Bell GD, Weil J, Harrison G, et al. ^{14}C-urea breath analysis, a non-invasive test for Campylobacter pylori in the stomach. Lancet, 1987, 1（8546）: 1367-1368.

[4] Gisbert JP, Pajares JM. Review article: ^{13}C-urea breath test in the diagnosis of *Helicobacter pylori* infection—a critical review. Aliment Pharmacol Ther, 2004, 20（10）: 1001-1017.

[5] Keller J, Hammer HF, Afolabi PR, et al. European guideline on indications, performance and clinical impact of ^{13}C-breath tests in adult and pediatric patients: an EAGEN, ESNM, and ESPGHAN consensus, supported by EPC. United European Gastroenterol J, 2021, 9（5）: 598-625.

[6] Broekaert IJ, Borrelli O, Dolinsek J, et al. An ESPGHAN position paper on the use of breath testing in paediatric gastroenterology. J Pediatr Gastroenterol Nutr, 2022, 74（1）: 123-137.

[7] 胡品津，陈昊湖，刘思纯，等. ^{14}C-UBT诊断幽门螺杆菌感染. 中山医科大学学报, 1992, 25: 311-313.

[8] Delluva AM, Markley K, Davies RE. The absence of gastric urease in germ-free animals. Biochim Biophys Acta, 1968, 151（3）: 646-650.

[9] 张厚德，马永健. 体外^{14}C-尿素呼气试验诊断胃内幽门螺杆菌感染. 中华核医学杂志, 2001, 21（2）: 81.

[10] Stubbs JB, Marshall BJ. Radiation dose estimates for the carbon-14-labeled urea breath test. J Nucl Med, 1993, 34（5）: 821-825.

[11] Bentur Y, Matsui D, Koren G. Safety of ^{14}C-UBT for diagnosis of *Helicobacter pylori* infection in pregnancy. Can Fam Physician, 2009, 55（5）: 479-480.

[12] Pathak CM, Kaur B, Khanduja KL. ^{14}C-urea breath test is safe for pediatric patients. Nucl Med Commun, 2010, 31（9）: 830-835.

[13] 马永健，张厚德. 消除质子泵抑制剂对^{14}C-尿素呼气试验的影响. 中华核医学杂志, 2002, 22（5）: 307-308.

[14] Mirbagheri SA, Sohrabpour AA, Hasibi M, et al. ^{14}C-urea breath test in patients undergoing anti-tuberculosis therapy. World J Gastroenterol, 2005, 11（11）: 1712-1714.

[15] Chey WD, Spybrook M, Carpenter S, et al. Prolonged effect of omeprazole on the ^{14}C-urea breath test. Am J Gastroenterol, 1996, 91（1）: 89-92.

[16] Chey WD, Woods M, Scheiman JM, et al. Lansoprazole and ranitidine affect the accuracy of the

[14]C-urea breath test by a pH-dependent mechanism. Am J Gastroenterol，1997，92（3）：446-450.

［17］Murakami K，Sato R，Okimoto T，et al. Influence of anti-ulcer drugs used in Japan on the result of（13）C-urea breath test for the diagnosis of *Helicobacter pylori* infection. J Gastroenterol，2003，38（10）：937-941.

［18］Graham DY，Opekun AR，Hammoud F，et al. Studies regarding the mechanism of false negative urea breath tests with proton pump inhibitors. Am J Gastroenterol，2003，98（5）：1005-1009.

［19］Graham DY，Opekun AR，Jogi M，et al. False negative urea breath tests with H₂-receptor antagonists：interactions between *Helicobacter pylori* density and pH. Helicobacter，2004，9（1）：17-27.

［20］Domínguez-Muñoz JE，Leodolter A，Sauerbruch T，et al. A citric acid solution is an optimal test drink in the 13C-urea breath test for the diagnosis of *Helicobacter pylori* infection. Gut，1997，40（4）：459-462.

［21］Chey WD，Chathadi KV，Montague J，et al. Intragastric acidification reduces the occurrence of false-negative urea breath test results in patients taking a proton pump inhibitor. Am J Gastroenterol，2001，96（4）：1028-1032.

［22］Shiotani A，Saeed A，Yamaoka Y，et al. Citric acid-enhanced *Helicobacter pylori* urease activity in vivo is unrelated to gastric emptying. Aliment Pharmacol Ther，2001，15（11）：1763-1767.

［23］Pantoflickova D，Scott DR，Sachs G，et al. 13C urea breath test（UBT）in the diagnosis of *Helicobacter pylori*：why does it work better with acid test meals? Gut，2003，52（7）：933-937.

［24］Agha A，Opekun AR，Abudayyeh S，et al. Effect of different organic acids（citric，malic and ascorbic）on intragastric urease activity. Aliment Pharmacol Ther，2005，21（9）：1145-1148.

［25］张厚德，杜冀晖，苏卓娃，等. 上消化道出血对14C-尿素呼气试验准确性影响. 胃肠病学和肝病学杂志，1997，6：160-161.

［26］林木贤，张厚德，杜冀晖，等. 胃内酸化减少十二指肠溃疡出血病人尿素呼气试验假阴性. 中华消化杂志，2003，23（5）：296.

［27］常巨平，张厚德. 尿素呼气试验对血液透析患者幽门螺杆菌感染诊断准确性评价. 中华肾脏病学杂志，2000，17（3）：178-180.

［28］Jeng-Jong H，Chuan-jieh H，Min-Kuhn R，et al. Diagnostic efficacy of 13C-urea breath test for *Helicobacter pylori* infection in hemodialysis patient. Am J Kidney Dis，2000，36（1）：124-129.

［29］贺克俭，张厚德，蔡娟，等. 残胃对14C-尿素呼气试验影响的研究. 衡阳医学院学报，1998，26（3）：285-286.

［30］Lombardo L，Masoero G，Della Monica P，et al. Multiple sampling 13C-urea breath test：improvement of diagnosis in postgastrectomy patients. Minerva Gastroenterol Dietol，2003，49（3）：181-186.

［31］Schoeller DA，Klein PD，Watkins JB，et al. 13C abundances of nutrients and the effect of variations in 13C isotopic abundances of test meals formulated for 13CO₂ breath tests. Am J Clin Nutr，1980，33（11）：2375-2385.

［32］贺克俭，张厚德，曾忠铭，等. 胃内酸化消除胃内细菌过生度长造成的14C-尿素呼气试验假阳性. 中国微生态学杂志，2003，15（2）：94-95.

［33］Higazy E，Al-Saeedi F，Loutfi I，et al. The impact of brushing teeth on carbon-14 urea breath test results. J Nucl Med Technol，2000，28（3）：162-164.

［34］Logan RPH，Dill S，Bauer FE，et al. The European 13C-urea breath test for detection of *Helicobacter pylori*. Eur J Gastroenterol Hepatol，1991，3：915-921.

［35］Eggers R. A methodological analysis of the 13C-urea breath test for detection of *Helicobacter pylori* infections：high sensitivity and specificity within 30 min using 75 mg of 13C-urea. Eur J Gastroenterol

Hepatol，1990，2：437-444.

［36］Wong WM，Wong BC，Li TM，et al. Twenty-minute 50 mg ^{13}C-urea breath test without test meal for the diagnosis of *Helicobacter pylori* infection in Chinese. Aliment Pharmacol Ther，2001，15（9）：1499-1504.

［37］Gatta L，Ricci C，Tampieri A，et al. Accuracy of breath tests using low doses of ^{13}C-urea to diagnose *Helicobacter pylori* infection：a randomised controlled trial. Gut，2006，55（4）：457-462.

［38］Raju GS，Smith MJ，Morton D，et al. Mini-dose（1-microCi）[14]C-urea breath test for the detection of *Helicobacter pylori*. Am J Gastroenterol，1994，89（7）：1027-1031.

［39］张厚德，马永健，杜冀晖，等. 国产试剂进行微剂量[14]C-尿素呼气试验效果评价. 胃肠病学和肝病学杂志，1997，6（2）：153-156.

［40］马永健，张厚德，陈观榕，等. 在诊断Hp的[14]C-UBT中的[14]C-尿素的最低有效活度研究. 胃肠病学和肝病学杂志，1997，6：（2）157-159.

［41］张厚德，马永健. 0.75μCi胶囊法[14]C-UBT诊断幽门螺杆菌感染. 胃肠病学和肝病学杂志，1997，6（3）：261-263.

［42］马永健，张厚德. 较低丰度的[13]C-尿素用于尿素呼气试验的可行性. 同位素，2003，16（3-4）：215-217.

［43］Ohara S，Kato M，Saito M，et al. Comparison between a new ^{13}C-urea breath test，using a film-coated tablet，and the conventional ^{13}C-urea breath test for the detection of *Helicobacter pylori* infection. J Gastroenterol，2004，39（7）：621-628.

［44］Peng NJ，Lai KH，Liu RS，et al. Capsule ^{13}C-urea breath test for the diagnosis of *Helicobacter pylori* infection. World J Gastroenterol，2005，11（9）：1361-1364.

［45］Haisch M，Hering P，Fuss W，et al. A sensitive selective nondispersive infrared spectrometer for [13]CO$_2$ and [12]CO$_2$ concentration measurements in breath samples. Isotopenpraxis Enuiron Health Stud，1994，30：2-3，247-251.

［46］Koletzko S，Haisch M，Seeboth I，et al. Isotope-selective non-dispersive infrared spectrometry for detection of *Helicobacter pylori* infection with ^{13}C-urea breath test. Lancet，1995，345（8955）：961-962.

［47］Oztürk E，Yeşilova Z，Ilgan S，A et al. A new，practical，low-dose ^{14}C-urea breath test for the diagnosis of *Helicobacter pylori* infection：clinical validation and comparison with the standard method. Eur J Nucl Med Mol Imaging，2003，30（11）：1457-1462.

［48］Marshall BJ，Plankey MW，et al. A 20-minute breath test for *Helicobacter pylori*. Am J Gastroenterol，1991，86（4）：438-445.

［49］耿甜，李中跃. [13]C-尿素呼气试验诊断儿童幽门螺杆菌感染相关影响因素. 中华实用儿科临床杂志，2022，37（7）：552-555.

［50］Best LM，Takwoingi Y，Siddique S，et al. Non-invasive diagnostic tests for *Helicobacter pylori* infection. Cochrane Database Syst Rev，2018，3（3）：CD012080.

［51］Dun CDR，Blac M，Cowell DC，et al. Ammonia vapour in the mouth as a diagnostic marker for *Helicobacter pylori* infection：preliminary 'proof of principle' pharmacological investigations. Br J Biomed Sci，2001，58（2）：66-75.

［52］Kearney DJ，Hubbard T，Putnam D. Breath ammonia measurement in *Helicobacter pylori* infection. Dig Dis Sci，2002，47（11）：2523-2530.

［53］马永健，刘国卿，张厚德，等. 氨呼气试验用于幽门螺杆菌感染诊断的可行性. 世界华人消化杂志，2006，14（36）：5.

［54］Maity A，Pal M，Maithani S，et al. Molecular hydrogen in human breath：a new strategy for selectively diagnosing peptic ulcer disease，non-ulcerous dyspepsia and *Helicobacter pylori* infection．J Breath Res，2016，10（3）：036007．

［55］Pal M，Bhattacharya S，Maity A，et al．Exploring triple-isotopic signatures of water in human exhaled breath，gastric fluid，and drinking water using integrated cavity output spectroscopy．Anal Chem，2020，92（8）：5717-5723．

［56］Ulanowska A，Kowalkowski T，Hrynkiewicz K，et al．Determination of volatile organic compounds in human breath for *Helicobacter pylori* detection by SPME-GC/MS．Biomed Chromatogr，2011，25（3）：391-397．

［57］Keller J，Bassotti G，Clarke J，et al．Expert consensus document：advances in the diagnosis and classification of gastric and intestinal motility disorders．Nat Rev Gastroenterol Hepatol，2018，15（5）：291-308．

［58］Koch KL．Chapt．50．Gastric neuromuscular function and neuromuscular disorders//Feldman M，Friedman LS，Brandt LJ，et al．Sleisenger and Fordtran's Gastrointestinal and Liver Disease，11th ed．Philadelphia：Elsevier，2021，735-763．

［59］Schol J，Wauters L，Dickman R，et al．United European Gastroenterology（UEG）and European Society for Neurogastroenterology and Motility（ESNM）consensus on gastroparesis．United European Gastroenterol J，2021，9（3）：287-306．

［60］Pasricha PJ，Grover M，Yates KP，et al．Functional dyspepsia and gastroparesis in tertiary care are interchangeable syndromes with common clinical and pathologic features．Gastroenterology，2021，160（6）：2006-2017．

［61］Nee J，Iturrino J．Gastroparesis versus functional dyspepsia：still running on emptying．Dig Dis Sci，2019，64（5）：1064-1066．

［62］Cangemi DJ，Lacy BE．Gastroparesis and functional dyspepsia：different diseases or different ends of the spectrum? Curr Opin Gastroenterol，2020，36（6）：509-517．

［63］Desai A，O'Connor M，Neja B，et al．Reproducibility of gastric emptying assessed with scintigraphy in patients with upper GI symptoms．Neurogastroenterol Motil，2018，30（10）：e13365．

［64］Lee JS，Camilleri M，Zinsmeister AR，et al．A valid，accurate，office based non-radioactive test for gastric emptying of solids．Gut，2000，46（6）：768-773．

［65］Szarka LA，Camilleri M，Vella A，et al．A stable isotope breath test with a standard meal for abnormal gastric emptying of solids in the clinic and in research．Clin Gastroenterol Hepatol，2008，6（6）：635-643．e1．

［66］Odunsi ST，Camilleri M，Szarka LA，et al．Optimizing analysis of stable isotope breath tests to estimate gastric emptying of solids．Neurogastroenterol Motil，2009，21（7）：706-e38．

［67］Bharucha AE，Camilleri M，Veil E，et al．Comprehensive assessment of gastric emptying with a stable isotope breath test．Neurogastroenterol Motil，2013，25（1）：e60-e69．

［68］Klein PD，Ghoos YF，Rutgeerts PJ．The ^{13}C-bicarbonate meal breath test：a new noninvasive measurement of gastric emptying of liquid or solid meals．Gastroenterology，1987，92（4）：867-872：A1472．

［69］Pressman JH，Hofmann AF，Witztum KF，et al．Limitations of indirect methods of estimating small bowel transit in man．Dig Dis Sci，1987，32（7）：689-699．

［70］Ghoos YF，Maes BD，Geypens BJ，et al．Measurement of gastric emptying rate of solids by means of a carbon-labeled octanoic acid breath test．Gastroenterology，1993，104（6）：1640-1647．

［71］Mossi S，Meyer-Wyss B，Beglinger C，et al．Gastric emptying of liquid meals measured noninvasively in humans with［^{13}C］acetate breath test．Dig Dis Sci，1994，39（12 Suppl）：107S-109S．

［72］Maes BD，Ghoos YF，Geypens BJ，et al. Combined carbon-13-glycine/carbon-14-octanoic acid breath test to monitor gastric emptying rates of liquids and solids. J Nucl Med，1994；35（5）：824-831.

［73］Chew CG，Bartholomeusz FD，Bellon M，et al. Simultaneous $^{13}C/^{14}C$ dual isotope breath test measurement of gastric emptying of solid and liquid in normal subjects and patients：comparison with scintigraphy. Nucl Med Rev Cent East Eur，2003，6（1）：29-33.

［74］Urita Y，Hike K，Torii N，et al. Efficacy of lactulose plus ^{13}C-acetate breath test in the diagnosis of gastrointestinal motility disorders. J Gastroenterol，2002，37（6）：442-448.

［75］Bertram F，Andresen V，Layer P，et al. Simultaneous non-invasive measurement of liquid gastric emptying and small bowel transit by combined ^{13}C-acetate and H_2-lactulose breath test. J Breath Res，2014，8（4）：046007.

［76］Keller J，Hammer HF，Hauser B. ^{13}C-gastric emptying breath tests：clinical use in adults and children. Neurogastroenterol Motil，2021，33（6）：e14172.

［77］Burge MR，Tuttle MS，Violett JL，et al. Potato-lactulose breath hydrogen testing as a function of gastric motility in diabetes mellitus. Diabetes Technol Ther，2000，2（2）：241-248.

［78］Burge MR，Tuttle MS，Violett JL，et al. Breath hydrogen testing identifies patients with diabetic gastroparesis. Diabetes Care，2000，23（6）：860-861.

［79］Bluck LJ，Harding M，French S，et al. Measurement of gastric emptying in man using deuterated octanoic acid. Rapid Commun Mass Spectrom，2002，16（2）：127-133.

［80］Kovacic K，Zhang L，Nugent Liegl M，et al. Gastric emptying in healthy children using the Spirulina breath test：the impact of gender，body size，and pubertal development. Neurogastroenterol Motil，2021，33（6）：e14063.

［81］Rezaie A，Buresi M，Lembo A，et al. Hydrogen and methane-based breath testing in gastrointestinal disorders：the North American consensus. Am J Gastroenterol，2017，112（5）：775-784.

［82］Hammer HF，Fox MR，Keller J，et al. European guideline on indications，performance，and clinical impact of hydrogen and methane breath tests in adult and pediatric patients：European Association for Gastroenterology，Endoscopy and Nutrition，European Society of Neurogastroenterology and Motility，and European Society for Paediatric Gastroenterology Hepatology and Nutrition consensus. United European Gastroenterol J，2022，10（1）：15-40.

［83］Bond JH Jr，Levitt MD，Prentiss R. Investigation of small bowel transit time in man utilizing pulmonary hydrogen（H_2）measurements. J Lab Clin Med，1975，85（4）：546-555.

［84］Hirakawa M，Iida M，Kohrogi N，et al. Hydrogen breath test assessment of orocecal transit time：comparison with barium meal study. Am J Gastroenterol，1988，83（12）：1361-1363.

［85］牟建钊，张建孚，何敏宇，等. 应用甘露醇氢呼气试验测定小肠传递时间. 华西医科大学学报，1988，19：400-403.

［86］Geboes KP，Luypaerts A，Rutgeerts P，et al. Inulin is an ideal substrate for a hydrogen breath test to measure the orocaecal transit time. Aliment Pharmacol Ther，2003，18（7）：721-729.

［87］Verbeke K，de Preter V，Geboes K，et al. In vivo evaluation of a colonic delivery system using isotope techniques. Aliment Pharmacol Ther，2005，21（2）：187-194.

［88］Wutzke KD，Heine WE，Plath C，et al. Evaluation of oro-coecal transit time：a comparison of the lactose-［^{13}C，^{15}N］ureide $^{13}CO_2$-and the lactulose H_2-breath test in humans. Eur J Clin Nutr，1997，51（1）：11-19.

［89］Pressman JH，Hofmann AF，Witztum KF，et al. Limitations of indirect methods of estimating small bowel transit in man. Dig Dis Sci，1987，32（7）：689-699.

[90] Rhodes JM, Middleton P, Jewell DP. The lactulose hydrogen breath test as a diagnostic test for small-bowel bacterial overgrowth. Scand J Gastroenterol, 1979, 14（3）: 333-336.

[91] Riordan SM, McIver CJ, Walker BM, et al. The lactulose breath hydrogen test and small intestinal bacterial overgrowth. Am J Gastroenterol, 1996, 91（9）: 1795-803.

[92] Riordan SM, Duncombe VM, Thomas MC, et al. Small intestinal bacterial overgrowth, intestinal permeability, and non-alcoholic steatohepatitis. Gut, 2002, 50（1）: 136-138.

[93] Schwarz V, Sutcliffe KW. Defective lactose absorption causing malnutrition in infancy. Lancet, 1959, 1（7083）: 1126-1128.

[94] Gibson PR, Shepherd SJ. Personal view: food for thought—western lifestyle and susceptibility to Crohn's disease. The FODMAP hypothesis. Aliment Pharmacol Ther, 2005, 21（12）: 1399-1409.

[95] Diaz-Sotomayor M, Quezada-Calvillo R, Avery SE, et al. Maltase-glucoamylase modulates gluconeogenesis and sucrase-isomaltase dominates starch digestion glucogenesis. J Pediatr Gastroenterol Nutr, 2013, 57（6）: 704-712.

[96] Stephen AM, Haddad AC, Phillips SF. Passage of carbohydrate into the colon. Direct measurements in humans. Gastroenterology, 1983, 85（3）: 589-595.

[97] Levitt MD, Hirsh P, Fetzer CA, et al. H_2 excretion after ingestion of complex carbohydrates. Gastroenterology, 1987, 92（2）: 383-389.

[98] 张厚德, 张厚瑞. 膳食纤维平衡的基本概念. 胃肠病学和肝病学杂志, 2018, 27（7）: 1086-1096.

[99] Hammer HF, Hammer J. Diarrhea caused by carbohydrate malabsorption. Gastroenterol Clin North Am, 2012, 41（3）: 611-627.

[100] Berni Canani R, Pezzella V, Amoroso A, et al. Diagnosing and treating intolerance to carbohydrates in children. Nutrients, 2016, 8（3）: 157.

[101] Dahlqvist A. Assay of intestinal disaccharidases. Scand J Clin Lab Invest, 1984, 44（2）: 169-172.

[102] Lu J, Grenache DG. High-throughput tissue homogenization method and tissue-based quality control materials for a clinical assay of the intestinal disaccharidases. Clin Chim Acta, 2010, 411（9-10）: 754-757.

[103] Maiuri L, Raia V, Potter J, et al. Mosaic pattern of lactase expression by villous enterocytes in human adult-type hypolactasia. Gastroenterology, 1991, 100（2）: 359-369.

[104] Opekun AR Jr, Chumpitazi BP, Abdulsada MM, et al. Routine disaccharidase testing: are we there yet? Curr Opin Gastroenterol, 2020, 36（2）: 101-109.

[105] Kuokkanen M, Myllyniemi M, Vauhkonen M, et al. A biopsy-based quick test in the diagnosis of duodenal hypolactasia in upper gastrointestinal endoscopy. Endoscopy, 2006, 38（7）: 708-712.

[106] Fernández-Bañares F, Esteve M, Salas A, et al. Systematic evaluation of the causes of chronic watery diarrhea with functional characteristics. Am J Gastroenterol, 2007, 102（11）: 2520-2528.

[107] Gibson PR. History of the low FODMAP diet. J Gastroenterol Hepatol, 2017, 32 Suppl 1: 5-7.

[108] Gibson PR, Halmos EP, Muir JG. Review article: FODMAPS, prebiotics and gut health-the FODMAP hypothesis revisited. Aliment Pharmacol Ther, 2020, 52（2）: 233-246.

[109] Lacy BE, Pimentel M, Brenner DM, et al. ACG clinical guideline: management of irritable bowel syndrome. Am J Gastroenterol, 2021, 116（1）: 17-44.

[110] Henström M, Diekmann L, Bonfiglio F, et al. Functional variants in the sucrase-isomaltase gene

associate with increased risk of irritable bowel syndrome. Gut, 2018, 67（2）: 263-270.

［111］Garcia-Etxebarria K, Zheng T, Bonfiglio F, et al. Increased prevalence of rare sucrase-isomaltase pathogenic variants in irritable bowel syndrome patients. Clin Gastroenterol Hepatol, 2018, 16（10）: 1673-1676.

［112］Husein DM, Wanes D, Marten LM, et al. Heterozygotes are a potential new entity among homozygotes and compound heterozygotes in congenital sucrase-isomaltase deficiency. Nutrients, 2019, 11（10）: 2290.

［113］Husein DM, Rizk S, Naim HY. Differential effects of sucrase-isomaltase mutants on its trafficking and function in irritable bowel syndrome: similarities to congenital sucrase-isomaltase deficiency. Nutrients, 2020, 13（1）: 9.

［114］Husein DM, Naim HY. Impaired cell surface expression and digestive function of sucrase-isomaltase gene variants are associated with reduced efficacy of low FODMAPs diet in patients with IBS-D. Gut, 2020, 69（8）: 1538-1539.

［115］Kim SB, Calmet FH, Garrido J, et al. Sucrase-isomaltase deficiency as a potential masquerader in irritable bowel syndrome. Dig Dis Sci, 2020, 65（2）: 534-540.

［116］Zheng T, Eswaran S, Photenhauer AL, et al. Reduced efficacy of low FODMAPs diet in patients with IBS-D carrying sucrase-isomaltase（SI）hypomorphic variants. Gut, 2020, 69（2）: 397-398.

［117］Foley A, Halmos EP, Husein DM, et al. Adult sucrase-isomaltase deficiency masquerading as IBS. Gut, 2022, 71（6）: 1237-1238.

［118］Zamfir-Taranu A, Löscher BS, Husein DM, et al. Sucrase-isomaltase genotype and response to a starch-reduced and sucrose-reduced diet in IBS-D patients. Gut, 2023: gutjnl-2023-329695.

［119］Calloway DH, Murphy EL, Bauer D. Determination of lactose intolerance by breath analysis. Am J Dig Dis, 1969, 14（11）: 811-815.

［120］Newcomer AD, McGill DB, Thomas PJ, et al. Prospective comparison of indirect methods for detecting lactase deficiency. N Engl J Med, 1975, 293（24）: 1232-1236.

［121］郑家驹, 龚正亮, 王毓明, 等. 氢气呼吸试验在胃肠病诊断中的应用. 中华内科杂志, 1985, 24（4）: 240-242.

［122］Usai-Satta P, Oppia F, Lai M, Cabras F. Hydrogen breath tests: are they really useful in the nutritional management of digestive disease? Nutrients, 2021, 13（3）: 974.

［123］Storhaug CL, Fosse SK, Fadnes LT. Country, regional, and global estimates for lactose malabsorption in adults: a systematic review and meta-analysis. Lancet Gastroenterol Hepatol, 2017, 2（10）: 738-746.

［124］Misselwitz B, Butter M, Verbeke K, et al. Update on lactose malabsorption and intolerance: pathogenesis, diagnosis and clinical management. Gut, 2019, 68（11）: 2080-2091.

［125］Waingankar K, Lai C, Punwani V, et al. Dietary exclusion of fructose and lactose after positive breath tests improved rapid-transit constipation in children. JGH Open, 2018, 2（6）: 262-269.

［126］Hutson JM, Hynes MC, Kearsey I, et al. 'Rapid transit' constipation in children: a possible genesis for irritable bowel syndrome. Pediatr Surg Int, 2020, 36（1）: 11-19.

［127］Ebert K, Witt H. Fructose malabsorption. Mol Cell Pediatr, 2016, 3（1）: 10.

［128］Mackie RD. Malabsorption of starch in pancreatic insufficiency. Gastroenterology, 1981, 80: 1220.

［129］Kerlin P, Wong L, Harris B, et al. Rice flour, breath hydrogen, and malabsorption. Gastroenterology, 1984, 87（3）: 578-585.

［130］Patel VP，Jain NK，Agarwal N，et al．Comparison of bentiromide test and rice flour breath hydrogen test in the detection of exocrine pancreatic insufficiency．Pancreas，1986，1（2）：172-175．

［131］Keshavarzian A，Dutta SK．Carbohydrate malabsorption in alcoholic pancreatic insufficiency．The effect of pancreatic enzyme therapy on intestinal transit time．J Clin Gastroenterol，1988，10（5）：528-532．

［132］Ladas SD，Giorgiotis K，Raptis SA．Complex carbohydrate malabsorption in exocrine pancreatic insufficiency．Gut，1993，34（7）：984-987．

［133］Casellas F，Guarner L，Antolín M，et al．Hydrogen breath test with low-dose rice flour for assessment of exocrine pancreatic insufficiency．Pancreas，2004，29（4）：306-310．

［134］Kerlin P，Wong L．Breath hydrogen testing in bacterial overgrowth of the small intestine．Gastroenterology，1988，95（4）：982-988．

［135］Uetsuki K，Kawashima H，Ohno E，et al．Measurement of fasting breath hydrogen concentration as a simple diagnostic method for pancreatic exocrine insufficiency．BMC Gastroenterol，2021，21（1）：211．

［136］Metz G，Jenkins DJ，Newman A，et al．Breath hydrogen in hyposucrasia．Lancet，1976，1（7951）：119-120．

［137］Arola H，Koivula T，Karvonen AL，et al．Low trehalase activity is associated with abdominal symptoms caused by edible mushrooms．Scand J Gastroenterol，1999，34（9）：898-903．

［138］Gardiner AJ，Tarlow MJ，Symonds J，et al．Failure of the hydrogen breath test to detect pulmonary sugar malabsorption．Arch Dis Child，1981，56（5）：368-372．

［139］Grasset E，Evans LA，Dumontier AM，et al．La malabsorption intestinale du glucose et du galactose．Etude d'une famille［Intestinal malabsorption of glucose and galactose．Study of a family］．Arch Fr Pediatr．1982，39（Suppl 2）：729-733．

［140］Corazza GR，Strocchi A，Rossi R，et al．Sorbitol malabsorption in normal volunteers and in patients with coeliac disease．Gut，1988，29（1）：44-48．

［141］Hiele M，Ghoos Y，Rutgeerts P，et al．$^{13}CO_2$ breath test using naturally ^{13}C-enriched lactose for detection of lactase deficiency in patients with gastrointestinal symptoms．J Lab Clin Med，1988，112（2）：193-200．

［142］Hiele M，Ghoos Y，Rutgeerts P，et al．Starch digestion in normal subjects and patients with pancreatic disease，using a $^{13}CO_2$ breath test．Gastroenterology，1989，96（2 Pt 1）：503-509．

［143］Howarth GS，Tooley KL，Davidson GP，et al．A non-invasive method for detection of intestinal mucositis induced by different classes of chemotherapy drugs in the rat．Cancer Biol Ther，2006，5（9）：1189-1195．

［144］Tooley KL，Saxon BR，Webster J，et al．A novel non-invasive biomarker for assessment of small intestinal mucositis in children with cancer undergoing chemotherapy．Cancer Biol Ther，2006，5（10）：1275-1281．

［145］Ritchie BK，Brewster DR，Davidson GP，et al．^{13}C-sucrose breath test：novel use of a noninvasive biomarker of environmental gut health．Pediatrics，2009，124（2）：620-666．

［146］Robayo-Torres CC，Opekun AR，Quezada-Calvillo R，et al．^{13}C-breath tests for sucrose digestion in congenital sucrase isomaltase-deficient and sacrosidase-supplemented patients．J Pediatr Gastroenterol Nutr，2009，48（4）：412-418．

［147］Schillinger RJ，Mwakamui S，Mulenga C，et al．^{13}C-sucrose breath test for the non-invasive assessment of environmental enteropathy in Zambian adults．Front Med（Lausanne），2022，9：904339．

[148] Lee GO, Schillinger R, Shivakumar N, et al. Optimisation, validation and field applicability of a ^{13}C-sucrose breath test to assess intestinal function in environmental enteropathy among children in resource poor settings: study protocol for a prospective study in Bangladesh, India, Kenya, Jamaica, Peru and Zambia. BMJ Open, 2020, 10 (11): e035841.

[149] Yang J, Deng Y, Chu H, et al. Prevalence and presentation of lactose intolerance and effects on dairy product intake in healthy subjects and patients with irritable bowel syndrome. Clin Gastroenterol Hepatol, 2013, 11 (3): 262-268. e1.

[150] Enko D, Kriegshäuser G, Kimbacher C, et al. Carbohydrate malabsorption and putative carbohydrate-specific small intestinal bacterial overgrowth: prevalence and diagnostic overlap observed in an austrian outpatient center. Digestion, 2015, 92 (1): 32-38.

[151] Varjú P, Ystad B, Gede N, et al. The role of small intestinal bacterial overgrowth and false positive diagnosis of lactose intolerance in southwest Hungary-A retrospective observational study. PLoS One, 2020, 15 (5): e0230784.

[152] Amieva-Balmori M, Coss-Adame E, et al. Diagnostic utility of carbohydrate breath tests for SIBO, fructose, and lactose intolerance. Dig Dis Sci, 2020, 65 (5): 1405-1413.

[153] Barker WH, Hummel LE. Macrocytic anemia in association with intestinal strictures and anastomosis. Bull Johns Hopkins Hospital, 1939, 46: 215 (recited from 154).

[154] Lacy BE, DiBaise JK. Chapter 105 Small Intestinal Bacterial Overgrowth//Feldman M, Friedman L, Brant L, et al. Sleisenger and Fordtran's Gastrointestinal and Liver Disease: Pathophysiology/Diagnosis/Management. 11th ed. Philadelphia: Elsevier, 2021, 1711-1719e4.

[155] Pimentel M, Saad RJ, Long MD, et al. ACG clinical guideline: small intestinal bacterial overgrowth. Am J Gastroenterol, 2020, 115 (2): 165-178.

[156] Quigley EMM, Murray JA, Pimentel M. AGA Clinical practice update on small intestinal bacterial overgrowth: expert review. Gastroenterology, 2020, 159 (4): 1526-1532.

[157] Tremellen K, Pearce K. Small intestinal bacterial overgrowth (SIBO) as a potential cause of impaired spermatogenesis. Gut, 2020, 69 (11): 2058-2059.

[158] Donowitz JR, Pu Z, Lin Y, et al. Small intestine bacterial overgrowth in Bangladeshi infants is associated with growth stunting in a longitudinal cohort. Am J Gastroenterol, 2022, 117 (1): 167-175.

[159] Sedgley CM, Samaranayake LP. Oral and oropharyngeal prevalence of Enterobacteriaceae in humans: a review. J Oral Pathol Med, 1994, 23 (3): 104-113.

[160] Leão-Vasconcelos LS, Lima AB, Costa Dde M, et al. Enterobacteriaceae isolates from the oral cavity of workers in a Brazilian oncology hospital. Rev Inst Med Trop Sao Paulo, 2015, 57 (2): 121-127.

[161] Justesen T, Nielsen OH, Jacobsen IE, et al. The normal cultivable microflora in upper jejunal fluid in healthy adults. Scand J Gastroenterol, 1984, 19 (2): 279-282.

[162] Justesen T, Nielsen OH, Hjelt K, et al. Normal cultivable microflora in upper jejunal fluid in children without gastrointestinal disorders. J Pediatr Gastroenterol Nutr, 1984, 3 (5): 683-686.

[163] Shah A, Ghoshal UC, Holtmann GJ. Unravelling the controversy with small intestinal bacterial overgrowth. Curr Opin Gastroenterol, 2023, 39 (3): 211-218.

[164] Donaldson Jr RM. Normal bacterial populations of the intestine and their relation to intestinal function. N Engl J Med, 1964, 270: 938-945.

[165] Valdovinos MA, Camilleri M, Thomforde GM, et al. Reduced accuracy of ^{14}C-D-xylose breath test for detecting bacterial overgrowth in gastrointestinal motility disorders. Scand J Gastroenterol,

1993，28（11）：963-968.

［166］Simon GL，Gorbach SL. The human intestinal microflora. Dig Dis Sci，1986，31（9 Suppl）：147S-162S.

［167］Pyleris E，Giamarellos-Bourboulis EJ，Tzivras D，et al. The prevalence of overgrowth by aerobic bacteria in the small intestine by small bowel culture：relationship with irritable bowel syndrome. Dig Dis Sci，2012，57（5）：1321-1329.

［168］Ghoshal UC，Sachdeva S，Ghoshal U，et al. Asian-Pacific consensus on small intestinal bacterial overgrowth in gastrointestinal disorders：an initiative of the Indian Neurogastroenterology and Motility Association. Indian J Gastroenterol，2022，41（5）：483-507.

［169］Leite G，Morales W，Weitsman S，et al. The duodenal microbiome is altered in small intestinal bacterial overgrowth. PLoS One，2020，15（7）：e0234906.

［170］Fromm H，Hofmann AF. Breath test for altered bile-acid metabolism. Lancet，1971，2（7725）：621-625.

［171］Sherr HP，Sasaki Y，Newman A，et al. Detection of bacterial deconjugation of bile salts by a convenient breath-analysis technic. N Engl J Med，1971，285（12）：656-661.

［172］Tansel A，Levinthal DJ. Understanding our tests：hydrogen-methane breath testing to diagnose small intestinal bacterial overgrowth. Clin Transl Gastroenterol，2023，14（4）：e00567.

［173］Pimentel M，Chow EJ，Lin HC. Eradication of small intestinal bacterial overgrowth reduces symptoms of irritable bowel syndrome. Am J Gastroenterol，2000，95（12）：3503-3506.

［174］张厚德，曾忠铭. 小肠细菌过度生长综合征与肠易激综合征关系研究. 中国微生态学杂志，2001，13（4）：26-27.

［175］Lee HR，Pimentel M. Bacteria and irritable bowel syndrome：the evidence for small intestinal bacterial overgrowth. Curr Gastroenterol Rep，2006，8（4）：305-311.

［176］Shah A，Talley NJ，Jones M，et al. Small intestinal bacterial overgrowth in irritable bowel syndrome：a systematic review and meta-analysis of case-control studies. Am J Gastroenterol，2020，115（2）：190-201.

［177］Takakura W，Pimentel M. Small intestinal bacterial overgrowth and irritable bowel syndrome—an update. Front Psychiatry，2020，11：664.

［178］Wauters L，Talley NJ，Walker MM，et al. Novel concepts in the pathophysiology and treatment of functional dyspepsia. Gut，2020，69（3）：591-600.

［179］Gurusamy SR，Shah A，Talley NJ，et al. Small intestinal bacterial overgrowth in functional dyspepsia：a systematic review and meta-analysis. Am J Gastroenterol，2021，116（5）：935-942.

［180］Shah A，Talley NJ，Koloski N，et al. Duodenal bacterial load as determined by quantitative polymerase chain reaction in asymptomatic controls，functional gastrointestinal disorders and inflammatory bowel disease. Aliment Pharmacol Ther，2020，52（1）：155-167.

［181］Tziatzios G，Gkolfakis P，Papanikolaou IS，et al. High prevalence of small intestinal bacterial overgrowth among functional dyspepsia patients. Dig Dis，2021，39（4）：382-390.

［182］Tan VP，Liu KS，Lam FY，et al. Randomised clinical trial：rifaximin versus placebo for the treatment of functional dyspepsia. Aliment Pharmacol Ther，2017，45（6）：767-776.

［183］Shah A，Gurusamy SR，Hansen T，et al. Concomitant irritable bowel syndrome does not influence the response to antimicrobial therapy in patients with functional dyspepsia. Dig Dis Sci，2022，67（6）：2299-2309.

［184］Wijarnpreecha K，Lou S，Watthanasuntorn K，et al. Small intestinal bacterial overgrowth and nonalcoholic fatty liver disease：a systematic review and meta-analysis. Eur J Gastroenterol Hepatol，2020，32（5）：601-608.

［185］Kuang L，Zhou W，Jiang Y. Association of small intestinal bacterial overgrowth with nonalcoholic fatty liver disease in children：a meta-analysis. PLoS One，2021，16（12）：e0260479.

［186］Gudan A，Jamioł-Milc D，Hawryłkowicz V，et al. The prevalence of small intestinal bacterial overgrowth in patients with non-alcoholic liver diseases：NAFLD，NASH，fibrosis，cirrhosis-a systematic review，meta-analysis and meta-regression. Nutrients，2022，14（24）：5261.

［187］Feng X，Li XQ. The prevalence of small intestinal bacterial overgrowth in diabetes mellitus：a systematic review and meta-analysis. Aging（Albany NY），2022，14（2）：975-988.

［188］Metz G，Gassull MA，Drasar BS，et al. Breath-hydrogen test for small-intestinal bacterial colonization. Lancet，1976，1（7961）：668-669.

［189］Bond JH Jr，Levitt MD. Use of pulmonary hydrogen（H_2）measurements to quantitate carbohydrate absorption. Study of partially gastrectomized patients. J Clin Invest，1972，51（5）：1219-1225.

［190］Perman JA，Modler S，Barr RG，et al. Fasting breath hydrogen concentration：normal values and clinical application. Gastroenterology，1984，87（6）：1358-1363.

［191］Di Stefano M，Miceli E，Missanelli A，et al. Fermentation of endogenous substrates is responsible for increased fasting breath hydrogen levels in celiac disease. J Lab Clin Med，2004，143（3）：163-168.

［192］Lakhoo K，Lenz G，Lin E，et al. 483 Phenotype and antibiotic response in patients with elevated baseline hydrogen breath test results：a large scale database analysis. Am J Gastroenterol，2019，114（Supplement）：S280.

［193］Rezaie A. Shedding light on elevated baseline hydrogen and flat-line patterns during breath testing. Am J Gastroenterol，2020，115（6）：956-957.

［194］Le Nevé B，Derrien M，Tap J，et al. Fasting breath H_2 and gut microbiota metabolic potential are associated with the response to a fermented milk product in irritable bowel syndrome. PLoS One，2019，14（4）：e0214273.

［195］Shaker A，Peng B，Soffer E. Pattern of methane levels with lactulose breath testing；can we shorten the test duration? JGH Open，2021，5（7）：809-812.

［196］Plauzolles A，Uras S，Pénaranda G，et al. Small intestinal bacterial overgrowths and intestinal methanogen overgrowths breath testing in a real-life french cohort. Clin Transl Gastroenterol，2023，14（4）：e00556.

［197］Takakura W，Pimentel M，Rao S，et al. A single fasting exhaled methane level correlates with fecal methanogen load，clinical symptoms and accurately detects intestinal methanogen overgrowth. Am J Gastroenterol，2022，117（3）：470-477.

［198］Tangerman A. Measurement and biological significance of the volatile sulfur compounds hydrogen sulfide，methanethiol and dimethyl sulfide in various biological matrices. J Chromatogr B Analyt Technol Biomed Life Sci，2009，877（28）：3366-3377.

［199］Solomons NW，Schoeller DA，Wagonfeld JB，et al. Application of a stable isotope（^{13}C）-labeled glycocholate breath test to diagnosis of bacterial overgrowth and ileal dysfunction. J Lab Clin Med，1977，90（3）：431-439.

［200］Toskes PP，King CE，Spivey JC，et al. Xylose catabolism in the experimental rat blind loop syndrome：studies，including use of a newly developed d-［^{14}C］xylose breath test. Gastroenterology，1978，74（4）：691-697.

［201］Dellert SF，Nowicki MJ，Farrell MK，et al. The ^{13}C-xylose breath test for the diagnosis of small bowel bacterial overgrowth in children. J Pediatr Gastroenterol Nutr，1997，25（2）：153-158.

［202］Berthold HK，Schober P，Scheurlen C，et al. Use of the lactose-［^{13}C］ureide breath test for diagnosis of small bowel bacterial overgrowth：comparison to the glucose hydrogen breath test. J Gastroenterol，2009，44（9）：944-951.

［203］Rezaie A，Heimanson Z，McCallum R，et al. Lactulose breath testing as a predictor of response to rifaximin in patients with irritable bowel syndrome with diarrhea. Am J Gastroenterol，2019，114（12）：1886-1893.

［204］Losurdo G，Leandro G，Ierardi E，et al. Breath tests for the non-invasive diagnosis of small intestinal bacterial overgrowth：a systematic review with meta-analysis. J Neurogastroenterol Motil，2020，26（1）：16-28.

［205］Levitt MD. Production and excretion of hydrogen gas in man. N Engl J Med，1969，281（3）：122-127.

［206］Lewis SJ，Young G，Mann M，et al. Improvement in specificity of［^{14}C］d-xylose breath test for bacterial overgrowth. Dig Dis Sci，1997，42（8）：1587-1592.

［207］Massey BT，Wald A. Small intestinal bacterial overgrowth syndrome：a guide for the appropriate use of breath testing. Dig Dis Sci，2021，66（2）：338-347.

［208］Camilleri M，Szarka LA. Every breath test you take：practical advice on breath testing used to detect small intestinal bacterial overgrowth. Dig Dis Sci，2021，66（2）：331-333.

［209］Kalantar-Zadeh K，Berean KJ，Ha N，et al. A human pilot trial of ingestible electronic capsules capable of sensing different gases in the gut. Nature Electronics，2018，1（1）：79-87.

［210］Singh S，Allan N，Wahl C，et al. Sa1717—Development of a swallowable diganostic capsule to monitor gastrointestinal health. Gastroenterology，2019，156：S-376.

［211］Lauterburg B，Bicher J. Hepatic microsomal drug metabolising capacity measured in vivo by breath analysis. Gastroenterology，1973，65（3）：A-32/556.

［212］Schneider JF，Schoeller DA，Schreider BD. Use of ^{13}C-phenacetin and ^{13}C-methacetin for the detection of alterations in hepatic drug metabolism. In：Klein ER，Klein PD，editors，Proceedings of the 3rd International Conference on Stable Isotopes，May 1978. New York：Academic Press，1979：507-516.

［213］Krumbiegel P，Günther K，Faust H，et al. Nuclear medicine liver function tests for pregnant women and children 1. Breath tests with ^{14}C-methacetin and ^{13}C-methacetin. Eur J Nucl Med，1985，10（3-4）：129-133.

［214］Stockmann M，Lock JF，Riecke B，et al. Prediction of postoperative outcome after hepatectomy with a new bedside test for maximal liver function capacity. Ann Surg，2009，250（1）：119-125.

［215］Jara M，Bednarsch J，Valle E，et al. Reliable assessment of liver function using LiMAx. J Surg Res，2015，193（1）：184-189.

［216］Stockmann M，Lock JF，Malinowski M，et al. The LiMAx test：a new liver function test for predicting postoperative outcome in liver surgery. HPB（Oxford），2010，12（2）：139-146.

［217］Pham YL，Beauchamp J. Breath biomarkers in diagnostic applications. Molecules，2021，26（18）：5514.

［218］Rubin TM，Heyne K，Luchterhand A，et al. Kinetic validation of the LiMAx test during 10 000 intravenous ^{13}C-methacetin breath tests. J Breath Res，2017，12（1）：016005.

［219］Jara M，Reese T，Malinowski M，et al. Reductions in post-hepatectomy liver failure and related mortality after implementation of the LiMAx algorithm in preoperative work-up：a single-centre analysis of 1170 hepatectomies of one or more segments. HPB（Oxford），2015，17（7）：651-658.

［220］Buechter M，Thimm J，Baba HA，et al. Liver maximum capacity：A novel test to accurately diagnose different stages of liver fibrosis. Digestion，2019，100（1）：45-54.

［221］Jara M，Dziodzio T，Malinowski M，et al. Prospective assessment of liver function by an enzymatic liver function test to estimate short-term survival in patients with liver cirrhosis. Dig Dis Sci，2019，64（2）：576-584.

［222］Kreimeyer H，Buechter M，Best J，et al. Performance of the liver maximum function capacity test, fibrinogen, and transient elastography in patients with acute liver injury. Dig Dis, 2023, 41（2）：259-267.

［223］Praxenthaler J，Schwier E，Altmann S，et al. Immunomodulation by hemoadsorption-changes in hepatic biotransformation capacity in sepsis and septic shock：a prospective study. Biomedicines，2022，10（10）：2340.

［224］Lalazar G，Pappo O，Hershcovici T，et al. A continuous ^{13}C methacetin breath test for noninvasive assessment of intrahepatic inflammation and fibrosis in patients with chronic HCV infection and normal ALT. J Viral Hepat，2008，15（10）：716-728.

［225］Goetze O，Breuer M，Geier A，et al. The ^{13}C-methactin breath test is non-inferior to liver biopsy in predicting liver-related death and transplantation：a 7-year prospective follow-up study in 132 patients with chronic hepatitis C infection. GastroHep，2020，2（6）：344-350.

［226］Löhr JM，Dominguez-Munoz E，Rosendahl J，et al. United European Gastroenterology evidence-based guidelines for the diagnosis and therapy of chronic pancreatitis（HaPanEU）. United European Gastroenterol J，2017，5（2）：153-199.

［227］Dominguez-Munoz JE，Drewes AM，Lindkvist B，et al. Recommendations from the United European Gastroenterology evidence-based guidelines for the diagnosis and therapy of chronic pancreatitis. Pancreatology，2018，18（8）：847-854.

［228］Chen IW，Azmudeh K，Connell AM，et al. ^{14}C-tripalmitin breath test as a diagnostic aid for fat malabsorption due to pancreatic insufficiency. J Nucl Med，1974，15（12）：1125-1129.

［229］Ghoos YF，Vantrappen GR，Rutgeerts PJ，et al. A mixed-triglyceride breath test for intraluminal fat digestive activity. Digestion，1981，22（5）：239-247.

［230］Vantrappen GR，Rutgeerts PJ，Ghoos YF，et al. Mixed triglyceride breath test：a noninvasive test of pancreatic lipase activity in the duodenum. Gastroenterology，1989，96（4）：1126-1134.

［231］Keller J，Brückel S，Jahr C，et al. A modified ^{13}C-mixed triglyceride breath test detects moderate pancreatic exocrine insufficiency. Pancreas，2011，40（8）：1201-1205.

［232］Domínguez-Muñoz JE，Nieto L，Vilariño M，et al. Development and diagnostic accuracy of a breath test for pancreatic exocrine insufficiency in chronic pancreatitis. Pancreas，2016，45（2）：241-247.

［233］Powell-Brett S，Hall L，Edwards M，et al. A systematic review and meta-analysis of the accuracy and methodology of the ^{13}C mixed triglyceride breath test for the evaluation of pancreatic function. Pancreatology，2023，23（3）：283-293.

第十八章　红细胞寿命测定

- 红细胞寿命是指红细胞自骨髓释放后在血液循环中的存活时间，人类红细胞寿命正常值平均约为120天。
- Levitt CO呼气试验测定红细胞寿命的基本原理如下：因为呼气中的内源性CO主要来自红细胞破坏后血红蛋白降解过程中血红素的氧化释放，所以根据呼气CO排出率可以估算红细胞的更新速度。简化计算公式如下：红细胞寿命（天）＝血红蛋白浓度（g/ml）×1380/呼气内源性CO浓度（ppm）。
- ^{15}N-甘氨酸、^{51}Cr、生物素等标记法属于直接测量，被认为是红细胞寿命测定的金标准，但耗时数周甚至数月，临床、基础应用均严重受限，且只适合于稳态测定。Levitt CO呼气试验属于间接性估算，简单快速，结果同样可靠，且稳态、动态测量均适用，是当前唯一可以临床常规开展的红细胞寿命测定项目。

红细胞寿命（erythrocyte lifespan，RBC lifespan）是指红细胞自骨髓释放后在血液循环中的存活时间。该指标在不同物种及同一物种不同个体之间的变异很大，人类红细胞寿命平均长达120天（70～140天），而大白兔的红细胞寿命只有50多天[1-8]。红细胞寿命测定历史悠久，方法多样，大致可分为红细胞标记测试和血红蛋白更新率测算两大类[9, 10]。红细胞标记测试属于直接测量，常被视为金标准，有同龄期红细胞标记测试和全龄期红细胞标记测试两类，前者利用^{15}N-甘氨酸等掺入血红蛋白合成过程标记骨髓中的新生红细胞，后者则利用能与细胞牢固结合的^{51}Cr、生物素等探针标记循环血液中从新生到衰老各种龄期的红细胞。血红蛋白更新率测算法属于间接测量，通过红细胞中血红蛋白血红素降解产物铁、胆红素、CO的生成速率进行估算，其中1992年问世的Levitt CO呼气试验是当前唯一可以在临床常规开展的红细胞寿命测定试验。

一、红细胞与血红蛋白

红细胞是循环血液中数量最多的一类细胞，源于骨髓造血干细胞的分化增殖和成熟释放，是机体O_2和CO_2运输的主要载体。哺乳类动物除了骆驼科个别动物如骆驼、美洲驼和羊驼之外，其成熟红细胞缺乏细胞核。骨髓中的原始红细胞在分化增殖至晚幼红细胞阶段停止了核分裂，继而发生核固缩、核裂解（网织红细胞），最终核消失而成熟。衰老的红细胞大部分被单核巨噬细胞系统清除，少数在循环中被破坏。衰老红细胞的死亡方式一直被认为是一种随机和被动的过程，但它无法解释新生儿生理性溶血、高原居民来到平原地区后红细胞数量迅速下降的现象。现在看来，红细胞可能存在一种定时分子机制，一旦被激活就会产生让单核巨噬细胞系统清除的信号，其死亡是一种主动的过程。

血红蛋白（hemoglobin，Hb）是成熟红细胞最主要的胞质蛋白，是O_2和CO_2血液运输的载体。血红蛋白的相对分子量为64 400，是由4个亚基组成的四聚体，每一亚基含一条珠蛋白（globin）肽链和一个血红素（heme）辅基。血红素是一种铁卟啉化合物，由甘氨酸、琥珀酰CoA等经过一系列反应生成卟啉后再与Fe^{2+}络合而成。血红蛋白的生物合成仅发生在幼红细胞和网织红细胞阶段，成熟红细胞不再具备合成血红蛋白的能力。血红蛋白的降解是随着红细胞破坏在单核巨噬细胞系统内完成的，其中珠蛋白被降解成可重复利用的氨基酸，血红素则首先在血红素加氧酶（heme oxygenase，HO）催化下生成胆绿素、释放CO和Fe^{2+}。胆绿素进一步还原成间接胆红素，后者进入肝脏代谢排泄；Fe^{2+}与蛋白结合重复利用；CO则主要经肺排出（图18-1）。

二、Levitt CO呼气试验

（一）基本原理

呼气CO有外源性和内源性两部分。外源性来自环境空气吸入再排出（注：环境空气中CO的最大来源是碳燃烧）。内源性CO的产生有血红素降解和非血红素代谢两条途径，以前者为主，其中又以红细胞血红蛋白降解最多，约占内源总量的70%（图18-1）。由此可见，在排除外源干扰的前提下，肺的CO排泄率可反映红细胞的破坏速度。

无论是红细胞生成和破坏平衡时的稳态还是急性溶血等突然失衡的动态，机体血红蛋白总量除以每天的降解量显然就是测量时期的红细胞平均预期寿命[12, 13]。因为血红蛋白的4条肽链均含1个血红素亚基，而每1mmol血红素降解可产生1mmol CO，所以等式可以转化表达为血红蛋白来源的CO总量除以每天血红蛋白源CO肺排泄量。Levitt等[14, 15]于1992年提出的表达公式如下：

$$RBC_{span} = \frac{4 \times [Hb] \times 22\,400}{0.7 \times endoP_{CO} \times 64\,400 \times 1440} \times \frac{V_b}{V_t} \quad (18.1)$$

式中，分子部分代表机体血红蛋白可产生的CO总量，其中［Hb］代表血红蛋白浓度（g/ml），V_b代表血容量（ml），4代表1mmol血红蛋白释放4mmol CO，22 400代表标准状态下气体摩尔体积（ml/mol）；分母部分代表每天红细胞血红蛋白源CO的肺排放量，其中$endoP_{CO}$代表内源性CO浓度（ppm）［$endoP_{CO}$＝肺泡气CO浓度-空气CO浓度］，0.7代表血红蛋白降解释放CO在内源性CO中的所占比例，64 400代表血红蛋白分子量，1440代表1天的分钟数（min），V_t代表静息肺泡通气量（ml/min）。

血容量（V_b）和静息肺泡通气量（V_t）大小与体表面积相关，二者若分别以ml和ml/min表达，则在数值上大致相等，可从式（18.1）中约除而无须实测。于是，式（18.1）可简化为

$$RBC_{span} = \frac{[Hb] \times 1380}{endoP_{CO}} \quad (18.2)$$

结果，Levitt法红细胞寿命测定只需两项很容易就能获取的参数——外周血液血红蛋白浓度和肺泡气-空气CO浓度差。

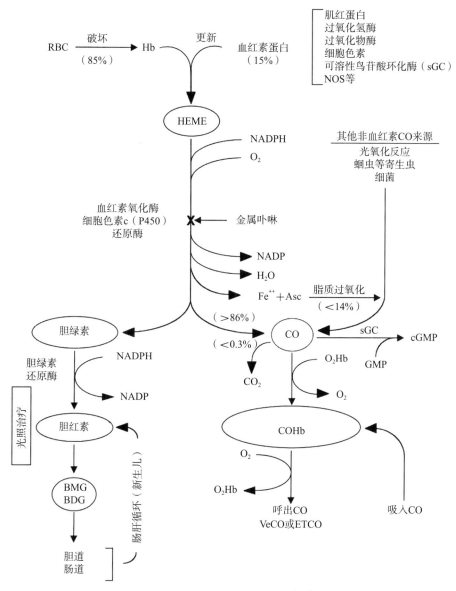

图18-1 呼气中CO的来源[11]

呼气中的CO有内源性和外源性两种，内源性CO主要来自血红素降解代谢释放（84%），少量由非血红素代谢释放（16%）。血红素来源途径主要是红细胞血红蛋白的降解释放（85%），少量来自肌红蛋白等其他含血红素蛋白质的分解（15%）。健康成人约70%的呼气内源性CO来自红细胞破坏（84%×85%＝71.4%）。外源性CO来自空气吸入再排出。RBC，红细胞；Hb，血红蛋白；HEME，血红素；BMG，单葡糖醛酸胆红素；BDG，双葡糖醛酸胆红素；CO，一氧化碳；COHb，碳氧血红蛋白；VeCO，机体总CO排出率；ETCO，呼气末CO；COHb，碳氧血红蛋白

获准引自：Vreman HJ，et al. Carbon Monoxide Toxicity，Boca Raton，FL：CRC Press，2000：19-60.

（二）基本方法

7岁以上、无严重心肺功能障碍、能配合完成吹气采样者均可检查。具体操作按仪器说明执行，简介如下：禁烟24h，夜间在无CO污染的环境中睡眠，清晨无须空腹，在通风、无污染采样室休息数分钟后采样。深吸气后屏气10s，随之对着采样装置深呼气，装置自动将无效腔气分离而将肺泡气收集于密封铝箔袋中。手动气泵采集采样室空气样本1份。2份气样同时送检测定CO浓度，二者之差值即为内源性CO浓度（endoP_{CO}）。常规方法测定同日外周血血红蛋白浓度［Hb］。所获两项参数代入式（18.2）计算，得出结果。

关于呼气CO浓度测定方法，需要在2ppm浓度附近实现较为精准的定量，否则由此公式计算的红细胞寿命将产生较大误差。当前可选的方法有标准气相色谱分析法和高灵敏度红外光谱分析法两种。一般气体传感器测量的特异度和准确度均有限，难以在低浓度下准确区分空气本底和呼气浓度的细微差异，不宜用于红细胞寿命测定，但用于严重急性溶血（如新生儿黄疸）检测还是可行的。

（三）参考正常值

104例7～70岁正常人红细胞寿命的测量结果是（125±25）天，受试者工作特征（ROC）曲线分析法得出的正常下限值是75天，和报道金标准方法所测的正常值十分接近[16]。结合文献推荐红细胞寿命测定值判定：＜75天为Levitt CO呼气试验诊断溶血的标准，其中50～75天为轻微溶血、25～50天为中度溶血、＜25天为严重溶血。

（四）临床意义

1.溶血诊断的金标准　溶血是指红细胞破坏加速、寿命缩短的过程，它并不是一种独立的疾病，任何原因引起溶血均表现为红细胞寿命缩短。因此，只要检出红细胞寿命缩短便可确认溶血的存在而无论贫血有无及病因为何。急性溶血表现为一过性红细胞寿命缩短，而慢性溶血则表现为持续性缩短。在红细胞寿命检测无法常规应用的年代，溶血临床实验室诊断一般是根据数项红细胞破坏增加（红细胞计数、血红蛋白下降，血清胆红素、珠蛋白、乳酸脱氢酶升高等）、红细胞代偿增加（网织红细胞增多等）的筛查试验结果，再加上常见溶血病因检查（地中海贫血、自身免疫性溶血性贫血等）综合做出。这种诊断模式不可避免地会因为筛查试验敏感性或特异性不足、病因种类检测有限而出现较高的漏诊率和误诊率。特别是溶血状态和多因贫血而穷尽检查仍难以明确诊断的病例在临床上并不少见。有了Levitt CO呼气试验红细胞寿命测定，溶血（即便Gilbert综合征的微溶血、运动后溶血）的诊断变得简单起来，溶血诊断的重点从此转移到病因检查而不再是溶血有无的判断。有了确诊溶血的前提，当常见病因检查为阴性时，临床医生在选择二代基因测序等特殊检查时也就变得果断起来。可以说，Levitt CO呼气试验的出现是溶血诊断史上的一次革命。

2.贫血病因分析不可或缺的指标　溶血性贫血表现为红细胞寿命明显缩短，失血性贫血及生成障碍性贫血的红细胞寿命则一般正常。另外，不少贫血的病因是综合性的，红细胞寿命测定有助于发现溶血因素是否参与其中及其权重。有了红细胞寿命测定，很容易警惕和发现缺铁性贫血是否合并地中海贫血、葡萄糖-6-磷酸脱氢酶缺乏症患者的贫血是否主要为酶缺乏所致、风湿病贫血是否有溶血因素参与[17]；如果没有红细胞寿命检查，就很难明确非溶血性贫血患者是否存在红细胞破坏加速的因素并采取针对性措施，如慢性病贫血、缺铁性贫血、巨幼细胞性贫血、再生障碍性贫血、白血病贫血、骨髓增生异常综合征贫血、淋巴瘤贫血、肿瘤放化疗后贫血、心脏移植术后贫血等[18-20]。过去认为原发性骨髓纤维化贫血与脾大血管外溶血有很大关系，然而最近发现，无脾大或经治脾完全回缩的患者红细胞寿命仍然显著缩短，表明非脾大血管内溶血的机制不可忽略[21]。再如，过去认为肾性贫血主要原因是肾衰竭引起的促红细胞生成素合成减少，然而最近在慢性肾脏病早期（2期、3期）血清促红细胞生成素水平仍处于高位时，红细胞寿命就已明显缩短了，强烈提示尿毒素性溶血在肾性贫血中扮演关键角色[22]。

3. 高胆红素血症鉴别诊断的帮手 红细胞寿命测定在高胆红素血症特别是高间接胆红素血症的鉴别诊断中具有重大价值。临床上习惯将高间接胆红素血症的病因分为溶血性和以Gilbert综合征为代表的先天性肝细胞胆红素代谢异常两大类。然而，有相当大比例的Gilbert综合征患者存在微溶血，Gilbert综合征合并溶血性疾病也很常见，只是过去的检查难以发现而被认为罕见而已。高间接胆红素血症患者红细胞寿命明显缩短即表明溶血的确存在。另一方面，高胆红素血症并非反映溶血的敏感指标，所以当胆红素水平与溶血程度不相匹配时（胆红素升高与血红蛋白下降程度不符），高度提示Gilbert综合征合并溶血性疾病[23-25]。此外，呼气末CO浓度在新生儿黄疸监测方面的价值正受到越来越多的重视，呼气末CO浓度≥2.5ppm是发生病理性溶血的强烈信号[26-29]。

4. 其他方面的应用 对CT等影像学阴性的不明原因的急腹痛，红细胞寿命测定有特殊意义，结果显著缩短对于铅中毒、卟啉病、阵发性夜间血红蛋白尿、镰状细胞贫血、血栓性微血管病等少见病因具有强烈警示作用。红细胞寿命缩短预测肝硬化重度食管-胃底静脉曲张的特异性优于Baveno IV标准[30]。糖化血红蛋白浓度经过红细胞寿命校正后评估糖尿病血糖控制效果更为可靠，因为红细胞寿命缩短者的糖化血红蛋白测量值严重低估了实际血糖水平[31-34]。类风湿关节炎红细胞寿命缩短可与退行性关节炎进行鉴别[18]。抗溶血药物疗效观察发现，红细胞寿命恢复较网织红细胞计数、血红蛋白浓度提前1周[35-38]。使用醋酸纤维素膜透析器进行血液透析后红细胞寿命缩短，使用聚砜膜透析器进行血液透析后红细胞寿命则无变化，而使用多芳基砜醚（PAES）＋聚乙烯基吡咯烷酮（PVP）＋聚酰胺（PA）的合成膜进行血液透析滤过后红细胞寿命显著延长，提示红细胞寿命测定可作为血液净化疗法安全性和有效性的评估指标之一[39-41]。

三、讨论

红细胞寿命是指红细胞在循环血液中的存活时间，或者说是红细胞从骨髓释放到血液循环至最后破坏所持续的时间。现今，几乎每一位医生都知道正常人红细胞寿命约120天。简单的数字来之不易，因为即便是应用当今技术观察，新生红细胞和衰老红细胞在形态上也无二致，测其寿命谈何容易。据考，最早于19世纪中叶就有学者利用非哺乳类动物红细胞有核的特征，通过给犬输入鸡血后观察记录外周血有核红细胞的消失时间[1]。这种"打鸡血"的办法在今天看来显然不妥，因为异物被排斥清除的时间并不能代表其在自体内的生理存活期。将红细胞染色后回输，观察着色细胞的存活时间也是当时的一种设想，可一时找不到既不会伤害细胞又不会脱落掉色的染料[1]。从19世纪末到20世纪初，常用的研究方法是以红细胞计数为观察指标，记录给动物大量放血或大量输血后血液红细胞计数恢复至原来水平所需的时间，结果是5～30天[2]。这种"放血"或"补血"的办法在今天看来同样不妥，因为失血后的红细胞生成率大于死亡率，而输血后的生成率又小于死亡率。病态康复时间显然不能代表红细胞的自然生理寿命。不过，所测结果却与当时的主流观点非常吻合。当时学界普遍认为，无核的红细胞必定是缺乏自我修复能力的，其在血流的强烈冲击下"挤过"狭小的毛细血管网时肯定易碎，存活期有限。

美国的Winfred Ashby是第一位正确测定红细胞寿命的学者[3]。1918年，得益于人类血型的发现和安全输血的开展，当时在梅奥诊所深造的Ashby尝试利用凝集反应在输血患者体内进行红细胞存活时间研究，方法是将O型血输给A型或B型血患者，再用抗A血清或抗B血清与输血后所采血样进行凝集反应，结果呈现自体红细胞凝集、输入O型红细胞分散的所谓差异性凝集现象（图18-2）。这样，定期采血进行凝集反应便可追踪分散红细胞在异体的存活时间，结果存活时间出乎意料的长，其中一例竟达到110天，大大超出当时主流的预期。尽管饱受争议，但Ashby随后的重复实验及多家实验室的验证还是得出了大家今天耳熟能详的结论：人类红细胞寿命大约为120天[2]。不过，凝集法只能用于异体研究，并不能用于临床患者的自体红细胞寿命测定。

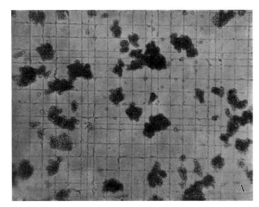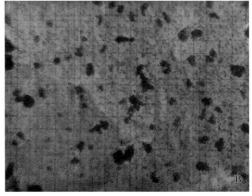

图18-2 差异性凝集反应[1]

这是Ashby发表于1919年的论文中的照片。将O型血输入A型患者体内后采集外周血标本，加入抗A血清（B型血清），结果患者自身的红细胞凝集成团，而输入的O型红细胞保持分散状态，定期采血检测，直至见不到分散红细胞，此阶段的时间便是输入O型血红细胞在患者体内的存活时间。将O型血输入B型血患者，用抗B血清（A型血清）检测，结果也一样。A. 未接受输血者，全部红细胞凝集成团；B. 一名接受输血者第16天的检查结果：凝集成团的自身红细胞和分散输入的O型红细胞

获准引自：Ashby W. J Exp Med，1919，29（3）：267-281.

20世纪中叶，同位素标记（isotope labeling）示踪技术的问世终于为自体红细胞存活时间测定带来了一种"既无毒又不掉色的染料"[4，5]。利用稳定核素^{51}N-甘氨酸或放射性核素^{59}Fe掺入骨髓造血过程而标记新生的红细胞，测定循环血液中的示踪核素从出现到消失的时间便是红细胞的存活时间；也可以利用^{51}Cr或^{32}P等放射性化合物直接标记循环血液中从新生到衰老全部龄期的红细胞，继而通过测定血液放射性的消失速率

算出红细胞的存活期。敏感、特异的核素示踪技术无可争议地验证了Ashby凝集法的结论，无核红细胞的寿命其实并不短的观点终于在二战结束后渐成学界共识。因结果准确、标记测试又较为简单，^{51}Cr标记法被视作金标准并用于临床。鉴于全程示踪测试耗时太久，临床一般采取半生存期测定法。方案之一如下：抽取静脉抗凝血10～20ml，与^{51}铬酸钠（$Na_2^{51}CrO_4$）混合后回输；于回输后1h及第1、3、5、7、9天分别抽取抗凝血标本4～5ml，冷藏；各标本统一进行^{51}Cr放射性活度测定，绘制放射性消失速率曲线，求得红细胞半生存期。正常值为20～35天（图18-3）。遗憾的是，中国原子能科学研究院因用户太少已停止了^{51}铬酸钠的生产。

20世纪末，生物素标记与流式细胞检测技术的普及为红细胞寿命测定带来了更先进的方法[6, 7]。生物素（biotin）是一种水溶性维生素，在适当浓度下能与细胞膜无害性牢固结合，又与抗生物素蛋白（avidin）高度亲和。因此，以生物素体外标记一定量的红细胞后回输，随后定期采血标本加入荧光素交联抗生物素蛋白混合，再用流式细胞仪检测荧光细胞。这样，从标记回输到血中荧光细胞消失的时间便是红细胞寿命值。此外，利用抗生物素蛋白包被的玻璃珠还可将标记的红细胞从混合血中吸附分离，胶原酶消化洗脱，进行生理、生化及形态等方面的研究，实现从新生到衰老的全程观测。目前，生物素标记法已在动物实验中广泛应用，但人体临床常规应用尚需更多的安全性评估，因为已发现生物素标记回输可诱导抗生物素抗体的产生。耗时太长是上述各项标记测定法的严重缺陷，即便半生存期测定也要耗时10天以上。这使得测试只适用于机体红细胞生成与破坏速度基本相等的稳态时期，短时动态变化如运动、药物急性溶血等并不适用。耗时太长也使得试验难以在临床常规开展，基础研究使用也很不方便。

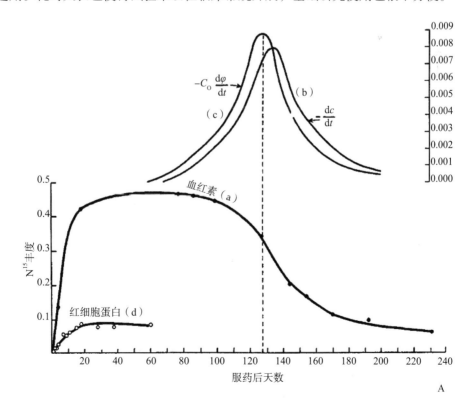

A

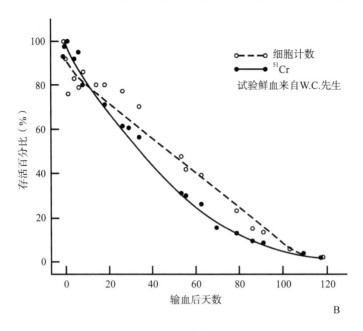

图 18-3 ^{15}N-甘氨酸标记红细胞试验（A）[4]和^{51}Cr标记红细胞回输试验（B）[5]

A.^{15}N-甘氨酸标记红细胞试验。口服一定剂量^{15}N-甘氨酸，定期采血测量红细胞血红素^{15}N丰度从出现到接近消失的时间，是一种同质（同龄）标记（cohort label）测定方法。甘氨酸是血红素卟啉环合成的主要原料，而血红素不被重新用于血红蛋白的形成。这样，口服^{15}N-甘氨酸后，新生的红细胞因血红蛋白富含^{15}N-血红素而被标记，它们将同时释放入血，最后又同时衰老死亡，表现为红细胞血红素^{15}N丰度迅速上升至一个高水平，在好几周内几乎保持不变，然后急剧下降至一个非常低的水平（实际测量血红素^{15}N丰度上升再下降至相对平稳为止，通过求解以标记细胞生成过程影响校正后的血红素中^{15}N丰度下降速率极值来估计红细胞寿命值）［获准引自：Shemin D，Rittenberg D. J Biol Chem，1946，166（2）：627-636.］

B.^{51}Cr标记红细胞回输试验。静脉血与放射性^{51}铬酸钠（Na$_2$^{51}CrO$_4$）混合标记后回输，定期采血测定红细胞^{51}Cr放射性活性残留率从100%降至0的时间。这是一种群体标记（population label）方式，在血液与放射性^{51}铬酸钠混合过程中，从新生到衰老各种龄期的红细胞有同等机会受到标记，五价铬离子进入红细胞被还原成三价与血红蛋白结合；红细胞破坏后才释放的三价铬离子不能被重复利用。这样，血液^{51}Cr放射性活性便伴随着标记红细胞每天的破坏而不断下降直至消失（实际测量降至10%为止，然后以最小二乘法拟合直线取截距求出红细胞寿命值）。本例同步进行了差异凝集试验，两种方法结果一致［获准引自：Ebaugh FG Jr，et al. J Clin Invest，1953，32（12）：1260-1276.］

利用流式细胞检测技术强大的识别计数能力，2013年有学者提出了一种基于网织红细胞计数的红细胞寿命快速测算方法[42]。其基本思想是，成熟红细胞由网织红细胞转化而来，稳态时网织红细胞的成熟量显然等于衰老红细胞的死亡量，这样，网织红细胞成熟时间除以血液网织红细胞的比例便是红细胞寿命。这是迄今为止最快的红细胞寿命测定法。问题是该算法将网织红细胞成熟时间设定为一个常数（如24h）似不妥当，尚无证据表明不同个体、不同状态下的网织红细胞成熟时间是相同的。该算法也未考虑到失血、补铁等造血刺激引起的网织红细胞数的升降代表红细胞寿命发生了变化。所以，网织红细胞计数法只能作为稳态时的粗略估算，如正常成人外周血平均网织红细胞计数为0.8%（0.5%～1.5%），则相应红细胞寿命粗略估算结果是125天（66～200天）。

事实上，在探讨红细胞标记跟踪技术的同时，根据血红蛋白更新速度间接推算红

细胞寿命的探索也在进行之中，其基本思想是按某一速率完成机体全部血红蛋白降解所需的时间便是此刻的红细胞预期寿命，所选血红蛋白降解指标有胆红素、铁、CO。其中按粪尿胆红素排泄率、尿含铁血黄素排泄率所算得的正常值为20～200天，因肝胆、胃肠、肾脏等多因素影响，相关研究渐少；而按CO排放率计算法则经半个多世纪的研究终获成功，成为当前临床唯一可行的检查。最近几年还出现了红细胞寿命数学预测模型，前景待观察，有的模型基于输血前后检验指标变化构建，有的则根据新生红细胞肌酐浓度极高而后渐降的特征拟合，有的甚至凭着各年龄组红细胞寿命大致相同的假设建模[43-45]。

关于呼气中的CO，自发现之日起便被认为是燃烧释放的有毒气体，经肺吸收后竞争性地与血红蛋白结合生成碳氧血红蛋白（COHb），造成缺氧。直到1949年10月1日，瑞典学者Sjostrand[46, 47]才在《自然》杂志上论断内源性CO的存在，证据是化学分析法显示呼气CO浓度高于吸入空气。利用重复呼吸技术及特异性更高的红外吸收分析法，美国生理学家Coburn[12]于1963年的报道不仅更加明确了内源性CO的存在，而且还计算了内源性CO的具体产率。所谓重复呼吸是指在保证氧供和CO_2吸收的封闭环境中的呼吸，肺内气体因此重复不断地被呼出和吸入。观测发现，随着重复呼吸时间的推移，血液COHb浓度呈线性上升，这显然是体内有CO的持续产生而又无法向外排放从而不断累积的结果。10例正常成人根据血液COHb浓度变化计算出的CO产率是（0.42±0.07）ml/h。鉴于内源性CO极有可能就是血红素的代谢产物，Coburn[13]于1966年报道了CO产率法红细胞寿命测定法，其基本思路是，当机体处于血红蛋白合成速度等于分解速度的稳态时，人体血红蛋白总量除以每天的降解量将等于测定时期的平均红细胞寿命。假如每1mmol血红素可产生1mmol CO，计算公式可转化表达为人体血红素总量除以每天的CO产量。基本操作过程是，首先以CO吸入稀释法求出机体血红蛋白总量，继而通过重复呼吸法测量内源性CO产率，最后计算血红蛋白总量与内源性CO产率之商得到红细胞寿命值。使用CO产率法红细胞寿命测定法测定7例溶血性贫血患者的结果显示明显缩短，结果与金标准^{51}Cr标记法呈高度直线正相关，但直线斜率是0.6而非1.0，CO产率法的测定值短于金标准^{51}Cr标记法。Coburn解释此为"多余的CO"的缘故，因为若按照全身血红蛋白血红素计算，CO产量只能占实测值的74%。换言之，内源性CO很可能还有非血红蛋白和（或）非血红素代谢通路来源，如果扣除这部分"多余的CO"，两种方法的结果将是一样的。后来的事实证明，所有这些假设与推测都是正确的。静脉注射^{14}C-血红素，可从实验动物呼气中检出^{14}CO、从尿中检出^{14}C-胆红素，确切证明CO来自血红素分解。进一步研究发现，血红素并非红细胞血红蛋白分子独有，血红素也存于肌红蛋白、细胞色素c、过氧化氢等之中，只是占比不大而已。另外，内源性CO也并非完全来自血红素降解释放，还有脂质过氧化、体内细菌代谢等非血红素来源，只是占比很小而已。整体而言，红细胞和非红细胞来源分别略超70%和近于30%（图18-1）[11]。

或许是算法建立在诸多假设与推测的缘故，加上重复呼吸技术及总体血容量测定的诸多不便，Coburn的方案并未受到重视，学界更多的是将呼气CO升高作为溶血性贫血的一项指标而已。直到1992年，美国长期从事呼气试验研究的Levitt和Strocchi等[14]将Coburn方案进行大幅改造后重新推出。第一，测量一次开放呼吸中的肺泡气CO与空气本底差值，便可轻易获得过去需要比较闭合重复呼吸前后血液COHb变化才能算出的内源性CO产率；第二，按内源性CO总量的70%计算红细胞血红蛋白CO释放量即可校正消除非红细胞来源的影响；第三，基于血容量和肺泡通气量数值大致相等的原理，直接在算式中将两项参数约除，从而避免了过去的实测需要。最终方案简化到只需测定血红蛋白浓度和空气-呼气CO浓度差两项参数，随着自动化测定仪的出现，红细胞寿命测定已从耗时数周甚至数月变成了"做个血常规，吹一口气，三分钟便出报告"，不仅结果可媲美金标准标记法，还能实现标记法无法完成的动态监测[16,48]。有了Levitt CO呼气试验，临床溶血诊断中穷尽检查仍难以明确诊断的情形已成为往事，贫血病因分析中对有无溶血参与的困惑从此不再，高胆红素血症鉴别诊断中溶血与代谢障碍共病的罕见情形也变得司空见惯。总之，Levitt CO呼气试验使与红细胞寿命缩短相关疾病的诊疗皆有受益的可能。

应当清醒地认识到，Levitt CO呼气试验并非完美无缺。目前已经发现，环境空气本底不稳定对测定结果有很大的影响，特别是在冬季。因为CO与血红蛋白的化学反应特点是结合快而解离慢，所以环境空气CO波动对呼气浓度的影响呈明显延迟滞后性。夜晚睡眠环境和次日医院采样室CO相差较大时，肺泡-空气CO差值就会异常偏大或偏小，进而导致红细胞寿命测定值非真实性过短或过长。问题的解决有待良策。目前还不知道的是，现行的红细胞寿命计算公式中的静息肺泡通气量、血容量、内源性CO比例是按正常成人设定的，严重心肺功能障碍、严重骨骼肌疾病患者和7岁以下的婴幼儿等特殊人群如果也纳入检查，计算公式参数的设置是否需要修正，以及如何修正。问题的阐明还需要实验。

四、小结

红细胞寿命是指红细胞在循环血液中的存活时间。人类红细胞寿命正常大约是120天。Levitt CO呼气试验测定红细胞寿命的基本原理如下：呼气中的内源性CO主要来自红细胞破坏后血红蛋白降解过程中的血红素氧化释放，所以根据呼气内源性CO排出速率反映红细胞的更新速度，按内源性CO排出速率计算总体血红蛋白分解所需的时间便是测试时期的红细胞平均预期寿命值。与烦琐费时的标准参考标记测定法相比，Levitt CO呼气试验简单快速，结果媲美金标准，基础研究和临床诊治均可常规开展。疑难溶血诊断、贫血病因分析、黄疸鉴别及其他红细胞相关疾病的诊疗因此获益良多。

（校阅：朱国亮　康凌玲　罗俊峰）

参 考 文 献

［1］ Ashby W. The determination of the length of life of transfused blood corpuscles in man. J Exp Med, 1919, 29（3）: 267-281.

［2］ Ashby W. The span of life of the red blood cell; a resume. Blood, 1948, 3（5）: 486-500.

［3］ VF Fairbanks. In memoriam: Winifred M. Ashby 1879-1975. Blood, 1975, 46（6）: 977-978.

［4］ Shemin D, Rittenberg D. The life span of the human red blood cell. J Biol Chem, 1946, 166（2）:

627-636.

[5] Ebaugh FG Jr, Emrson CP, Ross JF. The use of radioactive chromium 51 as an erythrocyte tagging agent for the determination or red cell survival in vivo. J Clin Invest, 1953, 32 (12): 1260-1276.

[6] Suzuki T, Dale GL. Biotinylated erythrocytes: in vivo survival and in vitro recovery. Blood, 1987, 70 (3): 791-795.

[7] Mock DM, Lankford GL, Widness JA, et al. Measurement of red cell survival using biotin-labeled red cells: validation against ^{51}Cr-labeled red cells. Transfusion, 1999, 39 (2): 156-162.

[8] Ma YJ, Zhang HD, Ji YQ, et al. A modified carbon monoxide breath test for measuring erythrocyte lifespan in small animals. Biomed Res Int, 2016, 2016: 7173156.

[9] Franco RS. The measurement and importance of red cell survival. Am J Hematol, 2009, 84 (2): 109-114.

[10] Franco RS. Measurement of red cell lifespan and aging. Transfus Med Hemother, 2012, 39 (5): 302-307.

[11] Vreman HJ, Wong RJ, Stevenson DK. Carbon monoxide in breath, blood, and other tissues//Penney DG. Carbon Monoxide Toxicity, chapter 2. Boca Raton, FL: CRC Press, 2000: 19-60.

[12] Coburn RF, Blakemore WS, Forster RE. Endogenous carbon monoxide production in man. J Clin Invest, 1963, 42 (7): 1172-1178.

[13] Coburn RF, Williams WJ, Kahn SB. Endogenous carbon monoxide production in patients with hemolytic anemia. J Clin Invest, 1966, 45 (4): 460-468.

[14] Strocchi A, Schwartz S, Levitt MD, et al. A simple carbon monoxide breath test to estimate erythrocyte turnover. J Lab Clin Med, 1992, 120 (3): 392-399.

[15] Furne JK, Springfield JR, Levitt MD, et al. Simplification of the end-alveolar carbon monoxide technique to assess erythrocyte survival. J Lab Clin Med, 2003, 142 (1): 52-57.

[16] Zhang HD, Ma YJ, Liu QF, et al. Human erythrocyte lifespan measured by Levitt's CO breath test with newly developed automatic instrument. J Breath Res, 2018, 12 (3): 036003.

[17] Lei MQ, Sun LF, Luo XS, et al. Distinguishing iron deficiency anemia from thalassemia by the red blood cell lifespan with a simple CO breath test: a pilot study. J Breath Res, 2019, 13 (2): 026007.

[18] Mitlyng BL, Singh JA, Furne JK, et al. Use of breath carbon monoxide measurements to assess erythrocyte survival in subjects with chronic diseases. Am J Hematol, 2006, 81 (6): 432-438.

[19] Mitlyng BL, Chandrashekhar Y, Furne JK, et al. Use of breath carbon monoxide to measure the influence of prosthetic heart valves on erythrocyte survival. Am J Cardiol, 2006, 97 (9): 1374-1376.

[20] Ye L, Jing L, Guo J, et al. Red blood cell lifespan is reduced in severe aplastic anemia and improves with response to immunosuppressive treatment. Am J Hematol, 2021, 96 (11): E441-E443.

[21] Liu ZL, Zhang HD. Abnormally short erythrocyte lifespan in three patients with primary myelofibrosis despite successful control of splenomegaly. Am J Med Sci, 2021, 361 (2): 274-277.

[22] Li JH, Luo JF, Jiang Y, et al. Red blood cell lifespan shortening in patients with early-stage chronic kidney disease. Kidney Blood Press Res, 2019, 44 (5): 1158-1165.

[23] Kang LL, Liu ZL, Han QS, et al. Levitt's CO breath test in the differential diagnosis of chronic isolated hyperbilirubinemia. J Breath Res, 2022, 16 (2).

[24] Kang LL, Ma YJ, Zhang HD. Carbon monoxide breath test assessment of mild hemolysis in Gilbert's syndrome. Medicine (Baltimore), 2020, 99 (7): e19109.

［25］Kang LL，Liu ZL，Zhang HD. Gilbert's syndrome coexisting with hereditary spherocytosis might not be rare：six case reports. World J Clin Cases，2020，8（10）：2001-2008.

［26］Kemper AR，Newman TB，Slaughter JL，et al. Clinical practice guideline revision：management of hyperbilirubinemia in the newborn infant 35 or more weeks of gestation. Pediatrics，2022，150（3）：e2022058859.

［27］Elsaie AL，Taleb M，Nicosia A，et al. Comparison of end-tidal carbon monoxide measurements with direct antiglobulin tests in the management of neonatal hyperbilirubinemia. J Perinatol，2020，40（10）：1513-1517.

［28］American Academy of Pediatrics Subcommittee on Hyperbilirubinemia. Management of hyperbilirubinemia in the newborn infant 35 or more weeks of gestation. Pediatrics，2004，14（1）：297-316.

［29］Herschel M，Karrison T，Wen M，et al. Evaluation of the direct antiglobulin（Coombs'）test for identifying newborns at risk for hemolysis as determined by end-tidal carbon monoxide concentration（ETCOc）；and comparison of the Coombs' test with ETCOc for detecting significant jaundice. J Perinatol，2002，22（5）：341-347.

［30］Feng CW，Kang LL，Zhang HD. Prediction of severe esophageal varices in patients with cirrhosis based on Levitt's CO breath test：a proof of concept study. J Clin Gastroenterol，2023，57（8）：835-840.

［31］Virtue MA，Furne JK，Nuttall FQ，et al. Relationship between GHb concentration and erythrocyte survival determined from breath carbon monoxide concentration. Diabetes Care，2004，27（4）：931-935.

［32］Huang Z，Liu Y，Mao Y，et al. Relationship between glycated haemoglobin concentration and erythrocyte survival in type 2 diabetes mellitus determined by a modified carbon monoxide breath test. J Breath Res，2018，12（2）：026004.

［33］Zhou S，Dong R，Wang J，et al. Red blood cell lifespan ＜ 74 days can clinically reduce Hb1Ac levels in type 2 diabetes. J Pers Med，2022，12（10）：1738.

［34］Wang J，Zhang L，Bai Y，et al. The influence of shorter red blood cell lifespan on the rate of HbA1c target achieved in type 2 diabetes patients with a HbA1c detection value lower than 7. J Diabetes，2023，15（1）：7-14.

［35］Virtue MA，Furne JK，Ho SB，et al. Use of alveolar carbon monoxide to measure the effect of ribavirin on red blood cell survival. Am J Hematol，2004，76（2）：107-113.

［36］Ma YJ，Zhang HD，Wu CH，et al. Rapid CO breath test screening of drugs for protective effects on ribavirin-induced hemolysis in a rabbit model：a pilot study. J Breath Res，2016，10（3）：036010.

［37］Sato Y，Mizuguchi T，Shigenaga S，et al. Shortened red blood cell lifespan is related to the dose of erythropoiesis-stimulating agents requirement in patients on hemodialysis. Ther Apher Dial，2012，16（6）：522-528.

［38］Yang X，Zhao B，Wang J，et al. Red blood cell lifespan in long-term hemodialysis patients treated with roxadustat or recombinant human erythropoietin. Ren Fail，2021，43（1）：1428-1436.

［39］Medina A，Ellis C，Levitt MD. Use of alveolar carbon monoxide measurements to assess red blood cell survival in hemodialysis patients. Am J Hematol，1994，46（2）：91-94.

［40］Luo JF，Li JH，Nie JJ，et al. Effect of hemodialysis on the red blood cell life span in patients with end-stage kidney disease. Ther Apher Dial，2019，23（4）：336-340.

［41］Jiang Y，Li JH，Luo JF，et al. Hemodiafiltration improves red blood cell lifespan in patients with end-stage renal disease. Semin Dial，2022，35（3）：215-221.

［42］Krzyzanski W，Brier ME，Creed TM，et al. Reticulocyte-based estimation of red blood cell lifespan. Exp Hematol, 2013, 41（9）: 817-822.

［43］An G, Widness JA, Mock DM, et al. A novel physiology-based mathematical model to estimate red blood cell lifespan in different human age groups. AAPS J, 2016, 18（5）: 1182-1191.

［44］Kim J, Usmani A, De Simone N, et al. Mathematical calculation of lifespan of transfused RBCs in sickle cell disease patients. Transfus Apher Sci, 2018, 57（1）: 46-49.

［45］Kameyama M, Koga M, Okumiya T. A novel method for calculating mean erythrocyte age using erythrocyte creatine. Aging（Albany NY）, 2020, 12（9）: 8702-8709.

［46］Sjostrand T. Endogenous formation of carbon monoxide in man. Nature, 1949, 164（4170）: 580.

［47］Sjostrand T. Endogenous formation of carbon monoxide; the CO concentration in the inspired and expired air of hospital patients. Acta Physiol Scand, 1951, 22（2-3）: 137-141.

［48］Ye L, Ji Y, Zhou C, et al. Comparison of Levitt's CO breath test and the ^{15}N-glycine labeling technique for measuring the lifespan of human red blood cells. Am J Hematol, 2021, 96（10）: 1232-1240.